中华传世藏书

【图文珍藏版】

本草纲目

李时珍⊙著

闫松⊙主编

线装書局

本草纲目草部第十九卷

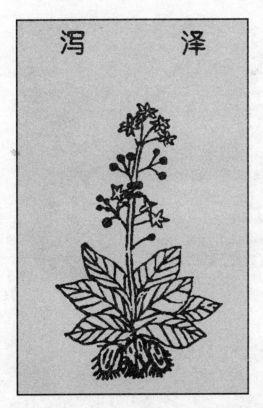

泻　泽

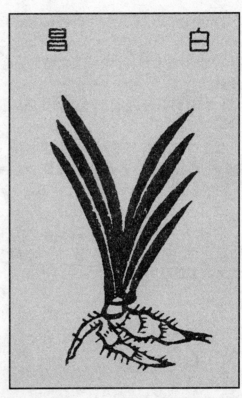

昌　白

本草纲目草部第十九卷

泽泻(《本经》上品)

【释名】水泻(《本经》)、鹄泻(《本经》)、及泻(《别录》)、蕍(音俞)、芒芋(《本经》)、禹孙。

时珍曰：去水曰泻，如泽水之泻也。禹能治水，故曰禹孙。余未详。

【集解】《别录》曰：泽泻生汝南池泽。五月采叶，八月采根，九月采实，阴干。

弘景曰：汝南郡属豫州。今近道亦有，不堪用。惟用汉中、南郑、青州、代州者。形大而长，尾间必有两歧为好。此物易朽蠹，常须密藏之。丛生浅水中，叶狭而长。

恭曰：今汝南不复采，惟以泾州、华州者为善。

颂曰：今山东、河、陕、江、淮亦有之，汉中者为佳。春生苗，多在浅水中。叶似牛舌，独茎而长。秋时开白花，作丛似谷精草。秋末采根曝干。

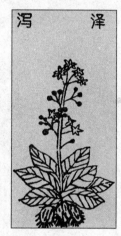

泻　泽

根

【修治】斅曰：不计多少，细剉，酒浸一宿，取出曝干，任用。

【气味】甘，寒，无毒。

《别录》曰：咸。

权曰：苦。

元素曰：甘，平。沉而降，阴也。

杲曰：甘、咸，寒，降，阴也。

好古曰：阴中微阳。入足太阳、少阴经。

扁鹊曰：多服，病人眼。

之才曰：畏海蛤、文蛤。

【主治】风寒湿痹，乳难，养五脏，益气力，肥健，消水。久服，耳目聪明，不饥延年，轻身面生光，能行水上(《本经》)。补虚损五劳，除五脏痞满，起阴气，止泄精消渴淋沥，逐膀胱三焦停水（《别录》）。主肾虚精自出，治五淋，利膀胱热。宣通水道（甄权）。主头旋耳虚鸣，筋骨挛缩，通小肠，止尿血，主难产，补女人血海，令人有子（大明）。入肾经，去旧水，养新水，利小便，消肿胀，渗泄止渴（元素）。去脬中留垢，心下水痞（李杲）。渗湿热，行痰饮，止呕吐泻痢，疝痛脚气（时珍）。

【发明】颂曰：《素问》治酒风身热汗出，用泽泻、术；《深师方》治支饮，亦用泽泻、术，但煮法小别尔。张仲景治杂病，心下有支饮苦冒，有泽泻汤，治伤寒有大小泽泻汤、五苓散辈，皆用泽泻，行利停水，为最要药。

元素曰：泽泻乃除湿之圣药，入肾经，治小便淋沥，去阴间汗。无此疾服之，令人目盲。

宗奭曰：泽泻之功，长于行水。张仲景治水蓄渴烦，小便不利，或吐或泻，五苓散主之，方用泽泻，故知其长于行水。本草引扁鹊云：多服病人眼。诚为行去其水也。凡服泽泻散人，未有不小便多者。小便既多，肾气焉得复实？今人止泄精，多不敢用之。仲景八味丸用之者，亦不过引接桂、附等，归就肾经，别无他意。

好古曰：《本经》云久服明目，扁鹊云多服昏目，何也？易老云：去脬中留垢，以其味咸能泻伏水故也。泻伏水，去留垢，故明目；小便利，肾气虚，故昏目。

王履曰：寇宗奭之说，王好古祖之。窃谓八味丸以地黄为君，余药佐之，非止补血，兼补气也，所谓阳旺则能生阴血也。地黄、山茱萸、茯苓、牡丹皮皆肾经之药，附子、官桂乃右肾命门之药，皆不待泽泻之接引而后至也。则八味丸之用此，盖取其泻肾邪，养五脏，益气力，起阴气，补虚损五劳之功而已。虽能泻肾，从于诸补药群众之中，则亦不能泻矣。

时珍曰：泽泻气平，味甘而淡。淡能渗泄，气味俱薄，所以利水而泄下。脾胃有湿热，则头重而目昏耳鸣。泽泻渗去其湿，则热亦随去，而土气得令，清气上行，天气明爽，故泽泻有养五脏、益气力、治头旋、聪明耳目之功。若久服，则降令太过，清气不升，真阴潜耗，安得不目昏耶？仲景地黄丸用茯苓、泽泻者，乃取其泻膀胱之邪气，非引接也。古人用补药必兼泻邪，邪去则补药得力，一辟一阖，此乃玄妙。后世不知此理，专一于补，所以久服必致偏胜之害也！

【正误】弘景曰：《仙经》服食断谷皆用之。亦云身轻，能步行水上。

颂曰：仙方亦单服泽泻一物，捣筛取末，水调，日分服六两，百日体轻而健行。

时珍曰：神农书列泽泻于上品，复云久服轻身，面生光，能行水上。《典术》云：泽泻久服，令人身轻，日行五百里，走水上。一名泽芝。陶、苏皆以为信然。愚窃疑之。泽泻行水泻肾，久服且不可，又安有此神功耶？其谬可知。

【附方】旧三，新四。酒风汗出：方见麋衔下。水湿肿胀：白术、泽泻各一两。为末，或为丸。每服三钱，茯苓汤下。（《保命集》）冒暑霍乱，小便不利，头运引饮：三白散：用泽泻、白术、白茯苓各三钱，水一盏，姜五片，灯心十茎，煎八分，温服。（《局方》）支饮苦冒：仲景泽泻汤：用泽泻五两，白术二两，水二升，煮一升，分二服。《深师方》：先以水二升煮二物，取一升，又以水一升，煮泽泻取五合，合此二汁分再服。病甚欲眩者，服之必瘥。肾脏风疮：泽泻，皂荚（水煮烂），焙研，炼蜜丸如梧子大。空心温酒下十五丸至二十丸。

(《经验方》)疟后怪瘕口鼻中气出,盘旋不散,凝如黑盖色,过十日渐至肩胸,与肉相连,坚胜金石,无由饮食。煎泽泻汤,日饮三盏,连服五日愈。(夏子益《奇疾方》)

叶

【气味】咸,平,无毒。

【主治】大风,乳汁不出,产难,强阴气。久服轻身(《别录》)。壮水脏,通血脉(大明)。

实

【气味】甘,平,无毒。

【主治】风痹消渴,益肾气,强阴,补不足,除邪湿。久服面生光,令人无子(《别录》)。

【发明】时珍曰:《别录》言泽泻叶及实,强阴气,久服令人无子;而《日华子》言泽泻催生,补女人血海,令人有子,似有不同。既云强阴,何以令人无子? 既能催生,何以令人有子? 盖泽泻同补药,能逐下焦湿热邪垢,邪气既去,阴强海净,谓之有子可也;若久服则肾气大泄,血海反寒,谓之无子可也。所以读书不可执一。

【附录】酸恶

《别录》有名未用曰:主恶疮,去白虫。生水旁,状如泽泻。

薢草(《唐本草》)

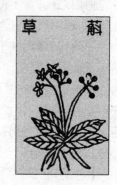

【释名】薢菜(恭)、薢荣。

【集解】恭曰:薢菜所在有之,生水旁。叶圆,似泽泻而小。花青白色。亦堪蒸啖,江南人用蒸鱼食甚美。五、六月采茎叶,曝干用。

【气味】甘,寒,无毒。

【主治】暴热喘息,小儿丹肿(恭)。

羊蹄(《本经》下品)

【释名】蓄(《别录》)、秃菜(弘景)、败毒菜(《纲目》)、牛舌菜(同)、羊蹄大黄(《庚辛玉册》)、鬼目(《本经》)、东方宿(同)、连虫陆(同)、水黄芹(俗),子名金荞麦。

弘景曰:今人呼为秃菜,即蓄字音讹也。

时珍曰:羊蹄以根名,牛舌以叶形,名秃菜以治秃疮名也。《诗·小雅》云:言采其蓫。

陆玑注云:蓫,即蓄字,今之羊蹄也。幽州人谓之蓫。根似长芦菔而茎赤。亦可瀹为茹,滑美。郑樵《通志》指蓫为《尔雅》之菲及蒉者,误矣。金荞麦以相似名。

【集解】《别录》曰:羊蹄生陈留川泽。

保升曰：所在有之，生下湿地。春生苗，高者三四尺。叶狭长，颇似莴苣而色深。茎节间紫赤。开青白花成穗，结于三棱，夏中即枯。根似牛蒡而坚实。

宗奭曰：叶如菜中波棱，但无歧而色差青白。叶厚，花与子亦相似。叶可洁擦瑜石。子名金荞麦，烧炼家用以制铅、汞。

时珍曰：近水及湿地极多。叶长尺余，似牛舌之形，不似波棱。入夏起苔，开花结子，花叶一色。夏至即枯，秋深即生，凌冬不死。根长近尺，赤黄色，如大黄胡萝卜形。

根

【气味】苦，寒，无毒。

恭曰：辛、苦，有小毒。

时珍曰：能制三黄、砒石、丹砂、水银。

【主治】头秃疥瘙，除热，女子阴蚀（《本经》）。浸淫疽痔，杀虫（《别录》）。疗蛊毒（恭）。治癣，杀一切虫。醋磨，贴肿毒（大明）。捣汁二三匙，入水半盏煎之，空腹温服，治产后风秘，殊验（宗奭）。

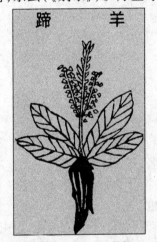

【发明】震亨曰：羊蹄根属水，走血分。

颂曰：新采者，磨醋涂癣速效。亦煎作丸服。采根不限多少，捣绞汁一大升，白蜜半升，同熬如稠饧，更用防风末六两，搜和令可丸，丸如梧子大。用栝蒌、甘草煎酒下三二十丸，日二三服。

【附方】旧六，新七。大便卒结：羊蹄根一两，水一大盏，煎六分，温服。（《圣惠方》）肠风下血：败毒菜根（洗切），用连皮老姜各半盏，同炒赤，以无灰酒淬之，碗盖少顷，去滓，任意饮。（《永类方》）喉痹不语：羊蹄独根者，勿见风日及妇人、鸡犬，以三年醋研如泥，生布拭喉外令赤，涂之。（《千金方》）面上紫块如钱大，或满面俱有：野大黄四两（取汁），穿山甲十片（烧存性），川椒末五钱，生姜四两取汁和研，生绢包擦。如干，入醋润湿。数次如初，累效。（《陆氏积德堂方》）疬疡风驳：羊蹄草根，于生铁上磨好醋，旋旋刮涂。入硫黄少许，更妙。日日用之。（《圣惠》）汗斑癜风：羊蹄根二两，独科扫帚头一两，枯矾五钱，轻粉一钱，生姜半两，同杵如泥。以汤澡浴，用手抓患处起粗皮。以布包药，着力擦之。暖卧取汗，即愈也。乃盐山刘氏方，比用硫黄者更妙。（《蔺氏经验方》）头风白屑：羊蹄草根曝干杵末，同羊胆汁涂之，永除。（《圣惠方》）头上白秃：独根羊蹄，勿见妇女、鸡、犬、风日，以陈醋研如泥，生布擦赤敷之，日一次。（《肘后》）癣久不瘥：《简要济众方》：用羊蹄根杵绞汁，入轻粉少许，和如膏，涂之。三五次即愈。《永类方》：治癣经年者。败毒菜根（独生者），即羊蹄根，捣三钱，入川百药煎二钱，白梅肉擂匀，以井华水一盏，滤汁澄清。天明空心服之。不宜食热物。其滓抓破擦之。三次即愈。《千金方》：治细癣。用羊蹄根五升，桑柴灰汁煮四五沸，取汁洗之。仍以羊蹄汁和矾末涂之。病疥，湿癣浸淫日广，痒不可忍，愈后复发，出黄水：羊蹄根捣，和大

醋,洗净涂上,一时以冷水洗之,日一次。(《千金翼》)疗疮有虫:羊蹄根捣,和猪脂,入盐少许,日涂之。(《外台秘要》)

叶

【气味】甘,滑,寒,无毒。

【主治】小儿疳虫,杀胡夷鱼、鲑鱼、檀胡鱼毒,作菜。多食,滑大腑(大明。时珍曰:胡夷、鲑鱼皆河豚名。檀胡未详)。作菜,止痒。不宜多食,令人下气(诜)。连根烂蒸一碗食,治肠痔泻血甚效(时珍)。

【附方】旧一。悬雍舌肿,咽生息肉:羊蹄草煮汁,热含,冷即吐之。(《圣惠》)

实

【气味】苦,涩,平,无毒。

【主治】赤白杂痢(恭)。妇人血气(时珍)。

酸模(《日华》)

【释名】山羊蹄(《纲目》)、山大黄(《拾遗》)、蓨芜(《尔雅》)、酸母(《纲目》)、蓨(同)、当药。

时珍曰:蓨芜,乃酸模之音转,酸模又酸母之转,皆以味而名,与三叶酸母草同名。掌禹锡以蓨芜为蔓菁菜,误矣。

【集解】弘景曰:一种极似羊蹄而味酸,呼为酸模,根亦疗疥也。

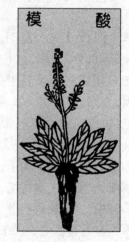

大明曰:所在有之,生山冈上。状似羊蹄叶而小黄。茎叶俱细。节间生子,若茺蔚子。

藏器曰:即是山大黄,一名当药。其叶酸美,人亦采食其英。《尔雅》:须,蓨芜。

郭璞注云:似羊蹄而叶细,味酸可食。一名蓨也。

时珍曰:平地亦有。根叶花形并同羊蹄,但叶小味酸为异。其根赤黄色。连根叶取汁炼霜,可制雄、汞。

【气味】酸,寒,无毒。

时珍曰:叶酸,根微苦。

【主治】暴热腹胀,生捣汁服,当下利。杀皮肤小虫(藏器)。治疥(弘景)。疗痢乃佳(保升)。去汗斑,同紫萍捣擦,数日即没(时珍)。

【附方】新一。瘭疽毒疮,肉中忽生黯子如粟豆,大者如梅李,或赤或黑,或青或白,其中有核,核有深根,应心。肿泡紫黑色,能烂筋骨,毒入脏腑杀人:宜灸黯上百壮。以酸模叶薄其四面,防其长也。内服葵根汁,其毒自愈。(《千金方》)

《别录》有名未用曰:味咸,温,无毒。主轻身益气。生水中泽旁。实大,叶长尺。五月采实。一名豕首。

器曰:今东土人呼田水中大叶如牛耳者,为牛耳菜。

时珍曰:今人呼羊蹄为牛舌菜,恐羊蹄是根,此是其实。否则是羊蹄之生水中者也。

麖舌

《别录》曰:味辛,微温,无毒。主霍乱腹痛。吐逆心烦。生水中。五月采之。

弘景曰:生小小水中。今人五月五日采干,以治霍乱甚良。

蛇舌《别录》有名未用曰:味酸,平,无毒。主除留血、惊气、蛇痫。生大水之阳。四月采花,八月采根。

龙舌草(《纲目》)

【集解】时珍曰:龙舌,生南方池泽湖泊中。叶如大叶菘菜及茉苢状。根生水底,抽茎一出水,开白花。根似胡萝卜根而香,杵汁能软鹅鸭卵,方家用煮丹砂,煅白矾,制三黄。

【气味】甘、咸,寒,无毒。

【主治】痈疽,汤火灼伤,捣涂之(时珍)。

【附方】新一。乳痈肿毒:龙舌草、忍冬藤,研烂,蜜和敷之。(《多能鄙事》)

菖蒲(《本经》上品)

【释名】昌阳(《本经》)、尧韭(普)、水剑草。

时珍曰:菖蒲,乃蒲类之昌盛者,故曰菖蒲。又《吕氏春秋》云:冬至后五十七日,菖始生。菖者百草之先生者,于是始耕。则菖蒲、昌阳又取此义也。《典术》云:尧时天降精于庭为韭,感百阴之气为菖蒲。故曰尧韭。方士隐为水剑,因叶形也。

【集解】《别录》曰:菖蒲生上洛池泽及蜀郡严道。一寸九节者良。露根不可用。五月、十二月采根,阴干。

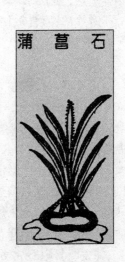

弘景曰:上洛郡属梁州,严道县在蜀郡,今乃处处有。生石碛上,概节为好。在下湿地,大根者名昌阳,不堪服食。真菖蒲叶有脊,一如剑刃,四月、五月亦作小厘花也。东间溪泽又有名溪荪者,根形气色极似石上菖蒲,而叶正如蒲,无脊。俗人多呼此为石上菖蒲者,谬矣。此止主咳逆,断蚤虱,不入服食用。诗咏多云兰荪,正谓此也。

大明曰:菖蒲,石涧所生坚小,一寸九节者上。出宣州。二月、八月采。

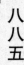

颂曰：处处有之，而池州、戎州者佳。春生青叶，长一二尺许，其叶中心有脊，状如剑。无花实。今以五月五日收之。其根盘屈有节，状如马鞭大。一根旁引三四根，旁根节尤密，亦有一寸十二节者。采之初虚软，曝干方坚实。折之中心色微赤，嚼之辛香少滓。人多植于干燥砂石土中，腊月移之尤易活。黔蜀蛮人常将随行，以治卒患心痛。其生蛮谷中者尤佳。人家移种者亦堪用，但干后辛香坚实不及蛮人持来者。此皆医方所用石菖蒲也。又有水菖蒲，生溪涧水泽中，不堪入药。今药肆所货，多以二种相杂，尤难辨也。

承曰：今阳羡山中生水石间者，其叶逆水而生，根须络石，略无少泥土，根叶极紧细，一寸不啻九节，入药极佳。二浙人家，以瓦石器种之，旦暮易水则茂，水浊及有泥滓则萎。近方多用石菖蒲，必此类也。其池泽所生，肥大节疏粗慢，恐不可入药。唯可作果盘，气味不烈而和淡尔。

时珍曰：菖蒲凡五种：生于池泽，蒲叶肥，根高二三尺者，泥菖蒲，白菖也；生于溪涧，蒲叶瘦，根高二三尺者，水菖蒲，溪荪也；生于水石之间，叶有剑脊，瘦根密节，高尺余者，石菖蒲也；人家以砂栽之一年，至春剪洗，愈剪愈细，高四五寸，叶如韭，根如匙柄粗者，亦石菖蒲也；甚则根长二三分，叶长寸许，谓之钱蒲是矣。服食入药须用二种石菖蒲，余皆不堪。此草新旧相代，四时常青。《罗浮山记》言：山中菖蒲一寸二十节。《抱朴子》言：服食以一寸九节紫花者尤善。苏颂言：无花实。然今菖蒲，二三月间抽茎开细黄花成穗，而昔人言菖蒲难得见花，非无花也。应劭《风俗通》云：菖蒲放花，人得食之长年。是矣。

根

【修治】敩曰：凡使勿用泥菖、夏菖二件，如竹根鞭，形黑、气秽味腥。惟石上生者，根条嫩黄，紧硬节稠，一寸九节者，是真也。采得以铜刀刮去黄黑硬节皮一重，以嫩桑枝条相拌蒸熟，曝干剉用。

时珍曰：服食须如上法制。若常用，但去毛微炒耳。

【气味】辛，温，无毒。

权曰：苦、辛，平。

之才：秦皮、秦艽为之使。恶地胆、麻黄。

大明曰：忌饴糖、羊肉。勿犯铁器，令人吐逆。

【主治】风寒湿痹，咳逆上气，开心孔，补五脏，通九窍，明耳目，出音声。主耳聋痈疮，温肠胃，止小便利。久服轻身，不忘不迷惑，延年。益心智，高志不老（《本经》）。四肢湿痹，不得屈伸，小儿温疟，身积热不解，可作浴汤（《别录》）。治耳鸣头风泪下，鬼气，杀诸虫，恶疮疥瘙（甄权）。除风下气，丈夫水脏，女人血海冷败，多忘，除烦闷，止心腹痛，霍乱转筋，及耳痛者，作末炒，乘热裹罯，甚验（大明）。心积伏梁（好古）。治中恶卒死，客忤癫痫，下血崩中，安胎漏，散痈肿。捣汁服，解巴豆、大戟毒（时珍）。

【发明】颂曰：古方有单服菖蒲法。蜀人治心腹冷气㽲痛者，取一二寸捶碎，同吴茱萸煎汤饮之。亦将随行，卒患心痛，嚼一二寸，热汤或酒送下，亦效。

时珍曰：国初周颠仙对太祖高皇帝常嚼菖蒲饮水。问其故。云服之无腹痛之疾。高皇御制碑中载之。菖蒲气温味辛，乃手少阴、足厥阴之药。心气不足者用之，虚则补其母也。肝苦急以辛补之，是矣。《道藏经》有《菖蒲传》一卷，其语粗陋。今略节其要云：菖蒲者，水草之精英，神仙之灵药也。其法采紧小似鱼鳞者一斤，以水及米泔浸各一宿，刮去皮切，曝干捣筛，以糯米粥和匀，更入熟蜜搜和，丸如梧子大，稀葛袋盛，置当风处令干。每旦酒、饮任下三十丸，临卧更服三十丸。服至一月，消食；二月，痰除；服至五年，骨髓充，颜色泽，白发黑，落齿更生。其药以五德配五行：叶青，花赤，节白，心黄，根黑。能治一切诸风，手足顽痹，瘫缓不遂，五劳七伤，填血补脑，坚骨髓，长精神，润五脏，裨六腑，开胃口，和血脉，益口齿，明耳目，泽皮肤，去寒热，除三尸九虫，天行时疾，瘴疫瘦病，泻痢痔漏，妇人带下，产后血运。并以酒服。河内叶敬母中风，服之一年而百病愈。寇天师服之得道，至今庙前犹生菖蒲。郑鱼、曾原等，皆以服此得道也。又按葛洪《抱朴子》云：韩众服菖蒲十三年，身上生毛，冬袒不寒，日记万言。商丘子不娶，惟食菖蒲根，不饥不老，不知所终。《神仙传》云：咸阳王典食菖蒲得长生。安期生采一寸九节菖蒲服，仙去。又按瞿仙《神隐书》云：石菖蒲置一盆于几上，夜间观书，则收烟无害目之患。或置星露之下，至旦取叶尖露水洗目，大能明视，久则白昼见星。端午日以酒服，尤妙。苏东坡云：凡草生石上，必须微土以附其根。惟石菖蒲濯去泥土，渍以清水，置盆中，可数十年不枯。节叶坚瘦，根须连络，苍然于几案间，久更可喜。其延年轻身之功，既非昌阳可比；至于忍寒淡泊，不待泥土而生，又岂昌阳所能仿佛哉？

杨士瀛曰：下痢噤口，虽是脾虚，亦热气闭隔心胸所致。俗用木香失之温，用山药失之闭。惟参苓白术散加石菖蒲，粳米饮调下。或用参、苓、石莲肉，少入菖蒲服。胸次一开，自然思食。

【附方】旧十，新一十七。服食法：甲子日，取菖蒲一寸九节者，阴干百日，为末。每酒服方寸匕，日三服。久服耳目聪明，益智不忘。（《千金方》）健忘益智：七月七日，取菖蒲为末，酒服方寸匕，饮酒不醉，好事者服而验之。久服聪明。忌铁器。（《千金方》）三十六风有不治者：服之悉效。菖蒲（薄切日干）三斤，盛以绢袋，玄水一斛，即清酒也，悬浸之，密封一百日，视之如菜绿色，以一斗熟黍米纳中，封十四日，取出日饮。（夏禹《神仙经》）癫痫风疾：九节菖蒲不闻鸡犬声者，去毛，木臼捣末。以黑獐猪心一个批开，砂罐煮汤。调服三钱，日一服。（《医学正传》）尸厥魇死，尸厥之病，卒死脉犹动，听其耳中如微语声，股间暖者，是也。魇死之病，卧忽不寤。勿以火照，但痛啮其踵及足拇趾甲际，唾其面即苏。仍以菖蒲末吹鼻中，桂末纳舌下，并以菖蒲根汁灌之。（《肘后方》）卒中客忤：菖蒲生根捣汁灌之，立瘥。（《肘后方》）除一切恶：端午日，切菖蒲渍酒饮之。或加雄黄少许。（《洞天保生录》）喉痹肿痛：菖蒲根嚼汁，烧铁秤锤淬酒一杯，饮之。（《圣济总录》）霍乱胀痛：生菖蒲（剉）四两，水和捣汁，分温四服。（《圣惠方》）诸积鼓胀，食积、气积、血积之类：石菖蒲八两（剉），斑蝥四两（去翅足），同炒黄，去斑蝥不用。以布袋盛，拽去蝥末，为末，醋糊丸梧子大。每服三五十丸，温白汤下。治肿胀尤妙。或入香附末二钱。（《奇效方》）肺损吐血：九节菖蒲末、白面等分。每服三钱，新汲水下，一日一服。（《圣济录》）解一切毒：石菖蒲、白矾等分，为末，新汲水下。（《事林广记》）赤白带下：石菖蒲、破故纸等分,炒为末。每服二钱,更以菖蒲浸酒调服,日一服。(《妇人良方》)胎动半产卒动不安,或腰痛胎转抢心,下血不止,或日月未足而欲产:并以菖蒲根捣汁一二升,服之。(《千金》)产后崩中,下血不止:菖蒲一两半,酒二盏,煎取一盏,去滓分三服,食前温服。(《千金方》)耳卒聋闭:菖蒲根一寸,巴豆一粒(去心),同捣作七丸。绵裹一丸,塞耳,日一换。一方不用巴豆,用蓖麻仁。(《肘后方》)病后耳聋:生菖蒲汁,滴之。(《圣惠方》)蚤虱入耳:菖蒲末炒热,袋盛,枕之即愈。(《圣济录》)诸般赤眼,攀睛云翳:菖蒲擂自然汁,文武火熬作膏,日点之效。(《圣济录》)眼睑挑针:独生菖蒲根,同盐研敷。(《寿域神方》)飞丝入目:石菖蒲捶碎。左目塞右鼻,右目塞左鼻,百发百中。(危氏《得效方》)头疮不瘥:菖蒲末,油调敷之,日三、夜二次。(《法天生意》)痈疽发背:生菖蒲,捣贴之。疮干者,为末,水调涂之。(孙用和《秘宝方》)露岐便毒:生菖蒲根捣敷之。(《证治要诀》)热毒湿疮:宗奭曰:有人遍身生疮,痛而不痒,手足尤甚,粘着衣被,晓夕不得睡。有人教以菖蒲三斗,日干为末,布席上卧之,仍以衣被覆之。既不粘衣,又复得睡,不五七日,其疮如失。后以治人,应手神验。(《本草衍义》)风癣有虫:菖蒲末五斤。以酒三升渍,釜中蒸之,使味出。先绝酒一日,每服一升或半升。(《千金方》)阴汗湿痒:石菖蒲、蛇床子等分。为末。日搽二三次。(《济急仙方》)

叶

【主治】洗疥、大风疮(时珍)。

白菖(《别录》有名未用)

【释名】水菖(《别录》)、水宿(《别录》)、茎蒲(《别录》)、菖阳(《拾遗》)、溪荪(《拾遗》)、兰荪(弘景)。

时珍曰:此即今池泽所生菖蒲,叶无剑脊,根肥白而节疏慢,故谓之白菖。古人以根为菹食,谓之菖本,亦曰菖歜,文王好食之。其生溪涧者,名溪荪。

【集解】《别录》曰:白菖十月采。

藏器曰:即今之溪荪也。一名菖阳。生水畔。人亦呼为菖蒲。与石上菖蒲都别。根大而臭,色正白。

颂曰:水菖蒲,生溪涧水泽中甚多,失水则枯。叶似石菖,但中心无脊。其根干后,轻虚多滓,不堪入药。

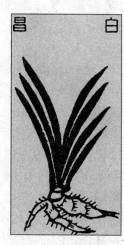

时珍曰:此有二种:一种根大而肥白节疏者,白菖也,俗谓之泥菖蒲;一种根瘦而赤节稍密者,溪荪也,俗谓之水菖蒲。叶俱无剑脊。溪荪气味胜似白菖,并可杀虫,不堪服食。

【气味】甘,无毒。

《别录》曰:甘、辛,温。汁制雄黄、雌黄、砒石。

【主治】食诸虫(《别录》)。主风湿咳逆,去虫,断蚤虱(弘景)。研末,油调.涂疥瘙(苏颂)。

香蒲(《本经》上品)、蒲黄(《本经》上品)

【释名】甘蒲(苏恭)、醮石(《吴普》),花上黄粉名蒲黄。

恭曰:香蒲即甘蒲,可作荐者。春初生,取白为菹,亦堪蒸食。山南人谓之香蒲,以菖蒲为臭蒲也。蒲黄即此蒲之花也。

【集解】《别录》曰:香蒲生南海池泽。蒲黄生河东池泽,四月采之。

颂曰:香蒲,蒲黄苗也。处处有之,以泰州者为良。春初生嫩叶,未出水时,红白色茸茸然。取其中心入地白蒻,大如匕柄者,生啖之,甘脆。又以醋浸,如食笋,大美。《周礼》谓之蒲菹,今人罕有食之者。至夏抽梗于丛叶中,花抱梗端,如武士棒杵,故俚俗谓之蒲槌,亦曰蒲厘花。其蒲黄,即花中蕊屑也。细若金粉,当欲开时便取之。市廛以蜜搜作果食货卖。

时珍曰:蒲丛生水际,似莞而褊,有脊而柔,二、三月苗。采其嫩根,瀹过作鲊,一宿可食。亦可炸食、蒸食及晒干磨粉作饼食。《诗》云:其蔌伊何?惟笋及蒲。是矣。八、九月收叶以为席,亦可作扇,软滑而温。

【正误】弘景曰:香蒲方药不复用,人无采者,南海人亦不复识。江南贡菁茅,一名香茅,以供宗庙缩酒。或云是薰草,又云是燕麦,此蒲亦相类耳。

恭曰:陶氏所引菁茅,乃三脊茅也。香茅、燕麦、薰草,野俗皆识,都非香蒲类也。

蒲蒻

一名蒲笋(《食物》)、蒲儿根(《野菜谱》)。

【气味】甘,平,无毒。

时珍曰:寒。

【主治】五脏心下邪气,口中烂臭,坚齿明目聪耳。久服轻身耐老(《本经》)。去热燥,利小便(宁原)。生啖,止消渴(汪颖)。补中益气,和血脉(《正要》)。捣汁服,治妊妇劳热烦躁,胎动下血(时珍。出《产乳》)。

【附方】旧一新一。妒乳乳痈:蒲黄草根捣封之,并煎汁饮及食。(昝殷《产宝》)热毒下痢:蒲根二两,粟米二合,水煎服,日二次。(《圣济总录》)

蒲黄(《本经》上品)

【修治】敩曰:凡使勿用松黄并黄蒿。其二件全似,只是味踞及吐人。真蒲黄须隔三重纸焙令色黄,蒸半日,却再焙干用之妙。

大明曰:破血消肿者,生用之;补血止血者,须炒用。

【气味】甘，平，无毒。

【主治】心腹膀胱寒热，利小便，止血，消瘀血。久服轻身益气力，延年神仙(《本经》)。治痢血，鼻衄吐血，尿血泻血，利水道，通经脉，止女子崩中(甄权)。妇人带下，月候不匀，血气心腹痛，妊妇下血坠胎，血运血癥，儿枕急痛，颠扑血闷，排脓，疮疖游风肿毒，下乳汁，止泄精(大明)。凉血活血，止心腹诸痛(时珍)。

【发明】弘景曰：蒲黄，即蒲厘花上黄粉也。甚疗血。《仙经》亦用之。

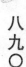

黄蒲蒲香

宗奭曰：汴人初得，罗去滓，以水凋为育，擘为块。人多食之，以解心脏虚热，小儿尤嗜之。过月则燥，色味皆淡，须蜜水和。不可多食，令人自利，极能虚人。

时珍曰：蒲黄，手足厥阴血分药也，故能治血治痛。生则能行，熟则能止。与五灵脂同用，能治一切心腹诸痛，详见禽部寒号虫下。按许叔微《本事方》云：有士人妻舌忽胀满口，不能出声。一老叟教以蒲黄频掺，比晓乃愈。又《芝隐方》云：宋度宗欲赏花，一夜忽舌肿满口。蔡御医用蒲黄、干姜末等分，干搽而愈。据此二说，则蒲黄之凉血活血可证矣。盖舌乃心之外候，而手厥阴相火乃心之臣使，得干姜是阴阳相济也。

【附方】旧十四，新十一。舌胀满口：方见上。重舌生疮：蒲黄末，敷之。不过三上瘥。(《千金方》)肺热衄血：蒲黄、青黛各一钱，新汲水服之。或去青黛，入油发灰等分，生地黄汁调下。(《简便单方》)吐血唾血：蒲黄末二两，每日温酒或冷水服三钱妙。(《简要济众方》)幼儿吐血：蒲黄末，每服半钱，生地黄汁调下，量儿大小加减。或入发灰等分。(《同上》)小便出血：方同上。小便转胞：以布包蒲黄裹腰肾，令头致地，数次取通。(《肘后方》)金疮出血闷绝：蒲黄半两，热酒灌下。(危氏方)瘀血内漏：蒲黄末二两，每服方寸匕，水调下，服尽止。(《肘后方》)肠痔出血：蒲黄末方寸匕，水服之，日三服。(《肘后方》)鼠奶痔疮：蒲黄末，空心温酒服方寸匕，日三。(《塞上方》)脱肛不收：蒲黄，和猪脂敷，日三、五度。(《子母秘录》)胎动欲产：日月未足者蒲黄二钱，井华水服。(同上)产妇催生：蒲黄、地龙(洗焙)、陈橘皮等分，为末，另收。临时各抄一钱，新汲水调服，立产。此常亲用甚妙。(唐慎微方)胞衣不下：蒲黄二钱。井水服之。(《集验方》)产后下血，羸瘦迨死：蒲黄二两，水二升，煎八合，顿服。(《产宝方》)产后血瘀：蒲黄三两。水三升，煎一升，顿服。(《梅师方》)儿枕血痕：蒲黄三钱。米饮服。(《产宝》)产后烦闷：蒲黄方寸匕，东流水服，极良。(《产宝》)坠伤扑损瘀血在内，烦闷者：蒲黄末，空心温酒服三钱。(《塞上方》)关节疼痛：蒲黄八两，熟附子一两。为末。每服一钱，凉水下，日一。(《肘后方》)阴下湿痒：蒲黄末，敷三四度瘥。(《千金方》)聤耳出脓：蒲黄末，掺之。(《圣惠》)口耳大衄：蒲黄、阿胶(炙)各半两。每用二钱，水一盏，生地黄汁一合，煎至六分，温服。急以帛系两乳，止乃已。(《圣惠方》)耳中出血：蒲黄炒黑研末，掺入。(《简便方》)

泽

大明曰:蒲黄中筛出赤滓,名曰蒲萼也。

【主治】炒用涩肠,止泻血、血痢,妙(大明)。

菰(《别录》下品)

【释名】蒌草(《说文》)、蒋草。

时珍曰:按许氏《说文》:菰本作苽,从瓜谐声也。有米谓之彫菰,已见谷部菰米下。江南人呼菰为蒌,以其根交结也。蒋义未详。

【集解】保升曰:菰根生水中,叶如蔗、荻,久则根盘而厚。夏月生菌堪啖,名菰菜。三年者,中心生白苔如藕状,似小儿臂而白软,中有黑脉,堪啖者,名菰首也。

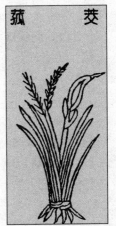

藏器曰:菰首小者,擘之内有黑灰如墨者,名乌郁,人亦食之。晋张翰思吴中莼、菰,即此也。

颂曰:菰根,江湖陂泽中皆有之。生水中,叶如蒲、苇辈,刈以秣马甚肥。春末生白茅如笋,即菰菜也,又谓之蒌白,生熟皆可啖,甜美。其中心如小儿臂者,名菰手。作菰首者,非矣。《尔雅》云:出隧,蘧蔬。注云:生菰草中,状似土菌,江东人啖之,甜滑。即此也。故南方人至今谓菌为菰,亦缘此义。其根亦如芦根,冷利更甚。二浙下泽处,菰草最多。其根相结而生,久则并土浮于水上,彼人谓之菰蔛。刈去其叶,便可耕蒔,又名蔛田。其苗有茎梗者,谓之菰蒋草。至秋结实,乃雕胡米也。岁饥,人以当粮。

宗奭曰:菰乃蒲类。河朔边人,止以饲马作荐。八月开花如苇。结青子,合粟为粥食,甚济饥。杜甫所谓"波漂菰米沉云黑"者,是也。

菰笋一名蒌笋(《日用》)、蒌白(《图经》)、菰菜(同)。

【气味】甘,冷,滑,无毒。

诜曰:滑中,不可多食。

颂曰:菰之种类皆极冷,不可过食,甚不益人,惟服金石人相宜耳。

【主治】利五脏邪气,酒皶面赤,白癫疬疡,目赤。热毒风气,卒心痛,可盐、醋煮食之(孟诜)。去烦热,止渴,除目黄,利大小便,止热痢。杂鲫鱼为羹食,开胃口,解酒毒,压丹石毒发(藏器)。

菰手一名菰菜(《日用》)、蒌白(《通志》)、蒌粑(俗名)、蘧蔬(音氍毹)。

【气味】甘,冷,滑,无毒。

大明曰:微毒。

诜曰:性滑,发冷气,令人下焦寒,伤阳道。禁蜜食,发痼疾。服巴豆人不可食。

【主治】心胸中浮热风气,滋人齿(孟诜)。煮食,止渴及小儿水痢(藏器)。

菰根

【气味】甘,大寒,无毒。

颂曰:菰根亦如芦根,冷利更甚。

【主治】肠胃痼热,消渴,止小便利。捣汁饮之(《别录》)。烧灰,和鸡子白,涂火烧疮(藏器)。

【附方】旧二。小儿风疮久不愈者。用菰蒋节烧研,敷之。(《子母秘录》)毒蛇伤啮:菰蒋草根烧灰,敷之。(《广济方》)

叶

【主治】利五脏(大明)。

菰米见谷部。

苦草(《纲目》)

【集解】时珍曰:生湖泽中,长二三尺,状如茅、蒲之类。

【气味】(缺)

【主治】妇人白带,煎汤服。又主好嗜干茶不已,面黄无力,为末,和炒脂麻不时干嚼之(时珍)。

水萍(《本经》中品)

【释名】水花(《本经》)、水白(《别录》)、水苏(《别录》)、水廉(《吴普》)。

【集解】《别录》曰:水萍生雷泽池泽。三月采.曝干。

弘景曰:此是水中大萍,非今浮萍子。《药录》云:五月有花白色。即非今沟渠所生者。楚王渡江所得,乃斯实也。

藏器曰:水萍有三种。大者曰苹,叶圆,阔寸许。小萍子是沟渠间者。《本经》云水萍,应是小者。

颂曰:《尔雅》云:萍,蓱。其大者苹。苏恭言有三种:大者曰苹,中者曰荇,小者即水上浮萍。今医家鲜用大苹,惟用浮萍。

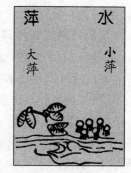

时珍曰:本草所用水萍,乃小浮萍,非大苹也。陶、苏俱以大苹注之,误矣。萍之与苹,音虽相近,字却不同,形亦迥别,今厘正之,互见苹下。浮萍处处池泽止水中甚多,季春始生。或云杨花所化。一叶经宿即生数叶。叶下有微须,即其根也。一种背面皆绿者。一种面青背紫赤若血者,谓之紫萍,入药为良,七月采之。《淮南万毕术》云:老血化为紫萍。恐自有此种,不尽然也。《小雅》"呦呦鹿鸣,食野之苹"者,乃蒿属。陆佃指为此萍,误矣。

【修治】时珍曰:紫背浮萍,七月采之,拣净,以竹筛摊晒,下置水一盆映之,即易干也。

【气味】辛,寒,无毒。

《别录》曰:酸。

【主治】暴热身痒,下水气,胜酒,长须发,止消渴。久服轻身(《本经》)下气。以沐浴,生毛发(《别录》)。治热毒、风热、热狂、燆肿毒、汤火伤、风疹(大明)。捣汁服,主水肿,利小便。为末,酒服方寸匕,治人中毒。为膏,敷面黚(藏器)。主风湿麻痹,脚气,打扑伤损,目赤翳膜,口舌生疮,吐血衄血,癜风丹毒(时珍)。

【发明】震亨曰:浮萍发汗,胜于麻黄。

颂曰:俗医用治时行热病,亦堪发汗,甚有功。其方用浮萍一两(四月十五日采之),麻黄(去根节)、桂心、附子(炮裂,去脐皮)各半两,四物捣细筛。每服一钱,以水一中盏,生姜半分,煎至六分,和滓热服,汗出乃瘥。又治恶疾疠疮遍身者,浓煮汁渍浴半日,多效,此方甚奇古也。

时珍曰:浮萍其性轻浮,入肺经,达皮肤,所以能发扬邪汗也。世传宋时东京开河,掘得石碑,梵书大篆一诗,无能晓者。真人林灵素逐字辨译,乃是治中风方,名去风丹也。《诗》云:天生灵草无根干,不在山间不在岸。始因飞絮逐东风,泛梗青青飘水面。神仙一味去沉疴,采时须在七月半。选甚瘫风与大风,些小微风都不算。豆淋酒化服三丸,铁镤头上也出汗。其法:以紫色浮萍晒干为细末,炼蜜和丸弹子大。每服一粒,以豆淋酒化下。治左瘫右痪,三十六种风,偏正头风,口眼喎斜,大风癞风,一切无名风及脚气,并打扑伤折,及胎孕有伤。服过百粒,即为全人。此方,后人易名紫萍一粒丹。

【附方】旧七,新十八。夹惊伤寒:紫背浮萍一钱,犀角屑半钱,钩藤钩三七个,为末。每服半钱,蜜水调下,连进三服,出汗为度。(《圣济录》)消渴饮水:日至一石者。浮萍捣汁服之。又方:用干浮萍、栝蒌根等分,为末。人乳汁和丸梧子大。空腹饮服二十丸。三年者,数日愈。(《千金方》)小便不利,膀胱水气流滞:浮萍日干为末。饮服方寸匕,日二服。(《千金翼》)水气洪肿:小便不利。浮萍日干为末。每服方寸匕,白汤下,日二服。(《圣惠方》)霍乱心烦:芦根(炙)一两半,水萍(焙)、人参、枇杷叶(炙)各一两。每服五钱,入薤白四寸,酒煎温服。(《圣惠方》)吐血不止:紫背浮萍(焙)半两,黄芪(炙)二钱半,为末。每服一钱,姜、蜜水调下。(《圣济总录》)鼻衄不止:浮萍末,吹之。(《圣惠方》)中水毒病:手足指冷至膝肘,即是。以浮萍日干为末。饮服方寸匕良。(《千金方》)大肠脱肛:水圣散。用紫浮萍为末,干贴之。(危氏《得效方》)身上虚痒:浮萍末一钱,以黄芩一钱同四物汤煎汤调下。(《丹溪纂要》)风热瘾疹:浮萍(蒸过焙干),牛蒡子(酒煮晒干炒)各一两,为末。每薄荷汤服一二钱,日二次。(《古今录验》)风热丹毒:浮萍捣汁,遍涂之。(《子母秘录》)汗斑癜风:端午日收紫背浮萍晒干。每以四两煎水浴,并以萍擦之。或入汉防己二钱亦可。(《袖珍方》)少年面疱:《圣惠方》:用浮萍日授盦之,并饮汁少许。《普济方》:用紫背萍四两,防己一两,煎浓汁洗之。仍以萍于斑黚上热擦,日三五次。物虽微末，其功甚大，不可小看。(《普济方》)粉滓面䵟:沟渠小萍为末。日敷之。(《圣惠方》)大风疠疾:浮萍草三月采，淘三五次，窨三五日，焙为末，不得见日。每服三钱，食前温酒下。常持观音圣号。忌猪、鱼、鸡、蒜。又方:七月七日，取紫背浮萍(日干为末)半升，入好消风散五两。每服五钱，水煎频饮，仍以煎汤洗浴之。(《十便良方》)癍疮入目:浮萍阴干为末，以生羊子肝半个，同水半盏煮熟，捣烂绞汁，调末服。甚者，不过一服;已伤者，十服见效。(危氏《得效方》)弩肉攀睛:青萍少许，研烂，入片脑少许，贴眼上效。(危氏《得效方》)毒肿初起:水中萍子草，捣敷之。(《肘后方》)发背初起，肿焮赤热:浮萍捣和鸡子清贴之。(《圣惠方》)杨梅疮癣:水萍煎汁，浸洗半日。数日一作。(《集简方》)烧烟去蚊:五月取浮萍阴干用之。(孙真人方)

苹(《吴普本草》)

【释名】芣菜(《拾遗》)、四叶菜(《厄言》)、田字草。

时珍曰:苹，本作萍。《左传》:苹蘩蕴藻之菜，可荐于鬼神，可羞于王公。则萍有宾之之义，故字从宾。其草四叶相合，中折十字，故俗呼为四叶菜、田字草、破铜钱，皆象形也。诸家本草皆以苹注水萍，盖由苹、萍二字，音相近也。按韵书:苹在真韵，蒲真切;萍在庚韵，蒲经切。切脚不同，为物亦异。今依《吴普本草》别出于此。

【集解】普曰:水萍，一名水廉，生池泽水上。叶圆小，一茎一叶，根入水底，五月花白。三月采，日干之。

弘景曰:水中大萍，五月有花白色，非沟渠所生之萍。楚王渡江所得，即斯实也。

恭曰:萍有三种:大者名苹，中者名荇，叶皆相似而圆;其小者，即水上浮萍也。

藏器曰:苹叶圆，阔寸许。叶下有一点，如水沫。一名芣菜。曝干可入药用。小萍是沟渠间者。

禹锡曰按《尔雅》云:萍，莍也。其大者曰苹。又《诗》云:于以采苹，于涧之滨。

陆玑注云:其粗大者谓之苹，小者为萍。季春始生。可糁蒸为茹，又可以苦酒淹之按酒。今医家少用此苹，惟用小萍耳。

时珍曰:苹，乃四叶菜也。叶浮水面，根连水底。其茎细于莼、荇。其叶大如指顶，面青背紫，有细纹，颇似马蹄决明之叶，四叶合成，中折十字。夏秋开小白花，故称白苹。其叶攒簇如萍，故《尔雅》谓大者为苹也。《吕氏春秋》云:菜之美者，有昆仑之苹。即此。《韩诗外传》谓浮者为藻，沉者为苹。瞿仙谓:白花者为苹，黄花者为荇，即金莲也。苏恭谓大者为苹，小者为荇。杨慎《厄言》谓四叶菜为荇。陶弘景谓楚王所得者为苹。皆无一定之言。盖未深加体审，惟据纸上猜度而已。时珍一一采视，颇得其真云。其叶径一二寸，有一缺而形圆如马蹄者，莼也。似莼而稍尖长者，荇也。其花并有黄、白二色。叶径

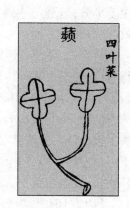

蘋

四叶菜

四五寸如小荷叶而黄花,结实如小角黍者,萍蓬草也。楚王所得萍实,乃此萍之实也。四叶合成一叶,如田字形者,苹也。如此分别,自然明白。又项氏言:白苹生水中,青苹生陆地。按今之田字草,有水、陆二种。陆生者多在稻田温洳之处,其叶四片合一,与白苹一样。但茎生地上,高三四寸,不可食。方士取以煅硫结砂煮汞,谓之水田翁。项氏所谓青苹,盖即此也。或以青苹为水草,误矣。

【气味】甘,寒,滑,无毒。

【主治】暴热,下水气,利小便(《吴普》)。捣涂热疮。捣汁饮,治蛇伤毒入腹内。曝干,栝蒌等分为末,人乳和丸服,止消渴(藏器)。食之已劳(《山海经》)。

萍蓬草(《拾遗》)

【释名】水粟(《纲目》)、水栗子。

时珍曰:陈藏器《拾遗》:萍蓬草,即今水粟也。其子如粟,如蓬子也。俗人呼水粟包,又云水栗子,言其根味也。或作水笠。

【集解】藏器曰:萍蓬草,生南方池泽。叶大如荇。花亦黄,未开时状如箭袋。其根如藕,饥年可以当谷。

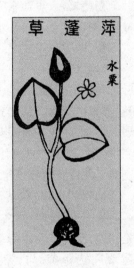

时珍曰:水粟,三月出水。茎大如指。叶似荇叶而大,径四、五寸,初生如荷叶。六、七月开黄花,结实状如角黍,长二寸许,内有细子一包,如罂粟。泽农采之,洗擦去皮,蒸曝,舂取米,作粥饭食之。其根大如栗,亦如鸡头子根,俭年人亦食之,作藕香,味如栗子。昔楚王渡江得萍实,大如斗,赤如日,食之甜如蜜者,盖此类也。若水萍,安得有实耶? 三、四月采茎叶取汁,煮硫黄能拒火。又段公路《北户录》有睡莲,亦此类也。其叶如荇而大。其花布叶数重,当夏昼开花,夜缩入水,昼复出也。

子

【气味】甘,涩,平,无毒。

【主治】助脾厚肠,令人不饥(时珍)。

根

【气味】甘,寒,无毒。

【主治】煮食,补虚,益气力。久食,不饥,厚肠胃(藏器)。

荇菜(《唐本草》)

【释名】凫葵(《唐本》)、水葵(《马融传》)、水镜草(《土宿本草》)、屠子菜(《野菜谱》)、金莲子。接余。

时珍曰：按《尔雅》云：荇，接余也。其叶苻。则凫葵当作苻葵，古文通用耳。或云，凫喜食之，故称凫葵，亦通。其性滑如葵，其叶颇似荇，故曰葵，曰荇。《诗经》作荇，俗呼荇丝菜。池人谓之荇公须，淮人谓之屠子菜，江东谓之金莲子。许氏《说文》谓之莕，音恋。《楚词》谓之屏风，云："紫茎屏风文绿波"是矣。

【集解】恭曰：凫葵即荇菜也。生水中。

颂曰：处处池泽有之。叶似莼而茎涩，根甚长，花黄色。郭璞注《尔雅》云：丛生水中。叶圆在茎端，长短随水深浅。江东人食之。陆玑《诗疏》云：荇茎白，而叶紫赤色，正圆，径寸余，浮在水上。根在水底，大如钗股，上青下白，可以按酒。用苦酒浸其白茎，肥美。今人不食，医方亦鲜用之。

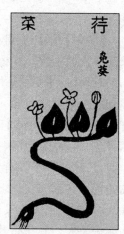

时珍曰：荇与莼，一类二种也。并根连水底，叶浮水上。其叶似马蹄而圆者，莼也；叶似莼而微尖长者，荇也。夏月俱开黄花，亦有白花者。结实大如棠梨，中有细子。按宁献王《庚辛玉册》云：凫葵，黄花者是荇菜，白花者是白苹即水镜草，一种泡子名水鳖。虽有数种，其用一也。其茎叶根花，并可伏硫、煮砂、制矾。此以花色分别苹、荇，似亦未稳，详见苹下。

【正误】恭曰：凫葵，南人名猪莼，堪食，有名未用条中载也。

志曰：凫葵即荇菜，叶似莼，根极长。江南人多食之。今云是猪莼，误矣。今以春夏细长肥滑者为丝莼，至冬粗短者为猪莼，亦呼为龟莼，与凫葵殊不相似也。而有名未用类，即无凫葵、猪莼之名，盖后人删去也。

时珍曰：杨慎《厄言》以四叶菜为荇者，亦非也。四叶菜乃苹也。

【气味】甘，冷，无毒。

【主治】消渴，去热淋，利小便(《唐本》)。捣汁服，疗寒热(《开宝》)。捣敷诸肿毒，火丹游肿(时珍)。

【附方】新四。一切痈疽及疮疖：用荇丝菜或根，马蹄草茎或子(即莼也)，各取半碗，同芒麻根五寸去皮，以石器捣烂，敷毒四围。春夏秋日换四五次，冬换二三次，换时以荠水洗之，甚效。(《保生余录》)谷道生疮：荇叶捣烂，绵裹纳之下部，日三次。(《范汪方》)毒蛇螫伤，牙入肉中，痛不可堪者：勿令人知，私以荇叶覆其上穿，以物包之，一时折牙自出也。(《肘后方》)点眼去翳：荇丝菜根一钱半(捣烂。即叶如马蹄开黄花者)，川楝子十五个，胆矾七分，石决明五钱，皂荚一两，海螵蛸二钱，各为末，同菜根，以水一盏浸二宿，去滓。一日点数次，七日见效也。(孙氏《集效方》)

莼（《别录》下品）

【释名】茆（卯、柳二音）。水葵（《诗疏》）、露葵（《纲目》）、马蹄草。

时珍曰：蓴字，本作莼，从纯。纯乃丝名，其茎似之故也。《齐民要术》云：莼性纯而易生。种以浅深为候，水深则茎肥而叶少，水浅则茎瘦而叶多。其性逐水而滑，故谓之莼菜，并得葵名。颜之推《家训》云：蔡朗父讳纯，改莼为露葵。北人不知，以绿葵为之。《诗》云：薄采其茆。即莼也。或讳其名，谓之锦带。

【集解】保升曰：莼叶似凫葵，浮在水上。采茎堪啖。花黄白色，子紫色。三月至八月，茎细如钗股，黄赤色，短长随水深浅，名为丝莼，味甜体软。九月至十月渐粗硬。十一月萌在泥中，粗短，名瑰莼，味苦体涩。人惟取汁作羹，犹胜杂菜。

时珍曰：莼生南方湖泽中，惟吴越人善食之。叶如荇菜而差圆，形似马蹄。其茎紫色，大如箸，柔滑可羹。夏月开黄花。结实青紫色，大如棠梨，中有细子。春夏嫩茎未叶者名稚莼，稚者小也。叶稍舒长者名丝莼，其茎如丝也。至秋老则名葵莼，或作猪莼，言可饲猪也。又讹为瑰莼、龟莼焉。余见凫葵下。

【气味】甘，寒，无毒。

藏器曰：莼虽水草，而性热拥。

诜曰：莼虽冷补，热食及多食亦拥气不下，甚损人胃及齿，令人颜色恶，损毛发。和醋食，令人骨痿。

李廷飞曰：多食性滑发痔。七月有虫着上，食之令人霍乱。

【主治】消渴热痹（《别录》）。和鲫鱼作羹食，下气止呕。多食，压丹石。补大小肠虚气，不宜过多（孟诜）。治热疸，厚肠胃，安下焦，逐水，解百药毒并蛊气（大明）。

【发明】弘景曰：莼性冷而补，下气。杂鳢鱼作羹食，亦逐水。而性滑，服食家不可多用。

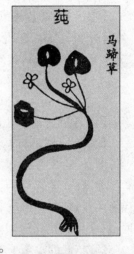

恭曰：莼久食大宜人。合鲋鱼作羹食，主胃弱不下食者，至效。又宜老人，应入上品。故张翰《临秋风》思吴中之鲈鱼莼羹也。

藏器曰：莼体滑，常食发气，令关节急，嗜睡。《脚气论》中令人食之，此误极深也。温病后脾弱不能磨化，食者多死。予所居近湖，湖中有莼、藕。年中疫甚，饥人取莼食之，虽病瘥者亦死。至秋大旱，人多血痢，湖中水竭，掘藕食之，阖境无他。莼、藕之功，于斯见矣。

【附方】新三。一切痈疽：马蹄草即莼菜，春夏用茎，冬月用子，就于根侧寻取，捣烂敷之。未成即消，已成即毒散。用叶亦可。（《保生余录》）头上恶疮：以黄泥包豆豉煨熟，取出为末，以莼菜汁调敷之。（《保幼大全》）数种疗疮：马蹄草（又名缺盆草）、大青叶、臭紫草各等分，擂烂，以酒一碗浸之，去滓温服，三服立愈。（《经验良方》）。

水藻(《纲目》)

【释名】时珍曰:藻乃水草之有纹者,洁净如澡浴,故谓之藻。

【集解】颂曰:藻生水中,处处有之。《周南》诗云"于以采藻,于沼于沚,于彼行潦"是也。陆玑注云:藻生水底,有二种:一种叶如鸡苏,茎如箸,长四五尺;一种叶如蓬蒿,茎如钗股,谓之聚藻。二藻皆可食,煮熟援去腥气,米面糁蒸为茹,甚滑美。荆扬人饥荒以当谷食。

藏器曰:马藻生水中,如马齿相连。

时珍曰:藻有二种,水中甚多。水藻,叶长二三寸,两两对生,即马藻也;聚藻,叶细如丝及鱼鳃状,节节连生,即水蕴也,俗名鳃草,又名牛尾蕴,是矣。《尔雅》云:莙,牛藻也。郭璞注云:细叶蓬茸,如丝可爱,一节长数寸,长者二三十节,即蕴也。二藻皆可食,入药,以藻为胜。《左传》云:苹蘩蕴藻之菜,即此。

藻海藻水

【气味】甘,大寒,滑,无毒。

【主治】去暴热热痢,止渴,捣汁服之。小儿赤白游疹,火焱热疮,捣烂封之(藏器)。

【发明】思邈曰:凡天下极冷,无过藻菜。但有患热毒肿并丹毒者,取渠中藻菜切捣敷之,厚三分,干即易,其效无比。

海藻(《本经》中品)

【释名】薄(音单,出《尔雅》,《别录》作薄)、落首(《本经》)、海萝(《尔雅注》)。

【集解】《别录》曰:海藻生东海池泽,七月七日采,曝干。

弘景曰:生海岛上,黑色如乱发而大少许,叶大都似藻叶。

藏器曰:此有二种:马尾藻生浅水中,如短马尾细,黑色,用之当浸去咸味;大叶藻生深海中及新罗,叶如水藻而大。海人以绳系腰,没水取之。五月以后,有大鱼伤人,不可取也。《尔雅》云,纶似纶,组似组,东海有之,正为二藻也。

颂曰:此即水藻生于海中者,今登、莱诸州有之,陶隐居引《尔雅》纶、组注昆布,谓昆布似组,青苔、紫菜似纶;而陈藏器以纶、组为二藻。陶说似近之。

时珍曰:海藻近海诸地采取,亦作海菜,乃立名目,货之四方云。

【修治】敩曰:凡使须用生乌豆,并紫背天葵,三件同蒸伏时,日干用。

时珍曰:近人但洗净咸味,焙干用。

【气味】苦、咸,寒,无毒。

权曰:咸,有小毒。

之才曰:反甘草。

时珍曰:按东垣李氏治瘰疬马刀,散肿溃坚汤,海藻、甘草两用之。盖以坚积之病,非平和之药所能取捷,必令反夺以成其功也。

【主治】瘿瘤结气,散颈下硬核痛,痈肿症瘕坚气,腹中上下雷鸣,下十二水肿(《本经》)。疗皮间积聚暴癀,瘤气结热,利小便(《别录》)。辟百邪鬼魅,治气急心下满,疝气下坠,疼痛卵肿,去腹中幽幽作声(甄权)。治奔豚气脚气,水气浮肿,宿食不消,五膈痰壅(李珣)。

【发明】元素曰:海藻气味俱厚,纯阴,沉也。治瘿瘤马刀诸疮,坚而不溃者。《经》云:咸能软坚。营气不从,外为浮肿。随各引经药治之,肿无不消。

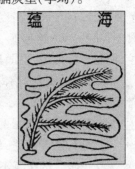

成无己曰:咸味涌泄。故海藻之咸,以泄水气也。

诜曰:海藻起男子阴,消男子癀疾,宜常食之。南方人多食,北方人效之,倍生诸疾,更不宜矣。

时珍曰:海藻咸能润下,寒能泄热引水,故能消瘿瘤、结核阴癀之坚聚,而除浮肿脚气留饮痰气之湿热,使邪气自小便出也。

【附方】旧二,新二。海藻酒,治瘿气:用海藻一斤,绢袋盛之,以清酒二升浸之,春、夏二日,秋、冬三日。每服两合,日三服。酒尽再作。其滓曝干为末,每服方寸匕,日三服。不过两剂即瘥。(《肘后方》)瘿气初起:海藻一两,黄连二两,为末。时时舐咽。先断一切厚味。(丹溪方)项下瘰疬,如梅李状。宜连服前方海藻酒消之。(《肘后方》)蛇盘瘰疬:头项交接者。海藻菜(以荞面炒过),白僵蚕(炒)等分为末,以白梅泡汤和丸梧子大。每服六十丸,米饮下,必泄出毒气。(危氏《得效方》)

海蕴(温、缊、酝三音。《拾遗》)

【校正】自草部移入此。

【释名】时珍曰:缊,乱丝也。其叶似之,故名。

【气味】咸,寒,无毒。

【主治】瘿瘤结气在喉间,下水(藏器)。主水癞(苏颂)。

海带(宋《嘉祐》)

【集解】禹锡曰:海带,出东海水中石上,似海藻而粗,柔韧而长。今登州人干之以束器物。医家用以下水,胜于海藻、昆布。

【气味】咸,寒,无毒。

【主治】催生,治妇人病,及疗风下水(《嘉祐》)。治水病瘿瘤,功同海藻(时珍)。

昆布(《别录》中品)

【释名】纶布。

时珍曰:按《吴普本草》,纶布一名昆布,则《尔雅》所谓纶似纶,东海有之者,即昆布

也。纶音关,青丝绶也,讹而为昆耳。陶弘景以纶为青苔、紫菜辈,谓组为昆布;陈藏器又谓纶、组是二种藻。不同如此。

【集解】《别录》曰:昆布生东海。

弘景曰:今惟出高丽。绳把索之如卷麻,作黄黑色,柔韧可食。《尔雅》云:纶似纶,组似组,东海有之。今青苔、紫菜皆似纶,而昆布亦似组,恐即是也。

藏器曰:昆布生南海,叶如手,大似薄苇,紫赤色。其细叶者,海藻也。

珣曰:其草顺流而生。出新罗者叶细,黄黑色。胡人搓之为索,阴干,从舶上来中国。

时珍曰:昆布生登、莱者,搓如绳索之状。出闽、浙者,大叶似菜。盖海中诸菜性味相近,主疗一致。虽稍有不同,亦无大异也。

【修治】敩曰:凡使昆布,每一斤,用甑算大小十个,同剉细,以东流水煮之,从巳至亥,待咸味去,乃晒焙用。

【气味】咸,寒,滑,无毒。

普曰:酸、咸,寒,无毒。

权曰:温,有小毒。

【主治】十二种水肿,瘿瘤聚结气,瘘疮(《别录》)。破积聚(思邈)。治阴㿉肿。含之咽汁(藏器)。利水道,去面肿,治恶疮鼠瘘(甄权)。

【发明】杲曰:咸能软坚,故瘿坚如石者非此不除,与海藻同功。

诜曰:昆布下气,久服瘦人,无此疾者不可食。海岛之人爱食之,为无好菜,只食此物,服久相习,病亦不生,遂传说其功于北人。北人食之皆生病,是水土不宜耳。凡是海中菜,皆损人,不可多食。

【附方】旧四。昆布臛,治膀胱结气,急宜下气:用高丽昆布一斤,白米泔浸一宿,洗去咸味。以水一斛,煮熟劈细。入葱白一握,寸断之。更煮极烂,乃下盐酢豉糁姜橘椒末调和食之。仍宜食粱米、粳米饭。极能下气。无所忌。海藻亦可依此法作之。(《广济方》)瘿气结核瘤瘤肿硬:以昆布一两,洗去咸,晒干为散。每以一钱绵裹,好醋中浸过,含之咽津,味尽再易之。(《圣惠方》)项下五瘿:方同上。(《千金翼》)项下卒肿,其囊渐大,欲成瘿者:昆布、海藻等分,为末,蜜丸杏核大。时时含之,咽汁。(《外台》)

越王余筭(《拾遗》)

【释名、集解】珣曰:越王余筭生南海水中,如竹算子,长尺许。刘敬叔《异苑》云:昔晋安越王渡南海,将黑角白骨作算筹,其有余者,弃于水中而生此。故叶白者似骨,黑者似角,遂名之。相传可食。

【气味】咸,温,无毒。

【主治】水肿浮气结聚,宿滞不消,腹中虚鸣,并煮服之(李珣)。

【附录】沙箸

时珍曰:按刘恂岭表录异有沙箸,似是余算之类,今附于此。云:海岸沙中生沙箸,春吐苗,其心若骨,白而且劲,可为酒筹。凡欲采者,须轻步向前拔之。不然,闻行声遽缩入沙中,不可得也。

石帆(《日华》)

【集解】弘景曰:石帆状如柏,水松状如松。

藏器曰:石帆生海底,高尺余。根如漆色,至梢上渐软,作交罗纹。

大明曰:石帆紫色,梗大者如箸,见风渐硬,色如漆,人以饰作珊瑚装。

颂曰:左思《吴都赋》:草则石帆、水松。刘渊林注云:石帆生海屿石上,草类也。无叶,高尺许,其花离楼相贯连。若死则浮水中,人于海边得之,稀有见其生者。

【气味】甜、咸,平,无毒。

【主治】石淋(弘景)。煮汁服,主妇人血结月闭(藏器)。

水松(《纲目》)

【集解】弘景曰:水松状如松。

颂曰:出南海及交趾,生海水中。

【气味】甘、咸,寒,无毒。

【主治】溪毒(弘景)。水肿,催生(藏器)。

本草纲目草部第二十卷

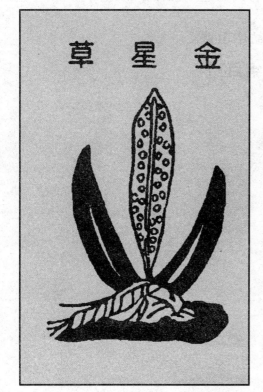

草星金

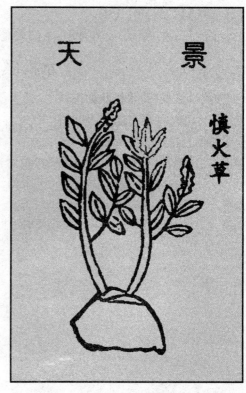

天景

慎火草

本草纲目草部第二十卷

石斛(《本经》上品)

【释名】石蓫(《别录》)、金钗(《纲目》)、禁生(《别录》)、林兰(《本经》)、杜兰(《别录》)。

时珍曰:石斛名义未详。其茎状如金钗之股,故古有金钗石斛之称。今蜀人栽之,呼为金钗花。盛弘之《荆州记》云:耒阳龙石山多石斛,精好如金钗,是矣。林兰、杜兰,与木部木兰同名,恐误。

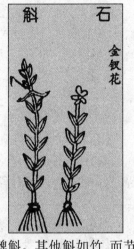

【集解】《别录》曰:石斛生六安山谷水旁石上。七月、八月采茎,阴干。

弘景曰:今用石斛,出始兴。生石上,细实,以桑灰汤沃之,色如金,形如蚱蜢髀者佳。近道亦有,次于宣城者。其生栎木上者,名木斛。其茎至虚,长大而色浅。不入丸散,惟可为酒渍煮之用。俗方最以补虚,疗脚膝。

恭曰:今荆襄及汉中、江左又有二种:一种似大麦,累累相连,头生一叶,而性冷,名麦斛;一种茎大如雀髀,叶在茎头,名雀髀斛。其他斛如竹,而节间生叶也。作干石斛法:以酒洗蒸曝成,不用灰汤。或言生者渍酒,胜于干者。

颂曰:今荆州、光州、寿州、庐州、江州、温州、台州亦有之,以广南者为佳。多在山谷中。五月生苗,茎似小竹节,节间出碎叶。七月开花,十月结实。其根细长,黄色。惟生石上者为胜。

宗奭曰:石斛细若小草,长三四寸,柔韧,折之如肉而实。今人多以木斛混之,亦不能明。木斛中虚如禾草,长尺余,但色深黄光泽耳。

时珍曰:石斛丛生石上。其根纠结甚繁,干则白软。其茎叶生皆青色,干则黄色。开红花。节上自生根须。人亦折下,以砂石栽之,或以物盛挂屋下,频浇以水,经年不死,俗称为千年润。石斛短而中实,木斛长而中虚,甚易分别。处处有之,以蜀中者为胜。

【修治】敩曰:凡使,去根头,用酒浸一宿,曝干,以酥拌蒸之,从巳至酉,徐徐焙干,用入补药乃效。

【气味】甘,平,无毒。

普曰：神农：甘，平。扁鹊：酸。李当之：寒。

时珍曰：甘、淡、微咸。

之才曰：陆英为之使，恶凝水石、巴豆，畏雷丸、僵蚕。

【主治】伤中，除痹下气，补五脏虚劳羸瘦，强阴益精。久服，厚肠胃（《本经》）。补内绝不足，平胃气，长肌肉，逐皮肤邪热痱气，脚膝疼冷痹弱，定志除惊。轻身延年（《别录》）。益气除热，治男子腰脚软弱，健阳，逐皮肌风痹，骨中久冷。补肾益力（权）。壮筋骨，暖水脏，益智清气（《日华》）。治发热自汗，痈疽排脓内塞（时珍）。

【发明】敩曰：石斛镇涩，涩丈夫元气。酒浸酥蒸，服满一镒，永不骨痛也。

宗奭曰：石斛治胃中虚热有功。

时珍曰：石斛气平，味甘、淡、微咸，阴中之阳，降也。乃足太阴脾、足少阴右肾之药。

深师云：囊湿精少，小便余沥者，宜加之。一法：每以二钱入生姜一片，水煎代茶饮，甚清肺补脾也。

【附方】新二。睫毛倒入：川石斛、川芎䓖等分，为末。口内含水，随左右嗜鼻，日二次。（《袖珍方》）飞虫入耳：石斛数条，去根如筒子，一边纤入耳中，四畔以蜡封闭，用火烧石斛，尽则止。熏右耳，则虫从左出。未出更作。（《圣济》）

骨碎补（宋《开宝》）

【释名】猴姜（《拾遗》）、胡孙姜（志）、石毛姜（《苏颂》）、石庵䕡。

藏器曰：骨碎补本名猴姜。开元皇帝以其主伤折，补骨碎，故命此名。或作骨碎布，讹矣。江西人呼为胡孙姜，象形也。

时珍曰：庵䕡主折伤破血。此物功同，故有庵䕡之名。

【集解】志曰：骨碎补生江南。根寄树石上，有毛。叶如庵䕡。

藏器曰：岭南虔、吉州亦有之。叶似石韦而一根，余叶生于木。

大明曰：是树上寄生草，根似姜而细长。

颂曰：今淮、浙、陕西、夔路州郡皆有之。生木或石上。多在背阴处，引根成条，上有黄赤毛及短叶附之。又抽大叶成枝。叶面青绿色，有青黄点；背青白色，有赤紫点。春生叶，至冬干黄。无花实。采根入药。

宗奭曰：此苗不似姜，亦不似庵䕡。每一大叶两旁，小叶叉牙，两两相对，叶长有尖瓣也。

时珍曰：其根扁长，略似姜形。其叶有丫缺，颇似贯众叶。谓叶如庵䕡者，殊谬；如石韦者，亦差。

根

【修治】敩曰：凡采得，用铜刀刮去黄赤毛，细切，蜜拌润，甑蒸一日，晒干用。急用只焙干，不蒸亦得也。

【气味】苦，温，无毒。

大明曰：平。

【主治】破血止血，补伤折（《开宝》）。主骨中毒气，风血疼痛。五劳六极，足手不收，上热下冷（权）。恶疮，蚀烂肉，杀虫（大明）。研末，猪肾夹煨，空心食，治耳鸣。及肾虚久泄，牙疼（时珍）。

【发明】颂曰：骨碎补，入妇人血气药。蜀人治闪折筋骨伤损，取根捣筛，煮黄米粥，和裹伤处有效。

时珍曰：骨碎补，足少阴药也。故能入骨，治牙，及久泄痢。昔有魏刺史子久泄，诸医不效，垂殆。予用此药末入猪肾中煨熟与食，顿住。盖肾主大小便，久泄属肾虚，不可专从脾胃也。《雷公炮炙论》用此方治耳鸣，耳亦肾之窍也。案戴原礼《证治要诀》云：痢后下虚，不善调养，或远行，或房劳，或外感，致两足痿软，或痛或痹，遂成痢风。宜用独活寄生汤吞虎骨四斤丸，仍以骨碎补三分之一，同研取汁，酒解服之。外用杜仲、牛膝、杉木节、草薢、白芷、南星煎汤，频频熏洗。此亦从肾虚骨痿而治也。

【附方】旧二，新三。虚气攻牙：齿痛血出，或痒痛。骨碎补二两，铜刀细剉，瓦锅慢火炒黑，为末。如常揩齿，良久吐之，咽下亦可。刘松石云：此法出《灵苑方》，不独治牙痛，极能坚骨固牙，益精髓，去骨中毒气疼痛。牙动将落者，数擦立住，再不复动，经用有神。风虫牙痛：骨碎补、乳香等分，为末糊丸，塞孔中。名金针丸。（《圣济总录》）耳鸣耳闭：骨碎补削作细条，火炮，乘热塞之。（苏氏《图经》）病后发落：胡孙姜、野蔷薇嫩枝煎汁，刷之。肠风失血：胡孙姜（烧存性）五钱，酒或米饮服。（《仁存方》）

石韦（《本经》中品）

【释名】石韀（音蔗）、石皮（《别录》）、石兰。

弘景曰：蔓延石上，生叶如皮，故名石韦。

时珍曰：柔皮曰韦，韀亦皮也。

【集解】《别录》曰：石韦生华阴山谷石上，不闻水声及人声者良。二月采叶，阴干。

弘景曰：处处有之。出建平者，叶长大而厚。

恭曰：此物丛生石旁阴处，亦不作蔓。其生古瓦屋上者名瓦韦，疗淋亦好。

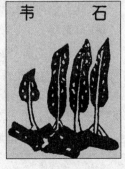

韦 石

颂曰：今晋、绛、滁、海、福州、江宁皆有之。丛生石上，叶如柳，背有毛，而斑点如皮。福州别有一种石皮，三月有花，采叶作浴汤，治风。

时珍曰：多生阴崖险罅处。其叶长者近尺，阔寸余，柔韧如皮，背有黄毛。亦有金星者，名金星草。叶凌冬不凋。又一种如杏叶者，亦生石上，其性相同。

【修治】《别录》曰：凡用去黄毛。毛射人肺，令人咳，不可疗。

大明曰：入药去梗，须微炙用。一法：以羊脂炒干用。

【气味】苦，平，无毒。

《别录》曰：甘。

权曰：微寒。

之才曰：滑石、杏仁、射干为之使，得菖蒲良。制丹砂、矾石。

【主治】劳热邪气，五癃闭不通，利小便水道（《本经》）。止烦下气，通膀胱满，补五劳，安五脏。去恶风，益精气（《别录》）。治淋沥遗溺（《日华》）。炒末，冷酒调服，治发背（颂）。主崩漏金疮，清肺气（时珍）。

【附方】新五。小便淋痛：石韦、滑石等分，为末。每饮服刀圭，最快。（《圣惠》）小便转胞：石韦（去毛）、车前子各二钱半，水二盏，煎一盏，食前服。（《指迷方》）崩中漏下：石韦为末。每服三钱，温酒服，甚效。便前有血：石皮为末。茄子枝煎汤下二钱。（《普济方》）气热咳嗽：石韦、槟榔等分，为末。姜汤服二钱。（《圣济录》）

金星草（宋《嘉祐》）

【释名】金钏草（《图经》）、凤尾草（《纲目》）、七星草。

时珍曰：即石韦之有金星者。《图经》重出七星草，并入。

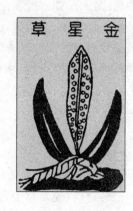

【集解】禹锡曰：金星草，西南州郡多有之，以戎州者为上。喜生背阴石上净处，及竹箐中少日色处，或生大木下，及背阴古瓦屋上。初出深绿色，叶长一二尺，至深冬背生黄星点子，两两相对，色如金，因得余星之名。无花实，凌冬不凋。其根盘屈如竹根而细，折之有筋，如猪马鬃。五月和根采之，风干用。

颂曰：七星草生江州山谷石上。叶如柳而长，作蔓延，长二三尺。其叶坚硬，背上有黄点如七星。采无时。

【气味】苦，寒，无毒。

颂曰：微酸。

崔昉曰：制三黄、砂、汞、矾石。

【主治】发背痈疮结核，解硫黄丹石毒，连根半斤，酒五升，银器煎服，先服石药悉下。亦可作末，冷水服方寸匕。涂疮肿，殊效。根浸油涂头，大生毛发（《嘉祐》）。乌髭发（颂）。解热，通五淋，凉血（时珍）。

【发明】颂曰：但是疮毒，皆可服之。然性至冷，服后下利，须补治乃平复。老年不可辄服。

宗奭曰：丹石毒发于背，及一切痈肿。以其根叶二钱半，酒一大盏，煎服，取下黑汁。

不惟下所服石药,兼毒去疮愈也。如不饮酒,则为末,以新汲水服,以知为度。

时珍曰:此药大抵治金石发毒者。若忧郁气血凝滞而发毒者,非所宜也。

【附方】旧一,新二。五毒发背:金星草和根净洗,慢火焙干。每四两入生甘草一钱,捣末,分作四服。每服用酒一升,煎二、三沸,更以温酒三、二升相和,入瓶器内封固,时时饮之。忌生冷油肥毒物。(《经验方》)热毒下血:金星草、陈干姜各三两,为末。每服一钱,新汲水下。(《本事方》)脚膝烂疮:金星草背上星,刮下敷之,即干。(《集简方》)

石长生(《本经》下品)

【释名】丹草(《本经》)、丹沙草。

时珍曰:四时不凋,故曰长生。

【集解】《别录》曰:石长生,生咸阳山谷。

恭曰:苗高尺许,五、六月采茎叶用。今市人用伶筋草为之,叶似青葙,茎细劲紫色,今太常用者是也。

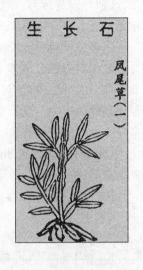

石 长 生

凤尾草(一)

时珍曰:宋祁《益部方物记》:长生草生山阴蔽地,修茎茸叶,色似桧而泽,经冬不凋。

【气味】咸,微寒,有毒。

普曰:神农:苦。雷公:辛。桐君:甘。

权曰:酸,有小毒。

【主治】寒热恶疮大热,辟鬼气不祥(《本经》)。下三虫(《别录》)。治疥癣,逐诸风,治百邪魅(权)。

【附录】红茂草(《图经》)

颂曰:味苦,大凉,无毒。主痈疽疮肿。焙研为末,冷水调贴。一名地没药,一名长生草。生施州,四季枝叶繁,故有长生之名。春采根叶。

时珍曰:案《庚辛玉册》云:通泉草一名长生草,多生古道丘垄荒芜之地。叶似地丁,中心抽一茎,开黄白花如雪,又似麦饭,摘下经年不槁。根入地至泉,故名通泉。俗呼秃疮花。此草有长生之名,不知与石长生及红茂草亦一类否?故并附之。

石荛(宋《图经》)

【集解】颂曰:生筠州,多附河岸沙石上。春生苗,茎青,高一尺以来,叶如水柳而短。八、九月土人采之。

【气味】辛、苦,有小毒。

【主治】同甘草煎服,主驹䶃,又吐风涎(颂)。

【附录】石垂

颂曰:生福州山中。三月花,四月采子,生捣为末,丸服,治蛊毒。

景天（《本经》上品）

【释名】慎火（《本经》）、戒火（同）、救火（《别录》）、据火（同）、护火（《纲目》）、辟火（同）、火母（《别录》）。

弘景曰：众药之名，景天为丽。人皆盆盛，养于屋上，云可辟火，故曰慎火。方用亦希。

【集解】《别录》曰：景天生太山川谷。四月四日、七月七日采，阴干。

颂曰：今南北皆有之。人家种于中庭，或盆置屋上。春生苗，叶似马齿苋而大，作层而上，茎极脆弱。夏中开红紫碎花，秋后枯死。亦有宿根者。苗、叶、花并可用。

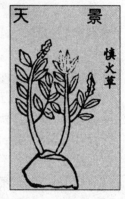

宗奭曰：极易种，折枝置土中，浇溉旬日便生也。

时珍曰：景天，人多栽于石山上。二月生苗，脆茎，微带赤黄色，高一二尺，折之有汁。叶淡绿色，光泽柔厚，状似长匙头及胡豆叶而不尖。夏开小白花，结实如连翘而小，中有黑子如粟粒。其叶味微甘苦，炸熟水淘可食。

【正误】弘景曰：广州城外有一树，大三四围，名慎火树。

志曰：岭表人言，并无此说。盖录书者篡入谬言，非陶氏语也。

【气味】苦，平，无毒

《别录》曰：酸。

大明曰：寒，有小毒。可煅朱砂。

【主治】大热火疮，身热烦，邪恶气（《本经》）。诸蛊毒痂疕，寒热风痹，诸不足（《别录》）。疗金疮止血。煎水浴小儿.去烦热惊气（弘景）。风疹恶痒，小儿丹毒及发热（权）。热狂赤眼，头痛寒热游风，女人带下（《日华》）。

【附方】旧四，新五。惊风烦热：慎火草煎水浴之。（《普济方》）小儿中风：汗出中风，一日头颈腰背热，二日即腹热，手足不屈。用慎火草（干者）半两，麻黄、丹参、白术各二钱半，为末。每服半钱，浆水调服。三四岁服一钱。（《圣济录》）婴孺风疹：在皮肤不出，及疮毒。取慎火苗叶五大两，和盐三大两，同研绞汁。以热手摩涂，日再上之。（《图经》）热毒丹疮：《千金》：用慎火草捣汁拭之。日夜拭一二十遍。一方：入苦酒捣泥涂之。杨氏《产乳》：治烟火丹毒，从两股两胁起，赤如火。景天草、真珠末一两，捣如泥。涂之，干则易。漆疮作痒：授慎火草涂之。（《外台》）眼生花翳，涩痛难开：景天捣汁，日点三五次。（《圣惠》）产后阴脱：慎火草一斤（阴干），酒五升，煮汁一升，分四服。（《子母秘录》）

花

【主治】女人漏下赤白。轻身明目（《本经》）。

佛甲草(宋《图经》)

【集解】颂曰:佛甲草生筠州。多附石向阳而生,似马齿苋而细小且长,有花黄色,不结实,四季皆有。

时珍曰:二月生苗成丛,高四、五寸,脆茎细叶,柔泽如马齿苋,尖长而小。夏开黄花,经霜则枯。人多栽于石山瓦墙上,呼为佛指甲。《救荒本草》言:高一二尺,叶甚大者,乃景天,非此也。

【气味】甘,寒,微毒。

【主治】汤火灼疮,研贴之(颂)。

虎耳草(《纲目》)

【释名】石荷叶(见下)。

【集解】时珍曰:虎耳生阴湿处,人亦栽于石山上。茎高五六寸,有细毛,一茎一叶,如荷盖状。人呼为石荷叶。叶大如钱,状似初生小葵叶,及虎之耳形。夏开小花,淡红色。

【气味】微苦、辛,寒,有小毒。

独孤滔曰:汁煮砂子。

【主治】瘟疫,擂酒服。生用吐利人,熟用则止吐利。又治聤耳,捣汁滴之。痔疮肿痛者,阴干,烧烟桶中熏之(时珍)。

石胡荽(《四声本草》)

【校正】自菜部移入此。

【释名】天胡荽(《纲目》)、野园荽(同)、鹅不食草(《食性》)、鸡肠草(详见下名)。

【集解】时珍曰:石胡荽,生石缝及阴湿处小草也。高二三寸,冬月生苗,细茎小叶,形状宛如嫩胡荽。其气辛熏不堪食,鹅亦不食之。夏开细花,黄色,结细子。极易繁衍,僻地则铺满也。案孙思邈《千金方》云:一种小草,生近水渠中湿处,状类胡荽,名天胡荽,亦名鸡肠草。即此草也。与繁缕之鸡肠,名同物异。

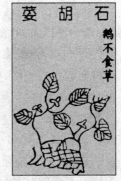

荽胡石

鹅不食草

【气味】辛,寒,无毒。

时珍曰:辛,温。汁制砒石、雄黄。

【主治】通鼻气,利九窍,吐风痰(炳)。去目翳,挼塞鼻中,翳膜自落(藏器)。疗痔病(诜)。解毒,明目,散目赤肿云翳,耳聋头痛脑酸,治痰疟齁䶎。鼻窒不通,塞鼻息自落,又散疮肿(时珍)。

【发明】时珍曰:鹅不食草,气温而升,味辛而散,阳也,能通于天。头与肺皆天也,故能上达头脑,而治顶痛目病,通鼻气而落息肉;内达肺经,而治齁䶎痰疟,散疮肿。其除翳之功,尤显神妙。人谓陈藏器《本草》惟务广博,鄙俚之言也。若此药之类,表出殊功,可谓务博已乎？案倪维德《原机启微集》云：治目翳嚏鼻碧云散：用鹅不食草解毒为君，青黛去热为佐，川芎大辛破留除邪为使，升透之药也。大抵如开锅盖法，常欲邪毒不闭，令有出路。然力小而锐，宜常嚏以聚其力。凡目中诸病，皆可用之。生授更神。王玺《集要》诗云：赤眼之余翳忽生，草中鹅不食为名。塞于鼻内频频换，三日之间复旧明。

【附方】新十。寒痰齁鮯：野园荽研汁，和酒服，即住。（《集简方》）嚏鼻去翳：碧云散：治目赤肿胀，羞明昏暗，隐涩疼痛，眵泪风痒，鼻塞头痛脑酸，外翳扳睛诸病。鹅不食草（晒干）二钱，青黛、川芎各一钱，为细末。噙水一口，每以米许嚏入鼻内，泪出为度。一方：去青黛。（倪氏《启微集》）贴目取翳：鹅不食草（捣汁熬膏）一两，炉甘石（火煅，童便淬三次）三钱，上等瓷器末一钱半，熊胆二钱，硇砂少许，为极细末，和作膏。贴在翳上，一夜取下。用黄连、黄柏煎汤洗净，看如有，再贴。（孙天仁《集效方》）塞鼻治翳：诗见发明。牙疼嚏鼻：鹅不食草绵裹怀干为末。含水一口，随左右嚏之。亦可按塞。（《圣济》）一切肿毒：野园荽一把，穿山甲（烧存性）七分，当归尾三钱，擂烂，入酒一碗，绞汁服。以渣敷之。（《集简方》）湿毒胫疮：砖缝中生出野园荽，夏月采取，晒收为末。每以五钱，汞粉五分，桐油调作隔纸膏，周围缝定。以茶洗净，缚上膏药，黄水出，五六日愈。此吴竹卿方也。（《简便方》）脾寒疟疾：石胡荽一把。杵汁半碗，入酒半碗和服，甚效。（《集简方》）痔疮肿痛：石胡荽捣，贴之。（同上）

螺厣草（《拾遗》）

【释名】镜面草。

时珍曰：皆象形也。

【集解】藏器曰：蔓生石上，叶状似螺厣，微带赤色，而光如镜，背有少毛，小草也。

【气味】辛。

【主治】痈肿风疹，脚气肿，捣烂敷之。亦煮汤洗肿处（藏器）。治小便出血，吐血衄血。龋齿痛（时珍）。

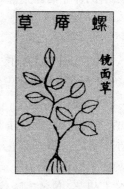

草厣螺
镜面草

【发明】时珍曰：案陈日华《经验方》云：年二十六，忽病小便后出鲜血数点而不疼，如是一月，饮酒则甚。市医张康，以草药汁一器，入少蜜水进，两服而愈。求其方，乃镜面草也。

【附方】新七。吐血衄血：镜面草水洗，擂酒服。（《朱氏集验方》）牙齿虫痛：《乾坤生意》：用镜面草不拘多少，以水缸下泥同捣成膏，入香油二三点，研匀。贴于痛处腮上。《杨氏家藏方》：用镜面草半握，入麻油二点，盐半捻，按碎。左疼塞右耳，右疼塞左耳。以薄泥饼贴耳门闭其气，仍仄卧。泥耳一二时，去泥取草放水中，看有虫浮出，久者黑，次者褐，新者白。须于午前用之。徐克安一乳婢，苦此不能食，用之，出数虫而安。小儿头疮：镜面草晒干为末，和轻粉、麻油敷之，立效。（《杨氏家藏方》）手指肿毒，又指恶疮，消毒止痛：镜面草捣烂，敷之。（《寿域神方》）蛇缠恶疮：镜面草，入盐杵烂，敷之妙。解鼠莽毒：镜面草自然汁、清油各一杯和服，即下毒三五次。以肉粥补之，不可迟。（张杲《医说》）

离鬲草(《拾遗》)

【集解】藏器曰：生人家阶庭湿处，高三二寸，苗叶似幂罗。江东有之，北土无也。

【气味】辛，寒，有小毒。

【主治】瘰疬丹毒，小儿无辜寒热，大腹痞满，痰饮膈上热。生研汁服一合，当吐出宿物。去疟为上(藏器)。

仙人草(《拾遗》)

【集解】藏器曰：生阶庭间，高二三寸，叶细有雁齿，似离鬲草。北地不生。

【气味】缺。

【主治】小儿酢疮，头小而硬者，煮汤浴，并捣敷。丹毒入腹者必危，可饮冷药，及用此洗之。又捼汁滴目，明目去翳(藏器)。

仙人掌草(宋《图经》)

【集解】颂曰：生合州、筠州，多于石上贴壁而生。如人掌形，故以名之。叶细而长，春生，至冬犹有。四时采之。

【气味】微苦，涩，寒，无毒。

【主治】肠痔泻血，与甘草浸酒服(苏颂)。焙末油调，掺小儿白秃疮(时珍)。

棕崖(宋《图经》)

【集解】颂曰：生施州石崖上。苗高一尺以来，其状如棕，四季有叶无花。土人采根去粗皮，入药。

【气味】甘、辛，温，无毒。

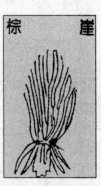

棕 崖

【主治】妇人血气并五劳七伤。以根同半天回、鸡翁藤、野兰根四味洗焙为末。每服二钱，温酒下。丈夫无所忌，妇人忌鸡、鱼、湿面(苏颂)。

【附录】鸡翁藤

颂曰：生施州。蔓延大木上，有叶无花。味辛，性温，无毒。采无时。

半天回

颂曰：生施州。春生苗，高二尺以来，赤斑色，至冬苗枯。土人夏月采根，味苦、涩，性温，无毒。

野兰根

颂曰：生施州。丛生，高二尺以来，四时有叶无花。其根味微苦，性温，无毒。采无

紫背金盘草（宋《图经》）

【集解】颂曰：生施州。苗高一尺以上，叶背紫，无花。土人采根用。

时珍曰：湖湘水石处皆有之，名金盘藤。似醋筒草而叶小，背微紫。软茎引蔓似黄丝，搓之即断，无汁可见。方士用以制汞。他处少有。

醋筒草：叶似木芙蓉而偏，茎空而脆，味酸，开白花。广人以盐醋淹食之。

【气味】辛，涩，热，无毒。

【主治】妇人血气痛，洗焙研末，酒服半钱。孕妇勿服，能消胎气。忌鸡、鱼、羊血、湿面（苏颂）。

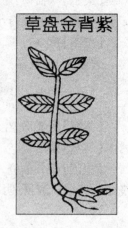

草盘金背紫

白龙须（《纲目》）

【集解】时珍曰：刘松石《保寿堂方》云：白龙须生近水旁有石处，寄生搜风树节，乃树之余精也。细如棕丝，直起无枝叶，最难得真者。一种万缠草，生于白线树根，细丝相类，但有枝茎，稍粗为异。误用不效。愚案所云二树名皆隐语，无从考证。

【气味】缺平，无毒。

【主治】男子妇人风湿腰腿疼痛，左瘫右痪，口目㖞斜，及产后气血流散，胫骨痛，头目昏暗，腰腿痛不可忍，并宜之。惟虚劳瘫痪不可服。研末，每服一钱，气弱者七分，无灰酒下。密室随左右贴床卧，待汗出自干，勿多盖被，三日勿下床见风。一方：得疾浅者，用末三钱，瓷瓶煮酒一壶。每日先服桔梗汤少顷，饮酒二盏。早一服，晚一服（《保寿堂方》）。

【发明】时珍曰：《保寿方》云：成化十二年，卢玄真道士六十七岁，六月偶得瘫痪，服白花蛇丸，牙齿尽落。三年扶病入山，得此方，服百日，复旧，寿至百岁乃卒。凡男妇风湿腰腿痛，先服小续命汤及渗湿汤后，乃服此。凡女人产后腰腿肿痛，先服四物汤二服，次日服此。若瘫痪年久，痰老气微者，服前药出汗，三日之后，则日服龙须末一分，好酒下。隔一日服二分，又隔一日服三分，又隔一日服四分，又隔一日服五分，又隔一日，复从一分起，如前法，周而复始。至月余，其病渐愈。谓之升阳降气，调髓蒸骨，追风逐邪，排血安神。忌房事、鱼、鹅、鸡、羊、韭、蒜、虾、蟹，及寒冷动风之物。又不可过饮酒及面食，只宜米粥、蔬菜。

【附方】新一。诸风瘫痪，筋骨不收：用白龙须根皮一两，闹羊花（即老虎花）七分，好烧酒三斤，封固，煮一炷香，埋土中一夜。能饮者三杯，不能饮者一杯，卧时服。服至三五杯，见效。但知痛者可治。（坦仙《皆效方》）

本草纲目草部第二十一卷

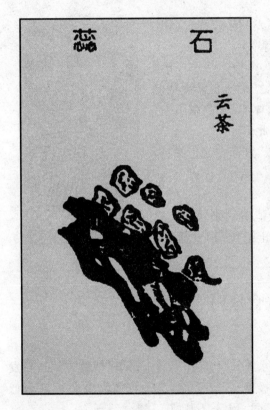

石
蕊

云茶

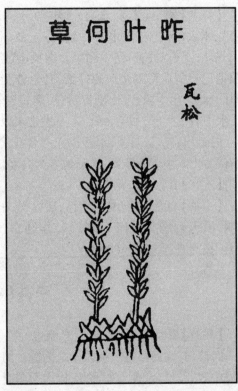

昨叶何草

瓦松

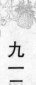

陟厘(《别录》中品)

【释名】侧梨(恭)、水苔(《开宝》)、石发(同)、石衣(《广雅》)、水衣(《说文》)、水绵(《纲目》)、薄(音罩)。

恭曰:《药对》云:河中侧梨。侧梨、陟厘,声相近也。王子年《拾遗记》:晋武帝赐张华侧理纸,乃水苔为之,后人讹陟厘为侧理耳。此乃水中粗苔,作纸青黄色,名苔纸,体涩。《范东阳方》云:水中石上生者,如毛,绿色。石发之名以此。

时珍曰:郭璞曰:薄,水苔也。一名石发。江东食之。案:石发有二:生水中者为陟厘,生陆地者为乌韭。

【气味】甘,大温,无毒。

【主治】心腹大寒,温中消谷,强胃气,止泄痢(《别录》)。捣汁服,治天行病心闷(《日华》)。作脯食,止渴疾,禁食盐(宗奭)。捣涂丹毒赤游。(时珍)

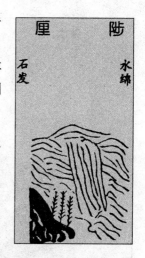

干苔(《食疗》)

【集解】藏器曰:干苔,海族之流也。

时珍曰:此海苔也。彼人干之为脯。海水咸,故与陟厘不同。张华《博物志》云:石发生海中者,长尺余,大小如韭叶,以肉杂蒸食极美。张勃《吴录》云:江蓠生海水中,正青似乱发,乃海苔之类也。苏恭以此为水苔者,不同。水苔不甚咸。

【气味】咸,寒,无毒。

大明曰:温。

弘景曰:柔苔寒,干苔热。

诜曰:苔脯食多,发疮疥,令人痿黄少血色。

瑞曰:有饮嗽人不可食。

【主治】瘿瘤结气(弘景)。治痔杀虫,及霍乱呕吐不止,煮汁服(孟诜)。心腹烦闷者,冷水研如泥,饮之即止(藏器)。下一切丹石,杀诸药毒。纳木孔中,杀蠹(《日华》)。

消茶积(瑞)。烧末吹鼻,止衄血。汤浸捣,敷手背肿痛(时珍)。

井中苔及萍蓝(《别录》中品)

【集解】弘景曰:废井中多生苔萍,及砖土间多生杂草莱。蓝既解毒,在井中者尤佳,非别一物也。

【气味】甘,大寒,无毒。

【主治】漆疮热疮水肿。井中蓝:杀野葛、巴豆诸毒(《别录》)。疗汤火灼疮(弘景)。

船底苔(《食疗》)

【气味】甘,冷,无毒。

【主治】鼻洪吐血淋疾,同炙甘草、豉汁,浓煎汤呷之(孟诜)。解天行热病伏热,头目不清,神志昏塞,及诸大毒。以五两,和酥饼末一两半,面糊丸梧子大。每温酒下五十丸(时珍)。

【附方】旧二。小便五淋:船底苔一团,鸡子大,水煮饮。(陈藏器)乳石发动,小便淋沥,心神闷乱:船底青苔半鸡子大,煎汁温服,日三、四次。(《圣惠方》)

石蕊(《拾遗》)

【校正】并入有名未用《别录》石濡。

【释名】石濡(《别录》)、石芥(同)、云茶(《纲目》)、蒙顶茶。
时珍曰:其状如花蕊,其味如茶,故名。石芥乃茶字之误。

【集解】时珍曰:《别录》石濡,具其功用,不言形状。陈藏器言是屋游之类,复出石蕊一条,功同石濡。盖不知其即一物也。此物惟诸高山石上者为良。今人谓之蒙顶茶,生兖州蒙山石上,乃烟雾熏染,日久结成,盖苔衣类也,彼人春初刮取曝干馈人,谓之云茶。其状白色轻薄如花蕊,其气香如薲,其味甘涩如茗。不可煎饮,止宜咀嚼及浸汤啜,清凉有味。庾褒入山饵此,以代茗而已。长年之道,未必尽缘此物也。

【气味】甘,温,无毒。

时珍曰:甘、涩,凉。

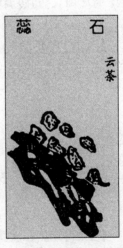

【主治】石濡:明目益精气。令人不饥渴,轻身延年(《别录》)。石蕊:主长年不饥(藏器)。生津润咽,解热化痰(时珍)。

地衣草（《日华》）

【校正】并入《拾遗》土部仰天皮。

【释名】仰天皮（《拾遗》）、掬天皮（《拾遗》）。

【集解】大明曰：此乃阴湿地被日晒起苔藓也。

藏器曰：即湿地上苔衣如草状者耳。

【气味】苦，冷，微毒。

藏器曰：平，无毒。

【主治】卒心痛中恶，以人垢腻为丸，服七粒。又主马反花疮，生油调敷（大明）。明目（藏器）。研末，新汲水服之，治中暑（时珍）。

【附方】新三。身面丹肿，如蛇状者：以雨滴阶上苔痕水花，涂蛇头上，即愈。（危氏《得效方》）雀目夜昏：七月七日、九月九日取地衣草，阴干为末。酒服方寸匕，日三服，一月愈。（崔知悌方）阴上粟疮：取停水湿处干卷皮，为末。敷之，神效。（《外台秘要》）

垣衣（《别录》中品）

【释名】垣嬴（《别录》）、天韭（《别录》）、鼠韭（《别录》）、昔邪（《别录》）。

【集解】《别录》曰：垣衣生古垣墙阴或屋上。三月三日采，阴干。

时珍曰：此乃砖墙城垣上苔衣也。生屋瓦上者，即为屋游。

【气味】酸，冷。无毒。

【主治】黄疸心烦，咳逆血气，暴热在肠胃，暴风口噤，金疮内塞，酒渍服之。久服补中益气，长肌肉。好颜色（《别录》）。捣汁服，止衄血。烧灰油和，敷汤火伤（时珍）。

屋游（《别录》下品）

【释名】瓦衣（《纲目》）、瓦苔（《嘉祐》）、瓦藓（《纲目》）、博邪。

【集解】《别录》曰：屋游生屋上阴处。八月、九月采。

时珍曰：其长数寸者，即为瓦松也。

【气味】甘，寒，无毒。

【主治】浮热在皮肤，往来寒热，利小肠膀胱气（《别录》）。止消渴（之才）。小儿痫热，时气烦闷（《开宝》）。煎水入盐漱口，治热毒牙龈宣露。研末，新汲水调服二钱，止鼻衄（时珍）。

【发明】时珍曰：《别录》主治之症，与《本经》乌韭文相同，盖一类，性气不甚辽远也。

【附方】新一。犬咬：旧屋瓦上刮下青苔屑，按之即止。（《经验方》）

昨叶何草(《唐本草》)

【释名】瓦松(《唐本》)、瓦花(《纲目》)、向天草(《纲目》),赤者名铁脚婆罗门草(《纲目》)、天王铁塔草。

时珍曰:其名殊不可解。

颂曰:瓦松,如松子作层,故名。

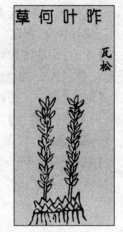

草何叶昨

瓦松

【集解】恭曰:昨叶何草生上党屋上,如蓬。初生高尺余,远望如松栽。

志曰:处处有之。生年久瓦屋上。六月、七月采苗,晒干。

【气味】酸,平,无毒。

时珍曰:按《庚辛玉册》云:向天草即瓦松,阴草也。生屋瓦上及深山石缝中。茎如漆圆锐,叶背有白毛。有大毒。烧灰淋汁沐发,发即落。误人目,令人瞽。捣汁能结草砂,伏雌、雄、砂、汞、白矾。其说与本草无毒及生眉发之说相反。不可不知。

【主治】口中干痛,水谷血痢,止血(《唐本》)。生眉发膏为要药(马志)。行女子经络(苏颂)。大肠下血,烧灰,水服一钱。又涂诸疮不敛(时珍)。

【附方】旧一,新九。小便沙淋:瓦松(即屋上无根草),煎浓汤乘热熏洗小腹,约两时即通。(《经验良方》)通经破血:旧屋阴处瓦花(活者)五两(熬膏),当归须、干漆一两(烧烟尽),当门子二钱。为末,枣肉和丸梧子大。每服七十丸,红花汤下。(《摘玄方》)染乌髭发:干瓦松一斤半,生麻油二斤,同煎令焦,为末。另以生麻油浸涂,甚妙。(《圣济录》)头风白屑:瓦松曝干,烧灰淋汁热洗,不过六七次。(《圣惠方》)牙龈肿痛:瓦花、白矾等分,水煎。漱之立效。(《摘玄方》)唇裂生疮:瓦花、生姜,入盐少许,捣涂。(《摘玄方》)汤火灼伤:瓦松、生柏叶,同捣敷。干者为末。(《医方摘要》)灸疮不敛:瓦松,阴干为末。先以槐枝、葱白汤洗,后掺之。立效。(《济生秘览》)恶疮不敛:方同上。疯狗咬伤:瓦松、雄黄,研贴,即不发。(《生生编》)

【附录】紫衣(《拾遗》)

藏器曰:味苦,无毒。主黄疸暴热,目黄沉重,下水癖,亦止热痢,煮服之。作灰淋汁,沐头长发。此古木锦花也,石、瓦皆有之,堪染褐。

乌韭(《本经》下品)

【校正】移入有名未用《别录》鬼丽。

【释名】石发(《唐本》)、石衣(《日华》)、石苔(《唐本》)、石花(《纲目》)、石马鬃(《纲目》)、鬼丽与丽同。

弘景曰:垣衣,亦名乌韭,而为疗异,非此种类也。

时珍曰：《别录》主疗之症，与垣衣相同，则其为一类，通名乌韭，亦无害也。但石发与陟厘同名，则有水、陆之性，稍有不同耳。

【集解】《别录》曰：乌韭生山谷石上。又曰：鬼丽，生石上。揉之曰柔，为沐。

恭曰：石苔也。又名石发。生岩石之阴，不见日处，与卷柏相类。

【气味】甘，寒，无毒。

大明曰：冷，有毒。垣衣为之使。

【主治】皮肤往来寒热，利小肠膀胱气（《本经》）。疗黄疸，金疮内塞，补中益气（《别录》）。烧灰沐头，长发令黑（大明）。

【附方】新三。腰脚风冷：石花，浸酒饮之。（《圣惠方》）妇人血崩：石花、细茶（焙为末）、旧漆碟（烧存性）各一匙。以碗盛酒，放锅内煮一滚。乃入药末，露一宿，侵晨，连药再煮一滚。温服。（董炳《避水方》）汤火伤灼：石苔焙研，敷之。（《海上方》）

【附录】百蕊草（宋《图经》）

时珍曰：乌韭，是瓦松之生于石上者；百蕊草，是瓦松之生于地下者也。

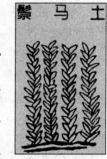

土马鬃（宋《嘉祐》）

【集解】禹锡曰：所在背阴古墙垣上有之。岁多雨则茂盛。或以为垣衣，非也。垣衣生垣墙之侧。此生垣墙之上，比垣衣更长，故谓之马鬃，苔之类也。

时珍曰：垣衣乃砖墙上苔衣，此乃土墙上乌韭也。

【气味】甘、酸，寒，无毒。

【主治】骨热败烦，热毒壅衄鼻（《嘉祐》）。沐发令长黑，通大小便（时珍）。

【附方】新五。九窍出血：墙头苔，揉塞之。（《海上方》）鼻衄不止：寸金散：用墙上土马鬃二钱半，石州黄药子五钱。为末。新水服二钱，再服立止。（《卫生宝鉴》）二便不通：土马鬃，水淘净，瓦爆过，切。每服二钱，水一盏，煎服。（《普济》）耳上湿疮：土马鬃、井中苔等分。为末。灯盏内油和，涂之。（《圣济录》）少年发白：土马鬃、石马鬃、五倍子、半夏各一两，生姜二两，胡桃十个，胆矾半两为末，捣作一块。每以绢袋盛一弹子，用热酒入少许，浸汁洗发。一月神效。（《圣济录》）

卷柏（《本经》上品）

【释名】万岁（《本经》）、长生不死草（《纲目》）、豹足（《吴普》）、求股（《别录》）、交时（《别录》）。

时珍曰：卷柏、豹足，象形也。万岁、长生，言其耐久也。

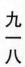

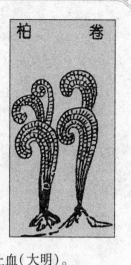

【集解】《别录》曰:卷柏生常山山谷石间。五月、七月采,阴干。弘景曰:今出近道。丛生石土上,细叶似柏,屈藏如鸡足,青黄色。用之,去下近沙石处。

【修治】时珍曰:凡用,以盐水煮半日,再以井水煮半日,晒干焙用。

【气味】辛,温,无毒。

《别录》曰:甘,平。

普曰:神农:辛,平;桐君、雷公:甘,微寒。

【主治】五脏邪气,女子阴中寒热痛,癥瘕血闭绝子。久服轻身和颜色(《本经》)。止咳逆。治脱肛,散淋结,头中风眩,痿蹷,强阴益精,令人好容颜(《别录》)。通月经,治尸疰鬼疰腹痛,百邪鬼魅啼泣(甄权)。镇心,除面䵟于头风,暖水脏。生用破血,炙用止血(大明)。

【附方】新二。大肠下血:卷柏、侧柏、棕榈等分。烧存性为末。每服三钱,酒下。亦可饭丸服。(《仁存方》)远年下血:卷柏、地榆(焙)等分。每用一两,水一碗,煎数十沸,通口服。(《百一选方》)

【附录】地柏(宋《图经》)

颂曰:主脏毒下血。与黄芪等分为末,米饮每服二钱。蜀人甚神此方。其草生蜀中山谷,河中府亦有之。根黄,状如丝,茎细,上有黄点子,无花、叶。三月生,长四五寸许,四月采,曝干用。蜀中九月采,市多货之。

时珍曰:此亦卷柏之生于地上者耳。

含生草(《拾遗》)

藏器曰:生靺鞨国。叶如卷柏而大。性平,无毒。主妇人难产,含之咽汁,即生。

玉柏(《别录》有名未用)

【释名】玉遂(《别录》)。

藏器曰:旧作玉伯,乃传写之误。

【集解】《别录》曰:生石上,如松。高五、六寸,紫花。用茎叶。

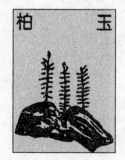

时珍曰:此即石松之小者也。人皆采置盆中养,数年不死,呼为千年柏、万年松。

【气味】酸,温,无毒。

【主治】轻身,益气,止渴(《别录》)。

石松（《拾遗》）

【集解】藏器曰：生天台山石上。似松，高一二尺。山人取根茎用。

时珍曰：此即玉柏之长者也。名山皆有之。

【气味】苦、辛，温，无毒。

【主治】久患风痹，脚膝疼冷，皮肤不仁，气力衰弱。久服去风血风瘙，好颜色，变白不老。浸酒饮，良（藏器）。

桑花（《日华》）

【释名】桑藓（《纲目》）、桑钱。

【集解】大明曰：生桑树上白藓，如地钱花样。刀刮取炒用。不是桑椹花也。

【气味】苦，暖，无毒。

【主治】健脾涩肠，止鼻洪吐血，肠风，崩中带下（大明）。治热咳（时珍）。

【附方】新一。大便后血：桑树上白藓花，水煎服，或末服。亦止吐血。（《圣惠方》）

【附录】艾纳

时珍曰：艾纳，生老松树上绿苔衣也。一名松衣。和合诸香烧之，烟清而聚不散。别有艾纳香，与此不同。又岭南海岛中，槟榔木上有苔，如松之艾纳。单爇极臭，用合泥香，则能发香，如甲香也。《霏雪录》云：金华山中多树衣，僧家以为蔬，味极美。

马勃（《别录》下品）

【释名】马疕（音屁）、马㼌（㼌，音庀）、灰菰（《纲目》）、牛屎菰。

【集解】《别录》曰：马勃，生园中久腐处。

弘景曰：俗呼马㼌勃是也。紫色虚软，状如狗肺，弹之粉出，

【修治】时珍曰：凡用以生布张开，将马勃于上摩擦，下以盘承，取末用。

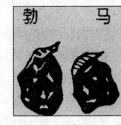

【气味】辛，平，无毒。

【主治】恶疮马疥（《别录》）。敷诸疮，甚良（弘景）。去膜，以蜜拌揉，少以水调呷，治喉痹咽疼（宗奭）。清肺，散血，解热毒（时珍）。

【发明】时珍曰：马勃轻虚，上焦肺经药也。故能清肺热、咳嗽、喉痹、衄血、失音诸病。李东垣治大头病，咽喉不利，普济消毒饮亦用之。

【附方】新九。咽喉肿痛，咽物不得：马勃一分，蛇蜕皮一条烧，细研为末。绵裹一钱，含咽立瘥。（《圣惠方》）走马喉痹：马屁勃（即灰菰）、焰硝一两。为末。每吹一字，吐涎血即愈。（《经验良方》）声失不出：马㼌勃、马牙硝等分，研末，沙糖和丸芡子大。噙之。

（《摘玄方》）久嗽不止：马勃为末，蜜丸梧子大。每服二十丸，白汤下，即愈。（《普济方》）鱼骨哽咽：马勃末，蜜丸弹子大。噙咽。（《圣济录》）积热吐血：马屁勃为末，沙糖丸如弹子大。每服半丸，冷水化下。（《袖珍方》）妊娠吐衄不止：马勃末，浓米饮服半钱。（《圣惠方》）斑疮入眼：马屁勃、蛇皮各五钱，皂角子十四个，为末，入罐内，盐泥固济，烧存性，研。每温酒服一钱。（阎孝忠《集效方》）臁疮不敛：葱盐汤洗净拭干，以马屁勃末敷之，即愈。（仇远《稗史》）

杂草九种，有名未用一百五十三种。

时珍曰：诸草尾琐，或无从考证，不可附属，并《本经》及《别录》有名未用诸草难遗者，通汇于此以备考。

杂草（九种）

百草（《拾遗》）

藏器曰：五月五日采一百种草，阴干烧灰，和石灰为团，煅研，敷金疮止血，亦敷犬咬。又主腋臭，烧灰和井华水作团，煅白，以酽醋和作饼，腋下夹之，干即易，当抽一身尽痛闷，疮出即止，以小便洗之，不过三度愈。

时珍曰：按《千金方》治洞注下痢，以五月五日百草灰吹入下部。又治瘰疬已破，五月五日采一切杂草，煮汁洗之。

百草花（《拾遗》）

藏器曰：主治百病，长生神仙，亦煮汁酿酒服。按《异类》云：凤刚者，渔阳人。常采百花水渍，泥封埋百日，煎为丸。卒死者，纳口中即活也。刚服药百余岁，入地肺山。

井口边草（《拾遗》）

藏器曰：小儿夜啼，私着席下，勿令母知。

思邈曰：五月五日，取井中倒生草，烧研水服，勿令知，即恶酒不饮，或饮，亦不醉也。

树孔中草（《纲目》）

时珍曰：主小儿腹痛夜啼，暗着户上即止。（出《圣惠方》）

产死妇人冢上草（《拾遗》）

藏器曰：小儿醋疮。取之勿回顾，作汤浴之，不过三度瘥。

燕蓐草（宋《嘉祐》）

藏器曰：即燕窠中草也。无毒。主眠中遗尿。烧黑研末，水进方寸匕。亦止哕哕。

时珍曰:《千金方》:治丈夫妇人无故尿血。用胡燕窠中草,烧末,酒服半钱匕。《圣惠方》:消渴饮水。燕窠中草(烧灰)一两,牡蛎(煅)二两,白羊肺一具。切晒研末。每于食后,新汲水调下三钱。又一切疮痕不灭。用燕蓐草(烧灰)、鹰屎白等分。人乳和涂,日三、五次。又浸淫疮出黄水,烧灰敷之。

鸡窠草(宋《嘉祐》)

大明曰:小儿夜啼。安席下,勿令母知。

藏器曰:小儿白秃疮。和白头翁花烧灰,腊月猪脂和敷之。疮先以酸泔洗净。

时珍曰:《千金方》:治产后遗尿。烧末,酒服一钱。又《不自秘方》:治天丝入目。烧灰淋汁,洗之。

猪窠草

大明曰:小儿夜啼。密安席下,勿令母知。

牛齝草

见兽部牛下。

《神农本经》(已下有名未用)

屈草

《本经》曰:味苦,微寒,无毒。主胸胁下痛,邪气,肠间寒热,阴痹。久服轻身益气耐老。

《别录》曰:生汉中川泽。五月采。

别羁

《本经》曰:味苦,微温,无毒。主风寒湿痹身重,四肢疼酸,寒邪历节痛。

《别录》曰:一名别枝。生蓝田川谷。二月、八月采。

弘景曰:方家时有用处,今亦绝矣。

《名医别录》(七十八种)

离楼草

《别录》曰:味咸,平,无毒。主益气力,多子,轻身长年。生常山。七月、八月采实。

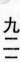

神护草

《别录》曰：生常山北。八月采。可使独守，叱咄人，寇盗不敢入门。

时珍曰：《物类志》谓之护门草，一名灵草。彼人以置门上，人衣过，草必叱之。

王筠诗云：霜被守宫槐，风惊护门草。即此也。而不著其形状，惜哉。

黄护草

《别录》曰：无毒。主痹，益气，令人嗜食。生陇西。

雀医草

《别录》曰：味苦，无毒。主轻身益气，洗烂疮，疗风水。一名白气。春生，秋花白，冬实黑。

木甘草

《别录》曰：主疗痈肿盛热，煮洗之。生木间，三月生，大叶如蛇状，四四相值。但折枝种之便生。五月花白，实核赤。三月三日采之。

益决草

《别录》曰：味辛，温，无毒。主咳逆肺伤。生山阴。根如细辛。

九熟草

《别录》曰：味甘，温，无毒。主出汗，止泄疗闷。一名乌粟，一名雀粟。生人家庭中，叶如枣，一岁九熟。七月采。

兑草

《别录》曰：味酸，平，无毒。主轻身益气长年。冬生蔓草木上，叶黄有毛。

异草

《别录》曰：味甘，无毒，主痿痹寒热，去黑子。生篱木上，叶如葵，茎旁有角，汁白。

灌草

《别录》曰：一名鼠肝。叶滑青白。主痈肿。

菂草

《别录》曰：味辛，无毒。主伤金疮。菂，音起。

莘草

《别录》曰:味甘,无毒。主盛伤痹肿。生山泽,如蒲黄,叶如芥。

英草华

《别录》曰:味辛,平,无毒。主痹气,强阴,疗女劳疸,解烦,坚筋骨。疗风头,可作沐药。生蔓木上。一名鹿英。九月采,阴干。

封华

《别录》曰:味甘,有毒。主疥疮,养肌去恶肉。夏至日采。

陕华(音腆)

《别录》曰:味甘,无毒。主上气,解烦,坚筋骨。

节华

《别录》曰:味苦,无毒。主伤中,痿痹,溢肿。皮:主脾中客热气。一名山节,一名达节,一名通漆。十月采,曝干。

让实

《别录》曰:味酸。主喉痹,止泄痢。十月采,阴干。

羊实

《别录》曰:味苦,寒。主头秃恶疮,疗瘯痂癣。生蜀郡。

桑茎实

《别录》曰:味酸,温,无毒。主乳孕余病。轻身益气。一名草王。叶如荏。方茎大叶。生园中。十月采。

可聚实

《别录》曰:味甘,温,无毒。主轻身益气,明目。一名长寿。生山野道中,穗如麦,叶如艾。五月采。

满阴实

《别录》曰:味酸,平,无毒。主益气,除热止渴,利小便,轻身长年。生深山及园中,茎如芥,叶小,实如樱桃。七月成。

普曰:蔓如瓜。

马颠

《别录》曰:味甘,有毒。疗浮肿。不可多食。

马逢

《别录》曰:味辛,无毒。主癣虫。

兔枣

《别录》曰:味酸,无毒。主轻身益气。生丹阳陵地,高尺许,实如枣。

鹿良

《别录》曰:味咸,臭。主小儿惊痫,贲豚,瘕疝,大人痉。五月采。

鸡涅

《别录》曰:味甘,平,无毒。主明目,目中寒风,诸不足,水肿邪气,补中,止泄痢,疗女子白沃。一名阴洛,生鸡山。采无时。

犀洛

《别录》曰:味甘,无毒。主癃疾。一名星洛,一名泥洛。

雀梅

《别录》曰:味酸,寒,有毒。主蚀恶疮。一名千雀。生海水石谷间。弘景曰:叶与实俱如麦李。

燕齿

《别录》曰:主小儿痫、寒热。五月五日采。

土齿

《别录》曰:味甘,平,无毒。主轻身,益气,长年。生山陵地中,状如马牙。

金茎

《别录》曰:味苦,平,无毒。主金疮内漏。一名叶金草,生泽中高处。

白背

《别录》曰:味苦,平,无毒。主寒热,洗恶疮疥。生山陵,根似紫葳,叶如燕卢。采无时。

青雌

《别录》曰:味苦。主恶疮秃败疮火气,杀三虫。一名虫损,一名孟推。生方山山谷。

白辛

《别录》曰:味辛,有毒。主寒热。一名脱尾,一名羊草。生楚山。三月采根,白而香。

赤举

《别录》曰:味甘,无毒。主腹痛。一名羊饴,一名陵渴。生山阴,二月花锐蔓草上,五月实黑中有核。三月三日采叶,阴干。

赤涅

《别录》曰:味甘,无毒。主痈崩中,止血益气。生蜀郡山石阴地湿处,采无时。

赤赫

《别录》曰:味苦,寒,有毒。主痂疡恶败疮,除三虫邪气。生益州川谷。二月、八月采。

黄秫

《别录》曰:味苦,无毒。主心烦,止汗出。生如桐根。

黄辩

《别录》曰:味甘,平,无毒。主心腹疝瘕、口疮脐伤。一名经辩。

紫给

《别录》曰:味咸。主毒风头泄注。一名野葵。生高陵下地。三月三日采根,根如乌头。

紫蓝

《别录》曰:味咸,无毒。主食肉得毒,能消除之。

粪蓝

《别录》曰:味苦。主身痒疮、白秃、漆疮,洗之。生房陵。

巴朱

《别录》曰:味甘,无毒。主寒,止血、带下。生雒阳。

柒紫

《别录》曰:味苦。主小腹痛,利小腹,破积聚,长肌肉,久服轻身长年。生冤句。二月、七月采。

文石

《别录》曰:味甘。主寒热心烦。一名黍石。生东郡山泽中水下,五色,有汁润泽。

路石

《别录》曰:味甘、酸,无毒。主心腹,止汗,生肌、酒痂,益气耐寒,实骨髓。一名陵石。生草石上,天雨独干,日出独濡,花黄茎赤黑,三岁一实,赤如麻子。五月、十月采茎叶,阴干。

旷石

《别录》曰:味甘,平,无毒。主益气养神,除热止渴。生江南,如石草。

败石

《别录》曰:味苦,无毒。主渴、痹。

石剧

《别录》曰:味甘,无毒。主渴、消中。

石芸

《别录》曰:味甘,无毒。主目痛淋露,寒热溢血。一名螯烈,一名顾啄。三月、五月采茎叶,阴干。

竹付

《别录》曰:味甘,无毒。止痛除血。

秘恶

《别录》曰:味酸,无毒。主疗肝邪气。一名杜逢。

卢精

《别录》曰:味平。治虫毒。生益州。

唐夷

《别录》曰:味苦,无毒。主疗踒折。

知杖

《别录》曰：味甘，无毒。疗疝。

河煎

《别录》曰：味酸。主结气痈在喉颈者。生海中。八月、九月采。

区余

《别录》曰：味辛，无毒。主心腹热癖。

王明

《别录》曰：味苦。主身热邪气，小儿身热，以浴之。生山谷。一名王草。

师系

《别录》曰：味甘，无毒。主痈肿恶疮，煮洗之。一名臣尧，一名巨骨，一名鬼芭。生平泽。八月采。

并苦

《别录》曰：主咳逆上气，益肺气，安五脏。一名蜮熏，一名玉荆。三月采。阴干。蜮，音或。

索干

《别录》曰：味苦，无毒。主易耳。一名马耳。

良达

《别录》曰：主齿痛，止渴轻身。生山阴，茎蔓延，大如葵，子滑小。

弋共

《别录》曰：味苦，寒，无毒。主惊气伤寒，腹痛羸瘦，皮中有邪气，手足寒无色。生益州山谷。恶玉札、蜚蠊。

船虹

《别录》曰：味酸，无毒。主下气，止烦满。可作浴汤，药色黄。生蜀郡。立秋取。

姑活

《别录》曰：味甘，温，无毒。主大风邪气，湿痹寒痛，久服轻身益寿耐老。一名冬葵子。生河东。

弘景曰:药无用者.乃有固活丸,即是野葛之名。冬葵,亦非菜之冬葵子也。

恭曰:《别本》一名鸡精。

白女肠

《别录》曰:味辛,温,无毒。主泄痢肠澼,疗心痛,破疝瘕。生深山谷,叶如蓝,实赤,赤女肠同。

白扇根

《别录》曰:味苦,寒,无毒。主疟,皮肤寒热,出汗,令人变。

黄白支

《别录》曰:生山陵。三月、四月采根,曝干。

父陛根

《别录》曰:味辛,有毒。以熨痈肿肤胀。一名膏鱼,一名梓藻。

疥拍腹

《别录》曰:味辛,温,无毒。主轻身疗痹。五月采,阴干。

五母麻

《别录》曰:味苦,有毒。主痿痹不便,下痢。一名鹿麻,一名归泽麻,一名天麻,一名若草。生田野。五月采。

时珍曰:茺蔚之白花者,亦名天麻草。

五色符

《别录》曰:味苦,微温。主咳逆,五脏邪气,调中益气,明目杀虫。青符、白符、赤符、黑符、黄符,各随色补其脏。白符,一名女木,生巴郡山谷。

救赦人者

《别录》曰:味甘,有毒。主疝痹,通气,诸不足。生人家宫室。五月、十月采,曝干。

常吏之生(《蜀本》,吏作更)

《别录》曰:味苦,平,无毒。主明目。实有刺,大如稻米。

载

《别录》曰:味酸,无毒。主诸恶气。

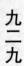

庆

《别录》曰:味苦,无毒。主咳嗽。

腜（音户瓦切）

《别录》曰:味甘,无毒。主益气延年。生山谷中。白顺理,十月采。

芥

《别录》曰:味苦,寒,无毒。主消渴,止血,妇人疾,除痹。一名梨。叶如大青。

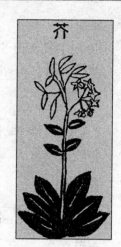

《本草拾遗》(一十三种)

鸩鸟浆

藏器曰:生江南林木下,高一二尺,叶阴紫色,冬不凋,有赤子如珠。味甘,温,无毒。能解诸毒,故名。山人浸酒服,主风血羸老。

颂曰:鸩鸟威,生信州山野中,春生青叶,九月有花如蓬蒿菜,花淡黄色,不结实。疗痈肿疔毒。采无时。

七仙草

藏器曰:生山足。叶尖细长。主杖疮,捣枝叶敷之。

吉祥草

藏器曰:生西域,胡人将来也。味甘,温,无毒。主明目强记,补心力。

时珍曰:今人种一种草,叶如漳兰,四时青翠,夏开紫花成穗,易繁。亦名吉祥草。非此吉祥也。

鸡脚草

藏器曰:生泽畔,赤茎对叶,如百合苗。味苦,平,无毒。主赤白久痢成痔。

兔肝草

藏器曰:初生细叶,软似兔肝。一名鸡肝。味甘,平,无毒。主金疮,止血生肉,解丹石发热。

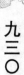

断罐草

藏器曰：主疗疮。合白牙堇菜、半夏、地骨皮、青苔、蜂窠、小儿发、绯帛等分。五月五日烧灰。每汤服一钱。拔根也。堇，音畜，羊蹄根也。

千金锅草

藏器曰：生江南，高二三尺。主蛇蝎虫咬毒，捣敷疮上，生肌止痛。

土落草

藏器曰：生岭南山谷，叶细长。味甘，温，无毒。主腹冷气痛疟癖。酒煎服，亦捣汁温服。

倚待草

藏器曰：生桂州如安山谷。叶圆，高二三尺。八月采。味甘，温，无毒。主血气虚劳，腰膝疼弱，风缓羸瘦，无颜色，绝阳无子，妇人老血。浸酒服，逐病极速，故名倚待。

药王草

藏器曰：苗茎青色，叶摘之有乳汁。味甘，平，无毒。解一切毒，止鼻衄、吐血，祛烦躁。

筋子根

藏器曰：生四明山，苗高尺余，叶圆厚光润，冬不凋，根大如指。亦名根子。味苦，温，无毒。主心腹痛，不问冷热远近，恶鬼气注刺痛，霍乱蛊毒暴下血。酒饮磨服。

颂曰：根子生威州山中。味苦、辛，温。主心中结块，久积气攻脐下痛。

卢药

藏器曰：生胡地，似干茅，黄赤色。味咸，温，无毒。主折伤内损血瘀，生肤止痛，治五脏，除邪气，补虚损，产后血病。水煮服之，亦捣敷伤处。

时珍曰：《外台秘要》：治堕马内损，取卢药末一两，牛乳一盏，煎服。

无风独摇草（《拾遗》）

珣曰：生大秦国及岭南，五月五日采，诸山野亦往往有之。头若弹子，尾若鸟尾，两片开合，见人自动，故曰独摇。性温，平，无毒。主头面游风，遍身痒，煮汁淋洗。

藏器曰：带之令夫妇相爱。

时珍曰：羌活、天麻、鬼臼、薇衔四者，皆名无风独摇草，而物不同也。段成式《酉阳杂俎》言：雅州出舞草，独茎三叶，叶如决明，一叶在茎端，两叶居茎之半相对。人近之歌讴及抵掌,则叶动如舞。按此即虞美人草,亦无风独摇之类也。又按《山海经》云:姑媱之山,帝女死焉,化为蓄草。其叶相重,花黄,实如兔丝。服之媚人。郭璞注云:一名荒夫草。此说与陈藏器佩之相爱之语相似,岂即一物欤?

唐《海药本草》(一种)

宜南草

珣曰:生广南山谷。有荚长二尺许,内有薄片似纸,大小如蝉翼。主邪。小男女以绯绢袋盛,佩之臂上,辟恶止惊。此草生南方,故名。与萱草之宜男不同。

宋《开宝本草》(一种)

陀得花

志曰:味甘,温,无毒。主一切风血,浸酒服。生西域,胡人将来,胡人采此花以酿酒,呼为三勒浆。

宋《图经》外类(二十种)

建水草

颂曰:生福州。枝叶似桑,四时常有。土人取叶焙干研末,温酒服,治走注风痛。

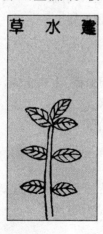
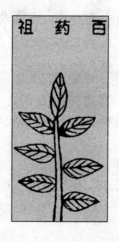
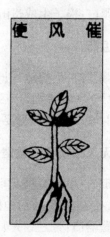

建水草　　　　百药祖　　　　催风使

百药祖

颂曰:生天台山中,冬夏常青。土人冬采叶,治风有效。

催风使

颂曰:生天台山中,冬夏常青。土人秋采叶,治风有效。

时珍曰:五加皮,亦名催风使。

刺虎

颂曰:生睦州,凌冬不凋。采根、叶、枝入药。味甘。主一切肿痛风疾,剉焙为末,酒服一钱。

时珍曰:《寿域方》:治丹瘤,用虎刺(即寿星草),捣汁涂之。又伏牛花,一名隔虎刺。

石逍遥草

颂曰:生常州,冬夏常有,无花实。味苦,微寒,无毒。主瘫痪诸风,手足不遂。为末,炼蜜丸梧子大。酒服二十丸,日二服,百日瘥。久服,益气轻身。初服时微有头痛,无害。

黄寮郎

颂曰:生天台山中,冬夏常青。土人采根,治风有效。

时珍曰:按《医学正传》云:黄寮郎,俗名倒摘刺。治喉痛,用根擂汁,入少酒,滴之即愈。又《医学集成》云:牙痛者,取倒摘刺刀上烧之,取烟煤,绵蘸塞痛处,即止。

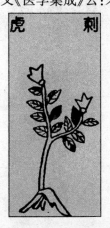 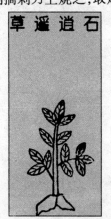 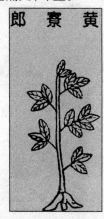

黄花了

颂曰:生信州,春生青叶,三月开花,似辣菜花,黄色,秋中结实。采无时,治咽喉口齿病,效。

百两金

颂曰:生戎州、河中府、云安军。苗高二三尺,有干如木,凌冬不凋,叶似荔枝,初生背面俱青,秋后背紫面青;初秋开花青碧色。结实如豆大,生青、熟赤。无时采根,去心用。

味苦,性平,无毒。治壅热,咽喉肿痛,含一寸咽汁。其河中出者,根赤如蔓菁,茎细青色,四月开碎黄花,似星宿花。五月采根,长及一寸,晒干用。治风涎。

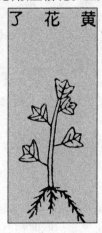

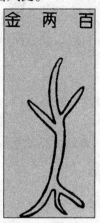

地茄子

颂曰:生商州,三月开花结子。五、六月采,阴干。味微辛,温,有小毒。主中风痰涎麻痹,下热毒气,破坚积,利膈,消痈肿疮疖,散血堕胎。

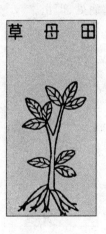

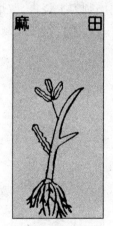

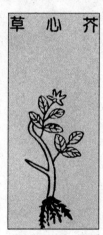

田母草

颂曰:生临江军,无花实。三月采根。性凉。主烦热,及小儿风热,尤效。

田麻

颂曰:生信州田野及沟涧旁。春夏生青叶,七八月中生小荚。冬三月采叶。治痈疖肿毒。

芥心草

颂曰:生淄州,引蔓白色,根黄色。四月采苗叶。捣末,治疮疥,甚效。

苦芥子

颂曰:生秦州,苗长一尺余,茎青,叶如柳,开白花似榆荚,其子黑色。味苦,大寒,无毒。明目,治血风烦躁。

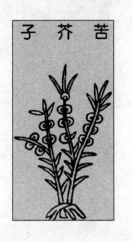
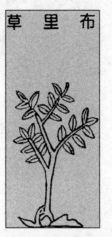
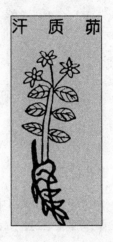

布里草

颂曰:生南恩州原野中,茎高三四尺,叶似李而大,至夏不花而实,食之泻人。采根皮,焙为末。味苦,寒,有小毒。油和涂治疮疥、杀虫。

茆质汗

颂曰:生信州,叶青花白。七月采根:治风肿行血,有效。

胡菫草

颂曰:生密州东武山田中,科叶似小菫菜,花紫色,似翘轺花,一科七叶,花出两三茎。春采苗。味辛,滑,无毒。主五脏营卫肌肉皮肤中瘀血,止痛散血,捣汁涂金疮。凡打扑损伤筋骨,恶痈疖肿破。用同松枝、乳香、乱发灰、花桑柴炭同捣,丸弹子大。每酒服一丸,其痛立止。

小儿群

颂曰:生施州,丛高一尺以来,春夏生苗叶,无花,冬枯。其根味辛,性凉,无毒。同左缠草(即旋花根)焙干,等分为末。每酒服一钱。治淋疾,无忌。

独脚仙

颂曰：生福州，山林旁阴泉处多有之。春生苗，叶圆，上青下紫，脚长三四寸，秋冬叶落。夏连根叶采，焙为末。酒煎半钱服。治妇人血块。

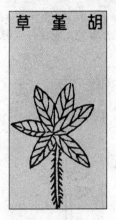

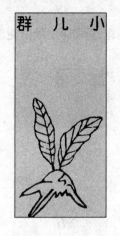

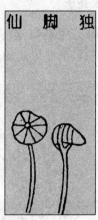

撮石合草

颂曰：生眉州平田中，茎高二尺以来，叶似谷叶，十二月萌芽，二月有花，不结实。其苗味甘，无毒。二月采，疗金疮。

露筋草

颂曰：生施州，株高三尺以来，春生苗，随即开花，结子碧绿色，四时不凋。其根味辛、涩，性凉，无毒。主蜘蛛、蜈蚣伤。焙研，以白矾水调贴之。

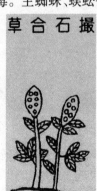

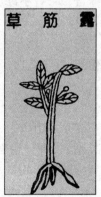

《本草纲目》(三十八种)

九龙草

时珍曰:生平泽,生红子,状如杨梅。其苗解诸毒,治喉痛,捣汁灌之。折伤骨筋者,捣罨患处。蛇虺伤者,捣汁,入雄黄二钱服,其痛立止。又杨清叟《外科》云:喉风重舌,牙关紧闭者,取九龙草,一名金钗草,单枝上者为妙,只用根不甩皮,打碎,绵裹箸上,擦牙关,即开。乃插深喉中,取出痰涎。乃以火炙热,带盐点之,即愈。

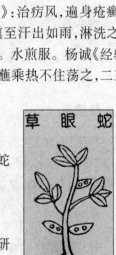

荔枝草

时珍曰:《卫生易简方》:治蛇咬犬伤及破伤风。取草一握,约三两,以酒二碗,煎一碗服,取汗出效。

水银草

时珍曰:《卫生易简方》:治眼昏。每服三钱,入木贼少许,水一盏,煎八分服。

透骨草

时珍曰:治筋骨一切风湿,疼痛挛缩,寒湿脚风。孙氏《集效方》:治疠风,遍身疮癣。用透骨草、苦参、大黄、雄黄各五钱。研末煎汤,于密室中席围,先熏至汗出如雨,淋洗之。《普济方》:治反胃吐食。透骨草、独科苍耳、生牡蛎各一钱,姜三片。水煎服。杨诚《经验方》:治一切肿毒初起。用透骨草、漏卢、防风、地榆等分。煎汤,绵蘸乘热不住荡之,二三日即消。

蛇眼草

时珍曰:生古井及年久阴下处,形如淡竹叶,背后皆是红圈,如蛇眼状。唐瑶《经验方》:治蛇咬,捣烂敷患处。

鹅项草

时珍曰:臞仙《寿域方》:治咽喉生疮。取花,同白芷、椒根皮研末,吹疮口,即效。

蛇鱼草

时珍曰:戴原礼《证治要诀》云:治金疮血出不止。捣敷之。

九里香草

时珍曰:傅滋《医学集成》:治肚痛。捣碎,浸酒服。

白筵草

时珍曰:香草也,虫最畏之。孙真人《千金方》:治诸虫疮疥癫。取根叶煎水,隔日一洗。

环肠草

时珍曰:张子和《儒门事亲》方:治蛊胀。晒干煎水,日服,以小便利为度。

扎耳草

时珍曰:王执中《资生经》:治气聋方中用之。

铜鼓草

时珍曰:范成大《虞衡志》云:出广西,其实如瓜,治疡毒。

蚕茧草

时珍曰:《摘玄方》:治肿胀。用半斤,同冬瓜皮半斤,紫苏根叶半斤,生姜皮三两。煎汤熏洗,暖卧取汗。洗三次,小便清长,自然胀退。

野苧草

时珍曰:《摘玄方》:治痞满。用五斤,以一半安乌盆内,置鸡子十个在草上,以草一半盖之,米醋浸二宿,鸡子壳软,乃取于饭上蒸熟顿食之,块渐消也。(《经验》)。

纤霞草

时珍曰:陈巽《经验方》:元脏虚冷,气攻脐腹痛。用硇砂一两,生乌头(去皮)二两,纤霞草二两。为末,以小沙罐固济,慢火烧赤,以此草拌硇入内,不盖口,顶火一秤煅之。炉冷取出,同乌头末,蒸饼丸梧子大,每服三丸,醋汤下。

牛脂芳

时珍曰:《经验良方》:治七孔出血。为粗末,每服一勺,瓦器煎服。以纱盖头项,并扎小指根。

鸭脚青

时珍曰:《普济方》:治疔疮如连珠者,同鱼苏研烂,糖水拌,刷之。

天仙莲

时珍曰:《卫生易简方》:治恶毒、疮疖,捣叶,敷之。

双头莲

时珍曰:一名催生草。主妇人产难.左手把之,即生。又主肿胀,利小便。《卫生易简方》:治大人小儿牙疳,捣烂,贴之。

猪蓝子

时珍曰:《卫生易简方》:治耳内有脓,名通耳。用子为末,筒吹入,不过二、三次愈。

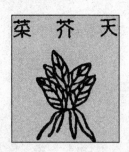

天芥菜

时珍曰:生平野。小叶如芥状。味苦。一名鸡痫粘。主蛇伤,同金沸草,入盐捣,敷之。王玺《医林集要》:治腋下生肿毒,以盐、醋同捣、敷之。散肿止痛,脓已成者亦安。亦治一切肿毒。

佛掌花

时珍曰:《普济方》:治疔疮如樱桃者。用根,同生姜、蜜,研汁服之。外以天茄叶贴之。

郭公刺

时珍曰:一名光骨刺,取叶捣细,油调敷天泡疮。虞抟《医学正传》:治哮喘,取根剉,水煎服,即止。

筱箕柴

时珍曰:生山中。王永辅《惠济方》:治疬疮,取皮煎汤服,须臾痒不可忍,以手爬破,出毒气即愈。

碎米柴

时珍曰:主痈疽发背,取叶,入敷药用。

羊屎柴

时珍曰:一名牛屎柴,生山野,叶类鹤虱,四月开白花,亦有红花者,结子如羊屎状,名铁草子。根可毒鱼。夏用苗叶,冬用根。主痈疽发背,捣烂敷之,能合疮口,散脓血。干者为末,浆水调敷。又治下血如倾水。取生根一斤,生白酒二斗,煮一斗,空心随量饮。

山枇杷柴

时珍曰:危亦林《得效方》:治汤火伤。取皮焙研末,蜜调敷之。

三角风

时珍曰:一名三角尖。取石上者尤良。主风湿流注疼痛,及痈疽肿毒。

叶下红

时珍曰:主飞丝入目,肿痛。同盐少许,绢包滴汁入目,仍以塞鼻,左,塞右;右,塞左。

满江红

时珍曰:主痈疽,入膏用。

隔山消

时珍曰:出太和山,白色。主腹胀积滞。孙天仁《集效方》:治气膈噎食转食。用隔山消二两,鸡肫皮一两,牛胆南星、朱砂各一两,急性子二钱。为末,炼蜜丸小豆大。每服一钱,淡姜汤下。

石见穿

时珍曰:主骨痛,大风痈肿。

醒醉草

时珍曰:《天宝遗事》:玄宗于兴庆池边植之。丛生,叶紫而心殷,醉客摘草嗅之,立醒。故名。

墓头回

时珍曰:董炳《集验方》:治崩中,赤白带下。用一把,酒水各半盏,童尿半盏,新红花一捻,煎七分,卧时温服。日近者一服,久则三服愈,其效如神。一僧用此治蔡大尹内人,有效。

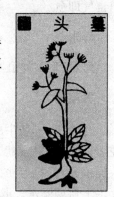

羊茅

时珍曰:羊喜食之,故名。《普济方》:治喉痹肿痛,捣汁,咽之。

阿只儿

时珍曰:刘郁《西使记》云:出西域,状如苦参。主打扑伤损,妇人损胎。用豆许咽之,自消。又治马鼠疮。

阿息儿

时珍曰:《西使记》云:出西域,状如地骨皮。治妇人产后衣不下,又治金疮脓不出。嚼烂涂之,即出。

奴哥撒儿

时珍曰:《西使记》云:出西域,状如桔梗。治金疮,及肠与筋断者。嚼烂敷之,自续也。

本草纲目谷部第二十二卷

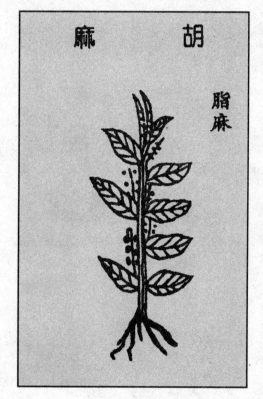

胡麻 脂麻

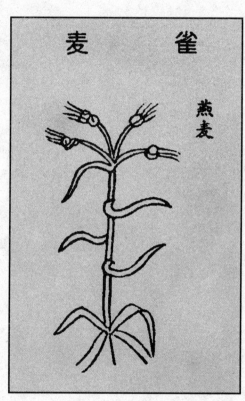

雀麦 燕麦

本草纲目谷部第二十二卷

胡麻(《别录》上品)

【校正】今据沈存中、寇宗奭二说,并入《本经》青蘘及《嘉祐》新立白油麻、胡麻油为一条。

【释名】巨胜(《本经》)、方茎(《吴普》)、狗虱(《别录》)、油麻(《食疗》)、脂麻(《衍义》。俗作芝麻,非)。叶名青蘘(音箱)。茎名麻藞(音皆,亦作秸)。

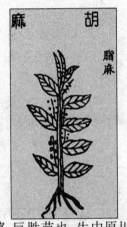

时珍曰:按沈存中《笔谈》云:胡麻即今油麻,更无他说。古者中国只有大麻,其实为蕡。汉使张骞始自大宛得油麻种来,故名胡麻,以别中国大麻也。寇宗奭《衍义》,亦据此释胡麻,故今并入油麻焉。巨胜即胡麻之角巨如方胜者,非二物也。方茎以茎名,狗虱以形名,油麻、脂麻谓其多脂油也。按张揖《广雅》:胡麻一名藤弘,弘亦巨也。《别录》一名鸿藏者,乃藤弘之误也。又杜宝《拾遗记》云:隋大业四年,改胡麻曰交麻。

【集解】《别录》曰:胡麻一名巨胜,生上党川泽,秋采之。青蘘,巨胜苗也,生中原川谷。

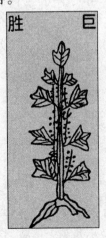

宗奭曰:胡麻诸说参差不一,止是今人脂麻,更无他义。以其种来自大宛,故名胡麻。今胡地所出者皆肥大,其纹鹊,其色紫黑,取油亦多。《嘉祐本草》白油麻与此乃一物,但以色言之,比胡地之麻差淡,不全白尔。今人通呼脂麻,故二条治疗大同。如川大黄、上党人参之类,特以其地所宜立名,岂可与他土者为二物乎?

时珍曰:胡麻即脂麻也。有迟、早二种,黑、白、赤三色,其茎皆方。秋开白花,亦有带紫艳者。节节结角,长者寸许。有四棱、六棱者,房小而子少;七棱、八棱者,房大而子多,皆随土地肥瘠而然。苏恭以四棱为胡麻,八棱为巨胜,正谓其房胜巨大也。其茎高者三、四尺,有一茎独上者,角缠而子少;有开枝四散者,角繁而子多,皆因苗之稀稠而然也。其叶有本团而末锐者。有本团而末分三丫如鸭掌形者,葛洪谓一叶两尖为巨胜者指此。盖不知乌麻、白麻,皆有二种叶也。按《本经》胡麻一名巨胜,《吴普本草》一名方茎,《抱朴子》及《五符经》并云巨胜一名胡麻,其说甚明。至陶弘景始分茎之方圆。雷敩又以赤麻为巨胜,谓乌麻非胡麻。《嘉祐本草》复出白油麻,以别胡麻。并不知巨胜即胡麻中丫叶巨胜而子肥者,故承误启疑如此。惟孟诜谓四棱、八棱为土地肥瘠。寇宗奭据沈存中之说,断然以脂麻为胡麻,足以证诸家之误矣。又贾思勰《齐民要术》种收胡麻法,即今种收脂麻之法,则其为一物尤为可据。今市肆间,因茎分方圆之说,遂以茺蔚子伪为巨胜,以黄麻子及大藜子伪为胡麻,误而又误矣。茺蔚子长一分许,有三棱。黄麻子黑如细韭子,味苦。大藜子状如壁虱及酸枣核仁,味辛甘,并无脂油,不可不辨。梁简文帝《劝医文》有云:世误以灰涤菜子为胡麻。则胡麻之讹,其来久矣。

慎微曰:俗传胡麻须夫妇同种则茂盛。故《本事诗》云:胡麻好种无人种,正是归时又不归。

胡麻

【修治】弘景曰:服食胡麻,取乌色者,当九蒸九曝,熬捣饵之。断谷,长生,充饥。虽易得,而学者未能常服,况余药耶?蒸不熟,令人发落。其性与茯苓相宜。俗方用之甚少,时以合汤丸尔。

敩曰:凡修事以水淘去浮者,晒干,以酒拌蒸,从巳至亥,出摊晒干。白中舂去粗皮,留薄皮。以小豆对拌,同炒,豆熟,去豆用之。

【气味】甘,平,无毒。

士良曰:初食利大小肠,久食即否,去陈留新。

《镜源》曰:巨胜可煮丹砂。

【主治】伤中虚羸,补五内,益气力,长肌肉,填髓脑。久服,轻身不老(《本经》)。坚筋骨,明耳目,耐饥渴,延年。疗金疮止痛,及伤寒温疟大吐后,虚热羸困(《别录》)。补中益气,润养五脏,补肺气,止心惊,利大小肠,耐寒暑,逐风湿气、游风、头风,治劳气,产后羸困,催生落胞。细研涂发令长。白蜜蒸饵,治百病(《日华》)。炒食,不生风。病风人久食,则步履端正,语言不謇(李廷飞)。生嚼涂小儿头疮,煎汤浴恶疮、妇人阴疮,大效(苏恭)。

白油麻(《嘉祐》)

【气味】甘,大寒,无毒。

宗奭曰:白脂麻,世用不可一日阙者,亦不至于大寒也。

原曰:生者性寒而治疾,炒者性热而发病,蒸者性温而补人。

诜曰:久食抽人肌肉。其汁停久者,饮之发霍乱。

【主治】治虚劳,滑肠胃,行风气,通血脉,去头上浮风,润肌肉。食后生啖一合,终身勿辍。又与乳母服之,孩子永不生病。客热,可作饮汁服之。生嚼,敷小儿头上诸疮,良(孟诜)。仙方蒸以辟谷(苏颂)。

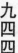

【发明】甄权曰：巨胜乃《仙经》所重。以白蜜等分合服，名静神丸。治肺气，润五脏，其功甚多。亦能休粮，填人精髓，有益于男子。患人虚而吸吸者，加而用之。

时珍曰：胡麻取油以白者为胜，服食以黑者为良，胡地者尤妙。取其黑色入通于肾，而能润燥也。赤者状如老茄子，壳厚油少，但可食尔，不堪服食。唯钱乙治小儿痘疹变黑归肾，百祥丸，用赤脂麻煎汤送下，盖亦取其解毒耳。《五符经》有巨胜丸，云：即胡麻，本生大宛，五谷之长也。服之不息，可以知万物，通神明，与世常存。《参同契》亦云：巨胜可延年，还丹入口中。古以胡麻为仙药，而近世罕用，或者未必有此神验，但久服有益而已耶？刘、阮入天台，遇仙女，食胡麻饭。亦以胡麻同米作饭，为仙家食品焉尔。又按苏东坡与程正辅书云：凡痔疾，宜断酒肉与盐酪、酱菜、厚味及粳米饭，唯宜食淡面一味。及以九蒸胡麻（即黑脂麻），同去皮茯苓，入少白蜜为炒食之。日久气力不衰而百病自去，而痔渐退。此乃长生要诀，但易知而难行尔。据此说，则胡麻为脂麻尤可凭矣。其用茯苓，本陶氏注胡麻之说也。近人以脂麻擂烂去滓，入绿豆粉作腐食。其性平润，最益老人。

【附方】旧十六，新十五。服食胡麻：《抱朴子》云：用上党胡麻三斗，淘净甑蒸，令气遍，日干，以水淘去沫再蒸，如此九度，以汤脱去皮，簸净，炒香为末，白蜜或枣膏丸弹子大。每温酒化下一丸，日三服。忌毒鱼、狗肉、生菜。服至百日，能除一切痼疾；一年，身面光泽不饥；二年，白发返黑；三年，齿落更生；四年，水火不能害；五年，行及奔马；久服，长生。若欲下之，饮葵菜汁。孙真人云：用胡麻三升，去黄褐者，蒸三十遍，微炒香为末。入白蜜三升，杵三百下，丸梧桐子大。每旦服五十丸。人过四十以上，久服明目洞视，肠柔如筋也。《神仙传》云：鲁女生服胡麻饵术，绝谷八十余年，甚少壮，日行三百里，走及獐鹿。服食巨胜，治五脏虚损，益气力，坚筋骨：用巨胜，九蒸九曝，收贮。每服二合，汤浸布裹，挼去皮再研，水滤汁煎饮，和粳米煮粥食之。时珍曰：古有服食胡麻、巨胜二法。方不出于一人，故有二法，其实一物也。白发返黑：乌麻，九蒸九晒，研末，枣膏丸，服之。（《千金方》）腰脚疼痛：新胡麻一升，熬香杵末。日服一小升，服至一斗永瘥。温酒、蜜汤、姜汁皆可下。（《千金》）手脚酸痛微肿：用脂麻五升熬研，酒一升，浸一宿。随意饮。（《外台》）入水肢肿作痛：生胡麻捣涂之。（《千金》）偶感风寒：脂麻炒焦，乘热擂酒饮之，暖卧取微汗出良。中暑毒死：救生散：用新胡麻一升，微炒令黑，摊冷为末，新汲水调服三钱。或丸弹子大，水下。（《经验后方》）呕哕不止：白油麻一大合，清酒半升，煎取三合，去麻顿服。（《近效方》）牙齿痛肿：胡麻五升，水一斗，煮汁五升。含漱吐之，不过二剂，神良。（《肘后》）热淋茎痛：乌麻子、蔓荆子各五合，炒黄，绯袋盛，以井华水三升浸之。每食前服一钱。（《圣惠方》）小儿下痢赤白：用油麻一合捣，和蜜汤服之。（《外台》）解下胎毒：小儿初生，嚼生脂麻，绵包，与儿咂之，其毒自下。小儿急疳：油麻嚼敷之。（《外台》）小儿软疖：油麻炒焦，乘热嚼烂敷之。（谭氏《小儿方》）。头面诸疮：脂麻生嚼敷之。（《普济》）小儿瘰疬：脂麻、连翘等分。为末。频频食之。

胡麻油（即香油）

【气味】甘，微寒，无毒。

【主治】利大肠,产妇胞衣不落。生油摩疮肿,生秃发(《别录》)。去头面游风(孙思邈)。主天行热闷,肠内结热。服一合,取利为度(藏器)。主暗哑,杀五黄,下三焦热毒气,通大小肠,治蛔心痛。敷一切恶疮疥癣,杀一切虫。取一合,和鸡子两颗,芒硝一两,搅服。少时,即泻下热毒,甚良(孟诜)。陈油:煎膏,生肌长肉止痛,消痈肿,补皮裂(《日华》)。治痈疽热病(苏颂)。解热毒、食毒、虫毒,杀诸虫蝼蚁(时珍)。

【附方】旧十,新二十七。发症饮油:《外台》云:病发症者,欲得饮油。用油一升,入香泽煎之。盛置病人头边,令气入口鼻,勿与饮之。疲极眠睡,虫当从口出。急以石灰粉手捉取抽尽,即是发也。初出,如不流水中浓菜形。又云:治胸喉间觉有症虫上下,尝闻葱、豉食香,此乃发症虫也。二日不食,开口而卧。以油煎葱、豉令香,置口边。虫当出,以物引去之,必愈。发症腰痛:《南史》云:宋明帝宫人腰痛牵心,发则气绝。徐文伯诊曰:发瘕也。以油灌之。吐物如发,引之长三尺,头已成蛇,能动摇,悬之滴尽,唯一发尔。吐解蛊毒:以清油多饮,取吐。(《岭南方》)解河豚毒:一时仓卒无药。急以清麻油多灌,取吐出毒物,即愈。(《卫生易简方》)解砒石毒:麻油一碗,灌之。(《卫生方》)大风热疾:《近效方》云:婆罗门僧疗大风疾,并热风手足不遂,压丹石热毒。用硝石一两,生乌麻油二大升,同纳铛中。以土墼盖口,纸泥固济,细火煎之。初煎气腥,药熟则香气发。更以生脂麻油二大升和合,微煎之。以意斟量得所,即内不津器中。凡大风人,用纸屋子坐病人,外面烧火发汗,日服一大合,壮者日二服。三七日,头面疱疮皆灭也。(《图经》)伤寒发黄:生乌麻油一盏,水半盏,鸡子白一枚,和搅服尽。(《外台》)小儿发热:不拘风寒饮食时行痘疹,并宜用之:以葱涎入香油内,手指蘸油摩擦小儿五心、头面、项背诸处,最能解毒凉肌。(《直指》)预解痘毒:《外台》云:时行暄暖,恐发痘疮。用生麻油一小盏,水一盏,旋旋倾下油内,柳枝搅稠如蜜。每服二三蚬壳,大人二合,卧时服之。三、五服,大便快利,疮自不生矣。此扁鹊油剂法也。《直指》:用麻油、童便各半盏,如上法服。小儿初生大小便不通:用真香油一两,皮硝少许,同煎滚。冷定,徐徐灌入口中,咽下即通。(《蔺氏经验方》)卒热心痛:生麻油一合,服之良。(《肘后方》)鼻衄不止:纸条蘸真麻油入鼻取嚏,即愈。有人一夕衄血盈盆,用此而效。(《普济方》)

灯盏残油

【主治】能吐风痰食毒,涂痈肿热毒。又治猘犬咬伤,以灌疮口,甚良(时珍)。

麻枯饼

时珍曰:此乃榨去油麻滓也。亦名麻籸(音辛)。荒岁人亦食之。可以养鱼肥田,亦《周礼》草人强坚用蕡之义。

【附方】新二。揩牙乌须:麻枯八两,盐花三两,用生地黄十斤取汁,同入铛中熬干。以铁盖覆之,盐泥泥之,煅赤,取研末。日用三次,揩毕,饮姜茶。先从眉起,一月皆黑也。(《养老书》)疽疮有虫:生麻油滓贴之,绵裹,当有虫出。(《千金方》)

青蘘（音穰。《本经》上品）

恭曰：自草部移附此。

【释名】梦神，巨胜苗也。生中原山谷。（《别录》）。

【气味】甘，寒，无毒。

【主治】五脏邪气，风寒湿痹，益气，补脑髓，坚筋骨。久服，耳目聪明。不饥不老增寿（《本经》）。主伤暑热（思邈）。作汤沐头，去风润发，滑皮肤，益血色（《日华》）。治崩中血凝注者，生捣一升。热汤绞汁半升服，立愈（甄权）。祛风解毒润肠。又治飞丝入咽喉者，嚼之即愈（时珍）。

【发明】宗奭曰：青蘘即油麻叶也。以汤浸，良久涎出，稠黄色，妇人用之梳发，与《日华》作汤沐发之说相符，则胡麻之为脂麻无疑。

弘景曰：胡麻叶甚肥滑，可沐头。但不知云何服之？《仙方》并无用此，亦当阴干为丸散尔。

时珍曰：按服食家有种青蘘作菜食法，云：秋间取巨胜子种畦中，如生菜之法。候苗出采食，滑美不减于葵。则本草所著者，亦茹蔬之功，非入丸散也。

胡麻花

思邈曰：七月采最上标头者，阴干用之。

藏器曰：阴干渍汁，溲面食，至韧滑。

【主治】生秃发（思邈）。润大肠。人身上生肉疔者，擦之即愈（时珍）。

【附方】新一。眉毛不生：乌麻花阴干为末，以乌麻油渍之，日涂。（《外台秘要》）

麻秸

【主治】烧灰，人点痣去恶肉方中用（时珍）。

【附方】新二。小儿盐哮：脂麻秸，瓦内烧存性，出火毒，研末。以淡豆腐蘸食之。（《摘玄方》）聤耳出脓：白麻秸刮取一合，花胭脂一枚，为末。绵裹塞耳中。（《圣济总录》）

亚麻（宋《图经》）

【释名】鸦麻（《图经》）、壁虱胡麻（《纲目》）。

【集解】时珍曰：今陕西人亦种之，即壁虱胡麻也。其实亦可榨油点灯，气恶不堪食。其茎穗颇似荞蔚，子不同。

子

【气味】甘，微温，无毒。

【主治】大风疮癣(苏颂)。

大麻(《本经》上品)

【释名】火麻(《日用》)、黄麻(俗名)、汉麻(《尔雅翼》),雄者名枲麻(《诗疏》)、牡麻(同上),雌者名苴麻(同上)、荸麻(音孛)。花名麻蕡(《本经》)、麻勃。

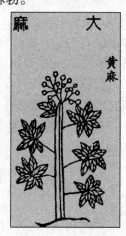

时珍曰:麻从两朩在广下,象屋下派麻之形也。朩音派,广音俨。余见下注。云汉麻者,以别胡麻也。

【正误】《本经》曰:麻蕡一名麻勃,麻花上勃勃者。七月七日采之良。麻子九月采。入土者损人。生太山川谷。

弘景曰:麻蕡即牡麻,牡麻则无实。今人作布及屦用之。

时珍曰:大麻即今火麻,亦曰黄麻。处处种之,剥麻收子。有雌有雄:雄者为枲,雌者为苴。大科如油麻。叶狭而长,状如益母草叶,一枝七叶或九叶。五、六月开细黄花成穗,随即结实,大如胡荽子,可取油。剥其皮作麻。其秸白而有棱,轻虚可为烛心。《齐民要术》云:麻子放勃时,拔去雄者。若未放勃,先拔之,则不成子也。其子黑而重,可捣治为烛。即此也。《本经》有麻蕡、麻子二条,谓蕡即麻勃,谓麻子入土者杀人。苏恭谓蕡是麻子,非花也。苏颂谓蕡、子、花为三物。疑而不决。谨按《吴普本草》云:麻勃一名麻花,味辛无毒。麻蓝一名麻蕡,一名青葛,味辛甘有毒。麻叶有毒,食之杀人。麻子中仁无毒,先藏地中者,食之杀人。据此说则麻勃是花,麻蕡是实,麻仁是实中仁也。普三国时人,去古未远,说甚分明。《神农本经》以花为蕡,以藏土入土杀人,其文皆传写脱误尔。陶氏及唐宋诸家,皆不考究而臆度疑似,可谓疏矣。今依吴氏改正于下。

麻勃

普曰:一名麻花。

时珍曰:观《齐民要术》有放勃时拔去雄者之文,则勃为花明矣。

【气味】辛,温,无毒。

甄权曰:苦,微热,无毒。畏牡蛎。入行血药,以䗪虫为之使。

【主治】一百二十种恶风,黑色遍身苦痒,逐诸风恶血,治女人经候不通(《药性》)。治健忘及金疮内漏(时珍)。

【发明】弘景曰:麻勃方药少用。术家合人参服之,逆知未来事。

时珍曰:按《范汪方》有治健忘方:七月七日收麻勃一升,人参二两,为末,蒸令气遍。每临卧服一刀圭,能尽知四方之事。此乃治健忘,服之能记四方事也。陶云逆知未来事,过言矣。又《外台》言生疔肿人,忌见麻勃,见之即死者,用胡麻、针砂、烛烬为末,醋和敷之。不知麻勃与疔何故相忌?亦如人有见漆即生疮者,此理皆不可晓。

【附方】旧一,新二。瘰疬初起:七月七日麻花、五月五日艾叶,等分,作炷,灸之百壮。(《外台秘要》)金疮内漏:麻勃一两,蒲黄二两,为末。酒服一钱匕,日三,夜一。(同上)风病麻木:麻花四两,草乌一两,炒存性为末,炼蜜调成膏。每服三分,白汤调下。

麻蕡

普曰:一名麻蓝,一名青葛。

时珍曰:此当是麻子连壳者,故《周礼》朝事之笾供蕡,《月令》食麻,与大麻可食、蕡可供稍有分别,壳有毒而仁无毒也。

【气味】辛,平,有毒。

普曰:神农:辛。雷公:甘。岐伯:有毒。畏牡蛎、白薇。

【主治】五劳七伤。多服,令人见鬼狂走(《本经》。诜曰:要见鬼者,取生麻子、菖蒲、鬼臼等分,杵丸弹子大。每朝向日服一丸。满百日即见鬼也)。利五脏。下血,寒气,破积止痹散脓。久服。通神明,轻身(《别录》)。

【附方】旧一。风癫百病:麻子四升,水六升,猛火煮令芽生,去滓煎取二升,空心服之。或发或不发,或多言语,勿怪之。但令人摩手足,顷定。进三剂愈。(《千金》)

麻仁

【修治】宗奭曰:麻仁极难去壳。取帛包置沸汤中,浸至冷出之。垂井中一夜,勿令着水。次日日中曝干,就新瓦上挼去壳,簸扬取仁,粒粒皆完。张仲景麻仁丸,即此大麻子中仁也。

【气味】甘,平,无毒。

诜曰:微寒。

普曰:先藏地中者,食之杀人。

士良曰:多食损血脉,滑精气,痿阳气。妇人多食即发带疾。畏牡蛎、白薇,恶茯苓。

【主治】补中益气。久服,肥健不老。神仙(《本经》)。治中风汗出,逐水气,利小便,破积血,复血脉,乳妇产后余疾。沐发,长润(《别录》)。下气,去风痹皮顽,令人心欢,炒香,浸小便,绞汁服之。妇人倒产,吞二七枚即正(藏器)。润五脏,利大肠风热结燥及热淋(士良)。补虚劳,逐一切风气,长肌肉,益毛发,通乳汁,止消渴,催生难产(《日华》)。取汁煮粥,去五脏风,润肺,治关节不通,发落(孟诜)。利女人经脉,调大肠下痢。涂诸疮癞,杀虫。取汁煮粥食,止呕逆(时珍)。

【发明】弘景曰:麻子中仁,合丸药并酿酒,大善。但性滑利。

刘完素曰:麻,木谷也而治风,同气相求也。

好古曰:麻仁,手阳明、足太阴药也。阳明病汗多、胃热、便难,三者皆燥也。故用之以通润也。

成无己曰:脾欲缓,急食甘以缓之。麻仁之甘,以缓脾润燥。

【附方】旧十九,新十九。服食法:麻子仁一升,白羊脂七两,蜜蜡五两,白蜜一合,和杵蒸食之，不饥耐老。（《食疗》）耐老益气，久服不饥：麻子仁二升，大豆一升，熬香为末，蜜丸。日二服。（《药性论》）大麻仁酒，治骨髓风毒疼痛，不可运动：用大麻仁水浸，取沉者一大升曝干，于银器中旋旋慢炒香熟，入木臼中捣至万杵，待细如白粉即止，平分为十帖。每用一帖，取家酿无灰酒一大碗，同麻粉，用柳槌蘸入砂盆中擂之，滤去壳，煎至减半。空腹温服一帖。轻者四五帖见效，甚者不出十帖，必失所苦，效不可言。（《篑中方》）麻子仁粥，治风水腹大，腰脐重痛，不可转动：用冬麻子半斤，研碎，水滤取汁，入粳米二合，煮稀粥，下葱、椒、盐豉。空心食。（《食医心镜》）老人风痹：麻子煮粥，上法食之。五淋涩痛：麻子煮粥，如上法食之。（同上）大便不通：麻子煮粥，如上法服之。（《肘后方》）麻子仁丸治脾约，大便秘而小便数：麻子仁二升，芍药半斤，厚朴一尺，大黄、枳实各一斤，杏仁一升，熬研，炼蜜丸梧桐子大。每以浆水下十丸，日三服。不知再加。（张仲景方）产后秘塞：许学士云：产后汗多则大便秘，难于用药，惟麻子苏子粥最稳。不惟产后可服，凡老人诸虚风秘，皆得力也。用大麻子仁、紫苏子各二合，洗净研细，再以水研，滤取汁一盏，分二次煮粥啜之。（《本事方》）产后瘀血不尽：麻子仁五升，酒一升渍一夜，明旦去滓温服一升，先食服不瘥，夜再服一升，不吐不下。不得与男子通一月，将养如初产法。（《千金方》）胎损腹痛：冬麻子一升，杵碎熬香，水二升煮汁，分服。（《心镜》）妊娠心痛烦闷：麻子仁一合（研），水二盏，煎六分，去滓服。（《圣惠》）月经不通：或两三月，或半年、一年者用麻子仁二升，桃仁二两，研匀，熟酒一升，浸一夜。日服一升。（《普济》）呕逆不止：麻仁三合杵熬，水研取汁，着少盐，吃立效。李谏议常用，极妙。

油

【主治】熬黑压油，敷头，治发落不生。煎熟，时时啜之，治硫黄毒发身热（时珍。出《千金方》、《外台秘要》）。

【附方】新一。尸咽痛痒：麻子烧取脂，酒调一钱服之。（《圣济总录》）

叶

【气味】辛，有毒。

【主治】捣汁服五合，下蛔虫；捣烂敷蝎毒，俱效（苏恭）。浸汤沐发长润，令白发不生。甄权曰：以叶一握，同子五升捣和，浸三日，去滓沐发。

【发明】时珍曰：按郭文《疮科心要》：乌金散治痈疽疔肿，时毒恶疮。方中用火麻头，同麻黄诸药发汗，则叶之有毒攻毒可知矣。《普济方》用之截疟，尤可推焉。

【附方】新二。治疟不止：火麻叶，不问荣枯，锅内文武火慢炒香，连锅取下，以纸盖之，令出汗尽，为末。临发前用茶或酒下。移病人原睡处，其状如醉，醒即愈。又方：火麻叶（如上法为末）一两，加缩砂、丁香、陈皮、木香各半两，酒糊丸梧子大。每酒、茶任下五七丸。能治诸疟，壮元气。（《普济方》）

黄麻

【主治】破血，通小便（时珍）。

【附方】新二。热淋胀痛：麻皮一两，炙甘草三分，水二盏，煎一盏服，日二，取效。（《圣惠方》）跌扑折伤疼痛：接骨方：黄麻（烧灰）、头发灰各一两，乳香五钱，为末。每服三钱，温酒下，立效。（王仲勉《经验方》）

麻根

【主治】捣汁或煮汁服，主瘀血石淋（陶弘景）。治产难衣不出，破血壅胀，带下崩中不止者，以水煮服之，效（苏恭）。治热淋下血不止，取三九枚，洗净，水五升，煮三升，分服，血止神验（《药性》）。根及叶捣汁服，治挝打瘀血，心腹满气短，及踠折骨痛不可忍者，皆效。无则以麻煮汁代之（苏颂。出韦宙《独行方》）。

沤麻汁

【主治】止消渴，治瘀血（苏恭）。

小麦（《别录》中品）

【校正】《拾遗》麦、苗并归为一。
【释名】来。
时珍曰：来亦作秾。许氏《说文》云：天降瑞麦，一来二莑，象芒刺之形，天所来也。如足行来，故麦字从来从夊。夊音绥，足行也。《诗》云："贻我来牟"是矣。又云：来象其实，夊象其根。《梵书》名麦曰迦师错。
【集解】颂曰：大、小麦秋种冬长，春秀夏实，具四时中和之气，故为五谷之贵。地暖处亦可春种，至夏便收。然比秋种者，四气不足，故有毒。

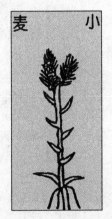

时珍曰：北人种麦漫撒，南人种麦撮撒。北麦皮薄面多，南麦反此。或云：收麦以蚕沙和之，辟蠹。或云：立秋前以苍耳剉碎同晒收，亦不蛀。秋后则虫已生矣。盖麦性恶湿，故久雨水潦，即多不熟也。

小麦

【气味】甘，微寒，无毒。入少阴、太阳之经。
甄权曰：平，有小毒。
恭曰：小麦作汤，不许皮坼。坼则性温，不能消热止烦也。
藏器曰：小麦秋种夏熟，受四时气足，兼有寒热温凉。故麦凉、曲温、麸冷、面热，宜其然也。河渭之西，白麦面亦凉，以其春种，阙二气也。
时珍曰：新麦性热，陈麦平和。
【主治】除客热，止烦渴咽燥，利小便，养肝气，止漏血唾血。令女人易孕（《别录》）。

养心气,心病宜食之(思邈)。煎汤饮,治暴淋(宗奭)。熬末服,杀肠中蛔虫(《药性》)。陈者煎汤饮,止虚汗。烧存性,油调,涂诸疮汤火伤灼(时珍)。

【发明】时珍曰:按《素问》云:麦属火,心之谷也。郑玄云:麦有孚甲,属木。许慎云:麦属金,金王而生,火王而死。三说各异。而《别录》云:麦养肝气,与郑说合。孙思邈云:麦养心气,与《素问》合。夷考其功,除烦、止渴、收汗、利溲、止血,皆心之病也,当以《素问》为准。盖许以时,郑以形,而《素问》以功性,故立论不同尔。

震亨曰:饥年用小麦代谷,须晒燥,以少水润,舂去皮,煮为饭食,可免面热之患。

【附方】旧二,新五。消渴心烦:用小麦作饭及粥食。(《心镜》)老人五淋,身热腹满:小麦一升,通草二两,水三升,煮一升,饮之即愈。(《奉亲书》)项下瘿气:用小麦一升,醋一升,渍之,晒干为末。以海藻洗,研末三两,和匀。每以酒服方寸匕,日三。(《小品》)眉炼头疮:用小麦烧存性,为末。油调敷。(《儒门事亲》)白癜风癣:用小麦摊石上,烧铁物压出油,搽之甚效。(《医学正传》)汤火伤灼,未成疮者:用小麦炒黑,研入腻粉,油调涂之。勿犯冷水,必致烂。(《袖珍方》)金疮肠出:用小麦五升,水九升,煮取四升,绵滤取汁,待极冷。令病人卧席上,含汁噀之,肠渐入。噀其背。并勿令病人知,及多人见,傍人语,即肠不入也。乃抬席四角轻摇,使肠自入。十日中,但略食糜物。慎勿惊动,即杀人。(《刘涓子鬼遗方》)

浮麦(即水淘浮起者,焙用)。

【气味】甘、咸,寒,无毒。

【主治】益气除热,止自汗盗汗,骨蒸虚热,妇人劳热(时珍)。

麦麸

【主治】时疾热疮,汤火疮烂,扑损伤折瘀血,醋炒罨贴之(《日华》)。和面作饼,止泄痢,调中去热健人。以醋拌蒸热,袋盛,包熨人马冷失腰脚伤折处,止痛散血(藏器)。醋蒸,熨手足风湿痹痛,寒湿脚气,互易至汗出,并良。末服,止虚汗(时珍)。

【发明】时珍曰:麸乃麦皮也。与浮麦同性,而止汗之功次于浮麦,盖浮麦无肉也。凡人身体疼痛及疮疡肿烂沾渍,或小儿暑月出痘疮,溃烂不能着席睡卧者,并用夹褥盛麸缝合藉卧,性凉而软,诚妙法也。

【附方】新七。虚汗盗汗:《卫生宝鉴》:用浮小麦(文武火炒),为末。每服二钱半,米饮下,日三服。或煎汤代茶饮。一方:以猪觜唇煮熟切片,蘸食亦良。产后虚汗:小麦麸、牡蛎等分,为末。以猪肉汁调服二钱,日二服。(胡氏《妇人方》)走气作痛:用釅醋拌麸皮炒热,袋盛熨之。(《生生编》)灭诸瘢痕:春夏用大麦麸,秋冬用小麦麸,筛粉和酥敷之。(《总录》)小儿眉疮:小麦麸炒黑,研末,酒调敷之。小便尿血:面麸炒香,以肥猪肉蘸食之。《集玄》。

面

【气味】甘,温,有微毒。不能消热止烦(《别录》)。

大明曰：性壅热，小动风气，发丹石毒。

思邈曰：多食，长宿游，加客气。畏汉椒、萝卜。

【主治】补虚。久食，实人肤体，厚肠胃，强气力（藏器）。养气，补不足，助五脏（《日华》）。水调服，治人中暑，马病肺热（宗奭）。敷痈肿损伤，散血止痛。生食，利大肠。水调服，止鼻衄吐血（时珍）。

【附方】旧六，新二十三。热渴心闷：温水一盏，调面一两，饮之。（《圣济总录》）中暍卒死：井水和面一大抄，服之。（《千金》）夜出盗汗：麦面作弹丸，空心、卧时煮食之。次早服妙香散一帖取效。内损吐血：飞罗面略炒，以京墨汁或藕节汁，调服二钱。（《医学集成》）大衄血出：口耳皆出者。用白面入盐少许，冷水调服三钱。（《普济方》）中蛊吐血：小麦面二合，水调服。半日当下出。（《广记》）呕哕不止：醋和面，作弹丸二三十枚，以沸汤煮熟，漉出投浆水中，待温吞三、两枚。哕定，即不用再吞。未定，至晚再吞。（《兵部手集》）寒痢白色：炒面，每以方寸匕入粥中食之。能疗日泻百行，师不救者。（《外台》）泄痢不固：白面一斤，炒焦黄。每日空心温水服一二匙。（《正要》）诸疟久疟：用三姓人家寒食面各一合，五月五日午时采青蒿，搏自然汁，和丸绿豆大。临发日早，无根水一丸。一方：加炒黄丹少许。（《德生堂》）头皮虚肿，薄如蒸饼，状如裹水：以口嚼面敷之良。（《梅师方》）咽喉肿痛，卒不下食：白面和醋，涂喉外肿处。（《普济方》）妇人吹奶：水调面煮糊，欲熟，即投无灰酒一盏，搅匀热饮。令人徐徐按之，药行即瘳。（《经验方》）乳痈不消：白面半斤炒黄，醋煮为糊，涂之即消。（《圣惠方》）破伤风病：白面、烧盐各一撮。新水调，涂之。（《普济方》）金疮血出不止：用生面干敷，五七日且口愈。（《蔺氏经验方》）远行脚跣成泡者：水调生面涂之，一夜即平。（《海上》）折伤瘀损：白面、栀子仁同捣，以水调，敷之即散。火燎成疮：炒面，入栀子仁末，和油敷之。（《千金》）疮中恶肉：寒食面二两，巴豆五分。水和作饼，烧末掺之。（《仙传外科》）白秃头疮：白面、豆豉和研，酢和敷之。（《普济方》）小儿口疮：寒食面五钱，硝石七钱，水调半钱，涂足心，男左女右。（《普济方》）妇人断产：白面一升，酒一升，煮沸去渣，分三服。经水至时前日夜、次日早及天明服之。阴冷闷痛，渐入腹肿满：醋和面熨之。（《千金方》）一切漏疮：盐、面和团，烧研敷之。（《千金方》）瘰疬出汗，生手足肩背，累累如赤豆：剥净，以酒和面敷之。（《千金方》）一切疔肿：面和腊猪脂封之良。（《梅师方》）伤米食积：白面一两，白酒曲二丸，炒为末。每服二匙，白汤调下。如伤肉食，山楂汤下。（《简便方》）

麦粉

【气味】甘，凉，无毒。

【主治】补中，益气脉，和五脏，调经络。又炒一合，汤服，断下痢（孟诜）。醋熬成膏，消一切痈肿、汤火伤（时珍）。

【发明】时珍曰：麦粉乃是麸面，面洗筋澄出浆粉。今人浆衣多用之，古方鲜用。按万表《积善堂方》云：乌龙膏：治一切痈肿发背，无名肿毒，初发掀热未破者，取效如神。用隔年小粉，愈久者愈佳，以锅炒之。初炒如饧，久炒则干，成黄黑色，冷定研末。陈米醋调成糊.熬如黑漆,瓷罐收之。用时摊纸上,剪孔贴之,即如冰冷,疼痛即止。少顷觉痒,干亦不能动。久则肿毒自消,药力亦尽而脱落,甚妙。此方苏州杜水庵所传,屡用有验。药易而功大,济生者宜收藏之。

面筋

【气味】甘,凉,无毒。

【主治】解热和中,劳热人宜煮食之(时珍)。宽中益气(宁原)。

【发明】时珍曰:面筋,以麸与面水中揉洗而成者。古人罕知,今为素食要物,煮食甚良。今人多以油炒,则性热矣。

宗奭曰:生嚼白面成筋,可粘禽、虫。

麦麨(即糗也。以麦蒸,磨成屑)

【气味】甘,微寒,无毒。

【主治】消渴,止烦(《蜀本》)。

麦苗(《拾遗》)

【气味】辛,寒,无毒。

【主治】消酒毒暴热,酒疸目黄,并捣烂绞汁日饮之。又解蛊毒,煮汁滤服(藏器)。除烦闷,解时疾狂热,退胸膈热,利小肠。作齑食,甚益颜色(《日华》)。

麦奴

藏器曰:麦穗将熟时,上有黑霉者也。

【主治】热烦,天行热毒。解丹石毒(藏器)。治阳毒温毒,热极发狂大渴,及温疟(时珍)。

【发明】时珍曰:朱肱《南阳活人书》:治阳毒温毒热极发狂发斑大渴倍常者,用黑奴丸,水化服一丸,汗出或微利即愈。其方用小麦奴、梁上尘、釜底煤、灶突墨,同黄芩、麻黄、硝、黄等分为末,蜜丸弹子大。盖取火化者从治之义也。麦乃心之谷,属火,而奴则麦实将成,为湿热所蒸,上黑霉者,与釜煤、灶墨同一理也。其方出陈延之《小品方》,名麦奴丸,初虞世《古今录验》名高堂丸、水解丸,诚救急良药也。

秆

【主治】烧灰,人去疣痣、蚀恶肉膏中用(时珍)。

大麦(《别录》中品)

【释名】牟麦。

时珍曰:麦之苗粒皆大于来,故得大名。牟亦大也。通作麰。

【集解】弘景曰：今稞麦一名牟麦，似矿麦，惟皮薄尔。

颂曰：大麦今南北皆能种莳。矿麦有二种：一种类小麦而大，一种类大麦而大。

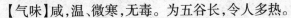

时珍曰：大、矿二麦，注者不一。按《吴普本草》：大麦一名矿麦，五谷之长也。王祯《农书》云：青稞有大、小二种，似大、小麦，而粒大皮薄，多面无麸，西人种之，不过与大、小麦异名而已。郭义恭《广志》云：大麦有黑矿麦。有稞麦（出凉州，似大麦）。有赤麦（赤色而肥）。据此则矿麦是大麦中一种皮厚而青色者也。大抵是一类异种，如粟、粳之种近百，总是一类，但方土有不同尔。故二麦主治不甚相远。大麦亦有粘者，名糯麦，可以酿酒。

【气味】咸、温、微寒，无毒。为五谷长，令人多热。

诜曰：暴食似脚弱，为下气故也。久服宜人。熟则有益，带生则冷而损人。石蜜为之使。

【主治】消渴除热，益气调中（《别录》）。补虚劣，壮血脉，益颜色，实五脏，化谷食，止泄，不动风气。久食，令人肥白，滑肌肤。为面，胜于小麦，无躁热（士良）。面：平胃止渴，消食疗胀满（苏恭）。久食，头发不白。和针砂、没石子等，染发黑色（孟诜）。宽胸下气，凉血，消积进食（时珍）。

【发明】宗奭曰：大麦性平凉滑腻。有人患缠喉风，食不能下。用此面作稀糊，令咽以助胃气而平。三伏中，朝廷作麨，以赐臣下。

震亨曰：大麦初熟，人多炒食。此物有火，能生热病，人不知也。

时珍曰：大麦作饭食，响而有益。煮粥甚滑。磨面作酱甚甘美。

【附方】旧三，新六。食饱烦胀，但欲卧者：大麦面熬微香，每白汤服方寸匕，佳。（《肘后方》）膜外水气：大麦面、甘遂末各半两，水和作饼，炙熟食，取利。（《总录》）小儿伤乳，腹胀烦闷欲睡：大麦面生用，水调一钱服。白面微炒亦可。（《保幼大全》）螳蜋尿疮：大麦嚼敷之，日三上。（《伤寒类要》）肿毒已破：青大麦（去须，炒），暴花为末，敷之。成靥，揭去又敷。数次即愈。麦芒入目：大麦煮汁洗之，即出。（孙真人方）汤火伤灼：大麦炒黑，研末，油调搽之。被伤肠出：以大麦粥汁洗肠推入，但饮米糜，百日乃可。

麦蘖（见蘖米下）。

苗

【主治】诸黄，利小便，杵汁日日服（《类要》）。冬月面目手足皲瘃，煮汁洗之（《时珍》）。

【附方】新一。小便不通：陈大麦秸，煎浓汁，频服。（《简便方》）

大麦奴

【主治】解热疾，消药毒（藏器）。

矿麦(音矿。《别录》中品)

【释名】时珍曰:矿之壳厚而粗矿也。

【集解】弘景曰:矿麦是马所食者。服食家并食大、矿二麦,令人轻健。

时珍曰:矿麦有二种:一类小麦而大,一类大麦而大。

颂曰:矿麦,即大麦一种皮厚者。陈藏器谓即大麦之连壳者,非也。按《别录》自有矿麦功用,其皮岂可食乎?详大麦下。

【气味】甘,微寒,无毒。

弘景曰:此麦性热而云微寒,恐是作屑与合壳异也。

恭曰:矿麦性寒,陶云性热,非矣。江东少有故也。

大明曰:暴食似动冷气,久即益人。

【主治】轻身除热。久服,令人多力健行。作蘖,温中消食(《别录》)。补中,不动风气。作饼食,良(萧炳)。

【发明】时珍曰:《别录》麦蘖附见矿麦下,而大麦下无之,则作蘖当以矿为良也。今人通用,不复分别矣。

雀麦(《唐本草》)

【校正】自草部移入此。

【释名】燕麦(《唐本》)、苍(音药)、杜姥草(《外台》)、牛星草。

时珍曰:此野麦也。燕雀所食,故名。《日华本草》谓此为瞿麦者,非矣。

【集解】恭曰:雀麦在处有之,生故墟野林下。苗叶似小麦而弱,其实似矿麦而细。

【附方】旧三。胎死腹中,胞衣不下上抢心:用雀麦一把,水五升,煮二升,温服。(《子母秘录》)齿䘌并虫,积年不瘥,从少至老者:用雀麦,一名杜姥草,俗名牛星草。用苦瓠叶三十枚,洗净。取草剪长二寸,以瓠叶作五包包之,广一寸,厚五分。以三年酢渍之。至日中,以两包火中炮令热,纳口中,熨齿外边,冷更易之。取包置水中解视,即有虫长三分。老者黄色,少者白色。多即二三十枚,少即一二十枚。此方甚妙。(《外台秘要》)

米

【气味】甘,平,无毒。

【主治】充饥滑肠(时珍)。

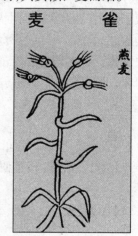

雀麦

燕麦

苗

【气味】甘，平，无毒。

【主治】女人产不出，煮汁饮之（苏恭）。

荞麦（宋《嘉祐》）

【释名】荍麦（音翘）、乌麦（吴瑞）、花荞。

时珍曰：荞麦之茎弱而翘然，易长易收，磨面如麦，故曰荞曰荍，而与麦同名也。俗亦呼为甜荞，以别苦荞。杨慎《丹铅录》，指乌麦为燕麦，盖未读《日用本草》也。

【集解】炳曰：荞麦作饭，须蒸使气馏，烈日曝令开口，舂取米仁作之。

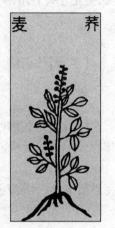

时珍曰：荞麦南北皆有。立秋前后下种，八、九月收刈，性最畏霜。苗高一二尺，赤茎绿叶，如乌桕树叶。开小白花，繁密粲粲然。结实累累如羊蹄，实有三棱，老则乌黑色。王祯《农书》云：北方多种。磨而为面，作煎饼，配蒜食。或作汤饼，谓之河漏，以供常食，滑细如粉，亚于麦面。南方亦种，但作粉饵食，乃农家居冬谷也。

【气味】甘，平，寒，无毒。

思邈曰：酸，微寒。食之难消。久食动风，令人头眩。作面和猪、羊肉热食，不过八、九顿，即患热风，须眉脱落，还生亦希。泾、邠以北，多此疾。又不可合黄鱼食。

【主治】实肠胃，益气力，续精神，能炼五脏滓秽（孟诜）。作饭食，压丹石毒，甚良（萧炳）。以醋调粉。涂小儿丹毒赤肿热疮（吴瑞）。降气宽肠，磨积滞，消热肿风痛，除白浊白带，脾积泄泻。以沙糖水调炒面二钱服，治痢疾。炒焦，热水冲服，治绞肠沙痛（时珍）。

【发明】颖曰：本草言荞麦能炼五脏滓秽。俗言一年沉积在肠胃者，食之亦消去也。

时珍曰：荞麦最降气宽肠，故能炼肠胃滓滞，而治浊带泄痢腹痛上气之疾，气盛有湿热者宜之。若脾胃虚寒人食之，则大脱元气而落须眉，非所宜矣。孟诜云：益气力者，殆未然也。按杨起《简便方》云：肚腹微微作痛，出即泻，泻亦不多，日夜数行者。用荞麦面一味作饭，连食三、四次即愈。予壮年患此两月，瘦怯尤甚。用消食化气药俱不效，一僧授此而愈，转用皆效，此可征其炼积滞之功矣。《普济》治小儿天吊及历节风方中亦用之。

【附方】新十六。咳嗽上气：荞麦粉四两，茶末二钱，生蜜二两，水一碗，顺手搅千下。饮之，良久下气不止，即愈。（《儒门事亲》）十水肿喘：生大戟一钱，荞麦面二钱，水和作饼，炙熟为末。空心茶服，以大小便利为度。（《圣惠》）男子白浊：魏元君济生丹：用荍麦炒焦为末，鸡子白和，丸梧子大。每服五十丸，盐汤下，日三服。赤白带下：方同上。禁口痢疾：荞寿面每服二钱，沙糖水调下。（坦仙方）痈疽发背，一切肿毒：荍麦面、硫黄各二两，为末，井华水和作饼，晒收。每用一饼，磨水敷之。痛则令不痛，不痛则令痛，即愈。

（《直指》）疮头黑凹：荞麦面煮食之，即发起。（《直指》）痘疮溃烂：用荞麦粉频频敷之。（《痘疹方》）汤火伤灼：用荞麦面，炒黄研末，水和敷之，如神。（《奇效方》）蛇盘瘰疬，围接项上：用荞麦（炒去壳）、海藻、白僵蚕（炒去丝）等分，为末。白梅浸汤，取肉减半，和丸绿豆大。每服六七十丸，食后、临卧米饮下，日五服。其毒当从大便泄去。若与淡菜连服尤好。淡菜生于海藻上，亦治此也。忌豆腐、鸡、羊、酒、面。（阮氏方）积聚败血：通仙散：治男子败积，女人败血，不动真气。用荍麦面三钱，大黄二钱半，为末。卧时酒调服之。（《多能鄙事》）头风畏冷：李楼云：一人头风，首裹重绵，三十年不愈。予以荞麦粉二升，水调作二饼，更互合头上，微汗即愈。

叶

【主治】作茹食，下气，利耳目。多食即微泄（士良。孙思邈曰：生食，动刺风，令人身痒）。

秸

【主治】烧灰淋汁取碱熬干，同石灰等分，蜜收。能烂痈疽，蚀恶肉，去靥痣，最良。穰作荐，辟壁虱（时珍。《日华》曰：烧灰淋汁，洗六畜疮，并驴、马躁蹄）。

【附方】新二。噎食：荞麦秸（烧灰淋汁，入锅内煎取白霜）一钱，入蓬砂一钱。研末。每酒服半钱。（《海上方》）壁虱蜈蚣：荞麦秸作荐，并烧烟熏之。

苦荞麦（《纲目》）

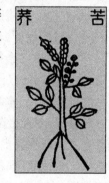

荞苦

【集解】时珍曰：苦荞出南方，春社前后种之。茎青多枝，叶似荞麦而尖，开花带绿色，结实亦似荞麦，稍尖而棱角不峭。其味苦恶，农家磨捣为粉，蒸使气馏，滴去黄汁，乃可作为糕饵食之，色如猪肝。谷之下者，聊济荒尔。

【气味】甘、苦，温，有小毒。

时珍曰：多食伤胃，发风动气，能发诸病，黄疾人尤当禁之。

【附方】新一。明目枕：苦荞皮、黑豆皮、绿豆皮、决明子、菊花，同作枕，至老明目。（邓才《杂兴》）

稻（《别录》下品）

【释名】稌（音杜）、糯（亦作稬）。

时珍曰：稻稌者，粳、糯之通称。《物理论》所谓"稻者溉种之总称"是矣。本草则专指糯以为稻也。稻从舀（音函），象人在臼上治稻之义。稌则方言稻音之转尔。其性粘软，故谓之糯。

颖曰：糯米缓筋，令人多睡，其性懦也。

【集解】弘景曰：道家方药有稻米、粳米俱用者，此则两物也。稻米自如霜，江东无此，故通呼粳为稻耳，不知色类复云何也？

时珍曰：糯稻，南方水田多种之。其性粘，可以酿酒，可以为粢，可以蒸糕，可以熬饧，可以炒食。其类亦多，其谷壳有红、白二色，或有毛，或无毛。其米亦有赤、白二色，赤者酒多糟少，一种粒白如霜，长三四分者。《齐民要术》糯有九格、雉木、大黄、马首、虎皮、火色等名是矣。古人酿酒多用秫，故诸说论糯稻，往往费辩也。秫乃糯粟，见本条。

稻米

【气味】苦，温，无毒。

思邈曰：味甘。宗奭曰：性温。

颂曰：糯米性寒，作酒则热，糟乃温平，亦如大豆与豉、酱之性不同也。

诜曰：凉。发风动气，使人多睡，不可多食。

藏器曰：久食令人身软，缓人筋也。小猫、犬食之，亦脚屈不能行。马食之，足重。妊妇杂肉食之，令子不利。

萧炳曰：拥诸经络气，使四肢不收，发风昏昏。

士良曰：久食发心悸，及痈疽疮疖中痛。合酒食之，醉难醒。

时珍曰：糯性粘滞难化，小儿、病人最宜忌之。

【主治】作饭温中，令人多热，大便坚（《别录》）。能行营卫中血积，解芫青、斑蝥毒（士良）。益气止泄（思邈）。补中益气。止霍乱后吐逆不止，以一合研水服之（大明）。以骆驼脂作煎饼食，主痔疾（萧炳）。作糜一斗食，主消渴（藏器）。暖脾胃，止虚寒泄痢，缩小便，收自汗，发痘疮（时珍）。

【发明】思邈曰：糯米味甘，脾之谷也，脾病宜食之。

杨士瀛曰：痘疹用粳米，取其解毒，能酿而发之也。

时珍曰：糯米性温，酿酒则热，熬饧尤甚，故脾肺虚寒者宜之。若素有痰热风病，及脾病不能转输，食之最能发病成积。孟诜、苏颂或言其性凉、性寒者，谬说也。《别录》已谓其温中坚大便，令人多热，是岂寒凉者乎？今人冷泄者，炒食即止。老人小便数者，作粢糕或丸子，夜食亦止。其温肺暖脾可验矣。痘证用之，亦取此义。

【附方】旧五，新十六。霍乱烦渴不止：糯米三合，水五升，蜜一合，研汁分服，或煮汁服。（杨氏《产乳》）消渴饮水：方同上。三消渴病：梅花汤：用糯谷（炒出白花）、桑根白皮等分。每用一两，水二碗，煎汁饮之。（《三因方》）下痢禁口：糯谷一升（炒出白花去壳，用姜汁拌湿再炒），为末。每服一匙，汤下，三服即止。（《经验良方》）久泄食减：糯米一升。水浸一宿沥干，慢炒熟，磨筛，入怀庆山药一两。每日清晨用半盏，入砂糖二匙，胡椒末少许，以极滚汤调食。其味极佳，大有滋补。久服令人精暖有子，秘方也。（《松篁经验方》）鼻衄不止，服药不应：独圣散：用糯米微炒黄，为末。每服二钱，新汲水调下。仍吹少许入鼻中。（《简要济众方》）劳心吐血：糯米半两，莲子心七枚，为末，酒服。孙仲盈云：曾用多效。或以墨汁作丸服之。（《澹寮》）自汗不止：糯米、小麦麸同炒，为末。每服三钱，米饮下。或煮猪肉点食。小便白浊：白糯丸：治人夜小便脚停白浊，老人、虚人多此证，令人卒死，大能耗人精液，主头昏重。用糯米五升（炒赤黑），白芷一两，为末，糯粉糊丸梧子大。每服五十丸，木馒头煎汤下。无此，用《局方》补肾汤下。若后生禀赋怯弱，房室太过，小便太多，水管塞涩，小便如膏脂，入石菖蒲、牡蛎粉甚效。（《经验良方》）女人白淫：糙糯米、花椒等分。炒为末，醋糊丸梧子大。每服三、四十丸，食前醋汤下。（杨起《简便方》）胎动不安，下黄水：用糯米一合，黄芪、芎劳各五钱，水一升，煎八合，分服。（《产宝》）小儿头疮：糯米饭烧灰，入轻粉，清油调敷。（《普济方》）缠蛇丹毒：糯米粉和盐，嚼涂之。（《济急方》）打扑伤损诸疮：寒食日浸糯米，逐日易水，至小满取出，日干为末，用水调涂之。（《便民图纂》）金疮痈肿，及竹木签刺等毒：用糯米三升，于端午前四十九日，以冷水浸之，一日两换水，轻淘转，勿令搅碎。至端午日取出阴干，绢袋盛，挂通风处。每用旋取，炒黑为末，冷水调如膏药，随疮大小，裹定疮口，外以布包定勿动，直候疮瘥。若金疮犯生水作脓肿甚者，急裹一二食久，即不作脓肿也。若痈疽初发，才觉焮肿，急贴之，一夜便消。（《灵苑方》）喉痹吒腮：用前膏贴项下及肿处，一夜便消。干即换之，常令湿为妙。竹木签刺：用前膏贴之，一夜刺出在药内也。颠犬咬伤：糯米一合，斑蝥七枚同炒，蝥黄去之；再入七枚，再炒黄去之；又入七枚，待米出烟，去蝥为末。油调敷之，小便利下佳。（《医方大成》）荒年代粮：稻米一斗淘汰，百蒸百曝，捣末。日食一飧，以水调之。服至三十日止，可一年不食。（《肘后》）虚劳不足：糯米，入猪肚内蒸干，捣作丸子，日日服之。腰痛虚寒：糯米二升，炒熟，袋盛，拴靠痛处。内以八角茴香研酒服。（谈野翁《试验方》）

米泔

【气味】甘，凉，无毒。

【主治】益气，止烦渴霍乱，解毒。食鸭肉不消者，顿饮一盏，即消（时珍）。

【附方】旧一。烦渴不止：糯米泔任意饮之，即定。研汁亦可。（《外台》）

糯稻花

【主治】阴干，入揩牙、乌须方用（时珍）。

稻穰（即稻秆）

【气味】辛、甘，热，无毒。

【主治】黄病如金色，煮汁浸之；仍以谷芒炒黄为末，酒服（藏器）。烧灰，治坠扑伤损（苏颂）。烧灰浸水饮，止消渴。淋汁，浸肠痔。接穰藉靴鞋，暖足，去寒湿气（时珍）。

【发明】颂曰：稻秆灰方，出刘禹锡《传信方》。云：湖南李从事坠马扑伤损，用稻秆烧灰，以新熟酒连糟入盐和，淋取汁，淋痛处，立瘥也。

时珍曰：稻穰煮治作纸，嫩心取以为蓑，皆大为民利。其纸不可贴疮，能烂肉。按《江湖纪闻》云：有人壁虱入耳，头痛不可忍，百药不效。用稻秆灰煎汁灌入，即死而出也。

【附方】旧一，新八。消渴饮水：取稻穰中心烧灰。每以汤浸一合，澄清饮之。（危氏）喉痹肿痛：稻草烧取墨烟，醋调吹鼻中，或灌入喉中，滚出痰，立愈。（《普济》）热病余毒，攻手足疼痛欲脱：用稻穰灰，煮汁渍之。（《肘后方》）下血成痔：稻藁烧灰淋汁，热渍三五度，瘥。（崔氏《纂要》）汤火伤疮：用稻草灰，冷水淘七遍，带湿摊上，干即易。若疮湿者，焙干油敷，二三次可愈。（《卫生易简方》）恶虫入耳：香油合稻秆灰汁，滴入之。（《圣济总录》）噎食不下：赤稻细梢，烧灰，滚汤一碗，隔绢淋汁三次，取汁，入丁香一枚，白豆蔻半枚，米一盏，煮粥食，神效。（《摘玄妙方》）小便白浊：糯稻草，煎浓汁，露一夜，服之。（同上）解砒石毒：稻草烧灰，淋汁，调青黛三钱服。（《医方摘要》）

谷颖（谷芒也。作稳，非。）

【主治】黄病，为末酒服。（藏器）又解蛊毒，煎汁饮（《日华》）。

糯糠

【主治】齿黄，烧取白灰，旦旦擦之（时珍）。

粳（音庚。《别录》中品）

【释名】秔（与粳同）。

时珍曰：粳乃谷稻之总名也，有早、中、晚三收。诸本草独以晚稻为粳者，非矣。粘者为糯不粘者为粳。糯者懦也，粳者硬也。但入解热药，以晚粳为良尔。

【集解】弘景曰：粳米，即今人常食之米，但有白、赤、小、大异族四、五种，犹同一类也。可作廪米。

时珍曰：粳有水、旱二稻。南方土下涂泥，多宜水稻。北方地平，惟泽土宜旱稻。西南夷亦有烧山地为畬田种早稻者，谓之火米。古者惟下种成畦，故祭祀谓稻为嘉蔬，今人皆拔秧栽插矣。其种近百，名各不同，俱随土地所宜也。其谷之光、芒、长、短、大、细，百不同也。其米之赤、白、紫、乌、坚、松、香、否，不同也。其性之温、凉、寒、热，亦因土产形色而异也。真腊有水稻，高丈许，随水而长。南方有一岁再熟之稻。苏颂之香粳，长白如玉，可充御贡。皆粳之稍异者也。

粳米

【气味】甘、苦，平，无毒。

思邈曰：生者寒，燔者热。

时珍曰：北粳凉，南粳温。赤粳热，白粳凉，晚白粳寒。新粳热，陈粳凉。凡人嗜生米，久成米瘕，治之以鸡屎白。

颖曰：新米乍食，动风气。陈者下气，病人尤宜。

诜曰：常食干粳饭，令人热中，唇口干。不可同马肉食，发痼疾。不可和苍耳食，令人卒心痛，急烧仓米灰和蜜浆服之，不尔即死。

【主治】益气，止烦止渴止泄（《别录》）。温中，和胃气，长肌肉（《蜀本》）。补中，壮筋骨,益肠胃(《日华》)。煮汁,主心痛,止渴,断热毒下痢(孟诜)。合芡实作粥食,益精强志,聪耳明目(好古)。通血脉,和五脏,好颜色(时珍。出《养生集要》)。常食干粳饭,令人不噎(孙思邈)。

【附方】旧二,新十。霍乱吐泻,烦渴欲绝:用粳米二合研粉,入水二盏研汁,和淡竹沥一合,顿服。(《普济》)赤痢热躁:粳米半升,水研取汁,入油瓷瓶中,蜡纸封口,沉井底一夜,平旦服之。吴内翰家乳母病此,服之有效。(《普济方》)自汗不止:粳米粉绢包,频频扑之。五种尸病:粳米二升,水六升,煮一沸服,日三。(《肘后》)卒心气痛:粳米二升。水六升,煮六七沸,服。(《肘后方》)米瘕嗜米,有人好哑米,久则成瘕,不得米则吐出清水,得米即止,米不消化,久亦毙人:用白米五合,鸡屎一升,同炒焦为末。水一升,顿服。少时吐出症,如研米汁,或白沫淡水,乃愈也。(《千金方》)小儿初生三日,应开肠胃、助谷神者:碎米浓作汁饮,如乳酪,频以豆许与儿饮之。二七日可与哺,慎不得与杂药也。(《肘后方》)初生无皮色赤,但有红肉,乃受胎未足也:用早白米粉扑之,肌肤自生。(《普济方》)小儿甜疮,生于面耳:令母频嚼白米,卧时涂之。不过三五次,即愈。荒年辟谷:粳米一斗,酒三升渍之,曝干又渍,酒尽止。取出稍食之,可辟三十日。足一斛三升,辟谷一年。(《肘后方》)胎动腹痛,急下黄汁:用粳米五升,黄芪六两,水七升,煎二升,分四服。(《圣惠》)赤根疔肿:白粉熬黑,和蜜敷之。(《千金方》)

淅二泔

【释名】米泔。

时珍曰:淅,音锡,洗米也。泔,汁也。泔,甘汁也。第二次者,清而可用,故曰淅二泔。

【气味】甘,寒,无毒。

【主治】清热,止烦渴,利小便,凉血(时珍)。

【发明】戴原礼曰:风热赤眼,以淅二泔睡时冷调洗肝散、菊花散之类,服之。

【附方】新四。吐血不止:陈红米泔水,温服一钟,日三次。(《普济方》)鼻出衄血:频饮淅二泔,仍以真麻油或萝卜汁滴入之。(《证治要诀》)鼻上酒齄:以淅二泔食后冷饮。外以硫黄入大菜头内,煨碾涂之。(《证治要诀》)服药过剂,闷乱者:粳米淅饮之。(《外台》)

炒米汤

【主治】益胃除湿。不去火毒,令人作渴(时珍)。

粳谷奴(谷穗煤黑者)

【主治】走马喉痹,烧研,酒服方寸匕,立效(时珍。出《千金》)。

禾秆

【主治】解砒毒,烧灰,新汲水淋汁滤清,冷服一碗,毒当下出(时珍。出《卫生易简方》)。

籼(音仙。《纲目》)

【释名】占稻(《纲目》)、早稻。

时珍曰:籼,亦粳属之先熟而鲜明之者,故谓之籼。种自占城国,故谓之占。俗作粘者,非矣。

【集解】时珍曰:籼似粳而粒小,始自闽人,得种于占城国。宋真宗遣使就闽取三万斛,分给诸道为种,故今各处皆有之。高仰处俱可种,其熟最早,六、七月可收。品类亦多,有赤、白二色,与粳大同小异。

籼米

【气味】甘,温,无毒。

【主治】温中益气,养胃和脾,除湿止泄(时珍)。

秆

【主治】反胃,烧灰淋汁温服,令吐。盖胃中有虫,能杀之也(《普济》)。

本草纲目谷部第二十三卷

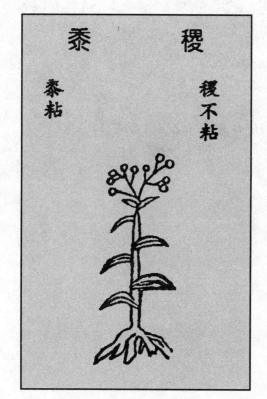

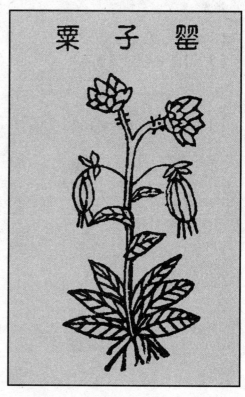

本草纲目谷部第二十三卷

稷（《别录》下品）

【释名】穄（音祭）、粢（音咨）。

时珍曰：稷，从禾从畟，畟音即，谐声也。又进力治稼也。《诗》云畟畟良耜是矣。种稷者必畟畟进力也。南人承北音，呼稷为穄，谓其米可供祭也。《礼记》：祭宗庙稷曰明粢。《尔雅》云：粢，稷也。罗愿云：稷、穄、粢皆一物，语音之轻重耳。赤者名虋，白者名芑，黑者名秬。注见黍下。

【正误】吴瑞曰：稷苗似芦，粒亦大，南人呼为芦穄。孙炎《正义》云：稷即粟也。

时珍曰：稷黍之苗虽颇似粟，而结子不同。粟穗丛聚攒簇，稷黍之粒疏散成枝。孙氏谓稷为粟，误矣。芦穄即蜀黍也，其茎苗高大如芦。而今之祭祀者，不知稷即黍之不粘者，往往以芦穄为稷，故吴氏亦袭其误也。今并正之。

稷米

【气味】甘，寒，无毒。

诜曰：多食，发三十六种冷病气。不与瓠子同食，发冷病，但饮黍穰汁即瘥。又不可与附子同服。

【主治】益气，补不足（《别录》）。治热，压丹石毒发热，解苦瓠毒（《日华》）。作饭食，安中利胃宜脾（《心镜》）。凉血解暑（时珍。《生生编》）。

【发明】时珍曰：按孙真人云：稷，脾之谷也。脾病宜食之。汜胜之云：烧黍稷则瓠死，此物性相制也。稷米、黍穰，能解苦瓠之毒。《淮南万毕术》云：祠冢之黍，啖儿令不思母。此亦有所厌耶？

【附方】新四。补中益气：羊肉一脚，熬汤，入河西稷米、葱、盐，煮粥食之。（《饮膳正要》）卒哕不止：粢米粉，井华水服之良。（《肘后》）痈疽发背：粢米粉熬黑，以鸡子白和涂练上，剪孔贴之，干则易，神效。（葛氏方）辟除瘟疫，令不相染：以穄米为末，顿服之。（《肘后方》）

根

【主治】心气痛，产难（时珍）。

【附方】新二。心气疼痛:高粱根煎汤温服,甚效。横生难产:重阳日取高粱根(名瓜龙)阴干,烧存性,研末。酒服二钱,即下。

黍(《别录》中品)

【校正】《别录》中品丹黍米,今并为一。

【释名】赤黍曰虋(音门)、曰穈(音糜)。白黍曰芑(音起)。黑黍曰秬(音距)。一稃二米曰秠(音疤。并《尔雅》)。

时珍曰:按许慎《说文》云:黍可为酒,从禾入水为意也。魏子才《六书精蕴》云:禾下从伞,象细粒散垂之形。氾胜之云:黍者暑也。待暑而生,暑后乃成也。《诗》云:诞降嘉种,维秬维秠,维穈维芑。虋即莓,音转也。郭璞以虋芑为粱粟,以秠即黑黍之二米者,罗愿以秠为来牟,皆非矣。

黍米(此通指诸黍米也)

【气味】甘,温,无毒。久食令人多热烦(《别录》)。

诜曰:性寒,有小毒,发故疾。久食昏五脏,令人好睡,缓人筋骨,绝血脉。小儿多食,令久不能行。小猫、犬食之,其脚踏屈。合葵菜食,成痼疾。合牛肉、白酒食,生寸白虫。

李鹏飞曰:五种黍米,多食闭气。

【主治】益气,补中(《别录》)。烧灰和油,涂杖疮,止痛,不作瘢(孟诜)。嚼浓汁,涂小儿鹅口疮,有效(时珍)。

【发明】思邈曰:黍米,肺之谷也。肺病宜食之。主益气。

时珍曰:按罗愿云:黍者,暑也。以其象火,为南方之谷。盖黍最粘滞,与糯米同性,其气温暖,故功能补肺,而多食作烦热,缓筋骨也。孟氏谓其性寒,非矣。

【附方】旧二,新二。男子阴易:黍米二两,煮薄粥,和酒饮,发汗即愈。(《圣济总录》)心痛不瘥,四十年者:黍米淘汁,温服随意。(《经验方》)汤火灼伤,未成疮者:黍米、女曲等分,各炒焦研末,鸡子白调涂之。煮粥亦可。(《肘后方》)闪肭脱臼,赤黑肿痛:用黍米粉、铁浆粉各半斤,葱一斤,同炒存性,研末。以醋调服三次后,水调入少醋贴之。(《集成》)

丹黍米(《别录》中品)

即赤黍也。《尔雅》谓之虋。

瑞曰:浙人呼为红莲米。江南多白黍,间有红者,呼为赤虾米。

原曰:穗熟色赤,故属火。北人以之酿酒作糕。

【气味】甘,微寒,无毒。

思邈曰：微温。

宗奭曰：动风性热，多食难消。余同黍米。

【主治】咳逆上气，霍乱，止泄利，除热，止烦渴（《别录》）。下气，止咳嗽，退热（大明）。治鳖瘕，以新熟者淘泔汁，生服一升，不过三二度愈（孟诜）。

【附方】旧二，新二。男子阴易：用丹黍米三两，煮薄饮，酒和饮之，令发汗即愈。（《伤寒类要》）小儿鹅口，不乳者：丹黍米嚼汁涂之。（《子母秘录》）饮酒不醉：取赤黍渍以狐血，阴干。酒饮时，取一丸置舌下含之，令人不醉。（《万毕术》方）令妇不妒：取蘽（即赤黍也），同薏苡等分，为丸。常服之。（同上）

穰茎并根

【气味】辛，热，有小毒。

诜曰：醉卧黍穰，令人生厉。人家取其茎穗作提拂扫地，用以煮汁入药，更佳。

【主治】煮汁饮之，解苦瓠毒。浴身，去浮肿。和小豆煮汁服，下小便（孟诜）。烧灰酒服方寸匕，治妊娠尿血。丹黍根茎：煮汁服，利小便，止上喘（时珍）。

【附方】旧一，新三。通身水肿：以黍茎扫帚煮汤浴之。脚气冲心：黍穰一石，煮汁，入椒目一升，更煎十沸，渍脚，三四度愈。（《外台秘要》）天行豌疮，不拘人畜：用黍穰浓煮汁洗之。一茎者是穄穰，不可用。（《千金》）疮肿伤风，中水痛剧者：黍穰烧烟，熏令汗出，愈。（《千金方》）

蜀黍（《食物》）

【释名】蜀秫（俗名）、芦穄（《食物》）、芦粟（并俗）、木稷（《广雅》）、荻粱（同上）、高粱。

时珍曰：蜀黍不甚经见，而今北方最多。按《广雅》：荻粱，木稷也。盖此亦黍稷之类，而高大如芦荻者，故俗有诸名。种始自蜀，故谓之蜀黍。

【集解】时珍曰：蜀黍宜下地。春月布种，秋月收之。茎高丈许，状似芦荻而内实。叶亦似芦。穗大如帚。粒大如椒，红黑色。米性坚实，黄赤色。有二种：粘者可和糯秫酿酒作饵；不粘者可以作糕煮粥。可以济荒，可以养畜，梢可作帚，茎可织箔席、编篱、供爨，最有利于民者。今人祭祀用以代稷者，误矣。其谷壳浸水色红，可以红酒。《博物志》云：地种蜀黍，年久多蛇。

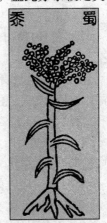
蜀黍

米

【气味】甘，涩，温，无毒。

【主治】温中，涩肠胃，止霍乱。粘者与黍米功同（时珍）。

根

【主治】煮汁服,利小便,止喘满。烧灰酒服,治产难有效(时珍)。

【附方】新一。小便不通,止喘:红秫散:用红秫黍根二两,扁蓄一两半,灯心百茎,上捣罗。每服半两,流水煎服。(张文叔方)

玉蜀黍(《纲目》)

【释名】玉高粱。

【集解】时珍曰:玉蜀黍种出西土,种者亦罕。其苗叶俱似蜀黍而肥矮,亦似薏苡。苗高三四尺。六、七月开花成穗如秕麦状。苗心别出一苞,如棕鱼形,苞上出白须垂垂。久则苞拆子出,颗颗攒簇。子亦大如棕子,黄白色。可炸炒食之。炒拆白花,如炒拆糯谷之状。

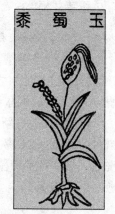

米

【气味】甘,平,无毒。

【主治】调中开胃(时珍)。

根叶

【气味】原缺

【主治】小便淋沥沙石,痛不可忍,煎汤频饮(时珍)。

粱(《别录》中品)

【校正】《别录》中品有青粱米、黄粱米、白粱米,今并为一。

【释名】时珍曰:粱者,良也,谷之良者也。或云种出自梁州,或云粱米性凉,故得粱名,皆各执己见也。粱即粟也。考之《周礼》,九谷、六谷之名,有粱无粟可知矣。自汉以后,始以大而毛长者为粱,细而毛短者为粟。今则通呼为粟,而粱之名反隐矣。今世俗称粟中之大穗长芒,粗粒而有红毛、白毛、黄毛之品者,即粱也。黄、白、青、赤,亦随色命名耳。郭义恭《广志》有解粱、贝粱、辽东赤粱之名,乃因地命名也。

【集解】弘景曰:凡云粱米,皆是粟类,惟其牙头色异为分别耳。氾胜之云:粱是秫粟,则不尔也。黄粱出青、冀州,东不见有。白粱处处有之,襄阳竹根者为佳。青粱江东少有。又汉中一种皋粱,粒如粟而皮黑可食,酿酒甚消玉。

颂曰:粱者,粟类也。粟虽粒细而功用则无别也。今汴、洛、河、陕间多种白粱,而青、黄稀有,因其损地力而收获少也。

黄粱米（《别录》中品）

【气味】甘,平,无毒。

【主治】益气,和中,止泄(《别录》)。去客风顽痹(《日华》)。止霍乱下痢,利小便,除烦热(时珍)。

【发明】宗奭曰:青粱、白粱,性皆微凉。独黄粱性味甘平,岂非得土之中和气多耶?

颂曰:诸粱比之他谷,最益脾胃。

【附方】旧四,新一。霍乱烦躁:黄粱米粉半升,水升半,和绞如白饮,顿服。(《外台》)霍乱大渴不止,多饮则杀人:黄粱米五升。水一斗,煮清三升,稍稍饮之。(《肘后》)小儿鼻干无涕,脑热也:用黄米粉、生矾末各一两。每以一钱,水调贴囟上,日二次。(《普济》)小儿赤丹:用土番黄米粉,和鸡子白涂之。(《兵部手集》)小儿生疮,满身面如火烧:以黄粱米一升研粉,和蜜水调之,以瘥为度。(《外台》)

白粱米（《别录》中品）

【气味】甘,微寒,无毒。

【主治】除热,益气(《别录》)。除胸膈中客热,移五脏气,缓筋骨。凡患胃虚并呕吐食及水者,以米汁二合,生姜汁一合,和服之,佳(孟诜)。炊饭食之,和中,止烦渴(时珍)。

【附方】旧二。霍乱不止:白粱米粉五合。水一升,和煮粥食。(《千金翼》)手足生疣:取白粱米粉,铁铫炒赤研末。以众人唾和涂之,厚一寸,即消。(《肘后》)

青粱米（《别录》中品）

【气味】咸,微寒,无毒。

【主治】胃痹,热中消渴,止泄痢,利小便,益气补中,轻身长年。煮粥食之(《别录》)。健脾,治泄精(大明)。

【发明】时珍曰:今粟中有大而青黑色者是也。其谷芒多米少,禀受金水之气,其性最凉,而宜病人。

诜曰:青粱米可辟谷。以纯苦酒浸三日,百蒸百晒,藏之。远行,日一餐之,可度十日;若重餐之,四百九十日不饥也。又方:以米一斗,赤石脂三斤,水渍置暖处,一二日,上青白衣,捣为丸如李大。日服三丸,亦不饥也。

掌禹锡曰:按《灵宝五符经》中,白鲜米,九蒸九曝,作辟谷粮,而此用青粱米,未见出处。

【附方】新七。补脾益胃:羊肉汤入青粱米、葱、盐,煮粥食。(《正要》)脾虚泄痢:青粱米半升,神曲炙捣罗为末一合,日日煮粥食,即愈。(《养老书》)冷气心痛:桃仁二两去皮尖,水研绞汁,入青粱米四合,煮粥常食。(《养老书》)五淋涩痛:青粱米四合,入浆水二升煮粥,下土苏末三两,每日空心食之。(同上)老人血淋:车前五合,绵裹煮汁,入青粱米四合,煮粥饮汁。亦能明目,引热下行。(同上)乳石发渴:青粱米,煮汁饮之。(《外台》)一切毒药及鸩毒,烦懑不止:用甘草三两(水五升,煮取二升,去滓),入黍米粉一两、白蜜

粟(《别录》中品)

【释名】籼粟。

时珍曰:粟,古文作𥡸𥟼,象穗在禾上之形。而《春秋说》题辞云:西乃金所立,米为阳之精,故西字合米为粟。此凿说也。许慎云:粟之为言续也。续于谷也。古者以粟为黍、稷、粱、秫之总称,而今之粟,在古但呼为粱。后人乃专以粱之细者名粟,故唐孟诜《本草》言人不识粟,而近世皆不识粟也。大抵粘者为秫,不粘者为粟。故呼此为籼粟,以别秫而配籼。北人谓之小米也。

【集解】恭曰:粟类多种,而并细于诸粱。北土常食,与粱有别。粢乃稷米,陶注非矣。

时珍曰:粟,即粱也。穗大而毛长粒粗者为粱,穗小而毛短粒细者为粟。苗俱似茅。种类凡数十,有青、赤、黄、白、黑诸色,或因姓氏地名,或因形似时令,随义赋名。故早则有赶麦黄、百日粮之类,中则有八月黄、老军头之类,晚则有雁头青、寒露粟之类。按贾思勰《齐民要术》云:粟之成熟有早、晚,苗秆有高、下,收实有息耗,质性有强弱,米味有美恶,山泽有异宜。顺天时,量地利,则用力少而成功多;任性返道,劳而无获。大抵早粟皮薄米实,晚粟皮厚米少。

粟米(即小米)

【气味】咸,微寒,无毒。

时珍曰:咸、淡。

宗奭曰:生者难化。熟者滞气,隔食,生虫。

藏器曰:胃冷者不宜多食。粟浸水至败者,损人。

瑞曰:与杏仁同食,令人吐泻。雁食粟,翼重不能飞。

【主治】养肾气,去脾胃中热,益气。陈者:苦,寒。治胃热消渴,利小便(《别录》)。止痢,压丹石热(孟诜)。水煮服,治热腹痛及鼻衄。为粉,和水滤汁,解诸毒,治霍乱及转筋入腹,又治卒得鬼打(藏器)。解小麦毒,发热(士良)。治反胃热痢。煮粥食,益丹田,补虚损,开肠胃(时珍。《生生编》)。

【发明】弘景曰:陈粟乃三五年者,尤解烦闷,服食家亦将食之。

时珍曰:粟之味咸淡,气寒下渗,肾之谷也,肾病宜食之。虚热消渴泄痢,皆肾病也。渗利小便,所以泄肾邪也。降胃火,故脾胃之病宜食之。

【附方】旧五,新五。胃热消渴:以陈粟米炊饭,食之,良。(《食医心镜》)反胃吐食,脾胃气弱,食不消化,汤饮不下:用粟米半升杵粉,水丸梧子大。七枚煮熟,入少盐,空心和汁吞下。或云:纳醋中吞之,得下便已。(《心镜》)鼻衄不止:粟米粉,水煮服之。(《普济》)婴孩初生七日,助谷神以导达肠胃:研粟米煮粥如饴。每日哺少许。(姚和众方)孩子赤丹:嚼粟米敷之。(《兵部手集》)小儿重舌:嚼粟米哺之。(《秘录》)杂物眯目不出:

用生粟米七粒,嚼烂取汁,洗之即出。(《总录》)汤火灼伤:粟米炒焦投水,澄取汁,煎稠如糖。频敷之,能止痛,灭瘢痕。一方:半生半炒,研末,酒调敷之。(崔行功《纂要》)熊虎爪伤:嚼粟涂之。(葛氏方)

粟泔汁

【主治】霍乱卒热,心烦渴,饮数升立瘥。臭泔:止消渴,尤良(苏恭)。酸泔及淀:洗皮肤瘙疥,杀虫。饮之,主五痔。和臭樗皮煎服,治小儿疳痢(藏器)。

【附方】新二。眼热赤肿:粟米泔淀(极酸者)、生地黄等分,研匀摊绢上,方圆二寸,贴目上熨之。干即(《总录》)疳疮月蚀:寒食泔淀,敷之良。(《千金》)

粟糖

【主治】痔漏脱肛,和诸药薰之(时珍)。

粟奴

【主治】利小肠,除烦懑(时珍)。

【发明】时珍曰:粟奴,即粟苗成穗时生黑煤者。古方不用。《圣惠》治小肠结涩不通,心烦闷乱,有粟奴汤:用粟奴、苦竹须、小豆叶、炙甘草各一两,灯心十寸,葱白五寸,铜钱七文,水煎分服。取效乃止。

粟廪米

见后陈廪米下。

粟蘖米

见后蘖米下。

粟糗

见后麨下。

秫(音术。《别录》中品)

【释名】众(音终。《尔雅》)、糯秫(《唐本》)、糯粟(《唐本》)、黄糯。

时珍曰:秫字篆文,象其禾体柔弱之形,俗呼糯粟是矣。北人呼为黄糯,亦曰黄米。酿酒劣于糯也。

【集解】恭曰:秫是稻秫也。今人呼粟糯为秫。北土多以酿酒,而汁少于黍米。凡黍、稷、粟、秫、粳、糯,三谷皆有秫、糯也。

时珍曰:秫即粱米、粟米之粘者。有赤、白、黄三色,皆可酿酒、熬糖、作粢糕食之。苏颂《图经》谓秫为黍之粘者，许慎《说文》谓秫为稷之粘者，崔豹《古今注》谓秫为稻之粘者，皆误也。惟苏恭以粟、秫分籼、糯，孙炎注《尔雅》谓秫为粘粟者，得之。

秫米（即黄米）

【气味】甘，微寒，无毒。

诜曰：性平。不可常食，拥五脏气，动风，迷闷人。

时珍曰：按《养生集》云：味酸性热，粘滞，易成黄积病，小儿不宜多食。

【主治】寒热，利大肠，疗漆疮（《别录》）。治筋骨挛急，杀疮疥毒热。生捣，和鸡子白，敷毒肿，良（孟诜）。主犬咬，冻疮，嚼敷之（《日华》）。治肺疟，及阳盛阴虚，夜不得眠，及食鹅鸭成癥，妊娠下黄汁（时珍）。

【附方】旧三，新三。赤痢不止：秫米一把，鲫鱼鲊二脔，薤白一虎口，煮粥食之。（《普济方》）筋骨挛急：诜曰：用秫米一石，曲三斗，地黄一斤，茵陈蒿（炙黄）半斤。一依酿酒法服之，良。肺疟寒热，痰聚胸中，病至令人心寒，寒甚乃热，善惊如有所见：恒山三钱，甘草半钱，秫米三十五粒，水煎。未发时，分作三次服。（《千金》）妊娠下水，黄色如胶，或如小豆汁：秫米、黄芪各一两，水七升，煎三升，分三服。（《梅师》）浸淫恶疮有汁，多发于心。不早治，周身则杀人：熬秫米令黄黑，杵末敷之。（《肘后方》）久泄胃弱：黄米炒为粉。每用数匙，沙糖拌食。（《简便》）

根

【主治】煮汤，洗风（孟诜）。

穇子（衫、惨二音。《救荒》）

【释名】龙爪粟、鸭爪稗。

时珍曰：穇乃不粘之称也。又不实之貌也。龙爪、鸭爪，象其穗歧之形。

【气味】甘，涩，无毒。

【主治】补中益气，厚肠胃，济饥。

稗（音败。《纲目》）

【释名】时珍曰：稗乃禾之卑贱者也，故字从卑。

【集解】时珍曰：稗处处野生，最能乱苗。其茎叶穗粒并如黍稷。一斗可得米三升。故曰：五谷不熟，不如稊稗。稊苗似稗而穗如粟，有紫毛，即乌禾也。《尔雅》谓之芙（音迭）。

周定王曰：稗有水稗、旱稗。水稗生田中。旱稗苗叶似穇子，色深绿，根下叶带紫色。梢头出扁穗，结子如黍粒，茶褐色，味微苦，性温。以煮粥、炊饭、磨面食之皆宜。

稗米

【气味】辛、甘、苦,微寒,无毒。

颖曰:辛、脆。

【主治】作饭食,益气宜脾,故曹植有芳菰精稗之称(时珍)。

苗根

【主治】金疮及伤损,血出不已。捣敷或研末掺之即止,甚验(时珍)。

狼尾草(《拾遗》)

【释名】稂(音郎)、董蓈(《尔雅》作童粱)、狼茅(《尔雅》)、孟(《尔雅》)、宿田翁(《诗疏》)、守田(《诗疏》)。

时珍曰:狼尾,其穗象形也。秀而不成,嶷然在田,故有宿田、守田之称。

【集解】藏器曰:狼尾生泽地,似茅作穗。《广志》云:子可作黍食。《尔雅》云:孟,狼尾。似茅,可以覆屋,是也。

时珍曰:狼尾茎、叶、穗、粒并如粟,而穗色紫黄,有毛。荒年亦可采食。许慎《说文》云:禾粟之穗,生而不成者,谓之董蓈,其秀而不实者,名狗尾草,见草部。

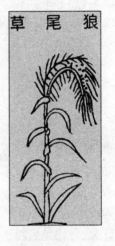

米

【气味】甘,平,无毒。

【主治】作饭食之。令人不饥(藏器)。

【附录】蒯草

藏器曰:蒯草苗似茅,可织席为索,子亦堪食,如粳米。

东𰯆(音墙。《拾遗》)

【集解】时珍曰:相如赋"东𰯆子雕胡",即此。《魏书》云:乌丸地宜东𰯆子,似稷,可作白酒。又《广志》云:梁禾,蔓生,其子如葵子,其米粉白如面,可作饘粥。六月种,九月收。牛食之尤肥。此亦一谷似东𰯆子者也。

子

【气味】甘,平,无毒。

【主治】益气轻身。久服,不饥,坚筋骨,能步行(藏器)。

菰米(《纲目》)

【释名】菱米(《文选》)、雕蓬(《尔雅》)、雕茈(《说文》。《唐韵》作蔍胡)、雕胡。

时珍曰:菰本作蓏,菱草也。其中生菌如瓜形,可食,故谓之蓏。其米须霜雕时采之,故谓之凋茈。或讹为雕胡。枚乘《七发》谓之安胡。《尔雅》:啮,雕蓬;荐,黍蓬。孙炎注云:雕蓬即菱米。古人以为五饭之一者。郑樵《通志》云:雕蓬即米菱,可作饭食,故谓之啮。其黍蓬即菱之不结实者,惟堪作荐,故谓之荐。杨慎《厄言》云:蓬有水、陆二种:雕蓬乃水蓬,雕茈是也。黍蓬乃旱蓬,青科是也。青科结实如黍,羌人食之,今松州有焉。珍按郑、杨二说不同,然皆有理,盖蓬类非一种故也。

【气味】甘,冷,无毒。

【主治】止渴(藏器)。解烦热,调肠胃(时珍)。

蓬草子(《拾遗》)

【集解】时珍曰:陈藏器《本草》载蓬草子,不具形状。珍按蓬类不一:有雕蓬,即菰草也,见菰米下;有黍蓬,即青科也;又有黄蓬草、飞蓬草。不识陈氏所指果何蓬也?以理推之,非黄蓬即青科尔。黄蓬草生湖泽中,叶如菰蒲,秋月结实成穗,子细如雕胡米。饥年人采食之,须浸洗曝舂,乃不苦涩。青科西南夷人种之,叶如菱黍,秋月结实成穗,有子如赤黍而细,其秭甚薄,曝舂炊食。又粟类有七棱青科、八棱青科,麦类有青稞、黄稞,皆非此类,乃物异名同也。其飞蓬乃藜蒿之类,末大本小,风易拔之,故号飞蓬。子如灰藋菜子,亦可济荒。又《魏略》云:鲍出遇饥岁,采蓬实,日得数斗,为母作食。《西京杂记》云:宫中正月上辰,出池边盥濯,食蓬饵,以祓邪气。此皆不知所采乃何蓬也?大抵三种蓬子,亦不甚相远。

子

【气味】酸、涩,平,无毒。

【主治】作饭食之。益饥,无异粳米(藏器)。

芮草(音网。《拾遗》)

【释名】皇(《尔雅》)、守田(同上)、守气(同)。

时珍曰:皇、芮,音相近也。

【集解】藏器曰:芮草生水田中,苗似小麦而小。四月熟,可作饭。

时珍曰:(尔雅):皇,守田。郭璞云:一名守气,生废田中,似燕麦,子如雕胡,可食。

米

【气味】甘,寒,无毒。

【主治】作饭,去热,利肠胃,益气力。久食,不饥(藏器)。

蒒草(海药》)

【释名】自然谷(《海药》)、禹余粮。

【集解】藏器曰:《博物志》云:东海洲上有草名曰蒒。有实,食之如大麦。七月熟,民敛获至冬乃讫。呼为自然谷,亦曰禹余粮。此非石之禹余粮也。

时珍曰:按《方孝孺集》有海米行,盖亦蒒草之类也。其诗云:海边有草名海米,大非蓬蒿小非荠。妇女携篮昼作群,采摘仍于海中洗。归来涤釜烧松枝,煮米为饭充朝饥。莫辞苦涩咽不下,性命聊假须臾时。

子

【气味】甘,平,无毒。

【主治】不饥,轻身(藏器)。补虚羸损乏。温肠胃,止呕逆。久食健人(李珣)。

薏苡(《本经》上品)

【校正】据《千金方》,自草部移入此。

【释名】解蠡(音礼。《本经》)、芑实(音起。《别录》)、赣米(《别录》。音感。陶氏作簳珠,雷氏作糫米)、回回米(《救荒本草》),薏珠子(《图经》)。

时珍曰:薏苡名义未详。其叶似蠡实叶而解散,又似芑黍之苗,故有解蠡、芑实之名。赣米乃其坚硬者,有赣强之意。苗名屋菼。《救荒本草》云:回回米又呼西番蜀秫。俗名草珠儿。

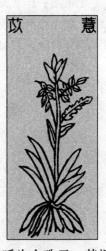

【集解】《别录》曰:薏苡仁生真定平泽及田野。八月采实,采根无时。

时珍曰:薏苡,人多种之。二、三月宿根自生。叶如初生芑茅。五、六月抽茎开花结实。有二种:一种粘牙者,尖而壳薄,即薏苡也。其米白色如糯米,可作粥饭及磨面食,亦可同米酿酒。一种圆而壳厚坚硬者,即菩提子也。其米少,即粳糫也。但可穿作念经数珠,故人亦呼为念珠云。其根并白色,大如匙柄,糺结而味甘也。

薏苡仁

【修治】赟曰:凡使,每一两,以糯米一两同炒熟,去糯米用。亦有更以盐汤煮过者。

【气味】甘,微寒.无毒。

诜曰:平。

【主治】筋急拘挛,不可屈伸,久风湿痹,下气。久服,轻身益气(《本经》)。除筋骨中邪气不仁,利肠胃,消水肿,令人能食(《别录》)。炊饭作面食,主不饥,温气。煮饮,止消渴,杀蛔虫(藏器)。治肺痿肺气,积脓血,咳嗽涕唾,上气。煎服,破毒肿(甄权)。去干湿脚气,大验(孟诜)。健脾益胃。补肺清热.去风胜湿。炊饭食。治冷气。煎饮,利小便热淋(时珍)。

【附方】旧七,新七。薏苡仁饭,治冷气:用薏苡仁舂熟,炊为饭食。气味欲如麦饭乃佳。或煮粥亦好。(《广济方》)薏苡仁粥,治久风湿痹.补正气,利肠胃,消水肿,除胸中邪气,治筋脉拘挛:薏苡仁为末,同粳米煮粥,日日食之,良。(《食医心镜》)风湿身疼,日晡剧者.张仲景麻黄杏仁薏苡仁汤主之:麻黄三两,杏仁二十枚,甘草、薏苡仁各一两,以水四升,煮取二升,分再服。(《金匮要略》)水肿喘急:用郁李仁三两(研)。以水滤汁,煮薏苡仁饭,日二食之。(《独行方》)沙石热淋,痛不可忍:用玉秫,即薏苡仁也,子、叶、根皆可用,水煎热饮。夏月冷饮。以通为度。

根

【气味】甘,微寒,无毒。

【主治】下三虫(《本经》)。煮汁糜食甚香,去蛔虫,大效(弘景)。煮服,堕胎(藏器)。治卒心腹烦满及胸肋痛者,到煮浓汁,服三升乃定(苏颂。出《肘后方》)。捣汁和酒服,治黄疸有效(时珍)。

【附方】旧二,新二。黄疸如金:薏苡根煎汤频服。蛔虫心痛:薏苡根一斤(切),水七升,煮三升服之,虫死尽出也。(《梅师》)经水不通:薏苡根一两,水煎服之。不过数服,效。(《海上方》)牙齿风痛:薏苡根四两,水煮含漱.冷即易之。(《延年秘录》)

叶

【主治】作饮气香,益中空膈(苏颂)。暑月煎饮,暖胃益气血。初生小儿浴之,无病(时珍。出《琐碎录》)。

罂子粟(宋《开宝》)

【释名】米囊子(《开宝》)、御米(同上)、象谷。

时珍曰:其实状如罂子,其米如粟,乃象乎谷,而可以供御,故有诸名。

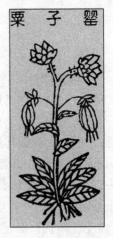

罂子粟

米

【气味】甘,平,无毒。

颂曰:性寒。多食利二便,动膀胱气。

【主治】丹石发动,不下饮食.和竹沥煮作粥食。极美((开宝》)。寇曰:服石人研此水煮,加蜜作汤饮,甚宜。行风气,逐邪热,治反胃胸中痰滞(颂)。治泻痢,润燥(时珍)。

【附方】旧一,新一。反胃吐食:罂粟粥:用白罂粟米三合,人参末三大钱,生山芋五寸(细切,研)。三物以水一升二合,煮取六合,入生姜汁及盐花少许,和匀分服。不计早晚,亦不妨别服汤丸。(《图经》)泄痢赤白:罂粟子(炒)、罂粟壳(炙)等分为末,炼蜜丸梧子大。每服三十丸,米饮下。有人经验。(《百一选方》)

壳

【修治】时珍曰:凡用以水洗润,去蒂及筋膜,取外薄皮,阴干细切,以米醋拌炒入药。亦有蜜炒、蜜炙者。

【气味】酸、涩.微寒,无毒。

时珍曰:得醋、乌梅、橘皮良。

【主治】止泻痢,固脱肛,治遗精久咳,敛肺涩肠,止心腹筋骨诸痛(时珍)。

【附方】新八。热痢便血:粟壳(醋炙)一两,陈皮半两,为末。每服三钱,乌梅汤下。(《普济方》)久痢不止:罂粟壳(醋炙)为末,密丸弹子大。每服一丸,水一盏,姜三片,煎八分,温服。又方:粟壳十两(去膜),分作三分,一分醋炒,一分蜜炒,一分生用。并为末,蜜丸芡子大。每服三十丸,米汤下。《集要》百中散:用粟壳(蜜炙)、厚朴(姜制),各四两,为细末。每服一钱,米饮下。忌生冷。小儿下痢:神仙救苦散:治小儿赤白痢下,日夜百行不止。用罂粟壳半两(醋炒为末,再以铜器炒过),槟榔半两(炒赤,研末),各收。每用等分,赤痢蜜汤服,白痢沙糖汤下。忌口味。(《全幼心鉴》)水泄不止:罂粟壳一枚(去蒂膜),乌梅肉、大枣肉各十枚,水一盏,煎七分,温服。(《经验》)久嗽不止,谷气素壮人用之即效:粟壳去筋,蜜炙为末。每服五分,蜜汤下。(危氏方)久咳虚嗽:贾同知百劳散:治咳嗽多年,自汗。用罂粟壳二两半(去蒂膜,醋炒取一两),乌梅半两,焙为末。每服二钱,卧时白汤下。(《宣明方》)

嫩苗

【气味】甘,平,无毒。

【主治】作蔬食,除热润燥,开胃厚肠(时珍)。

阿芙蓉(《纲目》)

【释名】阿片。

时珍曰：俗作鸦片，名义未详。或云：阿，方音称我也。以其花色似芙蓉而得此名。

【集解】时珍曰：阿芙蓉前代罕闻，近方有用者，云是罂粟花之津液也。罂粟结青苞时，午后以大针刺其外面青皮，勿损里面硬皮，或三五处，次早津出，以竹刀刮，收入瓷器，阴干用之。故今市者犹有苞片在内。王氏《医林集要》言是天方国种红罂粟花，不令水淹头，七、八月花谢后，刺青皮取之者。案：此花五月实枯，安得七、八月后尚有青皮？或方土不同乎？

【气味】酸，涩，温，微毒。

【主治】泻痢脱肛不止。能涩丈夫精气(时珍)。

【发明】时珍曰：俗人房中术用之。京师售一粒金丹，云通治百病，皆方伎家之术耳。

【附方】新四。久痢：阿芙蓉小豆许，空心温水化下，日一服。忌葱、蒜、浆水。若渴，饮蜜水解之。(《集要》)赤白痢下：鸦片、木香、黄连、白术各一分，研末，饭丸小豆大。壮者一分，老幼半分，空心米饮下。忌酸物、生冷、油腻、茶、酒、面，无不止者。口渴，略饮米汤。一方：罂粟花未开时，外有两片青叶包之，花开即落，收取为末。每米饮服一钱，神效。赤痢用红花者；白痢用白花者。一粒金丹：真阿芙蓉一分，粳米饭捣作三丸。每服一丸，未效再进一丸，不可多服。忌醋，令人肠断。风瘫，热酒下；口目㖞邪，羌活汤下；百节痛，独活汤下。正头风，羌活汤下。偏头风，川芎汤下。眩晕，防风汤下。阴毒，豆淋酒下。疟疾，桃、柳枝汤下。痰喘，葶苈汤下。久嗽，干姜、阿胶汤下；劳嗽，款冬花汤下。吐泄，藿香汤下。赤痢，黄连汤下。白痢，干姜汤下。禁口痢，白术汤下。诸气痛，木香酒下。热痛，栀子汤下。脐下痛，灯心汤下。小肠气，川楝子汤下。膀胱气，小茴香汤下。血气痛，乳香汤下。胁痛，热酒下。噎食，生姜、丁香汤下。女人血崩，续断汤下。血不止，五灵脂汤下。小儿慢脾风，砂仁汤下。(龚云林《医鉴》)

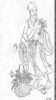

本草纲目谷部第二十四卷

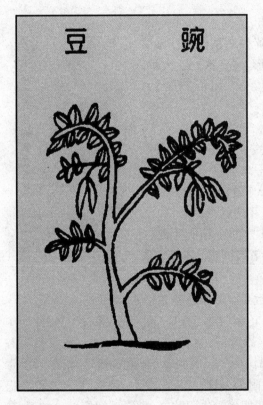

豌豆

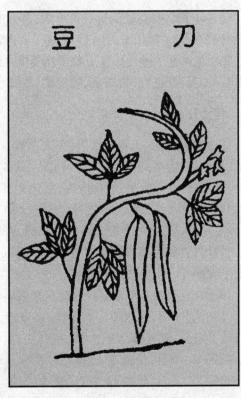

刀豆

本草纲目谷部第二十四卷

大豆（《本经》中品）

【校正】禹锡曰：原附大豆黄卷下，今分出。

【释名】尗（俗作菽。时珍曰：豆、尗皆荚谷之总称也。篆文尗，象荚生附茎下垂之形。豆象子在荚中之形。《广雅》云：大豆，菽也。小豆，荅也）。角曰荚，叶曰藿，茎曰萁。

黑大豆

【气味】甘，平，无毒。久服，令人身重。

岐伯曰：生温，熟寒。

藏器曰：大豆生平，炒食极热，煮食甚寒，作豉极冷，造酱及生黄卷则平。牛食之温，马食之冷。一体之中，用之数变。

之才曰：恶五参、龙胆，得前胡、乌喙、杏仁、牡蛎、诸胆汁良。

诜曰：大豆黄屑忌猪肉。小儿以炒豆、猪肉同食，必壅气致死，十有八九。十岁已上不畏也。

时珍曰：服蓖麻子者，忌炒豆，犯之胀满致死。服厚朴者亦忌之，动气也。

【主治】生研，涂痈肿。煮汁饮，杀鬼毒，止痛（《本经》）。逐水胀，除胃中热痹，伤中淋露，下瘀血，散五脏结积内寒，杀乌头毒。炒为屑，主胃中热，除痹去肿，止腹胀消谷（《别录》）。煮食，治温毒水肿（《蜀本》）。调中下气，通关脉，制金石药毒，治牛马温毒（《日华》）。煮汁，解礜石、砒石、甘遂、天雄、附子、射罔、巴豆、芫青、斑蝥、百药之毒及蛊毒。入药，治下痢脐痛。冲酒，治风痉及阴毒腹痛。牛胆贮之，止消渴（时珍）。炒黑，热投酒中饮之，治风痹瘫缓口噤，产后头风。食罢生吞半两，去心胸烦热，热风恍惚，明目镇心，温补。久服，好颜色，变白不老。煮食性寒，下热气肿，压丹石烦热，汁消肿（藏器）。主中风脚弱，产后诸疾。同甘草煮汤饮，去一切热毒气，治风毒脚气。煮食，治心痛筋挛膝痛胀满。同桑柴灰汁煮食，下水鼓腹胀。和饭捣，涂一切毒肿。疗男女阴肿，以绵裹纳之（孟诜）。治肾病，利水下气，制诸风热，活血，解诸毒（时珍）。

【附方】旧三十一，新三十六。服食大豆，令人长肌肤，益颜色，填骨髓，加气力，补虚能食，不过两剂：大豆五升，如作酱法，取黄捣末，以猪肪炼膏和丸梧子大。每服五十九至

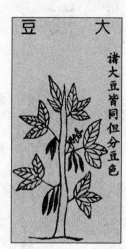

百丸，温酒下。神验秘方也。肥人不可服之。（《延年秘录》）救荒济饥：《博物志》云：左慈荒年法：用大豆粗细调匀者，生熟挼令光，暖彻豆内。先日不食，以冷水顿服讫。一切鱼肉菜果，不得复经口。渴即饮冷水。初小困，十数日后，体力壮健，不复思食也。黄山谷救荒法：黑豆、贯众各一升，煮熟去众，晒干。每日空心啖五、七粒。食百木枝叶皆有味，可饱也。王氏《农书》云：辟谷之方，见于石刻。水旱虫荒，国有代有，甚则怀金立鹄，易子炊骸，为民父母者，不可不知此法也。昔晋惠帝永宁二年，黄门侍郎刘景先表奏：臣遇太白山隐士，传济饥辟谷仙方。臣家大小七十余口，更不食别物。若不如斯，臣一家甘受刑戮。其方：用大豆五斗淘净，蒸三遍，去皮。用大麻子三斗浸一宿，亦蒸三遍，令口开取仁。各捣为末，和捣作团如拳大。入甑内蒸，从戌至子时止，寅时出甑，午时晒干为末。干服之，以饱为度。不得食一切物。第一顿得七日不饥，第二顿得四十九日不饥，第三顿三百日不饥，第四顿得二千四百日不饥，更不必服，永不饥也。不问老少，但依法服食，令人强壮，容貌红白，永不憔悴。口渴，即研大麻子汤饮之，转更滋润脏腑。若要重吃物，用葵子三合研末，煎汤冷服，取下药如金色，任吃诸物，并无所损。前知随州朱颂教民用之有验，序其首尾，勒石于汉阳大别山太平兴国寺。又方：用黑豆五斗淘净，蒸三遍，晒干，去皮为末。秋麻子三升，浸去皮，晒研。糯米三斗作粥，和捣为剂如拳大，入甑中蒸一宿，取晒为末。用红小枣五斗，煮去皮核，和为剂如拳大，再蒸一夜。服之，至饱为度。如渴，饮麻子水，便滋润脏腑也。脂麻亦可。但不得食一切之物。炒豆紫汤：颂曰：古方有紫汤，破血去风，除气防热，产后两日尤宜服之。用乌豆五升，清酒一斗，炒豆令烟绝，投酒中，待酒紫赤色，去豆。量性服之，可日夜三盏，神验。中风口噤，加鸡屎白二升，和炒，投之。豆淋酒法：宗奭曰：治产后百病，或血热，觉有余血水气，或中风困笃，或背强口噤，或但烦热瘈疭口渴，或身头皆肿，或身痒呕逆直视，或手足顽痹，头旋眼眩，此皆虚热中风也。用大豆三升熬熟，至微烟出，入瓶中，以酒五升沃之，经一日以上。服酒一升，温覆令少汗出，身润即愈。口噤者，加独活半斤，微微捶破，同沃之。产后宜常服，以防风气，又消结血。中风口㖞：即上方，日服一升。（《千金》）

大豆皮

【主治】生用，疗痘疮目翳。嚼烂，敷小儿尿灰疮（时珍）。

豆叶

【主治】捣敷蛇咬，频易即瘥（时珍。出《广利方》）。

【发明】时珍曰：按《抱朴子·内篇》云：相国张文蔚庄内有鼠狼穴，养四子为蛇所吞。鼠狼雌雄情切，乃于穴外奲土壅穴。俟蛇出头，度其回转不便，当腰咬断而劈腹，衔出四子，尚有气。置于穴外，衔豆叶嚼而敷之，皆活。后人以豆叶治蛇咬，盖本于此。

【附方】新二。止渴急方：大豆苗（嫩者）三五十茎，涂酥炙黄为末。每服二钱，人参汤下。（《圣济总录》）小便血淋：大豆叶一把，水四升，煮二升，顿服。（《千金方》）

花

【主治】主目盲,翳膜(时珍)。

大豆黄卷(《本经》中品)

【释名】豆蘗。

弘景曰:黑大豆为蘗牙,生五寸长,便干之,名为黄卷,用之熬过,服食所须。

时珍曰:一法:壬癸日以井华水浸大豆,候生芽,取皮,阴干用。

【气味】甘,平,无毒。

普曰:得前胡、杏子、牡蛎、乌喙、天雄、鼠屎,共蜜和良。恶海藻、龙胆。

【主治】湿痹,筋挛膝痛(《本经》)。五脏不足,胃气结积,益气止痛,去黑奸,润肌肤皮毛(《别录》)。破妇人恶血(孟诜。颂曰:古方蓐妇药中多用之)。宜肾(思邈)。除胃中积热,消水病胀满(时珍)。

【附方】新四。大豆蘗散:治周痹在血脉之中,随脉上下,本痹不痛,今能上下周身,故名。治周痹注,五脏留滞,胃中结聚,益气出毒,润皮毛,补肾气。用大豆蘗一斤(炒香),为末。每服半钱,温酒调下,空心,加至一钱,日三服。(《宣明方》)诸风湿痹,筋挛膝痛,胃中积热口疮烦闷,大便秘涩:黄卷散:用大豆黄卷(炒熟捣末)一升,酥半两,研匀。食前温水服一匙,日二服。(《普济方》)水病肿满喘急,大小便涩:大豆黄卷(醋炒)、大黄(炒)等分.为细末。葱、橘皮汤服二钱,平明以利为度。(《圣济总录》)小儿撮口:初生豆芽研烂,绞汁和乳,灌少许,良。(《普济方》)

黄大豆(《食鉴》)

【集解】时珍曰:大豆有黑、青、黄、白、斑数色,惟黑者。入药,而黄、白豆炒食作腐,造酱笮油,盛为时用,不可不知别其性味也。周定王曰:黄豆苗高一二尺,叶似黑大豆叶而大,结角比黑豆角稍肥大,其荚、叶嫩时可食,甘美。

【气味】甘,温,无毒。

时珍曰:生温,炒热微毒。多食,壅气生痰动嗽,令人身重,发面黄疮疥。

【主治】宽中下气,利大肠,消水胀肿毒(宁原)。研:末,熟水和,涂痘后痈(时珍)。

【附方】新一。痘后生疮:黄豆烧黑研末,香油调涂。

豆油

【气味】辛、甘,热,微毒。

【主治】涂疮疥,解发腫(时珍)。

稭

【主治】烧灰，入点痣、去恶肉药(时珍)。

赤小豆(《本经》)中品

【校正】自大豆分出。

【释名】赤豆(恭)、红豆(俗)、荅(《广雅》)，叶名藿。

时珍曰：案《诗》云：黍稷稻粱，禾麻菽麦。此即八谷也。董仲舒注云：菽是大豆，有两种。小豆名荅，有三四种。王祯云：今之赤豆、白豆、绿豆、䔖豆，皆小豆也。此则入药用赤小者也。

【集解】颂曰：赤小豆，今江淮间多种之。

时珍曰：此豆以紧小而赤黯色者入药，其稍大而鲜红、淡红色者，并不治病。俱于夏至后下种，苗科高尺许，枝叶似豇豆，叶微圆峭而小。至秋开花，似豇豆花而小淡，银褐色，有腐气。结荚长二三寸，比绿豆荚稍大，皮色微白带红。三青二黄时即收之，可煮可炒，可作粥、饭、馄饨馅并良也。

【气味】甘，酸，平，无毒。

思邈曰：甘、咸，冷。合鱼鲊食成消渴，作酱同饭食成口疮。

藏器曰：驴食足轻，人食身重。

【主治】下水肿，排痈肿脓血(《本经》)。疗寒热热中消渴，止泄痢，利小便，下腹胀满，吐逆卒澼(《别录》)。消热毒，散恶血，除烦满，通气，健脾胃，令人美食。捣末同鸡子白，涂一切热毒痈肿。煮汁，洗小儿黄烂疮，不过三度(权)。缩气行风，坚筋骨，抽肌肉。久食瘦人(士良)。散气，去关节烦热，令人心孔开。暴痢后，气满不能食煮，煮食一顿即愈。和鲤鱼煮食，甚治脚气(汽)解小麦热毒。煮汁，解酒病。解油衣粘缀(《日华》)。辟瘟疫，治产难，下胞衣，通乳汁。和鲤鱼、蠡鱼、鲫鱼、黄雌鸡煮食，并能利水消肿(时珍)。

【附方】旧十五，新十九。水气肿胀：颂曰：用赤小豆五合，大蒜一颗，生姜五钱，商陆根一条，并碎破，同水煮烂，去药，空心食豆，旋旋啜汁令尽，肿立消也。韦宙《独行方》：治水肿从脚起，入腹则杀人。赤小豆一斗，煮极烂，取汁五升，温渍足膝。若已入腹，但食小豆，勿杂食，亦愈。《梅师》：治水肿。以东行花桑枝烧灰一升，淋汁，煮赤小豆一升，以代饭，良。水蛊腹大，动摇有声，皮肤黑者：用赤小豆三升，白茅根一握，水煮食豆，以消为度。(《肘后》)辟禳瘟疫：《五行书》云：正月朔旦及十五日，以赤小豆二七枚，麻子七枚，投井中，辟瘟疫甚效。又正月七日，新布囊盛赤小豆置井中，三日取出，男吞七枚，女吞二七枚，竟年无病也。(《肘后方》)辟厌疾病：正月元旦，面东，以齑水吞赤小豆三七枚，一年无诸疾。又七月立秋日，面西，以井华水吞赤小豆七枚，一秋不犯痢疾。伤寒狐惑：张仲景曰：狐惑病，脉数，无热微烦，默默但欲卧，汗出。初得三四日，目赤如鸠眼；七八日，目四眦黄黑。若能食者，脓已成也。赤豆当归散主之。赤小豆三升(水浸令芽出)，当归三两,为末。浆水服方寸匕,日三服。(《金匮要略》)下部卒痛,如鸟啄之状:用小豆、大豆各一升,蒸熟,作二囊,更互坐之,即止。(《肘后方》)水谷痢疾:小豆一合,熔蜡三两,顿服取效。(《必效方》)热毒下血,或因食热物发动:赤小豆末,水服方寸匕。(《梅师方》)肠痔下血:小豆二升,苦酒五升,煮熟日干,再浸至酒尽乃止,为末。酒服一钱,日三服。(《肘后方》)舌上出血,如簪孔:小豆一升,杵碎,水三升和,绞汁服。(《肘后方》)热淋血淋,不拘男女:用赤小豆三合,慢火炒为末,煨葱一茎,擂酒热调二钱服。(《修真秘旨》)重舌鹅口:赤小豆末,醋和涂之。(《普济方》)小儿不语,四五岁不语者:赤小豆末,酒和,敷舌下。(《千金》)牙齿疼痛:红豆末,擦牙吐涎,及吹鼻中。一方入铜青少许。一方入花硷少许。(《家宝方》)中酒呕逆:赤小豆煮汁,徐徐饮之。(《食鉴本草》)频致堕胎:赤小豆末,酒服方寸匕,日二服。(《千金》)妊娠行经:方同上。妇人难产:《产宝》:用赤小豆生吞七枚,佳。《集验》:治难产日久气乏。用赤小豆一升,以水九升,煮取汁,人炙过黄明胶一两,同煎少时。一服五合,不过三、四服,即产。胞衣不下:用赤小豆,男七枚,女二七枚,东流水吞服之.(《救急方》)产后目闭心闷:赤小豆生研,东流水服方寸匕。不瘥更服。(《肘后方》)产后闷满,不能食:用小豆三七枚,烧研,冷水顿服,佳。(《千金方》)乳汁不通:赤小豆煮汁饮之。(《产书》)妇人吹奶:赤小豆,酒研,温服,以滓敷之。(熊氏)妇人乳肿:小豆、莽草等分。为末。苦酒和敷,佳。(《梅师》)痈疽初作:赤小豆末,水和涂之,毒即消散,频用有效。(《小品方》)石痈诸痈:赤小豆五合,纳苦酒中五宿,炒研,以苦酒和涂即消。加栝蒌根等分。(《范汪方》)痘后痈毒:赤小豆末,鸡子白调涂敷之。腮颊热肿:赤小豆末,和蜜涂之,一夜即消。或加芙蓉叶末尤妙。丹毒如火赤小豆末,和鸡子白,时时涂之不已,逐手即消。(《小品方》)风瘙瘾疹:赤小豆、荆芥穗等分,为末,鸡子清调涂之。金疮烦满:赤小豆一升,苦酒浸一日,熬燥再浸,满三日,令黑色,为末。每服方寸匕,日三服。(《千金》)六畜肉毒:小豆一升,烧研。水服三方寸匕,神良。(《千金方》)

叶

【主治】去烦热,止小便数(《别录》)。煮食,明目(《日华》)。

【发明】时珍曰:小豆利小便,而藿止小便,与麻黄发汗而根止汗同意,物理之异如此。

【附方】旧一,新一。小便频数:小豆叶一斤,入豉汁中煮,调和作羹食之。(《心镜》)小儿遗尿:小豆叶捣汁服之。(《千金》)

芽

【主治】妊娠数月,经水时来,名曰漏胎;或因房室。名曰伤胎。用此为末,温酒服方寸匕,日三,得效乃止(时珍。出《普济》)。

腐婢(《本经》下品)

【集解】《别录》曰:腐婢生汉中,小豆花也。七月采之,阴干四十日。

时珍曰:葛花已见本条。小豆能利小便,治热中,下气止渴,与腐婢主疗相同,其为豆花无疑。但小豆有数种,甄氏《药性论》独指为赤小豆,今姑从之。

【气味】辛,平,无毒。

【主治】痎疟。寒热邪气,泄痢,阴不起。止消渴。病酒头痛(《本经》。《心镜》云:上证,用花同豉汁五味,煮羹食之)。消酒毒,明目,下水气,治小儿丹毒热肿,散气满不能食,煮一顿食之(《药性》)。治热中积热,疗瘘下血(时珍。《宣明》葛花丸中用之)。

【附方】新二。饮酒不醉:小豆花、叶,阴干百日为末,水服方寸匕。或加葛花等分。(《千金》)疗疮恶肿:小豆花末,敷之。(《普济方》)

绿豆(宋《开宝》)

【释名】时珍曰:绿以色名也。旧本作菉者,非矣。

【集解】志曰:绿豆圆小者佳。粉作饵炙食之良。大者名稙豆,苗、子相似,亦能下气治霍乱也。

时珍曰:绿豆,处处种之。三、四月下种,苗高尺许,叶小而有毛,至秋开小花,荚如赤豆荚。粒粗而色鲜者为官绿;皮薄而粉多、粒小而色深者为油绿;皮厚而粉少早种者,呼为摘绿,可频摘也;迟种呼为拔绿,一拔而已。北人用之甚广,可作豆粥、豆饭、豆酒,炒食、飏食,磨而为面,澄滤取粉,可以作饵顿糕,荡皮搓索,为食中要物。以水浸湿生白芽,又为菜中佳品。牛马之食亦多赖之。真济世之良谷也。

【气味】甘,寒,无毒。

藏器曰:用之宜连皮,去皮则令人小壅气.盖皮寒而肉平也。反榧子壳,害人。合鲤鱼鲊食,久则令人肝黄成渴病。

【主治】煮食,消肿下气,压热解毒。生研绞汁服.治丹毒烦热风疹。药石发动,热气奔豚(《开宝》)。治寒热热中。止泄痢卒澼,利小便胀满(思邈)。厚肠胃。作枕,明目,治头风头痛。除吐逆(《日华》)。补益元气,和调五脏,安精神,行十二经脉,去浮风,润皮肤,宜常食之。煮汁。止消渴(孟诜)。解一切药草、牛马、金石诸毒(宁原)。治痘毒,利肿胀(时珍)。

【发明】时珍曰:绿豆肉平皮寒,解金石、砒霜、草木一切诸毒,宜连皮生研水服。按《夷坚志》云:有人服附子酒多,头肿如斗,唇裂血流。急求绿豆、黑豆各数合嚼食,并煎汤饮之,乃解也。

【附方】新十一。扁鹊三豆饮,治天行痘疮。预服此饮,疏解热毒。纵出亦少:用绿豆、赤小豆、黑大豆各一升,甘草节二两,以水八升,煮极熟。任意食豆饮汁,七日乃止。一方:加黄大豆、白大豆,名五豆饮。痘后痈毒初起,以三豆膏治之。神效:绿豆、赤小豆、黑大豆等分,为末。醋调时时扫涂,即消。(《医学正传》)防痘入眼:用绿豆七粒,令儿自投井中,频视七遍,乃还。小儿丹肿:绿豆五钱,大黄二钱。为末。用生薄荷汁入蜜调涂。(《全幼心鉴》)赤痢不止:以大麻子,水研滤汁,煮绿豆食之,极效。粥食亦可。(《必效方》)老人淋痛:青豆二升,橘皮二两,煮豆粥,下麻子汁一升。空心渐食之,并饮其汁,甚验。(《养老书》)消渴饮水:绿豆煮汁,并作粥食。

绿豆粉

【气味】甘,凉、平,无毒。

原曰:其胶粘者,脾胃虚人不可多食。

瑞曰:勿近杏仁,则烂不能作索。

【主治】解诸热,益气,解酒食诸毒,治发背痈疽疮肿,及汤火伤灼(吴瑞),痘疮湿烂不结痂疕者,干扑之良(宁原)。新水调服,治霍乱转筋,解诸药毒死,心头尚温者(时珍)。解菰菌、砒毒(汪颖)。

【附方】新十二。护心散又名内托散、乳香万全散:凡有疽疾,一日至三日之内,宜连进十余服,方免变证,使毒气出外。服之稍迟,毒气内攻,渐生呕吐,或鼻生疮菌,不食即危矣。四、五日后,亦宜间服之:用真绿豆粉一两,乳香半两,灯心同研和匀,以生甘草浓煎汤调下一钱,时时呷之。若毒气冲心,有呕逆之证,大宜服此。盖绿豆压热下气,消肿解毒。乳香消诸痈肿毒。服至一两,则香彻疮孔中,真圣药也。(李嗣立《外科方》)疮气哎吐:绿豆粉三钱,千胭脂半钱,研匀。新汲水调下,一服立止。(《普济》)霍乱吐利:绿豆粉、白糖各二两,新汲水调服,即愈。(《生生编》)解烧酒毒:绿豆粉荡皮,多食之即解。解鸩酒毒:绿豆粉三合。水调服。解砒石毒:绿豆粉、寒水石等分,以蓝根汁调服三、五钱。(《卫生易简》)解诸药毒已死,但心头温者:用绿豆粉调水服。(《卫生易简方》)打扑损伤:用绿豆粉新铫炒紫,新汲井水调敷,以杉木皮缚定,其效如神。此汀人陈氏梦传之方。(《澹寮方》)杖疮疼痛:绿豆粉,炒研,以鸡子白和涂之,妙。(《生生编》)外肾生疮:绿豆粉、蚯蚓粪等分。研涂之。暑月痱疮:绿豆粉二两,滑石一两。和匀扑之。一加蛤粉二两。(《简易方》)一切肿毒初起:用绿豆粉(炒黄黑色),猪牙皂荚一两,为末,用米醋调敷之。皮破者油调之。(邵真人《经验方》)

豆皮

【气味】甘,寒.无毒。

【主治】解热毒,退目翳(时珍)。

【附方】新一。通神散:治癍痘目生翳:绿豆皮、白菊花、谷精草等分,为末。每用一钱,以干柿饼一枚,粟米泔一盏,同煮干。食柿,日三服。浅者五七日见效,远者半月见效。(《直指方》)

豆荚

【主治】赤痢经年不愈,蒸熟,随意食之良(时珍。出《普济》)。

豆花

【主治】解酒毒(时珍)。

豆芽

【气味】甘,平,无毒。

【主治】解酒毒热毒,利三焦(时珍)。

【发明】时珍曰:诸豆生芽皆腥韧不堪,惟此豆之芽白美独异。今人视为寻常,而古人未知者也。但受湿热郁浥之气,故颇发疮动气,与绿豆之性稍有不同。

豆叶

【主治】霍乱吐下,绞汁和醋少许,温服(《开宝》)。

白豆(宋《嘉祐》)

【释名】饭豆。

【集解】诜曰:白豆苗,嫩者可作菜食,生食亦妙。

时珍曰:饭豆,小豆之白者也,亦有土黄色者。豆大如绿豆而长。四、五月种之。苗叶似赤小豆而略大,可食,荚亦似小豆。一种䕽豆,叶如大豆,可作饭、作腐,亦其类也。

【气味】甘,平,无毒。

原曰:咸,平。

【主治】补五脏,调中,助十二经脉(孟诜)。暖肠胃(《日华》)。杀鬼气。肾之谷,肾病宜食之(思邈)。

叶

【主治】煮食,利五脏,下气(《日华》)。

稆豆(《拾遗》,音吕)

【释名】时珍曰:稆乃自生稻名也。此豆原是野生,故名。今人亦种之于下地矣。

【集解】瑞曰:稆豆,即黑豆中最细者。

时珍曰:此即黑小豆也。小科细粒,霜后乃熟。陈氏指为戎菽,误矣,《尔雅》亦无此文。戎菽乃胡豆。荳豆乃鹿豆,见菜部。并四月熟。

【气味】甘,温,无毒。

【主治】去贼风风痹,妇人产后冷血,炒令焦黑,及热投酒中,渐渐饮之(藏器)。

豌豆(《拾遗》)

【释名】胡豆(《拾遗》),戎菽(《尔雅》)、回鹘豆(《辽志》。《饮膳正要》作回回豆。回回,即回鹘也)、毕豆(《唐史》。崔寔《月令》作豍豆)、青小豆(《千金》)、青斑豆(《别录》)、麻累。

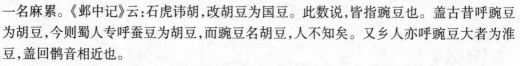

豌豆

时珍曰:胡豆,豌豆也。其苗柔弱宛宛,故得豌名。种出胡戎,嫩时青色,老则斑麻,故有胡、戎、青斑、麻累诸名。陈藏器《拾遗》虽有胡豆,但云苗似豆,生田野间,米中往往有之。然豌豆、蚕豆皆有胡豆之名。陈氏所云,盖豌豆也。豌豆之粒小,故米中有之。《尔雅》:戎菽谓之荏菽。《管子》:山戎出荏菽,布之天下。并注云:即胡豆也。《唐史》:毕豆出自西戎回鹘地面。

张揖《广雅》:毕豆、豌豆,留豆也。《别录》序例云:丸药如胡豆大者,即青斑豆也。孙思邈《千金方》云:青小豆一名胡豆,一名麻累。《邺中记》云:石虎讳胡,改胡豆为国豆。此数说,皆指豌豆也。盖古昔呼豌豆为胡豆,今则蜀人专呼蚕豆为胡豆,而豌豆名胡豆,人不知矣。又乡人亦呼豌豆大者为淮豆,盖回鹘音相近也。

【集解】时珍曰:豌豆种出西胡,今北土甚多。八、九月下种,苗生柔弱如蔓,有须。叶似蒺藜叶,两两对生,嫩时可食。三、四月开小花如蛾形,淡紫色。结荚长寸许,子圆如药丸,亦似甘草子。出胡地者大如杏仁。煮、炒皆佳,磨粉面甚白细腻。百谷之中,最为先登。又有野豌豆,粒小不堪,惟苗可茹,名翘摇,见菜部。

【气味】甘,平,无毒。

思邈曰:甘、咸,温,平,涩。

瑞曰:多食发气病。

【主治】消渴,淡煮食之,良(藏器)。治寒热热中,除吐逆,止泄痢澼下。利小便、腹胀满(思邈)。调营卫,益中平气。煮食,下乳汁。可作酱用(瑞)。煮饮,杀鬼毒心病,解乳石毒发。研末,涂痈肿痘疮。作澡豆,去䵟黵,令人面光泽(时珍)。

【发明】时珍曰:豌豆属土,故其所主病多系脾胃。元时饮膳,每用此豆捣去皮,同羊肉治食,云补中益气。今为日用之物,而唐、宋本草见遗,可谓缺典矣。《千金》、《外台》洗面澡豆方,盛用毕豆面,亦取其白腻耳。

【附方】新三。四圣丹:治小儿痘中有疔,或紫黑而大,或黑坏而臭,或中有黑线,此症十死八九,惟牛都御史得秘传此方点之最妙。用豌豆四十九粒(烧存性),头发灰三分,真珠十四粒炒研为末,以油燕脂同杵成膏。先以簪挑疔破,咂去恶血,以少许点之,即时变红活色。服石毒发:胡豆半升捣研,以水八合绞汁饮之,即愈。(《外台》)霍乱吐利:豌豆三合,香薷三两,为末,水三盏,煎一盏,分二服。(《圣惠》)

蚕豆(《食物》)

【释名】胡豆。

时珍曰:豆荚状如老蚕,故名。王祯《农书》谓其蚕时始熟故名,亦通。吴瑞《本草》以此为豌豆,误矣。此豆种亦自西胡来,虽与豌豆同名、同时种,而形性迥别。《太平御览》云:张骞使外国,得胡豆种归。指此也。今蜀人呼此为胡豆,而豌豆不复名胡豆矣。

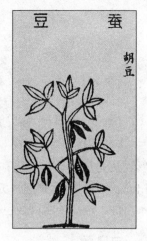

豆　蚕

胡豆

【集解】时珍曰:蚕豆南土种之,蜀中尤多。八月下种,冬生嫩苗可茹。方茎中空。叶状如匙头,本圆末尖,面绿背白,柔厚,一枝三叶。二月开花如蛾状,紫白色,又如豇豆花。结角连缀如大豆,颇似蚕形。蜀人收其子以备荒歉。

【气味】甘、微辛,平,无毒。

【主治】快胃,和脏腑(汪颖)。

【发明】时珍曰:蚕豆本草失载。万表《积善堂方》言:一女子误吞针入腹,诸医不能治。一人教令煮蚕豆同韭菜食之,针自大便同出。此亦可验其性之利脏腑也。

苗

【气味】苦、微甘,温。

【主治】酒醉不省,油盐炒熟,煮汤灌之,效(颖)。

豇豆(《纲目》,江、绛二音)

【释名】蹂�(音绛双)。

时珍曰:此豆红色居多,荚必双生,故有豇、蹂�之名。《广雅》指为胡豆,误矣。

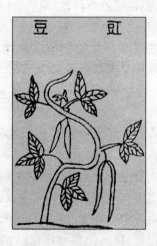

豆　豇

【集解】时珍曰:豇豆处处三、四月种之。一种蔓长丈余,一种蔓短。其叶俱本大末尖,嫩时可茹。其花有红、白二色。荚有白、红、紫、赤、斑驳数色,长者至二尺,嫩时充菜,老则收子。此豆可菜、可果、可谷,备用最多,乃豆中之上品,而本草失收,何哉?

【气味】甘、咸,平,无毒。

【主治】理中益气,补肾健胃,和五脏,调营卫,生精髓,止消渴、吐逆泄痢,小便数,解鼠莽毒(时珍)。

【发明】时珍曰:豇豆开花结荚,必两两并垂,有习坎之义。豆子微曲,如人肾形,所谓豆为肾谷者,宜以此当之。昔卢廉夫教人补肾气,每日空心煮豇豆,入少盐食之,盖得此理。与诸疾无禁,但水肿忌补肾,不宜多食耳。又《袖珍方》云:中鼠莽毒者,以豇豆煮汁饮即解。欲试者,先刈鼠莽苗,以汁泼之,便根烂不生。此则物理然也。

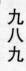

藊豆（音扁，《别录》中品）

【释名】沿篱豆（俗）、蛾眉豆。

时珍曰：藊，本作扁，荚形扁也。沿篱，蔓延也。蛾眉，象豆脊白路少形也。

【集解】弘景曰：藊豆人家种之于篱垣，其荚蒸食甚美。

时珍曰：扁豆，二月下种，蔓生延缠。叶大如杯，团而有尖。其花状如小蛾，有翅尾形。其荚凡十余样，或长或团，或如龙爪、虎爪，或如猪耳、刀镰，种种不同，皆累累成枝。白露后实更繁衍，嫩时可充蔬食茶料，老则收子煮食。子有黑、白、赤、斑四色。一种荚硬不堪食。惟豆子粗圆而色白者可入药，本草不分别，亦缺文也。

白扁豆

【修治】时珍曰：凡用取硬壳扁豆子，连皮炒熟，入药。亦有水浸去皮及生用者，从本方。

【气味】甘，微温，无毒。

诜曰：微寒，患冷人勿食。

弘景曰：患寒热者不可食。

【主治】和中，下气（《别录》）。补五脏，主呕逆。久服头不白（孟诜）。疗霍乱吐利不止，研末和醋服之（同上）。行风气，治女子带下，解酒毒、河豚鱼毒（苏颂）。解一切草木毒，生嚼及煮汁饮，取效（甄权）。止泄痢，消暑，暖脾胃，除湿热，止消渴（时珍）。

【发明】时珍曰：硬壳白扁豆，其子充实，白而微黄，其气腥香，其性温平，得乎中和，脾之谷也。入太阴气分，通利三焦，能化清降浊，故专治中宫之病，消暑除湿而解毒也。其软壳及黑鹊色者，其性微凉，但可供食，亦调脾胃。

【附方】新九。霍乱吐利：扁豆、香薷各一升，水六升，煮二升，分服。（《千金》）霍乱转筋：白扁豆为末，醋和服。（《普济方》）消渴饮水：金豆丸：用白扁豆浸去皮，为末，以天花粉汁同蜜和丸梧子大，金箔为衣。每服二三十丸，天花粉汁下，日二服。忌炙爆酒色。次服滋肾药。（《仁存堂方》）赤白带下：白扁豆炒为末，用米饮，每服二钱。毒药堕胎：女人服草药堕胎腹痛者。生白扁豆去皮，为末，米饮服方寸匕，浓煎汁饮，亦可丸服。若胎气已伤未堕者，或口噤手强，自汗头低，似乎中风，九死一生。医多不识，作风治，必死无疑。中砒霜毒：白扁豆生研，水绞汁饮。（并《永类方》）六畜肉毒：白扁豆烧存性研，冷水服之，良。（《事林广记》）诸鸟肉毒：生扁豆末，冷水服之。（同上）恶疮痂痒作痛：以扁豆捣封，痂落即愈。（《肘后》）

花

【主治】女子赤白带下，干末，米饮服之（苏颂）。焙研服，治崩带。作馄饨食，治泄痢。擂水饮，解中一切药毒垂死。功同扁豆（时珍）。

【附方】新二。血崩不止：白扁豆花焙干，为末。每服二钱，空心炒米煮饮，入盐少许，调下即效。(《奇效良方》)一切泄痢：白扁豆花正开者，择净勿洗，以滚汤瀹过，和小猪脊胭肉一条，葱一根，胡椒七粒，酱汁拌匀，就以瀹豆花汁和面，包作小馄饨，炙熟食之。(《必用食治方》)

叶

【主治】霍乱吐下不止(《别录》)。吐利后转筋，生捣一把，人少酢绞汁服，立瘥。醋炙研服，治瘕疾(孟诜)。杵敷蛇咬(大明)。

藤

【主治】霍乱，同芦萚、人参、仓米等分，煎服(时珍)。

刀豆(《纲目》)

【释名】挟剑豆。

时珍曰：以荚形命名也。案：段成式《酉阳杂俎》云：乐浪有挟剑豆，荚生横斜，如人挟剑。即此豆也。

【集解】颖曰：刀豆长尺许，可入酱用。

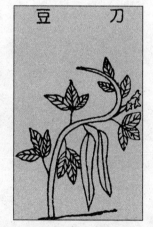

时珍曰：刀豆，人多种之。三月下种，蔓生引一二丈，叶如豇豆叶而稍长大，五、六、七月开紫花如蛾形。结荚，长者近尺，微似皂荚，扁而剑脊，三棱宛然。嫩时煮食、酱食、蜜煎皆佳。老则收子，子大如拇指头，淡红色。同猪肉、鸡肉煮食，尤美。

【气味】甘，平，无毒。

【主治】温中下气，利肠胃，止呃逆，益肾补元(时珍)。

【发明】时珍曰：刀豆本草失载，惟近时小书载其暖而补元阳也。又有人病后呃逆不止，声闻邻家。或令取刀豆子烧存性，白汤调服二钱即止。此亦取其下气归元，而逆自止也。

黎豆(《拾遗》)

【校正】自草部移入此。

【释名】狸豆(《纲目》)、虎豆。

藏器曰：豆子作狸首文，故名。

时珍曰：黎亦黑色也。此豆荚老则黑色，有毛露筋，如虎、狸指爪。其子亦有点，如虎、狸之斑，煮之汁黑，故有诸名。

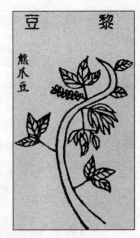

【集解】藏器曰：黎豆生江南，蔓如葛，子如皂荚子，作狸首文。人炒食之，别无功用。陶氏注蚺蛇胆云如黎豆者，即此也。《尔雅》云：诸虑一名虎櫐。又注櫐根云：苗如豆。《尔雅》：摄，虎櫐。郭璞注云：江东呼櫐为藤，似葛而粗大。缠蔓林树，荚有毛刺。一名豆搜，今虎豆也，千岁櫐是矣。

时珍曰：《尔雅》虎櫐，即狸豆也。古人谓藤为櫐，后人讹櫐为狸矣。《尔雅》山櫐、虎櫐，原是二种。陈氏合而为一，谓诸虑一名虎涉，又以为千岁櫐，并误矣。千岁櫐见草部。狸豆野生，山人亦有种之者。三月下种生蔓。其叶如豇豆叶，但文理偏斜。六、七月开花成簇，紫色，状如扁豆花。一枝结荚十余，长三四寸，大如拇指，有白茸毛。老则黑而露筋，宛如干熊指爪之状。其子大如刀豆子，淡紫色，有斑点如狸文。煮去黑汁，同猪、鸡肉再煮食，味乃佳。

【气味】甘、微苦，温。有小毒。

多食令人闷。

【主治】温中，益气（时珍）。

本草纲目谷部第二十五卷

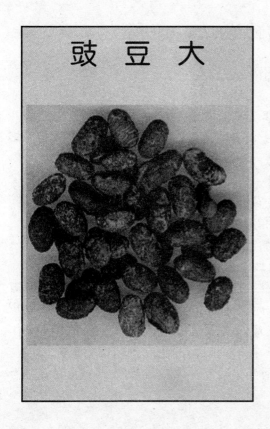

大豆豉

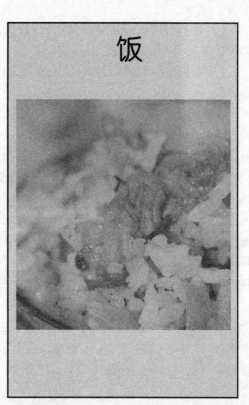

饭

本草纲目谷部第二十五卷

大豆豉(《别录》中品)

【释名】时珍曰:按刘熙《释名》云:豉,嗜也。调和五味,可甘嗜也。许慎《说文》谓豉为配盐幽菽者,乃咸豉也.

【集解】弘景曰:豉出襄阳、钱塘者香美而浓,入药取中心者佳。

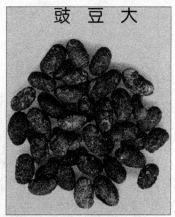

豉豆大

时珍曰:豉,诸大豆皆可为之,以黑豆者人药。有淡豉、咸豉,治病多用淡豉汁及咸者,当随方法。其豉心乃合豉时取其中心者,非剥皮取心也。此说见《外台秘要》。造淡豉法:用黑大豆二三斗,六月内淘净,水浸一宿沥干,蒸熟取出摊席上,候微温蒿覆。每三日一看,候黄衣上遍,不可太过.取晒簸净,以水拌干湿得所,以汁出指间为准。安瓮中,筑实,桑叶盖厚三寸,密封泥,于日中晒七日,取出,曝一时,又以水拌入瓮。如此七次,再蒸过,摊去火气,瓮收筑封即成矣。造咸豉法:用大豆一斗,水浸三日,淘蒸摊署,候上黄取出簸净,水淘晒干。每四斤,入盐一斤,姜丝半斤,椒、橘、苏、茴、杏仁拌匀,入瓮。上面水浸过一寸,以叶盖封口,晒一月乃成也。造豉汁法:十月至正月,用好豉三斗,清麻油熬令烟断,以一升拌豉蒸过,摊冷晒干,拌再蒸,凡三遍以白盐一斗捣和,以汤淋汁三、四斗,入净釜。下椒、姜、葱、橘丝同煎,三分减一,贮于不津器中,香美绝胜也。有麸豉、瓜豉、酱豉诸品皆可为之,但充食品,不入药用也。

淡豉

【气味】苦,寒,无毒。

思邈曰:苦、甘、寒、涩。得醯良。

杲曰:阴中之阴也。

【主治】伤寒头痛寒热,瘴气恶毒,烦躁满闷,虚劳喘吸,两脚疼冷。杀六畜胎子诸毒(《别录》)。治时疾热病发汗。熬末,能止盗汗,除烦躁。生捣为丸服,治寒热风,胸中生疮。煮服,治血痢腹痛。研涂阴茎生疮(《药性》)。治疟疾骨蒸,中毒药蛊气,犬咬(大

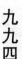

明)。下气调中。治伤寒温毒发癍呕逆(时珍。《千金》治温毒黑膏用之)。

蒲州豉

【气味】咸,寒,无毒。

【主治】解烦热热毒,寒热虚劳,调中发汗,通关节,杀腥气,伤寒鼻塞。陕州豉汁:亦除烦热(藏器)。

【发明】弘景曰:豉,食中常用。春夏天气不和,蒸炒以酒渍服之至佳。依康伯法,先以醋、酒溲蒸曝燥.麻油和,再蒸曝之,凡三过,末椒、姜治和进食,大胜今时油豉也。患脚人,常将渍酒饮之,以滓敷脚,皆瘥。

时珍曰:陶说康伯豉法,见《博物志》,云原出外国,中国谓之康伯,乃传此法之姓名耳。其豉调中下气最妙。黑豆性平,作豉则温。既经蒸罯,故能升能散。得葱则发汗,得盐则能吐,得酒则治风,得薤则治痢,得蒜则止血,炒熟则又能止汗,亦麻黄根节之义也。

【附方】旧三十一,新一十九。伤寒发汗:颂曰:葛洪《肘后方》云:伤寒有数种,庸人卒不能分别者,今取一药兼疗之。凡初觉头痛身热,脉洪,一二日,便以葱豉汤治之。用葱白一虎口,豉一升,绵裹,水三升,煮一升,顿服。不汗更作,加葛根三两;再不汗,加麻黄三两。《肘后》又法:用葱汤煮米粥,入盐豉食之,取汗。又法:用豉一升,小男溺三升,煎一升,分服取汗。伤寒不解,伤寒汗出不解,已三四日,胸中闷恶者:用豉一升,盐一合,水四升,煮一升半,分服取吐,此秘法也。(《梅师方》)辟除温疫:豉和白术浸酒,常服之。(《梅师》)伤寒懊憹,吐下后心中懊憹,大下后身热不去,心中痛者,并用栀子豉汤吐之:肥栀子十四枚,水二盏,煮一盏,入豉半两,同煮至七分,去滓服。得吐,止后服。(《伤寒论》)伤寒余毒,伤寒后毒气攻手足,及身体虚肿:用豉五合微炒,以酒一升半,同煎五七沸,任性饮之。(《简要济众》)伤寒目翳:烧豉二七枚,研末吹之。(《肘后》)伤寒暴痢:《药性论》曰:以豉一升,薤白一握,水三升,煮薤熟,纳豉更煮,色黑去豉,分为二服。

豆黄(《食疗》)

【校正】原附大豆下,今分出。

【释名】时珍曰:造法:用黑豆一斗蒸熟,铺席上,以蒿覆之,如盦酱法,待上黄,取出晒干,捣末收用。

【气味】甘,温,无毒。

诜曰:忌猪肉。

【主治】湿痹膝痛,五脏不足气,胃气结积,壮气力,润肌肤,益颜色,填骨髓,补虚损,能食,肥健人。以炼猪脂和丸,每服百丸,神验秘方也。肥人勿服(诜。出《延年秘录》方)。生嚼涂阴痒汗出(时珍)。

【附方】新二。脾弱不食,饵此当食:大豆黄二升,大麻子三升。熬香,为末。每服一合,饮下,日四五服,任意。(《千金方》)打击青肿:大豆黄为末,水和涂之。(《外台秘

豆腐（《日用》）

【集解】时珍曰：豆腐之法，始于汉淮南王刘安。凡黑豆、黄豆及白豆、泥豆、豌豆、绿豆之类，皆可为之。造法：水浸砣碎，滤去滓，煎成，以盐卤汁或山矾叶或酸浆、醋淀就釜收之。又有入缸内，以石膏末收者。大抵得咸、苦、酸、辛之物，皆可收敛尔。其面上凝结者，揭取晾干，名豆腐皮，入馔甚佳也。

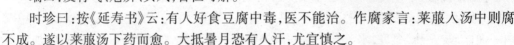

豆腐

【气味】甘、咸，寒，有小毒。

原曰：性平。

颂曰：寒而动气。

瑞曰：发肾气、疮疥、头风，杏仁可解。

时珍曰：按《延寿书》云：有人好食豆腐中毒，医不能治。作腐家言：莱菔入汤中则腐不成。遂以莱菔汤下药而愈。大抵暑月恐有人汗，尤宜慎之。

【主治】宽中益气，和脾胃，消胀满，下大肠浊气（宁原）。清热散血（时珍）。

【附方】新五。休息久痢：白豆腐，醋煎食之，即愈。（《普济方》）赤眼肿痛有数种，皆肝热血凝也：用消风热药服之。夜用盐收豆腐片贴之，酸浆者勿用。（《证治要诀》）杖疮青肿：豆腐切片贴之，频易。一法：以烧酒煮贴之，色红即易，不红乃已。（《拔萃方》）烧酒醉死.心头热者：用热豆腐细切片，遍身贴之，贴冷即换之，苏省乃止。

陈廪米（《别录》下品）

【释名】陈仓米（古名）、老米（俗名）、火米。

时珍：有屋曰廪，无屋曰仓，皆官积也。方曰仓，圆曰囷，皆私积也。老亦陈也。火米有三：有火蒸治成者，有火烧治成者，又有畲田火米，与此不同。

【主治】下气，除烦渴，调胃止泄（《别录》）。补五脏，涩肠胃（《日华》）。暖脾，去惫气，宜作汤食（士良）。炊饭食，止痢，补中益气，坚筋骨，通血脉，起阳道。以饭和酢捣封毒肿恶疮，立瘥。北人以饭置瓮中，水浸令酸，食之，暖五脏六腑之气。研取汁服，去卒心痛（孟诜）。宽中消食。多食易饥（宁原）。调肠胃，利小便，止渴除热（时珍）。

【发明】时珍曰：陈仓米煮汁不浑，初时气味俱尽，故冲淡可以养胃。古人多以煮汁煎药，亦取其调肠胃、利小便、去湿热之功也。《千金方》治洞注下利，炒此米研末饮服者，亦取此义。《日华子》谓其涩肠胃，寇氏谓其冷利，皆非中论。

【附方】新五。霍乱大渴，能杀人：以黄仓米三升，水一斗，煮汁澄清饮，良。（《永类钤方》）反胃膈气，不下食者：太仓散：用仓米或白米，日西时以水微拌湿，自想日气如在米中。次日晒干，袋盛挂风处。每以一撮，水煎，和汁饮之，即时便下。又方：陈仓米炊饭焙研。每五两入沉香末半两,和匀。每米饮服二三钱。(《普济方》)诸般积聚:太仓丸:治脾胃饥饱不时生病,及诸般积聚,百物所伤。陈仓米四两,以巴豆二十一粒去皮同炒,至米香豆黑,勿令米焦,择去豆不用,入去白橘皮四两,为末,糊丸梧子大。每姜汤服五丸,日二服。(《百一选方》)暑月吐泻:陈仓米二升,麦芽四两,黄连四两(切),同蒸熟焙研为末,水丸梧子大。每服百丸,白汤送下。

饭(《拾遗》)

【集解】时珍曰:饭食,诸谷皆可为之,各随米性,详见本条。然有入药诸饭,不可类从者,应当别出。大抵皆取粳、籼、粟米者尔。

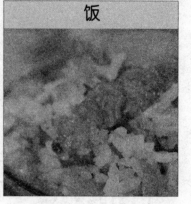

饭

新炊饭

【主治】人尿床,以热饭一盏,倾尿床处,拌与食之,勿令病者知。又乘热敷肿毒,良(时珍)。

寒食饭馈阪也。

【主治】灭瘢痕及杂疮,研末敷之(藏器)。烧灰酒服,治食本米饮成积,黄瘦腹痛者,甚效(孙思邈)。伤寒食复,用此饭烧研,米饮服二三钱,效(时珍)。

祀灶饭

【主治】卒噎,取一粒食之,即下。烧研,搽鼻中疮(时珍)。

盆边零饭

【主治】鼻中生疮,烧研敷之(时珍)。

齿中残饭

【主治】蝎咬毒痛,敷之即止(时珍)。

飧饭飧音孙,即水饭也。

【主治】热食,解渴除烦(时珍)。

荷叶烧饭

【主治】厚脾胃,通三焦,资助生发之气(时珍)。

【发明】李杲曰:易水张洁古枳术丸,用荷叶裹烧饭为丸。盖荷之为物,色青中空,象乎震卦风木。在人为足少阳胆同手少阳三焦,为生化万物之根蒂。用此物以成其化,胃气何由不上升乎? 更以烧饭和药,与白术协力,滋养谷气,令胃厚不致再伤,其利广矣大矣。

时珍曰:按韩悉《医通》云:东南人不识北方炊饭无甑,类呼为烧,如烧菜之意,遂讹以荷叶包饭入灰火烧煨,虽丹溪亦未之辩。但以新荷叶煮汤,入粳米造饭,气味亦全也。凡粳米造饭,用荷叶汤者宽中,芥叶汤者豁痰,紫苏汤者行气解肌,薄荷汤者去热,淡竹叶汤者辟暑,皆可类推也。

青精干石饙饭(宋《图经》)

【释名】乌饭。

颂曰:按陶隐居《登真隐诀》载:太极真人青精乾石饙饭法。砠音信。饙之为言飧也,谓以酒、蜜、药草辈渍而曝之也。亦作饙。凡内外诸书并无此字,惟施于此饭之名耳。陈藏器《本草》名乌饭。

【集解】藏器曰:乌饭法:取南烛茎叶捣碎,渍汁浸粳米,九浸九蒸九曝,米粒紧小,黑如瑿珠,袋盛,可以适远方也。

时珍曰:此饭乃仙家服食之法,而今之释家多于四月八日造之,以供佛耳。造者又入柿叶、白杨叶数十枝以助色,或又加生铁一块者,止知取其上色,不知乃服食家所忌也。

【气味】甘。平,无毒。

【主治】日进一合,不饥,益颜色,坚筋骨,能行(藏器)。益肠胃,补髓,灭三虫,久服变白却老(苏颂。出《太极真人法》)。

粥(《拾遗》)

【释名】糜。

时珍曰:粥字象米在釜中相属之形。《释名》云:煮米为糜,使糜烂也。粥浊于糜,育育然也。厚曰馆,薄曰酏。

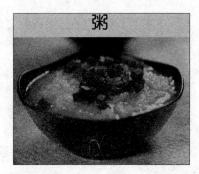

粥

小麦粥

【主治】止消渴烦热(时珍)。

寒食粥(用杏仁和诸花作之)

【主治】咳嗽,下热气,调中(藏器)

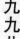

糯米、秫米、黍米粥

【气味】甘,温,无毒。

【主治】益气,治脾胃虚寒,泄痢吐逆,小儿痘疮白色(时珍)。

粳米、籼米、粟米、粱米粥

【气味】甘、温、平,无毒。

【主治】利小便,止烦渴,养脾胃(时珍)。

【发明】时珍曰:按罗天益《宝鉴》云:粳、粟米粥,气薄味淡,阳中之阴也。所以淡渗下行,能利小便。韩悫《医通》云:一人病淋,素不服药。予令专啖粟米粥,绝去他味。旬余减,月余痊。此五谷治病之理也。又张耒《粥记》云:每晨起,食粥一大碗。空腹胃虚,谷气便作,所补不细。又极柔腻,与肠胃相得,最为饮食之良。妙齐和尚说:山中僧,每将旦一粥,甚系利害。如不食,则终日觉脏腑燥涸。盖粥能畅胃气,生津液也。大抵养生求安乐,亦无深远难知之事,不过寝食之间尔。故作此劝人每日食粥,勿大笑也。又《苏轼帖》云:夜饥甚。吴子野劝食白粥,云能推陈致新,利膈益胃。粥既快美,粥后一觉,妙不可言也。此皆著粥之有益如此。诸谷作粥,详见本条。古方有用药物、粳、粟、粱米作粥,治病甚多。今略取其可常食者,集于下方,以备参考云。

赤小豆粥　利小便,消水肿脚气,辟邪疠。

绿豆粥　解热毒,止烦渴。

御米粥　治反胃,利大肠。

薏苡仁粥　除湿热,利肠胃。

莲子粉粥　健脾胃,止泄痢。

芡实粉粥　固精气,明耳目。

菱实粉粥　益肠胃,解内热。

栗子粥　补肾气,益腰脚。

薯蓣粥　补肾精,固肠胃。

芋粥　宽肠胃,令人不饥。

百合粉粥　润肺调中。

萝卜粥　消食利膈。

胡萝卜粥　宽中下气。

马齿苋粥　治痹消肿。

油菜粥　调中下气。

莙荙菜粥　健胃益脾。

菠薐菜粥　和中润燥。

荠菜粥　明目利肝。

芹菜粥　去伏热,利大小肠。

芥菜粥　豁痰辟恶。

葵菜粥　润燥宽肠。

韭菜粥　温中暖下。

葱豉粥　发汗解肌。

茯苓粉粥　清上实下。

松子仁粥　润心肺,调大肠。

酸枣仁粥　治烦热,益胆气。

枸杞子粥　补精血,益肾气。

薤白粥　治老人冷利。

生姜粥　温中辟恶。

花椒粥　辟瘴御寒。

茴香粥　和胃治疝。

胡椒粥、茱萸粥,辣米粥　并治心腹疼痛。

麻子粥、胡麻粥、郁李仁粥　并润肠治痹。

苏子粥　下气利膈。

竹叶汤粥　止渴清心。

猪肾粥,羊肾粥、鹿肾粥　并补肾虚诸疾。

羊肝粥,鸡肝粥　并补肝虚,明目。

羊汁粥、鸡汁粥　并治劳损。

鸭汁粥、鲤鱼汁粥　并消水肿。

牛乳粥　补虚羸。

酥蜜粥　养心肺。

鹿角胶入粥食　助元阳,治诸虚。

炒面入粥食　止白痢。

烧盐入粥食　止血痢

麨(尺沼切(拾遗》)

【校正】原附粟下,今分出。

【释名】糗(去九切)。

时珍曰:麨以炒成,其臭香。故糗从臭,麨从炒省也。刘熙《释名》云:糗,龋也。饭而磨之,使龋碎也。

【集解】恭曰:麨,蒸米、麦,熬过,磨作之。

藏器曰:河东人以麦为之,北人以粟为之,东人以粳米为之,炒干饭磨成也。粗者为干糗粮。

米麦麨

【气味】甘、苦,微寒,无毒。

藏器曰:酸,寒。

【主治】寒中,除热渴,消石气(苏恭)。和水服,解烦热。止泄,实大肠(藏器)。炒米汤,止烦渴(时珍)。

糕(《纲目》)

【释名】粢。

时珍曰:糕以黍、糯合粳米粉蒸成,状如凝膏也。单糯粉作者,曰粢。米粉合豆末、糖、蜜蒸成者曰饵。《释名》云:粢,慈软也。饵,而也,相粘而也。扬雄《方言》云:饵谓之糕,或谓之粢,或谓之铃(音令),或谓之馇(音涫)。然亦微有分别,不可不知之也。

【气味】甘,温,无毒。

时珍曰:粳米糕易消导。粢糕最难克化,损脾成积,小儿尤宜禁之。

【主治】粳糕:养脾胃,厚肠,益气和中。粢糕:益气暖中,缩小便,坚大便,效(时珍)。

【发明】时珍曰:晚粳米糕,可代蒸饼,丸脾胃药,取其易化也。糯米粢,可代糯糊,丸丹药,取其相粘也。九日登高米糕,亦可入药。按《圣惠方》治山瘴疟有糕角饮:九月九日取米糕角(阴干)半两,寒食饭二百粒,豉一百粒,独蒜一枚,恒山一两,以水二盏,浸一夜,五更煎至一盏,顿服,当下利为度。

【附方】新一。老人泄泻:干糕一两,姜汤泡化,代饭。(《简便方》)

粽(《纲目》)

【释名】角黍。

时珍曰:糭俗作粽。古人以菰芦叶裹黍米煮成,尖角,如棕榈叶心之形,故曰粽,曰角黍。近世多用糯米矣。今俗五月五日以为节物相馈送。或言为祭屈原,作此投江,以饲蛟龙也。

【气味】甘,温,无毒。

【主治】五月五日取粽尖,和截疟药,良(时珍)。

寒具(《纲目》)

【释名】捻头(钱乙)、环饼(《要术》)、馓。

时珍曰:寒具,冬春可留数月,及寒食禁烟用之,故名寒具。捻头,捻其头也。环饼,象环钏形也。馓,易消散也。服虔《通俗文》谓之餲,张揖《广雅》谓之粘粔,《楚辞》谓之粔籹,《杂字解诂》谓之膏环。

【集解】时珍曰:钱乙方中有捻头散,葛洪《肘后》有捻头汤,医书不载。按郑玄注《周礼》云:寒具,米食也。贾思勰《要术》云:环饼一名寒具,以水搜,入牛羊脂和作之,入口即碎。林洪《清供》云:寒具,捻头也。以糯粉和面,麻油煎成,以糖食之。可留月余,宜禁烟用。观此,则寒具即今馓子也。以糯粉和面,入少盐,牵索纽捻成环钏之形,油煎食之。苏东坡《寒具诗》云:纤手搓成玉数寻,碧油煎出嫩黄深。夜来春睡无轻重,压扁佳人缠臂金。

【气味】甘、咸,温,无毒。

【主治】利大小便,润肠,温中益气(时珍)。

【附方】新二。钱氏捻头散,治小儿小便不通:用延胡索、苦楝子等分,为末。每服半钱或一钱,以捻头汤食前调下。如无捻头,滴油数点代之。(钱氏小儿方)血痢不止:地榆晒研为末。每服二钱,掺在羊血上,炙热食之,以捻头煎汤送下。或以地榆煮汁,熬如饧状,一服三合,捻头汤化下。

蒸饼(《纲目》)

【释名】时珍曰:按刘熙(释名)云:饼者,并也,溲面使合并也。有蒸饼、汤饼、胡饼、索饼、酥饼之属,皆随形命名也。

【集解】时珍曰:小麦面修治食品甚多,惟蒸饼其来最古,是酵糟发成单面所造,丸药所须,且能治疾,而本草不载,亦一缺也。惟腊月及寒食日蒸之,至皮裂,去皮悬之风干。临时以水浸胀,擂烂滤过,和脾胃及三焦药,甚易消化。且面已过性,不助湿热。其以果菜、油腻诸物为馅者,不堪入药。

【气味】甘,平,无毒。

【主治】消食,养脾胃,温中化滞,益气和血,止汗,利三焦,通水道(时珍)。

【发明】时珍曰:按(爱竹谈薮)云:宋宁宗为郡王时,病淋,日夜凡三百起。国医罔措,或举孙琳治之。琳用蒸饼、大蒜、淡豆豉三物捣丸,令以温水下三十丸。曰:今日进三服,病当减三之一,明日亦然,三日病除。已而果然。赐以千缗。或问其说。琳曰:小儿何缘有淋,只是水道不利。三物皆能通利故尔。若琳者,其可与语医矣。

【附方】新六。积年下血:寒食蒸饼、乌龙尾各一两,皂角七挺(去皮酥炙),为末,蜜丸。米饮每服二十丸。(《圣惠方》)下痢赤白,治营卫气虚,风邪袭入肠胃之间,便痢赤白,脐腹疼痛,里急后重。烦渴胀满,不进饮食:用于蒸饼(蜜拌,炒)二两,御米壳(蜜炒)四两,为末,炼蜜丸芡子大。每服一丸,水一盏,煎化热服。(《传信适用妙方》)崩中下血:陈年蒸饼,烧存性,米饮服二钱。盗汗自汗:每夜卧时,带饥吃蒸饼一枚,不过数日即止。(《医林集要》)一切折伤:寒食蒸饼为末。每服二钱,酒下,甚验。(《肘后方》)汤火伤灼:馒头饼烧存性,研末,油调涂敷之。(《肘后方》)

女曲(《唐本》)

【校正】原附小麦下,今分出。

【释名】麲子(音桓)、黄子。

时珍曰:此乃女人以完麦罨成黄子,故有诸名。

【集解】恭曰:女曲,完小麦为饭,和成罨之,待上黄衣,取晒。

【气味】甘,温,无毒。

【主治】消食下气,止泄痢,下胎,破冷血(苏恭)。

黄蒸(《唐本》)

【校正】原附小麦下,今分出。

【释名】黄衣(苏恭)、麦黄。

时珍曰:此乃以米、麦粉和罨,待其熏蒸成黄,故有诸名。

【集解】恭曰:黄蒸,磨小麦粉拌水和成饼,麻叶裹,待上黄衣,取晒。

时珍曰:女曲蒸麦饭罨成,黄蒸磨米、麦粉罨成,稍有不同也。

【气味】

【主治】并同女曲(苏恭)。温补,能消诸生物(藏器)。温中下气,消食除烦(《日华》)。治食黄、黄汗(时珍)。

【附方】新一。癖黄疸疾,或黄汗染衣,涕唾皆黄:用好黄蒸二升,每夜以水二升,浸微暖,于铜器中,平旦绞汁半升饮之,极效。(《必效方》)

曲(宋《嘉祐》)

【释名】酒母。

时珍曰:曲以米、麦包罨而成,故字从麦、从米、从包省文,会意也。酒非曲不生,故曰酒母。《书》云:若作酒醴,尔惟曲蘖。是矣。刘熙《释名》云:曲,朽也,郁使生衣败朽也。

【集解】藏器曰:曲,六月作者良。入药须陈久者,炒香用。

时珍曰:曲有麦、面、米造者不一,皆酒醋所须,俱能消导,功不甚远。造大小麦曲法:用大麦米或小麦连皮,井水淘净,晒干。六月六日磨碎,以淘麦水和作块,楮叶包扎,悬风处,七十日可用矣。造面曲法:三伏时,用白面五斤,绿豆五升,以蓼汁煮烂。辣蓼末五两,杏仁泥十两,和踏成饼,楮叶裹悬风处,候生黄收之。造白曲法:用面五斤,糯米粉一斗,水拌微湿,筛过踏饼,楮叶包挂风处,五十日成矣。又米曲法:用糯米粉一斗,自然蓼汁和作圆丸,楮叶包挂风处,七七日晒收。此数种曲皆可入药。其各地有人诸药草及毒药者,皆有毒,惟可造酒,不可入药也。

小麦曲

【气味】甘,温,无毒。

震亨曰:麸皮曲:凉,入大肠经。

【主治】消谷止痢(《别录》)。平胃气,消食痔,治小儿食痫(苏恭)。调中下气,开胃,疗脏腑中风寒(藏器)。主霍乱、心膈气、痰逆,除烦,破癥结(孟诜)。补虚,去冷气,除肠胃中塞,不下食,令人有颜色(吴瑞)。落胎,并下鬼胎(《日华》)。止河鱼之腹疾(梁简文帝《劝医文》)。

大麦曲

【气味】同前。

【主治】消食和中,下生胎,破血。取五升,以水一斗煮三沸,分五服,其子如糜,令母肥盛(时珍)。

面曲、米曲

【气味】同前。

【主治】消食积、酒积、糯米积。研末酒服立愈。余功同小麦曲(时珍。出《千金》)。

【附方】旧五,新四。米谷食积:炒曲末,白汤调服二钱,日三服。三焦滞气:陈曲(炒)、莱菔子(炒)等分。每用三钱,水煎,入麝香少许服。(《普济》)小腹坚大如盘,胸满,食不能消:用曲末,汤服方寸匕,日三。(《千金》)水痢百起:六月六日曲(炒黄)、马蔺子等分,为末,米饮服方寸匕。无马蔺子,用牛骨灰代之。(《普济方》)赤白痢下,水谷不消:以曲熬粟米粥,服方寸匕,日四、五服。(《肘后方》)酒毒便血:曲一块,湿纸包煨,为末。空心米饮服二钱,神效。伤寒食复:曲一饼,煮汁饮之,良。(《类要方》)胎动不安,或上抢心,下血者:生曲饼研末,水和绞汁,服三升。(《肘后》)狐刺尿疮:曲末和独头蒜,杵如麦粒,纳疮孔中,虫出愈。(《古今录验》)

神曲(《药性论》)

【释名】

【集解】时珍曰:昔人用曲,多是造酒之曲。后医乃造神曲,专以供药,力更胜之。盖取诸神聚会之日造之,故得神名。贾思勰《齐民要术》虽有造神曲古法,繁琐不便。近时造法,更简易也。叶氏(水云录)云:五月五日,或六月六日,或三伏日,用白面百斤,青蒿自然汁三升,赤小豆末、杏仁泥各三升,苍耳自然汁、野蓼自然汁各三升,以配白虎、青龙、朱雀、玄武、勾陈、螣蛇六神,用汁和面、豆、杏仁作饼,麻叶或楮叶包罨,如造酱黄法,待生黄衣,晒收之。

【气味】甘、辛,温,无毒。

元素曰:阳中之阳也,入足阳明经。凡用须火炒黄,以助土气。陈久者良。

【主治】化水谷宿食,癥结积滞,健脾暖胃(《药性》)。养胃气,治赤白痢(元素)。消食下气,除痰逆霍乱,泄痢胀满诸疾,其功与曲同。闪挫腰痛者,煅过淬酒温服有效。妇人产后欲回乳者,炒研,酒服二钱,日二即止,甚验(时珍)。

【发明】时珍曰:按倪维德《启微集》云:神曲治目病,生用能发其生气,熟用能敛其暴气也。

【附方】旧一,新六。胃虚不克:神曲半斤,麦芽五升,杏仁一升,各炒为末,炼蜜丸弹子大。每食后嚼化一丸。(《普济方》)壮脾进食:疗痞满暑泄:曲术丸:用神曲(炒)、苍术(泔制炒)等分为末,糊丸梧子大。海米饮服五十丸。冷者加干姜或吴茱萸。(《肘后百一方》)健胃思食:消食丸:治脾胃俱虚,不能消化水谷,胸膈痞闷,腹胁膨胀,连年累月,食减嗜卧,口苦无味。神曲六两,麦蘖(炒)三两,干姜(炮)四两,乌梅肉(焙)四两,为末,蜜丸梧子大。每米饮服五十丸,日三服。(《和剂局方》)虚寒反胃:方同上。暴泄不止:神曲(炒)二两,茱萸(汤泡,炒)半两,为末,醋糊丸梧子大。每服五十丸。米饮下。(《百一选方》)产后运绝:神曲(炒)为末,水服方寸匕。(《千金方》)食积心痛:陈神曲一块烧红,淬酒二大碗服之。(《摘玄方》)

红曲(丹溪《补遗》)

【气味】甘,温,无毒。

瑞曰:酿酒则辛热,有小毒,发肠风痔瘘、脚气、哮喘痰嗽诸疾。

【主治】消食活血,健脾燥胃,治赤白痢下水谷(震亨)。酿酒,破血行药势,杀山岚瘴气,治打扑伤损(吴瑞)。治女人血气痛,及产后恶血不尽,擂酒饮之,良(时珍)。

【发明】时珍曰:人之水谷入于胃,受中焦湿热熏蒸,游溢精气,日化为红,散布脏腑经络,是为营血,此造化自然之微妙也。造红曲者,以白米饭受湿热郁蒸变而为红,即成真色,久亦不渝,此乃人窥造化之巧者也。故红曲有治脾胃营血之功,得同气相求之理。

【附方】新四。湿热泄痢:丹溪青六丸:用六一散,加炒红曲五钱,为末,蒸饼和丸梧子大。每服五七十丸,白汤下,日三服。(《丹溪心法》)小儿吐逆频并,不进乳食.手足心热:用红曲(年久者)三钱半,白术(麸炒)一钱半,甘草(炙)一钱,为末。每服半钱,煎枣子、米汤下。(《经验》)小儿头疮:因伤湿入水成毒,浓汁不止:用红曲嚼罨之。甚效。(《百一选方》)心腹作痛:赤曲、香附、乳香等分为末,酒服。(《摘玄方》)

蘖米(《别录》中品)

【释名】弘景曰:此是以米作蘖,非别米名也。

恭曰:蘖犹孽也,生不以理之名也。皆当以可生之物生之,取其蘖中之米入药。按《食经》用稻蘖,稻即穄谷之总名。陶谓以米作蘖,非矣。米岂能更生乎?

【集解】宗奭曰：蘖米，粟蘖也。

时珍曰：《别录》止云蘖米，不云粟作也。苏恭言凡谷皆可生者，是矣。有粟、黍、谷、麦、豆诸蘖，皆水浸胀，候生芽曝干去须，取其中米，炒研面用。其功皆主消导。今并集于左方。《日华子》谓蘖米为作醋黄子者，亦误矣。

粟蘖（一名粟芽）

【气味】苦，温，无毒。

宗奭曰：今谷神散中用之，性温于麦蘖。

【主治】寒中，下气，除热（《别录》）。除烦. 消宿食，开胃（《日华》）。为末和脂敷面，令皮肤悦泽（陶弘景）。

稻蘖（一名谷芽）

【气味】甘，温，无毒。

【主治】快脾开胃，下气和中，消食化积（时珍）。

【附方】新一。启脾进食：谷神丸：用谷蘖四两为末，入姜汁、盐少许，和作饼，焙干，入炙甘草、砂仁、白术（麸炒）各一两，为末。白汤点服之，或丸服。（《澹寮方》）

矿麦蘖（一名麦芽）

【气味】咸，温，无毒。

【主治】消食和中（《别录》）。破冷气。去心腹胀满（《药性》）。开胃，止霍乱，除烦闷。消痰饮，破癥结，能催生落胎（《日华》）。补脾胃虚，宽肠下气，腹鸣者用之（元素）。消化一切米、面、诸果食积（时珍）。

【附方】旧二，新六。快膈进食：麦蘖四两，神曲二两，白术、橘皮各一两，为末，蒸饼丸梧子大。每人参汤下三五十丸，效。谷劳嗜卧，饱食便卧，得谷劳病，令人四肢烦重，嘿嘿欲卧，食毕辄甚：用大麦蘖一升，椒一两（并炒），干姜三两，捣末。每服方寸匕，白汤下，日三。（《肘后》）腹中虚冷，食辄不消，羸瘦弱乏，因生百疾：大麦蘖五升，小麦面半斤，豉五合，杏仁二升，皆熬黄香，捣筛糊丸弹子大。每服一丸，白汤下。（《肘后方》）产后腹胀不通，转气急，坐卧不安：以麦蘖一合，为末。和酒服，良久通转，神验。此乃供奉辅太初传与崔郎中方也。（李绛《兵部手集》方）产后青肿，乃血水积也：干漆、大麦蘖等分，为末。新瓦中铺漆一层，蘖一层，重重令满，盐泥固济，煅赤研末。热酒调服二钱。产后诸疾并宜。（《妇人经验方》）产后秘塞五七日不通，不宜妄服药丸：宜用大麦芽炒黄为末，每服三钱，沸汤调下，与粥间服。（《妇人良方》）

饴糖（《别录》上品）

【释名】饧（音徐盈切）。

时珍曰:按刘熙《释名》云:糖之清者曰饴,形怡怡然也。稠者曰饧,强硬如锡也。如饧而浊者曰𫗦。《方言》谓之饊饊(音长皇)。

《楚辞》云:柜籹蜜饵有饊饊,是也。

嘉谟曰:因色紫类琥珀,方中谓之胶饴,干枯者名饧。

【气味】甘,大温,无毒。入太阴经。

宗奭曰:多食动脾风。

震亨曰:饴糖属土而成于火,大发湿中之热。寇氏谓其动脾风,言末而遗本矣。

时珍曰:凡中满吐逆、秘结牙𩊨、赤目疳病者,切宜忌之,生痰动火最甚。甘属土,肾病毋多食甘,甘伤肾,骨痛而齿落,皆指此类也。

【主治】补虚乏,止渴去血(《别录》)。补虚冷,益气力,止肠鸣咽痛,治唾血,消痰润肺止嗽(思邈)。健脾胃,补中,治吐血。打损瘀血者,熬焦酒服,能下恶血。又伤寒大毒嗽,于蔓菁、薤汁中煮一沸,顿服之,良(孟诜)。脾弱不思食人少用,能和胃气。亦用和药(寇宗奭)。解附子、草乌头毒(时珍)。

【附方】旧二,新十。老人烦渴:寒食大麦一升,水七升,煎五升,入赤饧二合,渴即饮之。(《奉亲书》)蛟龙癥病,凡人正二月食芹菜,误食蛟龙精者,为蛟龙病,发则似痫,面色青黄:每服寒食饧五合,日三服。吐出蛟龙,有两头可验。吐蛔者勿用。(《金匮要略》)鱼脐疔疮:寒食饧涂之,良。干者烧灰。(《千金方》)癗疽毒疮:腊月饴糖,昼夜涂之,数日则愈。(《千金方》)误吞稻芒:白饧频食。(《简便方》)鱼骨鲠咽,不能出:用饴糖丸鸡子黄大吞之。不下再吞。(《肘后》)误吞钱钗及竹木:取饴糖一斤,渐渐食尽,便出。(《外台》)箭镞不出:见发明。服药过剂,闷乱者:饴糖食之。(《千金方》)草乌头毒及天雄,附子毒:并食饴糖即解。(《总录》)手足瘑疮:炒腊月糖,敷之。(《千金方》)火烧成疮:白糖烧灰,粉之即燥,易瘥。(《小品方》)

酱(《别录》下品)

【释名】时珍曰:按刘熙《释名》云:酱者,将也。能制食物之毒,如将之平暴恶也。

【气味】咸,冷利,无毒。

时珍曰:面酱:咸。豆酱、甜酱、豆油、大麦酱、麸酱:皆咸、甘。

诜曰:多食发小儿无辜,生痰动气。妊娠合雀肉食之,令儿面黑。

颂曰:麦酱和鲤鱼食,生口疮。

【主治】除热,止烦满,杀百药及热汤火毒(《别录》)。杀一切鱼、肉、菜蔬、蕈毒,并治蛇、虫、蜂、虿等毒(《日华》)。酱汁灌入下部,治大便不通。灌耳中,治飞蛾、虫、蚁入耳。涂猘犬咬及汤、火伤灼未成疮者,有效。又中砒毒,调水服即解(出时珍方)。

【发明】弘景曰:酱多以豆作,纯麦者少。入药当以豆酱,陈久者弥好也。又有鱼酱、肉酱,皆呼为醢,不入药用。

诜曰:小麦酱杀药力,不如豆酱。又有獐、鹿、兔、雉及鳢鱼酱,皆不可久食也。

宗奭曰：圣人不得酱不食，意欲五味和，五脏悦而受之，此亦安乐之一端也。

时珍曰：不得酱不食，亦兼取其杀饮食百药之毒也。

【附方】旧一，新五。手指掣痛：酱清和蜜，温热浸之，愈乃止。（《千金》）疬疡风驳：酱清和石硫黄细末，日日揩之。（《外台秘要》）妊娠下血：豆酱二升，去汁取豆，炒研。酒服方寸匕，日三。（《古今录验》）妊娠尿血：豆酱一大盏（熬干），生地黄二两，为末。每服一钱，米饮下。（《普济方》）浸淫疮癣：酱瓣和人尿，涂之。（《千金翼》）解轻粉毒。服轻粉口破者：以三年陈酱化水，频漱之。（《濒湖集简方》）

榆仁酱（《食疗》）

【校正】原附酱下，今分出。

【集解】时珍曰：造法：取榆仁水浸一伏时，袋盛，揉洗去涎，以蓼汁拌晒，如此七次，同发过面曲，如造酱法下盐晒之。每一升，曲四斤，盐一斤，水五斤。崔富《月令》谓之䤅，是也。音牟偷。

【气味】辛美，温，无毒。

【主治】利大小便，心腹恶气，杀诸虫。不宜多食（孟诜）。

芜荑酱（《食疗》）

【校正】原附酱下，今分出。

【集解】时珍曰：造法与榆仁酱同。

【气味】辛美微臭，温，无毒。多食落发。

【主治】杀三虫，功力强于榆仁酱（孟诜）。

【发明】张从正曰：北人亦多食乳酪酥脯甘美之物，皆生虫之萌也。而不生虫者，盖食中多胡荽、芜荑、卤汁，杀九虫之物也。

醋（《别录》下品）

【释名】酢（音醋）、醯（音兮）、苦酒。

弘景曰：醋酒为用，无所不入，愈久愈良，亦谓之醯。以有苦味，俗呼苦酒。丹家又加余物，谓为华池左味。

时珍曰：刘熙《释名》云：醋，措也。能措置食毒也。古方多用酢字也。

【集解】藏器曰：苏言葡萄、大枣诸果堪作醋，缘渠是荆楚人，土地俭啬，果败则以酿酒也。糟醋犹不入药，况于果乎？

时珍曰：米醋：三伏时用仓米一斗，淘净蒸饭，摊冷盒黄，晒簸，水淋净。别以仓米二斗蒸饭，和匀入瓮，以水淹过，密封暖处，三七日成矣。糯米醋：秋社日，用糯米一斗淘蒸，用六月六日造成小麦大曲和匀，用水二斗，入瓮封酿，三七日成矣。粟米醋：用陈粟米一斗，淘浸七日。再蒸淘熟，入瓮密封，日夕搅之，七日成矣。小麦醋：用小麦水浸三日，蒸熟盒黄，入瓮水淹，七七日成矣。大麦醋：用大麦米一斗，水浸蒸饭，盒黄晒干，水淋过，再以麦饭二斗和匀，入水封闭，三七日成矣。饧醋：用饧一斤，水三升煎化，入白曲末二两，瓶封晒成。其余糟、糠等醋，皆不入药，不能尽纪也。

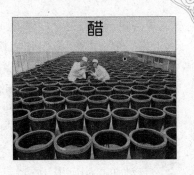

醋

米醋

【气味】酸、苦，温，无毒。

诜曰：大麦醋：微寒。余醋并同。

弘景曰：多食损人肌脏。

藏器曰：多食损筋骨，亦损胃。不益男子，损人颜色。醋发诸药，不可同食。

时珍曰：酸属木，脾病毋多食酸。酸伤脾，肉胝而唇揭。服茯苓、丹参人，不可食醋。《镜源》曰：米醋煮制四黄、丹砂、胆矾、常山诸药也。

【主治】消痈肿，散水气，杀邪毒（《别录》）。理诸药。消毒（扁鹊）。治产后血运，除症块坚积，消食，杀恶毒，破结气，心中酸水痰饮（藏器）。下气除烦，治妇人心痛血气，并产后及伤损金疮出血昏运，杀一切鱼、肉、菜毒（《日华》）。醋磨青木香，止卒心痛、血气痛。浸黄柏含之，治口疮。调大黄末，涂肿毒。煎生大黄服，治疟癖甚良（孟诜）。散瘀血，治黄疸、黄汗（好古曰：张仲景治黄汗，有黄芪芍药桂枝苦酒汤；治黄疸，有麻黄醇酒汤，用苦酒清酒。方见《金匮要略》）。

【附方】旧二十一，新十二。身体卒肿：醋和蚯蚓屎敷之。（《千金》）白虎风毒：以三年酽醋五升，煎五沸，切葱白三升，煎一沸漉出，以布染乘热裹之，痛止乃已。（《外台秘要》）霍乱吐利：盐、醋，煎服甚良。（《如宜方》）霍乱烦胀：未得吐下：以好苦酒三升饮之。（《千金方》）足上转筋：以故绵浸醋中，甑蒸热裹之，冷即易，勿停，取瘥止。（《外台》）出汗不滴，瘦却腰脚，并耳聋者：米醋浸荆三棱，夏四日，冬六日，为末。醋汤调下二钱，即瘥。（《经验后方》）腋下胡臭：三年酽酢，和石灰敷之。（《外台》）瘑疡风病：酢和硫黄末敷之。（《外台秘要》）痈疽不溃：苦酒和雀屎如小豆大，敷疮头上，即穿也。（《肘后方》）舌肿不消：以酢和釜底墨，厚敷舌之上下，脱则更敷，须臾即消。（《千金方》）木舌肿强：糖醋，时时含漱。（《普济方》）牙齿疼痛：米醋一升，煮枸杞白皮一升，取半升，含漱即瘥。（《肘后方》）鼻中出血：酢和胡粉半枣许服。又法：用醋和土，涂阴囊，干即易之。（《千金方》）塞耳治聋：以醇酢微火炙附子，削尖塞之。（《千金方》）面䵟雀卵：苦酒渍术，常常拭之。（《肘后方》）中砒石毒：饮酽醋，得吐即愈。不可饮水。（《广记》）服硫发痈：酢和豉，研膏敷之，燥则易。（《千金方》）食鸡子毒：饮醋少许即消。（《广记》）浑身虱出：方见石部食盐。毒蜂伤螫：清醋急饮一二碗，令毒气不散，然后用药。（《济急方》）蝎刺螫人:酢磨附子汁敷之。(《食医心镜》)蜈蚣咬毒:醋磨生铁敷之。(《箧中方》)蜘蛛咬毒:同上方。蝼蝈尿疮:以醋和胡粉敷之。(《千金方》)诸虫入耳:凡百节、蚰蜒、蚁入耳,以苦酒注入,起行即出。(钱相公《箧中方》)汤火伤灼:即以酸醋淋洗,并以醋泥涂之甚妙,亦无瘢痕也。狼烟入口:以醋少许饮之。(《秘方》)足上冻疮:以醋洗足,研藕敷之。胎死不下,月未足者:大豆煮醋服三升,立便分解。未下再服。(《子母秘录》)胞衣不下,腹满则杀人:以水入醋少许,噀面,神效。(《圣惠方》)鬼击卒死:吹醋少许入鼻中。(《千金》)乳痈坚硬:以罐盛醋,烧热石投之二次,温渍之。冷则更烧石投之,不过三次即愈。(《千金》)疔肿初起:用面围住,以针乱刺疮上,铜器煎醋沸,倾入围中,令容一盏。冷即易,三度。根即出也。

酒(《别录》中品)

【校正】《拾遗》糟笋酒、社酒,今并为一。

【释名】时珍曰:按许氏《说文》云:酒,就也。所以就人之善恶也。一说:酒字篆文,象酒在卣中之状。《饮膳》标题云:酒之清者曰酿,浊者曰盎;厚曰醇,薄曰醨;重酿曰酎,一宿曰醴;美曰醑,未榨曰醅;红曰醍,绿曰醽,白曰醝。

【集解】藏器曰:凡好酒欲熟时,皆能候风潮而转,此是合阴阳也。

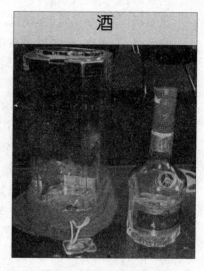

酒

时珍曰:东阳酒即金华酒,古兰陵也,李太白诗所谓兰陵美酒郁金香即此,常饮入药俱良。山西襄陵酒、蓟州薏苡酒皆清烈,但曲中亦有药物。黄酒有灰。秦、蜀有咂嘛酒,用稻、麦、黍、秋、药曲,小罂封酿而成,以筒吸饮。谷气既杂,酒不清美,并不可入药。

米酒

【气味】苦,甘,辛,大热,有毒。

诜曰:久饮伤神损寿,软筋骨,动气痢。醉卧当风,则成癜风。醉浴冷水成痛痹。服丹砂人饮之,头痛吐热。

士良曰:凡服丹砂、北庭、石亭脂、钟乳、诸矾石、生姜,并不可长用酒下,能引石药气入四肢,滞血化为痈疽。

藏器曰:凡酒,忌诸甜物。酒浆照人无影,不可饮。祭酒自耗,不可饮。酒合乳饮,令人气结。同牛肉食,令人生虫。酒后卧黍穰,食猪肉,患大风。

时珍曰:酒后食芥及辣物,缓人筋骨。酒后饮茶,伤肾脏,腰脚重坠,膀胱冷痛,兼患痰饮水肿、消渴挛痛之疾。一切毒药,因酒得者难治。又酒得咸而解者,水制火也,酒性上而咸润下也。又畏枳椇、葛花、赤豆花、绿豆粉者，寒胜热也。

【主治】行药势，杀百邪恶毒气（《别录》）。通血脉，厚肠胃，润皮肤，散湿气，消忧发怒，宣言畅意（藏器）。养脾气，扶肝，除风下气（孟诜）。解马肉、桐油毒，丹石发动诸病，热饮之甚良（时珍）。

糟底酒（三年腊糟下取之。）开胃下食，暖水脏，温肠胃，消宿食，御风寒。杀一切蔬菜毒（《日华》）。止呕哕，摩风瘙、腰膝疼痛（孙思邈）。

老酒（腊月酿造者，可经数十年不坏。）和血养气，暖胃辟寒，发痰动火（时珍）。

春酒（清明酿造者亦可经久。）常服令人肥白（孟诜）。蝘蜓尿疮，饮之至醉，须臾虫出如米也（李绛《兵部手集》）。

社坛余胙酒（《拾遗》）治小儿语迟，纳口中佳。又以喷屋四角，辟蚊子（藏器）。饮之治聋。

时珍曰：按《海录碎事》云：俗传社酒治聋，故李涛有"社翁今日没心情，为寄治聋酒一瓶"之句。

糟笋节中酒

【气味】咸，平，无毒。

【主治】饮之，主哕气呕逆，或加小儿乳及牛乳同服。又摩疬疡风（藏器）。

东阳酒

【气味】甘，辛，无毒。

【主治】用制诸药良。

【附方】旧十，新七。惊怖卒死：温酒灌之即醒。鬼击诸病，卒然着人，如刀刺状，胸胁腹内切痛，不可抑按，或吐血、鼻血、下血，一名鬼排：以醇酒吹两鼻内，良。（《肘后》）马气入疮或马汗、马毛入疮，皆致肿痛烦热，入腹则杀人：多饮醇酒，至醉即愈，妙。（《肘后方》）虎伤人疮：但饮酒，常令大醉，当吐毛出。（《梅师》）蛇咬成疮：暖酒淋洗疮上，日三次。（《广利方》）蜘蛛疮毒：同上方。毒蜂螫人：方同上。咽伤声破：酒一合，酥一匕，干姜末二匕，和服，日二次。（《十便良方》）三十年耳聋：酒三升，渍牡荆子一升，七日去滓，任性饮之。（《千金方》）天行余毒，手足肿痛欲断：作坑深三尺，烧热灌酒，着屐踞坑上，以衣壅之，勿令泄气。（《类要方》）下部痔疮：掘地作小坑。烧赤，以酒沃之，纳吴茱萸在内坐之。不过三度良。（《外台》）产后血闷：清酒一升，和生地黄汁煎服。（《梅师》）身面疣目，盗酸酒浮。洗而咒之曰：疣疣。不知羞。酸酒浮，洗你头。急急如律令。咒七遍，自愈。（《外台》）断酒不饮：酒七升，朱砂半两，瓶浸紧封，安猪圈内，任猪摇动，七日取出，顿饮。又方：正月一日酒五升，淋碓头杵下，取饮之。千止。（《千金方》）丈夫脚冷不随，不能行者：用淳酒三斗，水三斗，入瓮中，灰火温之，渍脚至膝。常着灰火，勿令冷，三日止。（《千金方》）海水伤裂，凡人为海水咸物所伤，及风吹裂，痛不可忍：用蜜半斤，水酒三十斤，防风、当归、羌活、荆芥各二两。为末。煎汤浴之。一夕即愈。（《使琉球录》）

【附诸药酒方】时珍曰:《本草》及诸书,并有治病酿酒诸方。今辑其简要者,以备参考。药品多者,不能尽录。

愈疟酒

治诸疟疾,频频温饮之。四月八日,水一石,曲一斤为末,俱酘水中。待酢煎之,一石取七斗。待冷,入曲四斤。一宿,上生白沫起。炊秫一石,冷酘三日,酒成。(贾思勰《齐民要术》)

屠苏酒

陈延之《小品方》云:此华佗方也。元旦饮之,辟疫疠一切不正之气。造法:用赤木桂心七钱五分,防风一两,菝葜五钱,蜀椒、桔梗、大黄五钱七分,乌头二钱五分,赤小豆十四枚,以三角绛囊盛之,除夜悬井底,元旦取出置酒中,煎数沸。举家东向,从少至长,次第饮之。药滓还投井中,岁饮此水,一世无病。

时珍曰:苏魁,鬼名。此药屠割鬼爽,故名。或云:草庵名也。

逡巡酒

补虚益气,去一切风痹湿气。久服益寿耐老,好颜色。造法:三月三日收桃花三两三钱,五月五日收马蔺花五两五钱,六月六日收脂麻花六两六钱,九月九日收黄甘菊花九两九钱,阴干。十二月八日取腊水三斗。待春分,取桃仁四十九枚好者(去皮尖),白面十斤正,同前花和作曲,纸包四十九日。用时白水一瓶,曲一丸,面一块,封良久成矣。如淡,再加一丸。

五加皮酒

去一切风湿痿痹,壮筋骨,填精髓。用五加皮洗刮去骨煎汁,和曲、米酿成,饮之。或切碎袋盛,浸酒煮饮。或加当归、牛膝、地榆诸药。

白杨皮酒

治风毒脚气,腹中痰癖如石。以白杨皮切片,浸酒起饮。

女贞皮酒

治风虚,补腰膝。女贞皮切片,浸酒煮饮之。

仙灵脾酒

治偏风不遂,强筋坚骨。仙灵脾一斤,袋盛,浸无灰酒二斗,密封三日,饮之。(《圣惠方》)。

薏苡仁酒

去风湿,强筋骨,健脾胃。用绝好薏苡仁粉,同曲、米酿酒,或袋盛煮酒饮。

天门冬酒

润五脏,和血脉。久服除五劳七伤,癫痫恶疾。常令酒气相接,勿令大醉,忌生冷。十日当出风疹毒气,三十日乃已,五十日不知风吹也。冬月用天门冬去心煮汁,同曲、米酿成。初熟微酸,久乃味佳。(《千金》)。

百灵藤酒

治诸风。百灵藤十斤,水一石,煎汁三斗,入糯米三斗,神曲九两,如常酿成。三五日,更炊一斗糯饭候冷投之,即熟。澄清日饮,以汗出为效。(《圣惠方》)。

白石英酒

治风湿周痹,肢节中痛,及肾虚耳聋。用白石英、磁石(煅醋淬七次)各五两,绢袋盛,浸酒一升中,五六日,温饮。酒少更添之。(《圣济总录》)。

地黄酒

补虚弱,壮筋骨,通血脉,治腹痛,变白发。用生肥地黄绞汁,同曲、米封密器中。春夏三七日,秋冬五七日启之,中有绿汁,真精英也,宜先饮之,乃滤汁藏贮。加牛膝汁效更速,亦有加群药者。

牛膝酒

壮筋骨,治痿痹,补虚损,除久疟。用牛膝煎汁,和曲、米酿酒。或切碎,袋盛浸酒,煮饮。

当归酒

和血脉,坚筋骨,止诸痛,调经水。当归煎汁,或酿或浸,并如上法。

菖蒲酒

治三十六风,一十二痹,通血脉,治骨痿,久服耳目聪明。石菖蒲煎汁,或酿或浸,并如上法。

枸杞酒

补虚弱,益精气,去冷风,壮阳道,止目泪,健腰脚。用甘州枸杞子煮烂捣汁,和曲、米酿酒。或以子同生地黄袋盛,浸酒煮饮。

人参酒

补中益气,通治诸虚。用人参末,同曲、米酿酒。或袋盛浸酒,煮饮。

薯蓣酒

治诸风眩运,益精髓,壮脾胃。用薯蓣粉,同曲、米酿酒。或同山茱萸、五味子、人参诸药。浸酒煮饮。

茯苓酒

治头风虚眩,暖腰膝,主五劳七伤。用茯苓粉同曲、米酿酒,饮之。

菊花酒

治头风,明耳目,去痿痹,消百病。用甘菊花煎汁,同曲、米酿酒。或加地黄、当归、枸杞诸药亦佳。

黄精酒

壮筋骨,益精髓,变白发,治百病。用黄精、苍术各四斤,枸杞根、柏叶各五斤,天门冬三斤,煮汁一石,同曲十斤,糯米一石,如常酿酒饮。

桑椹酒

补五脏,明耳目。治水肿,不下则满,下之则虚,入腹则十无一活。用桑椹捣汁煎过,同曲、米如常酿酒饮。

术酒

治一切风湿筋骨诸病,驻颜色,耐寒暑。用术三十斤,去皮捣,以东流水三石,渍三十日,取汁,露一夜。浸曲、米酿成饮。

蜜酒

孙真人曰:治风疹风癣。用沙蜜一斤,糯饭一升,面曲五两,热水五升,同入瓶内,封七日成酒。寻常以蜜入酒代之,亦良。

蓼酒

久服聪明耳目,脾胃健壮。以蓼煎汁,和曲、米酿酒饮。

姜酒

诜曰:治偏风,中恶痓忤,心腹冷痛。以姜浸酒,暖服一碗即止。一法:用姜汁和曲,造酒如常，服之佳。

葱豉酒

诜曰：解烦热，补虚劳，治伤寒头痛寒热，及冷痢肠痛，解肌发汗。并以葱根、豆豉浸酒煮饮。

茴香酒

治卒肾气痛，偏坠牵引，及心腹痛。茴香浸酒煮饮之。舶茴尤妙。

缩砂酒

消食和中，下气，止心腹痛。砂仁炒研，袋盛浸酒，煮饮。

莎根酒

治心中客热，膀胱胁下气郁，常忧不乐。以莎根一斤切，熬香，袋盛浸酒。日夜服之，常令酒气相续。

茵陈酒

治风疾，筋骨挛急。用茵陈蒿（炙黄）一斤，秫米一石，曲三斤，如常酿酒饮。

青蒿酒

治虚劳久疟。青蒿捣汁，煎过，如常酿酒饮。

百部酒

治一切久近咳嗽。百部根切炒，袋盛浸酒，频频饮之。

海藻酒

治瘿气。海藻一斤，洗净浸酒，日夜细饮。

黄药酒

治诸瘿气。万州黄药切片，袋盛浸酒，煮饮。

仙茅酒

治精气虚寒，阳痿膝弱，腰痛痹缓，诸虚之病。用仙茅九蒸九晒，浸酒饮。

通草酒

续五脏气，通十二经脉，利三焦。通草子煎汁，同曲、米酿酒饮。

南藤酒

治风虚,逐冷气,除痹痛,强腰脚。石南藤煎汁,同曲、米酿酒饮。

松液酒

治一切风痹脚气。于大松下掘坑,置瓮承取其津液,一斤酿糯米五斗,取酒饮之。

松节酒

治冷风虚弱,筋骨挛痛,脚气缓痹。松节煮汁,同曲、米酿酒饮。松叶煎汁亦可。

柏叶酒

治风痹历节作痛。东向侧柏叶煮汁,同曲、米酿酒饮。

椒柏酒

元旦饮之,辟一切疫疠不正之气。除夕以椒三七粒,东向侧柏叶七枝,浸酒一瓶饮。

竹叶酒

治诸风热病,清心畅意。淡竹叶煎汁,如常酿酒饮。

槐枝酒

治大麻痿痹。槐枝煮汁。如常酿酒饮。

枳茹酒

治中风身直,口僻眼急。用枳壳刮茹,浸酒饮之。

牛蒡酒

治诸风毒,利腰脚。用牛蒡根切片,浸酒饮之。

巨胜酒

治风虚痹弱,腰膝疼痛。用巨胜子二升(炒香),薏苡仁二升,生地黄半斤,袋盛浸酒饮。

麻仁酒

治骨髓风毒痛,不能动者。取大麻子中仁炒香,袋盛浸酒饮之。

桃皮酒

治水肿,利小便。桃皮煎汁,同秫米酿酒饮。

红曲酒

治腹中及产后瘀血。红曲浸酒煮饮。

神曲酒

治闪衃腰痛。神曲烧赤,淬酒饮之。

柘根酒

治耳聋。方具柘根下。

磁石酒

治肾虚耳聋。用磁石、木通、菖蒲等分,袋盛酒浸日饮。

蚕沙酒

治风缓顽痹,诸节不随,腹内宿痛。用原蚕沙炒黄,袋盛浸酒饮。

花蛇酒

治诸风,顽痹瘫缓,挛急疼痛,恶疮疥癞。用白花蛇肉一条,袋盛,同曲置于缸底,糯饭盖之,三七日,取酒饮。又有群药煮酒方甚多。

乌蛇酒

治疗、酿法同上。

蚺蛇酒

治诸风痛痹,杀虫辟瘴,治癞风疥癣恶疮。用蚺蛇肉一斤,羌活一两,袋盛,同曲置于缸底,糯饭盖之,酿成酒饮。亦可浸酒。详见本条。

颖曰:广西蛇酒:坛上安蛇数寸,其曲则采山中草药,不能无毒也。

蝮蛇酒

治恶疮诸瘘,恶风顽痹癫疾。取活蝮蛇一条,同醇酒一斗,封埋马溺处,周年取出,蛇已消化。每服数杯,当身体习习而愈也。

紫酒

治卒风,口偏不语,及角弓反张,烦乱欲死。及鼓胀不消。以鸡屎白一升炒焦,投酒中待紫色,去滓频饮。

豆淋酒

破血去风,治男子中风口喝,阴毒腹痛,及小便尿血,妇人产后一切中风诸病。用黑豆炒焦,以酒淋之,温饮。

霹雳酒

治疝气偏坠,妇人崩中下血,胎产不下。以铁器烧赤,浸酒饮之。

龟肉酒

治十年咳嗽。酿法详见龟条。

虎骨酒

治臂胫疼痛,历节风。肾虚,膀胱寒痛。虎胫骨一具,炙黄捶碎,同曲、米如常酿酒饮。亦可浸酒。详见虎条。

麋骨酒

治阴虚肾弱,久服令人肥白。麋骨煮汁,同曲、米如常酿酒饮之。

鹿头酒

治虚劳不足,消渴,夜梦鬼物,补益精气。鹿头煮烂捣泥,连汁和曲、米酿酒饮。少入葱、椒。

鹿茸酒

治阳虚痿弱,小便频数,劳损诸虚。用鹿茸、山药浸酒服。详见鹿茸下。

戊戌酒

诜曰:大补元阳。颖曰:其性大热,阴虚人及无冷病人不宜饮之。用黄狗肉一只煮糜,连汁和曲、米酿酒饮之。

羊羔酒

大补元气,健脾胃,益腰肾。宣和化成殿真方:用米一石(如常浸蒸),嫩肥羊肉七斤,曲十四两,杏仁一斤(同煮烂,连汁拌末),入木香一两同酿,勿犯水,十日熟,极甘滑。一法:羊肉五斤蒸烂,酒浸一宿,入消梨七个,同捣取汁,和曲、米酿酒饮之。

腽肭脐酒

助阳气,益精髓,破症结冷气,大补益人。腽肭脐酒浸擂烂,同曲、米如常酿酒饮。

烧酒(《纲目》)

【释名】火酒(《纲目》),阿刺吉酒(《饮膳正要》)。

【集解】时珍曰:烧酒非古法也。自元时始创其法,用浓酒和糟入甑,蒸令气上,用器承取滴露。凡酸坏之酒,皆可蒸烧。近时惟以糯米或粳米或黍或秫或大麦蒸熟,和曲酿瓮中七日,以甑蒸取。其清如水,味极浓烈,盖酒露也。

颖曰:暹逻酒以烧酒复烧二次,入珍宝异香。其坛每个以檀香十数斤烧烟熏令如漆,然后入酒蜡封,埋土中二三年,绝去烧气,取出用之。曾有人携至舶,能饮三四杯即醉,价值数倍也。有积病,饮一二杯即愈,且杀蛊。予亲见二人饮此,打下活虫长二寸许,谓之鱼蛊云。

【气味】辛、甘,大热,有大毒。

时珍曰:过饮败胃伤胆,丧心损寿,甚则黑肠腐胃而死。与姜、蒜同食,令人生痔。盐、冷水、绿豆粉解其毒。

【主治】消冷积寒气,燥湿痰,开郁结,止水泄,治霍乱疟疾噎膈,心腹冷痛,阴毒欲死,杀虫辟瘴,利小便,坚大便,洗赤目肿痛,有效(时珍)。

【附方】新七。冷气心痛:烧酒入飞盐饮,即止。阴毒腹痛:烧酒温饮,汗出即止。呕逆不止:真火酒一杯,新汲井水一杯,和服甚妙。(濒湖)寒湿泄泻,小便清者:以头烧酒饮之,即止。耳中有核,如枣核大,痛不可动者:以火酒滴入,仰之半时,即可钳出。(李楼《奇方》)风虫牙痛:烧酒浸花椒,频频漱之。寒痰咳嗽:烧酒四两,猪脂、蜜、香油、茶末各四两,同浸酒内,煮成一处。每日挑食,以茶下之,取效。

葡萄酒(《纲目》)

【集解】诜曰:葡萄可酿酒,藤汁亦佳。

时珍曰:葡萄酒有二样:酿成者味佳,有如烧酒法者有大毒。酿者,取汁同曲,如常酿糯米饭法。无汁,用干葡萄末亦可。魏文帝所谓葡萄酿酒,甘于曲米,醉而易醒者也。烧者,取葡萄数十斤,同大曲酿酢,取入甑蒸之,以器承其滴露,红色可爱。古者西域造之,唐时破高昌,始得其法。按梁《四公子记》云:高昌献葡萄干冻酒。杰公曰:葡萄皮薄者味美,皮厚者味苦。八风谷冻成之酒,终年不坏。叶子奇《草木子》云:元朝于冀宁等路造

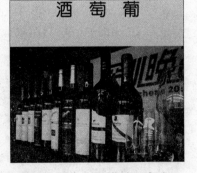

葡萄酒,八月至太行山辨其真伪。真者下水即流,伪者得水即冰冻矣。久藏者,中有一块,虽极寒,其余皆冰,独此不冰,乃酒之精液也,饮之令人透腋而死。酒至二三年,亦有大毒。《饮膳正要》云:酒有数等,出哈喇火者最烈,西番者次之,平阳、太原者又次之。或

云：葡萄久贮，亦自成酒，芳甘酷烈，此真葡萄酒也。

酿酒

【气味】甘、辛，热，微毒。

时珍曰：有热疾、齿疾、疮疹人，不可饮之。

【主治】暖腰肾，驻颜色，耐寒（时珍）。

烧酒

【气味】辛、甘，大热，有大毒。

时珍曰：大热大毒，甚于烧酒。北人习而不觉，南人切不可轻生饮之。

【主治】益气调中，耐饥强志（《正要》）。消痰破癖（汪颖）。

糟（《纲目》）

【释名】粕（《纲目》）。

【集解】时珍曰：糯、秫、黍、麦，皆可蒸酿酒、醋，熬煎饧、饴，化成糟粕。酒糟须用腊月及清明、重阳造者，沥干，入少盐收之。藏物不败，揉物能软。若榨干者，无味矣。醋糟用三伏造者良。

酒糟

【气味】甘、辛，无毒。

【主治】温中消食，除冷气，杀腥，去草、菜毒，润皮肤，调脏腑（藏器）。署扑损瘀血，浸水洗冻疮，捣敷蛇咬、蜂叮毒（《日华》）。

【发明】时珍曰：酒糟有曲蘖之性，能活血行经止痛，故治伤损有功。按许叔微《本事方》云：治跕折，伤筋骨，痛不可忍者。用生地黄一斤，藏瓜姜糟一斤，生姜四两，都炒热，布裹罨伤处，冷即易之。曾有人伤折，医令捕一生龟，将杀用之。夜梦龟传此方，用之而愈也。又《类编》所载，只用藏瓜姜糟一物，入赤小豆末和匀，罨于断伤处，以杉片或白桐片夹之，云不过三日即痊可也。

【附方】新四。手足皲裂：红糟、腊猪脂、姜汁、盐等分，研烂，炒热擦之，裂内甚痛，少顷即合，再擦数次即安。（《袖珍方》）鹤膝风病：酒醅糟四两，肥皂一个（去子），芒硝一两，五味子一两，砂糖一两，姜汁半瓯。研匀，日日涂之。加入烧酒尤妙也。暴发红肿，痛不可忍者：腊糟糟之。（谈野翁《试验方》）杖疮青肿：用湿绵纸铺伤处，以烧过酒糟捣烂，厚铺纸上。良久，痛处如蚁行，热气上升即散。（《简便方》）

大麦醋糟

【气味】酸，微寒，无毒。

【主治】气滞风壅,手臂脚膝痛,炒热布裹熨之,三两换当愈(孟诜)。

干饧糟

【气味】甘,温,无毒。

【主治】反胃吐食,暖脾胃,化饮食,益气缓中(时珍)。

【发明】时珍曰:饧以糵成,暖而消导,故其糟能化滞缓中,养脾止吐也。按继洪《澹寮方》云:甘露汤:治反胃呕吐不止,服此利胸膈,养脾胃,进饮食。用于饧糟六两,生姜四两,二味同捣作饼,或焙或晒,入炙甘草末二两,盐少许,点汤服之。常熟一富人病反胃,往京口甘露寺设水陆,泊舟岸下。梦一僧持汤一杯与之,饮罢,便觉胸快。次早入寺,供汤者乃梦中所见僧,常以此汤待宾,故易名曰甘露汤。予在临汀疗一小吏旋愈,切勿忽之。

【附方】新一。脾胃虚弱:平胃散(等分)末一斤,入干糖糟(炒)二斤半,生姜一斤半,红枣三百个(煮取肉焙干),通为末。逐日点汤服。(《摘玄》)

米秕(《食物》)

【释名】米皮糠。

时珍曰:秕,亦纰薄之义也。

【集解】颖曰:米秕,即精米上细糠也。昔陈平食糠核而肥也。

时珍曰:糠,诸粟谷之壳也。其近米之细者为米秕,味极甜。俭年人多以豆屑或草木花实可食者,和剂蒸煮,以救饥云。

【气味】甘,平,无毒。

【主治】通肠开胃,下气,磨积块,作粮食不饥,充滑肤体,可以颐养(汪颖)。

舂杵头细糠(《别录》中品)

【校正】禹锡曰:自草部移入此。

【集解】时珍曰:凡谷皆有糠,此当用粳、稻、粟、秫之糠也。北方多用杵,南方多用碓,入药并同。丹家言糠火炼物,力倍于常也。

【气味】辛、甘,热。

震亨曰:谷壳属金,糠之性则热也。

【主治】卒噎,刮取含之(《别录》。亦可煎汤呷之)。烧研,水服方寸匕,令妇人易产(时珍。出《子母秘录》)。

【发明】弘景曰:治噎用此,亦是舂捣义尔。天下事理,多相影响如此。

【附方】旧一,新一。膈气噎塞,饮食不下:用碓觜上细糠,蜜丸弹子大,时时含咽津液。(《圣惠》)咽喉妨碍,如有物吞吐不利:杵头糠、人参各一钱,石莲肉(炒)一钱,水煎服,日三次。(《圣济总录》)

本草纲目菜部第二十六卷

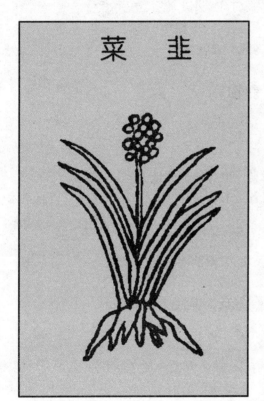

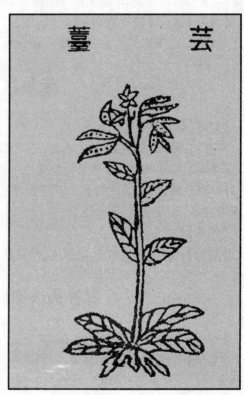

本草纲目菜部第二十六卷

韭（《别录》中品）

【释名】草钟乳（《拾遗》）、起阳草（侯氏《药谱》）。

颂曰：案许慎《说文》：韭字，象叶出地上形。一种而久生，故谓之韭。一岁三四割，其根不伤，至冬壅培之，先春复生，信乎久生者也。

藏器曰：俗谓韭叶是草钟乳，言其温补也。

时珍曰：韭之茎名韭白，根名韭黄，花名韭菁。《礼记》谓韭为丰本，言其美在根也。薤之美在白，韭之美在黄，黄乃未出土者。

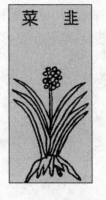

菜韭

【气味】辛、微酸，温，涩，无毒。

时珍曰：生：辛、涩；熟：甘、酸。大明曰：热。

宗奭曰：春食则香，夏食则臭，多食则能昏神暗目，酒后尤忌。

诜曰：热病后十日食之，即发困。五月多食，乏气力。冬月多食，动宿饮，吐水。不可与蜜及牛肉同食。

【主治】归心，安五脏，除胃中热，利病人，可久食（《别录》。时珍曰：案《千金方》作可久食，不利病人。）叶：煮鲫鱼酢食，断卒下痢。根：入生发膏用（弘景）。根、叶：煮食，温中下气，补虚益阳，调和脏腑，令人能食，止泄血脓，腹中冷痛。生捣汁服，主胸痹骨痛不可触者，又解药毒，疗狂狗咬人数发者，亦涂诸蛇虺、蝎虿、恶虫毒（藏器）。煮食，充肺气，除心腹痼冷痃癖。捣汁服，治肥白人中风失音（《日华》）。煮食，归肾壮阳，止泄精，暖腰膝（宁原）。炸熟，以盐、醋空心吃十顿，治胸膈噎气。捣汁服，治胸痹刺痛如锥，即吐出胸中恶血甚验。又灌初生小儿，吐去恶水、恶血，永无诸病（诜）。主吐血唾血，衄血尿血，妇人经脉逆行，打扑伤损及膈噎病。捣汁澄清，和童尿饮之，能消散胃脘瘀血，甚效（震亨）。饮生汁，主上气喘息欲绝，解肉脯毒。煮汁饮，止消渴盗汗。熏产妇血运，洗肠痔脱肛（时珍）。

【附方】旧十二，新二十。胸痹急痛：诜曰：胸痹痛如锥刺，不得俯仰，自汗出，或痛彻背上，不治或至死。可取生韭或根五斤，洗捣汁，服之。（《食疗本草》）阴阳易病，男子阴肿，小腹绞痛，头重眼花，宜瞁鼠屎汤煮之：用瞁鼠屎十四枚，韭根一大把，水二盏，煮七分，去滓再煎二沸，温服，得汗愈。未汗再服。（《南阳活人书》）伤寒劳复：方同上。卒然中恶：捣韭汁，灌鼻中，便苏。（《食医心镜》）卧忽不寤，勿以火照之，但痛啮拇指甲际而唾其面则活:取韭捣汁吹入鼻中。冬月则用韭根。(《肘后方》)风忤邪恶:韭根一把,乌梅十四个,吴茱萸(炒)半升,水一斗煮之。仍以病人栉内入,煮三沸。栉浮者生,沉者死。煮至三升,分三服。(《金匮要略》)喘息欲绝:韭汁饮一升,效。(《肘后》)夜出盗汗:韭根四十九根。水二升,煮一升,顿服。(《千金方》)消渴引饮:韭苗日用三、五两,或炒或作羹,勿入盐,入酱无妨。吃至十斤即住,极效。过清明勿吃。有人病此,引饮无度,得此方而愈。(秦宪副方)喉肿难食:韭一把,捣熬敷之。冷即易。(《千金方》)水谷痢疾:韭叶作羹、粥、炸、炒,任食之,良。(《食医心镜》)脱肛不收:生韭一斤(切),以酥拌炒熟,绵裹作二包,更互熨之,以入为度。(《圣惠》)痔疮作痛:用盆盛沸汤,以器盖之,留一孔。用洗净韭菜一把,泡汤中。乘热坐孔上,先熏后洗,数次自然脱体也。((袖珍方))小儿胎毒:初生时,以韭汁少许灌之,即吐出恶水恶血,永无诸疾。((四声本草))小儿腹胀:韭根捣汁,和猪脂煎服一合。间日一服,取愈。(《秘录》)小儿患黄:韭根捣汁,日滴鼻中,取黄水取效。(同上)痘疮不发:韭根煎汤服之。((海上方))产后呕水,产后因怒哭伤肝。呕青绿水:用韭叶一斤取汁,入姜汁少许,和饮,遂愈。(《摘玄方》)产后血运:韭菜切,安瓶中,沃以热醋,令气入鼻中,即省。(《丹溪心法》)赤白带下:韭根捣汁,和童尿露一夜,空心温服取效。(《海上仙方》)鼻衄不止:韭根、葱根同捣枣大,塞入鼻中,频易,两三度即止。(《千金方》)五般疮癣:韭根炒存性,捣末,以猪脂和涂之.数度愈。(《经验方》)金疮出血:韭汁和风化石灰晒干。每用为末敷之效。(《濒湖集简方》)刺伤中水肿痛:煮韭热拓之。(《千金》)漆疮作痒:韭叶杵敷。(《斗门方》)猘狗咬伤:七日一发。三七日不发,乃脱也。急于无风处,以冷水洗净,即服韭汁一碗。隔七日又一碗,四十九日共服七碗。须百日忌食酸、咸,一年忌食鱼腥,终身忌食狗肉,方得保全。否则十有九死。徐本斋云:此法出《肘后方》。有疯犬一日咬三人,只一人用此得活,亲见有效。(《简便》)百虫入耳:韭汁灌之即出。(《千金方》)聤耳出汁:韭汁日滴三次。(《圣惠方》)牙齿虫䘌:韭菜连根洗捣,同人家地板上泥和,敷痛处腮上,以纸盖住。一时取下,有细虫在泥上,可除根。又方:韭根十个,川椒二十粒,香油少许,以水桶上泥同捣,敷病牙颊上。良久有虫出,数次即愈也。解肉脯毒:凡肉密器盖过夜者为郁肉,屋漏沾着者为漏脯,皆有毒。捣韭汁饮之。(张文仲《备急方》)食物中毒:生韭汁服数升良。(《千金》)

韭子

【修治】大明曰:入药拣净,蒸熟曝干,簸去黑皮,炒黄用。

【气味】辛、甘,温,无毒。

时珍曰:阳也。伏石钟乳、乳香。

【主治】梦中泄精,溺白(《别录》)。暖腰膝。治鬼交,甚效(《日华》)。补肝及命门,治小便频数、遗尿,女人白淫、白带(时珍)。

【附方】旧四,新三。梦遗溺白:藏器曰:韭子,每日空心生吞一二十粒,盐汤下。(圣惠)治虚劳伤肾,梦中泄精。用韭子二两,微炒为末。食前温酒服二钱匕。虚劳溺精:用新韭子二升(十月霜后采之),好酒八合渍一宿。以晴明日,童子向南捣一万杵。平旦温酒服方寸匕,日再服之。(《外台秘要》)梦泄遗尿:韭子二升,稻米三升,水一斗七升,煮粥取汁六升,分三服。(《千金方》)玉茎强中:玉茎强硬不痿,精流不住,时时如针刺,捏之则痛,其病名强中,乃肾滞漏疾也。用韭子、破故纸各一两,为末。每服三钱,水一盏,煎服。日三即住。(《夏子益奇方》)腰脚无力:韭子一升(拣净,蒸两炊久,曝干,簸去黑皮,炒黄捣粉)。安息香二大两,水煮一二百沸,慢火炒赤色,和捣为丸梧子大。如干,入少蜜。每日空腹酒下三十丸。以饭三,五匙压之,大佳。(崔元亮《海上方》)女人带下.及男子肾虚冷,梦遗:用韭子七升,醋煮千沸,焙研末,炼蜜丸梧子大。每服三十丸,空心温酒下。(《千金方》)烟熏虫牙:用瓦片煅红,安韭子数粒,清油数点,待烟起,以筒吸引至痛处。良久以温水漱,吐有小虫出为效。未尽再熏。(《救急易方》)

山韭(《千金》)

【释名】崔(音育)、韯(音纤,并未详)。

【气味】咸,寒,涩,无毒。

【主治】宜肾,主大小便数,去烦热,治毛发(《千金》)。

【发明】时珍曰:崔,肾之菜也,肾病宜食之。诸家本草不载,而孙思邈(《千金方》)收之。他书"崔"字多讹作"崔"字,藿乃豆叶也。陈直《奉亲养老书》有崔菜羹,即此也。其方治老人脾胃气弱,饮食不强。用崔菜四两鲫鱼肉五两,煮羹,下五味并少面食。每三五日一作之。云极补益。

【附录】孝文韭(《拾遗》)

藏器曰:辛,温,无毒。主腹内冷胀满,泄痢肠澼,温中补虚,令人能行。生塞北山谷,状如韭,人多食之,云是后魏孝文帝所种。又有诸葛韭,孔明所种,此韭更长,彼人食之。时珍曰:此亦山韭也,但因人命名耳。

葱(《别录》中品)

【释名】茐(《纲目》)、菜伯(同)、和事草(同)、鹿胎。

时珍曰:葱从囱。外直中空,有囱通之象也。茐者,草中有孔也,故字从孔,茐脉象之。葱初生曰葱针,叶曰葱青,衣曰葱袍,茎曰葱白,叶中涕曰葱苒。诸物皆宜,故云菜伯、和事。

葱茎白

【气味】辛。平。叶:温。根须:平。并无毒。

弘景曰:葱有寒热,白冷青热,伤寒汤中不得用青也。

宗奭曰:葱主发散,多食昏人神。

诜曰:葱宜冬月食。不可过多,损须发,发人虚气上冲,五脏闭绝,为其开骨节出汗之故也。

　　思邈曰：正月食生葱，令人面上起游风。生葱同蜜食，作下利。烧葱同蜜食，壅气杀人。

　　张仲景曰：生葱合枣食，令人病；合犬、雉肉食，多令人病血。

　　时珍曰：服地黄、常山人，忌食葱。

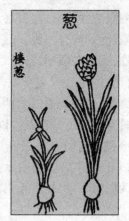

葱

楼葱

　　【主治】作汤，治伤寒寒热，中风面目浮肿，能出汗（《本经》）。伤寒骨肉碎痛，喉痹不通，安胎，归目益目睛，除肝中邪气，安中利五脏，杀百药毒。根：治伤寒头痛（《别录》）。主天行时疾，头痛热狂.霍乱转筋，及奔豚气、脚气，心腹痛，目眩，止心迷闷（大明）。通关节，止衄血，利大小便（孟诜）。治阳明下痢、下血（李杲）。达表和里，止血（宁原）。除风湿，身痛麻痹，虫积心痛，止大人阳脱，阴毒腹痛，小儿盘肠内钓，妇人妊娠溺血，通乳汁，散乳痈，利耳鸣，涂猘犬伤，制蚯蚓毒（时珍）。杀一切鱼、肉毒（士良）。

　　【发明】元素曰：葱茎白，味辛而甘平，气厚味薄，升也，阳也。入手太阴、足阳明经，专主发散，以通上下阳气。故《活人书》治伤寒头痛如破，用连须葱白汤主之。张仲景治少阴病，下利清谷，里寒外热，厥逆脉微者，白通汤主之，内用葱白。若面色赤者，四逆汤加葱白。腹中痛者，去葱白。成无己解之云：肾恶燥，急食辛以润之。葱白辛温以通阳气也。

　　时珍曰：葱乃释家五荤之一。生辛散，熟甘温，外实中空，肺之菜也，肺病宜食之。肺主气，外应皮毛，其合阳明。故所治之症多属太阴、阳明，皆取其发散通气之功，通气故能解毒及理血病。气者血之帅也，气通则血活矣。金疮磕损，折伤血出，疼痛不止者，王璆《百一选方》用葱白、砂糖等分研封之。云痛立止，更无痕瘢也。葱叶亦可用。又葱管吹盐人玉茎内，治小便不通及转胞危急者，极有捷效。余常用治数人得验。

　　【附方】旧十二，新三十六。感冒风寒初起：即用葱白一握，淡豆豉半合，泡汤服之，取汗。（《濒湖集简方》）伤寒头痛如破者：连须葱白半斤，生姜二两，水煮温服。（《活人书》）时疾头痛，发热者：以连根葱白二十根，和米煮粥，入醋少许，热食取汗即解。（《济生秘览》）数种伤寒，初起一二日，不能分别者：用上法取汗。伤寒劳复，因交接者，腹痛卵肿：用葱白捣烂，苦酒一盏，和服之。（《千金方》）风湿身痛：生葱擂烂，入香油数点，水煎，调用芎藭、郁金末一钱服，取吐。（《丹溪心法》）妊娠伤寒，赤斑变为黑斑，尿血者：以葱白一把，水三升，煮热服汁，食葱令尽，取汗。（《伤寒类要》）六月孕动，困笃难救者：葱白一大握，水三升，煎一升，去滓顿服。（杨氏《产乳》）胎动下血，腰痛抢心：杨氏产乳方：用葱白煮浓汁饮之。未死即安，已死即出。未效再服。一方：加川芎。一方：用银器同米煮粥及羹食。（《梅师方》）卒中恶死或先病，或平居寝卧，奄忽而死，皆是中恶：《肘后方》：急取葱心黄刺入鼻孔中，男左女右，入七八寸，鼻、目血出即苏。又法：用葱刺入耳中五寸，以鼻中血出即活也。如无血出，即不可治矣。相传此扁鹊秘方也。（崔氏《纂要》）小儿卒死无故者：取葱白纳入下部，及两鼻孔中，气通或嚏即活。（《陈氏经验方》）小儿盘肠，内钓腹痛：用葱汤洗儿腹，仍以炒葱捣贴脐上。良久，尿出痛止。（汤氏（婴孩宝书））阴毒腹痛，厥逆唇青卵缩，六脉欲绝者：用葱一束，去根及青，留白二寸，烘热安脐上，以熨斗火熨之，葱坏则易。良久热气透入，手足温有汗即瘥，乃服四逆汤。若熨而手足不温，不可治。（朱肱《南阳活人书》）脱阳危症：凡人大吐大泄之后，四肢厥冷，不省人事，或与女子交后，小腹肾痛，外肾搐缩，冷汗出厥逆，须臾不救：先以葱白炒热熨脐，后以葱白三七茎擂烂，用酒煮灌之，阳气即回。（此华佗救卒病方也）卒心急痛，牙关紧闭欲绝：以老葱白五茎去皮须，捣膏，以匙送入咽中，灌以麻油四两，但得下咽即苏。少顷，虫积皆化黄水而下，永不再发。累得救人。（《瑞竹堂方》）霍乱烦躁，坐卧不安：葱白二十茎，大枣二十枚，水三升，煎二升，分服。（《梅师方》）蛔虫心痛：用葱茎白二寸，铅粉二钱，捣丸服之，即止。葱能通气，粉能杀虫也。（杨氏《经验方》）腹皮麻痹，不仁者：多煮葱白食之，即自愈。（危氏方）小便闭胀，不治杀人：葱白三斤，剉炒，帕盛，二个更互熨小腹，气透即通也。（许学士《本事方》）大小便闭：捣葱白和酢，封小腹上。仍灸七壮。（《外台秘要》）

叶

【主治】煨研，敷金疮水入皲肿。盐研，敷蛇、虫伤及中射工，溪毒（《日华》）。主水病足肿（苏颂）。利五脏，益目精，发黄疸（思邈）。

【发明】颂曰：煨葱治打扑损，见刘禹锡《传信方》，云得于崔给事。取葱新折者，煻火煨热剥皮，其间有涕，便将罨损处。仍多煨，续续易热者。崔云：顷在泽潞，与李抱真作判官。李相方以球杖按球子。其军将以杖相格，因伤李相拇指并爪甲掰裂。遽索金创药裹之，强索酒饮，而面色愈青，忍痛不止。有军吏言此方，遂用之。三易面色却赤，斯须云已不痛。凡十数度，用热葱并涕缠裹其指，遂毕席笑语。

时珍曰：按张氏《经验方》云：金创折伤血出，用葱白连叶煨热，或锅烙炒热，捣烂敷之，冷即再易。石城尉戴尧臣，试马损大指，血出淋漓。余用此方，再易而痛止。翌日洗面，不见痕迹。宋推官、鲍县尹皆得此方，每有杀伤气未绝者，亟令用此，活人甚众。又凡人头目重闷疼痛，时珍每用葱叶插入鼻内二三寸，并耳内，气通即便清爽也。

【附方】旧三，新二。水病足肿：葱茎叶煮汤渍之，日三五次妙。（韦宙《独行方》）小便不通：葱白连叶捣烂，入蜜，合外肾上，即通。（《永类钤方》）疮伤风水肿疼。取葱青叶和干姜、黄柏等分，煮汤浸洗，立愈。（《食疗》）蜘蛛咬疮，遍身生疮：青葱叶一茎去尖，入蚯蚓一条在内，待化成水，取点咬处即愈。（李绛《兵部手集》）代指毒痛：取萎黄葱叶煮汁，热渍之。（《千金方》）

汁

【气味】辛，温，滑，无毒

【主治】溺血，饮之。解藜芦及桂毒（《别录》）。散瘀血，止衄止痛，治头痛耳聋，消痔漏，解众药毒（时珍）。能消桂为水，化五石，仙方所用（弘景）。

【发明】时珍曰：葱汁即葱涕，功同葱白。古方多用葱涎丸药，亦取其通散上焦风气也。《胜金方》取汁入酒少许滴鼻中,治衄血不止,云即觉血从脑散下也。又唐瑶《经验方》以葱汁和蜜少许服之,亦佳。云邻媪用此甚效,老仆试之亦验。二物同食害人,何以能治此疾？恐人脾胃不同,非甚急不可轻试也。

慎微曰：《三洞要录》云：葱者,菜之伯也,能消金、锡、玉、石。神仙消金玉浆法：于冬至日,以壶芦盛葱汁及根茎,埋庭中。次年夏至发出,尽化为水。以法渍金、玉、银青石各三分,自消矣。曝干如饴,食之可休粮,亦曰金浆也.

【附方】旧二,新三。衄血不止：方见上。金疮出血不止：取葱炙热,援汁涂之即止。(《梅师方》)火焰丹毒,从头起者：生葱汁涂之。痔瘘作痛：葱涎、白蜜和涂之,先以木鳖子煎汤熏洗,其冷如冰即效。一人苦此,早间用之,午刻即安也。(《唐仲举方》)解钩吻毒,面青口噤欲死：以葱涕啖之,即解。(《千金》)

须

【主治】通气(孟诜)。疗饱食房劳,血渗入大肠,便血肠澼成痔,晒干,研末,每服二钱,温酒下(时珍)。

【附方】旧一。喉中肿塞,气不通者：葱须阴干为末,每用二钱,入蒲州胆矾末一钱,和匀。每用一字,吹之。(杜壬方)

花

【主治】心脾痛如锥刀刺,腹胀。用一升,同吴茱萸一升,水一大升八合,煎七合,去滓,分三服,立效(颂,出崔元亮方)。

实

【气味】辛,大温,无毒。

【主治】明目,补中气不足(《本经》)。温中益精(《日华》)。宜肺,归头(思邈)。

【附方】旧一。眼暗补中：葱子半斤、为末,每取一匙,水二升,煎汤一升半,去滓,入米煮粥食之。亦可为末,蜜丸梧子大,食后米汤服一二十九,日三服。(《食医心镜》)

茖葱(音格。《千金》)

【释名】山葱。

【集解】保升曰：茖葱生山谷,不入药用。

时珍曰：茖葱,野葱也,山原平地皆有之。生沙地者名沙葱,生水泽者名水葱,野人皆食之。开白花,结子如小葱头。世俗不察胡葱即蒜葱,误指此为胡葱(详见胡葱下)。保升言不入药用,苏颂言入药宜用山葱、胡葱。今考思邈《千金食性》,自有茖葱功用,而诸本失收,今采补之。

【气味】辛,微温,无毒。

时珍曰:佛家以茖葱为五荤之一(见蒜下)。

【主治】除瘴气恶毒。久食,强志益胆气(思邈)。主诸恶螫、狐尿刺毒,山溪中沙虱、射工等毒。煮汁浸,或捣敷,大效。亦兼小蒜、茱萸辈,不独用也(苏恭)。

子

【气味】同葱。

【主治】泄精(思邈)。

胡葱(宋《开宝》)

【释名】蒜葱(《纲目》)、回回葱。

时珍曰:按《孙真人食忌》作葫葱,因其根似葫蒜故也。俗称蒜葱,正合此义。元人《饮膳正要》作回回葱,似言其来自胡地,故曰胡葱耳。

【修治】敩曰:凡采得依纹擘碎,用绿梅子相对拌蒸一伏时,去梅子,砂盆中研如膏,瓦器晒干用。

【气味】辛,温,无毒。

时珍曰:生则辛平,熟则甘温。

诜曰:亦是薰物。久食,伤神损性,令人多忘,损目明,绝血脉,发痼疾。患胡臭、䘌齿人,食之转甚。

思邈曰:四月勿食胡葱,令人气喘多惊。

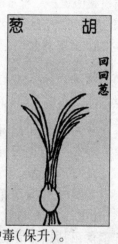

胡葱 回回葱

【主治】温中下气,消谷能食,杀虫,利五脏不足气(孟诜)。疗肿毒(保升)。

【发明】时珍曰:方术煮溪涧白石为粮,及煮牛、马、驴骨令软,皆用胡葱,则亦软坚之物也。陶弘景言葱能化五石,消桂为水,则是诸葱皆能软石。故今人采茖葱煮石,谓之胡葱也。

【附方】新一。身面浮肿,小便不利,喘急:用胡葱十茎,赤小豆三合,硝石一两,以水五升,煮葱、豆至熟,候水干,入硝石,同擂成膏。每空心温酒服半匙。(《圣惠方》)

子

【主治】中诸肉毒,吐血不止,萎黄悴者,以一升,水煮,冷服半升,日一夜一,血定乃止(孟诜)。

薤(音械《别录》中品)

【释名】蕌子(音叫,或作荞者非)、莜子(音钓)、火葱(《纲目》)、菜芝(《别录》),鸿荟(音会)。

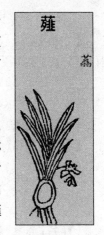

薤

蕌

时珍曰：薤本文作韰，韭类也。故字从韭，从敳(音概)，谐声也。今人因其根白，呼为藠子，江南人讹为莜子。其叶类葱而根如蒜，收种宜火熏，故俗人称为火葱。罗愿云：物莫美于芝，故薤为菜芝。苏颂复附莜子于蒜条，误矣。

【集解】《别录》曰：薤生鲁山平泽。

时珍曰：薤八月栽根，正月分莳，宜肥壤。数枝一本，则茂而根大。叶状似韭。韭叶中实而扁，有剑脊。薤叶中空，似细葱叶而有棱，气亦如葱。二月开细花，紫白色。根如小蒜，一本数颗，相依而生。五月叶青则掘之，否则肉不满也。其根煮食、笔酒、糟藏、醋浸皆宜。故《内则》云：切葱、薤实诸醯以柔之。白乐天诗云酥暖薤白酒，谓以酥炒薤白投酒中也。一种水晶葱，葱叶蒜根，与薤相似，不臭，亦其类也。按王祯《农书》云：野薤俗名天薤。生麦原中，叶似薤而小，味益辛，亦可供食，但不多有。即《尔雅》山薤是也。

薤白

【气味】辛、苦，温，滑，无毒。

好古曰：入手阳明经。

颂曰：薤宜去青留白，白冷而青热也。

诜曰：发热病，不宜多食。三、四月勿食生者。

大明曰：生食引涕唾。不可与牛肉同食，令人作癥瘕。

【主治】金疮疮败。轻身，不饥耐老(《本经》)。归骨，除寒热，去水气，温中散结气。作羹食，利病人。诸疮中风寒水气肿痛，捣涂之(《别录》)。煮食，耐寒，调中补不足，止久痢冷泻，肥健人(《日华》)。治泄痢下重，能泄下焦阳明气滞(李杲。好古曰：下重者，气滞也。四逆散加此以泄气滞)。治少阴病厥逆泄痢，及胸痹刺痛，下气散血，安胎(时珍)。心病宜食之。利产妇(思邈)。治女人带下赤白，作羹食之。骨哽在咽不去者，食之即下(孟诜)。补虚解毒(苏颂)。白者补益，赤者疗金疮及风，生肌肉(苏恭)。与蜜同捣，涂汤火伤，效甚速(宗奭)。温补，助阳道(时珍)。

【附方】旧十五，新八。胸痹刺痛：张仲景栝蒌薤白汤：治胸痹，痛彻心背，喘息咳唾短气，喉中燥痒，寸脉沉迟，关脉弦数，不治杀人。用栝蒌实一枚，薤白半升，白酒七升，煮二升，分二服。《千金》治胸痹，半夏薤白汤：用薤白四两，半夏一合，枳实半两，生姜一两，栝蒌实半枚，哎咀，以白戴浆三升，煮一升，温服，日三。《肘后》治胸痹，瘥而复发。薤根五升，捣汁饮之，立瘥。戴音在，酢浆也。卒中恶死卒死，或先病，或平居寝卧奄忽而死，皆是中恶：以薤汁灌入鼻中，便省。(《肘后》)霍乱干呕不止者：以薤一虎口，以水三升，煮取一半，顿服。不过三作即已。(韦宙《独行方》)奔豚气痛：薤白捣汁饮之。(《肘后方》)赤痢不止：薤同黄柏煮汁服之。(陈藏器)赤白痢下：薤白一握，同米煮粥，日食之。(《食医心镜》)小儿疳痢：薤白生捣如泥，以粳米粉和蜜作饼，炙熟与食。不过三两服。(杨氏《产乳》)产后诸痢:多煮薤白食,仍以羊肾脂同炒食之。(《范汪方》)妊娠胎动,腹内冷痛:薤白一升,当归四两。水五升,煮二升,分三服。(《古今录验》)郁肉脯毒:杵薤汁,服二、三升良。(葛洪方)疮犯恶露,甚者杀人:薤白捣烂,以帛裹煨极热,去帛敷之,冷即易换。亦可捣作饼,以艾灸之,热气入疮,水出即瘥也。(《梅师方》)手指赤色,随月生死:以生薤一把,苦酒煮熟,捣烂涂之,愈乃止。(《肘后方》)疥疮痛痒:煮薤叶,捣烂涂之。(同上)灸疮肿痛:薤白一升,猪脂一斤。切,以苦酒浸一宿,微火煎三上三下,去滓涂之。(《梅师方》)手足瘑疮:生薤一把,以热醋投入,以封疮上取效。(《千金》)毒蛇螫伤:薤白捣敷。(徐王方)虎犬咬伤:薤白捣汁一升饮之,并涂之。日三服,瘥乃止。(葛洪方)诸鱼骨哽:薤白嚼柔,以绳系中,吞到哽处,引之即出。(同上)误吞钗镮:取薤白曝萎,煮熟勿切,食一大束,钗即随出。(葛洪方)目中风肿作痛:取薤白截断,安膜上令遍。痛作复为之。(《范汪方》)咽喉肿痛:薤根醋捣敷肿处。冷即易少。(《圣济》)

【附录】蓼荞(《拾遗》)

藏器曰:味辛,温,无毒。主霍乱腹冷胀满,冷气攻击,腹满不调,产后血攻胸膈刺痛,服之。生平泽,其苗如葱、韭。

时珍曰:此亦山薤之类,方名不同耳。

蒜(《别录》下品)

【释名】小蒜(《别录》)、茆蒜(音卵)、荤菜。

时珍曰:蒜字从祘(音蒜),谐声也。又象蒜根之形。中国初惟有此,后因汉人得胡蒜于西域,遂呼此为小蒜以别之。故崔豹《古今注》云:蒜,茆蒜也,俗谓之小蒜。胡国有蒜,十子一株,名曰胡蒜,俗谓之大蒜是矣。蒜乃五荤之一,故许氏《说文》谓之荤菜。五荤即五辛,谓其辛臭昏神伐性也。练形家以小蒜、大蒜、韭、芸苔、胡荽为五荤,道家以韭、薤、蒜、芸苔、胡荽为五荤,佛家以大蒜、小蒜、兴渠、慈葱、茖葱为五荤。兴渠,即阿魏也。虽各不同,然皆辛熏之物,生食增恚,熟食发淫,有损性灵,故绝之也。

蒜(小蒜根也)

【气味】辛,温,有小毒。

弘景曰:味辛性热。损人,不可长食。

思邈曰:无毒。三月勿久食,伤人志性。黄帝书云:同生鱼食,令人夺气,阴核疼。

瑞曰:脚气风病人,及时病后,忌食之。

【主治】归脾肾,主霍乱,腹中不安,消谷,理胃温中,除邪痹毒气(《别录》)。主溪毒(弘景)。下气,治蛊毒,敷蛇、虫、沙虱疮(《日华》)。恭曰:此蒜与胡葱相得。主恶蟗毒、山溪中沙虱、水毒,大效。山人、俚獠时用之)。涂疔肿甚良(孟诜)。

叶

【主治】心烦痛,解诸毒。小儿丹疹(思邈)。

【发明】颂曰:古方多用小蒜治中冷霍乱,煮汁饮之。南齐褚澄治李道念鸡瘕,便瘥。

宗奭曰:华佗用蒜齑,即此蒜也。

时珍曰:按李延寿《南史》云:李道念病已五年。吴郡太守褚澄诊之。曰:非冷非热,当是食白瀹鸡子过多也。取蒜一升煮食,吐出一物涎裹,视之乃鸡雏,翅足俱全。澄曰:未尽也。更吐之,凡十二枚而愈。或以"蒜"字作"苏"字者,误矣。范晔《后汉书》云:华佗见一人病噎,食不得下,令取饼店家蒜齑大酢二升饮之,立吐一蛇。病者悬蛇于车,造佗家,见壁北悬蛇数十,乃知其奇。又夏子益《奇疾方》云:人头面上有光,他人手近之如火炽者,此中蛊也。用蒜汁半两,和酒服之,当吐出如蛇状。观三书所载,则蒜乃吐蛊要药,而后人鲜有知者。

【附方】旧七,新七。时气温病,初得头痛,壮热脉大:即以小蒜一升,杵汁三合,顿服。不过再作便愈。(《肘后方》)霍乱胀满,不得吐下,名干霍乱:小蒜一升,水三升,煮一升,顿服。(《肘后方》)霍乱转筋,入腹杀人:以小蒜、盐各一两,捣敷脐中,灸七壮,立止。(《圣济录》)积年心痛不可忍,不拘十年、五年者,随手见效:浓醋煮小蒜食饱,勿着盐。曾用之有效,再不发也。(《兵部手集》)水毒中人:一名中溪,一名中湿,一名水病,似射工而无物。初得恶寒,头目微疼,且醒暮剧,手足逆冷。三日则生虫,食人下部,肛中有疮,不痒不痛。过六七日虫食五脏,注下不禁:以小蒜三升,煮微热(大热即无力)以浴身。若身发赤斑纹者,毋以他病治之也.(《肘后方》)射工中人成疮者:取蒜切片,贴疮上,灸七壮。(《千金》)止截疟疾:小蒜不拘多少,研泥,入黄丹少许,丸如芡子大。每服一丸,面东新汲水下,至妙。(唐慎微)阴肿如刺汗出者:小蒜一升,韭根一升,杨柳根二斤,酒三升,煎沸乘热熏之。(《永类方》)恶核肿结:小蒜、吴茱萸等分,捣敷即散。(《肘后》)丹毒五色无常,及发足踝者:杵蒜厚敷,频易。(葛氏)小儿白秃。头上团团白色:以蒜(切)口揩之。(《子母秘录》)蛇蝎螫人:小蒜捣汁服,以滓敷之。(《肘后》)蜈蚣咬疮:嚼小蒜涂之,良。(《肘后方》)蚰蜒入耳:小蒜洗净,捣汁滴之。未出再滴。(李绛《兵部手集》)

山蒜(《拾遗》)

【释名】莴(音历)、泽蒜。

【集解】颂曰:江南一种山蒜,似大蒜而臭。

时珍曰:山蒜、泽蒜、石蒜,同一物也,但分生于山、泽、石间不同耳。人间栽莳小蒜,始自三种移成,故犹有泽蒜之称。《尔雅》云:莴,山蒜也。今京口有蒜山,产蒜是也。处处有之,不独江南。又吕忱《字林》云:蒝,水中蒜也。则蒜不但产于山,而又产于水也。别有山慈菇、水仙花、老鸦蒜、石蒜之类,根叶皆似蒜而不可食,其花亦异。并见草部下。

【气味】辛,温,无毒。

【主治】山蒜:治积块,及妇人血瘕,用苦醋磨服多效(苏颂)。泽蒜、石蒜:并温补下气,滑水源(藏器)。

葫（《别录》下品）

【释名】大蒜（弘景）、荤菜。

弘景曰：今人谓葫为大蒜，蒜为小蒜，以其气类相似也。

时珍曰：按孙愐《唐韵》云：张骞使西域，始得大蒜、胡荽。则小蒜乃中土旧有，而大蒜出胡地，故有胡名。二蒜皆属五荤，故通可称荤。详见蒜下。

【主治】归五脏，散痈肿䘌疮，除风邪，杀毒气（《别录》）。下气，消谷.化肉（苏恭）。去水恶瘴气，除风湿，破冷气，烂疬癖，伏邪恶，宣通温补，疗疮癣，杀鬼去痛（藏器）。健脾胃，治肾气，止霍乱转筋腹痛，除邪祟，解温疫，去蛊毒，疗劳疟冷风.敷风损冷痛，恶疮、蛇虫、溪毒、沙虱。并捣贴之。熟醋浸，经年者良（《日华》）。温水捣烂服，治中暑不醒。捣贴足心，止鼻衄不止。和豆豉丸服，治暴下血，通水道（宗奭）。捣汁饮，治吐血心痛。煮汁饮，治角弓反张。同鲫鱼丸，治膈气。同蛤粉丸，治水肿。同黄丹丸，治痢疟、孕痢。同乳香丸，治腹痛。捣膏敷脐，能达下焦，消水，利大小便。贴足心，能引热下行，治泄泻暴痢及干湿霍乱，止衄血。纳肛中，能通幽门，治关格不通（时珍）。

【附方】旧十五，新三十二。背疮灸法：凡觉背上肿硬疼痛，用湿纸贴寻疮头。用大蒜十颗，淡豉半合，乳香一钱，细研。随疮头大小，用竹片作圈围定，填药于内，二分厚，着艾灸之。痛灸至痒，痒灸至痛，以百壮为率。与蒜钱灸法同功。（《外科精要》）疔肿恶毒：用门白灰一撮罗细，以独蒜或新蒜苔染灰擦疮口，候疮自然出少汁，再擦，少顷即消散也。虽发背痈肿，亦可擦之。五色丹毒无常色。及发足踝者：捣蒜厚敷，干即易之。（《肘后方》）关格胀满，大小便不通：独头蒜烧熟去皮，绵裹纳下部，气立通也。（《外台秘要》）干湿霍乱转筋：用大蒜捣涂足心，立愈。（《永类钤方》）水气肿满：大蒜、田螺、车前子等分。熬膏。摊贴脐中，水从便漩而下，数日即愈。象山民人患水肿，一卜者传此，用之有效。（仇远《稗史》）山岚瘴气：生、熟大蒜各七片，共食之。少顷腹鸣，或吐血，或大便泄，即愈。（《摄生众妙方》）疟疾寒热：《肘后》：用独头蒜炭上烧之，酒服方寸匕。《简便》：用桃仁半片，放内关穴上，将独蒜捣烂罨之，缚住（男左女右），即止。邻姬用此治人屡效。《普济方》：端午日，取独头蒜煨熟，入矾红等分，捣丸芡子大，每白汤嚼下一丸。寒疟冷痢：端午日，以独头蒜十个，黄丹二钱，捣丸梧子大。每服九丸，长流水下，甚妙。（《普济方》）泄泻暴痢：大蒜捣贴两足心。亦可贴脐中。（《千金方》）下痢禁口及小儿泄痢方：并同上。肠毒下血：蒜连丸：用独蒜煨捣，和黄连末为丸，日日米汤服之。（《济生方》）暴下血病：用葫五、七枚，去皮研膏，入豆豉捣，丸梧子大。每米饮下五六十丸，无不愈者。（寇宗奭《本草衍义》）鼻血不止，服药不应：用蒜一枚，去皮，研如泥，作钱大饼子，厚一豆许。左鼻血出，贴左足心；右鼻血出，贴右足心；两鼻俱出，俱贴之，立瘥。（《简要济众方》）

五辛菜(《拾遗》)

【集解】时珍曰:五辛菜,乃元旦立春,以葱、蒜、韭、蓼、蒿、芥辛嫩之菜,杂和食之,取迎新之义,谓之五辛盘,杜甫诗所谓:"春日春盘细生菜"是矣。

【气味】辛,温,无毒。

藏器曰:热病后食,多损目。

【主治】岁朝食之,助发五脏气。常食,温中去恶气,消食下气(藏器)。

芸苔(《唐本草》)

【释名】寒菜(胡居士方)、胡菜(同上)、苔菜(《埤雅》)、苔芥(《沛志》)、油菜(《纲目》)。

时珍曰:此菜易起苔,须采其苔食,则分枝必多,故名芸苔,而淮人谓之苔芥,即今油菜,为其子可榨油也。羌陇氏胡,其地苦寒,冬月多种此菜,能历霜雪,种自胡来,故服虔《通俗文》谓之胡菜,而胡洽居士《百病方》谓之寒菜,皆取此义也。或云塞外有地名云台戍,始种此菜,故名,亦通。

【集解】恭曰:《别录》云:芸苔乃人间所啖菜也。

时珍曰:芸苔方药多用,诸家注亦不明,今人不识为何菜?珍访考之,乃今油菜也。九月、十月下种,生叶形色微似白菜。冬、春采苔心为茹,三月则老不可食。开小黄花,四瓣,如芥花。结荚收子,亦如芥子,灰赤色。炒过榨油黄色,燃灯甚明,食之不及麻油。近人因有油利,种者亦广云。

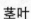

茎叶

【气味】辛,温,无毒。

大明曰:凉。

《别录》曰:春月食之,能发膝痼疾。

诜曰:先患腰脚者,不可多食,食之加剧。又损阳气,发疮及口齿病。胡臭人不可食。又能生腹中诸虫。道家特忌,以为五荤之一。

【主治】风游丹肿,乳痈(《唐本草》)。破症瘕结血(《开宝》)。治产后血风及瘀血(《日华》)。煮食,治腰脚痹。捣叶,敷女人吹奶(藏器)。治瘰疬、豌豆疮,散血消肿。伏蓬砂(时珍)。

【发明】藏器曰:芸苔破血,故产妇宜食之。

马志曰:今俗方言病人得吃芸苔,是宜血病也。

思邈曰:贞观七年三月,予在内江县饮多,至夜觉四体骨肉疼痛。至晓头痛,额角有丹如弹丸,肿痛。至午通肿,目不能开。经日几毙。予思《本草》芸苔治风游丹肿,遂取叶捣敷,随手即消,其验如神也。亦可捣汁服之。

【附方】新七。赤火丹毒:方见上。天火热疮,初起似痱,渐如水泡,似火烧疮,赤色,急速能杀人:芸苔叶捣汁,调大黄、芒硝、生铁衣等分,涂之。(《近效方》)风热肿毒:芸苔苗叶根、蔓荆根各三两,为末,以鸡于清和贴之,即消。无蔓荆,即以商陆根代之,甚效也。(《近效方》)手足瘰疬,此疽喜着手足肩背,累累如赤豆。剥之汁出:用芸苔叶煮汁服一升,并食于熟菜数顿,少与盐、酱。冬月用子研水服。(《千金方》)异疽似痈,而小有异,脓如小豆汁,今日去,明日满:用芸苔捣熟,湿布袋盛,于热灰中煨熟,更互熨之,不过三二度。无叶用干者。(《千金》)豌豆斑疮:芸苔叶煎汤洗之。(《外台秘要》)血痢腹痛,日夜不止:以芸苔叶捣汁二合,入蜜一合,温服。(《圣惠方》)

子

【气味】辛,温,无毒。

【主治】梦中泄精,与鬼交(思邈)。取油敷头。令发长黑(藏器)。行滞血,破冷气,消肿散结,治产难、产后心腹诸疾,赤丹热肿,金疮血痔(时珍)。

【发明】时珍曰:芸苔菜子、叶同功。其味辛气温,能温能散。其用长于行血滞,破结气。故古方消肿散结,治产后一切心腹气血痛,诸游风丹毒热肿疮痔诸药咸用之。经水行后,加入四物汤服之,云能断产。又治小儿惊风,贴其顶囟,则引气上出也。《妇人方》治产难歌云:黄金花结粟米实,细研酒下十五粒。灵丹功效妙如神,难产之时能救急。

【附方】新十二。芸苔散:治产后恶露不下,血结冲心刺痛。将来才遇冒寒踏冷,其血必往来心腹间,刺痛不可忍,谓之血母。并治产后心腹诸疾.产后三日,不可无此。用芸苔子(炒)、当归、桂心、赤芍药等分。每酒服二钱,赶下恶物。(杨氏《产乳》)产后血晕:芸苔子、生地黄等分,为末。每服三钱,姜七片,酒、水各半盏,童便半盏,煎七分,温服即苏。(温隐居《海上仙方》)补血破气:追气丸:治妇人血刺,小腹痛不可忍。亦可常服,补血虚、破气块甚效。用芸苔子(微炒)、桂心各一两,高良姜半两,为末,醋糊丸梧子大,每淡醋汤下五丸。(沈存中《灵苑方》)肠风脏毒下血:芸苔子生用,甘草炙,为末。每服二钱,水煎服之。(《圣惠方》)头风作痛:芸苔子一分,大黄三分,为末,嗜鼻。风热牙痛:芸苔子、白芥子、角茴香等分,为末。嗜鼻,左嗜右,右嗜左。(《圣惠》)小儿天钓:芸苔子、生乌头(去皮、尖)各二钱,为末。每用一钱,水调涂顶上。名涂顶散。(《圣济总录》)风疮不愈:陈菜子油,同穿山甲末熬成膏,涂之即愈。(《摄生众妙方》)热疖肿毒:芸苔子、狗头骨等分,为末,醋和敷之。(《千金方》)伤损接骨:芸苔子一两,小黄米(炒)二合,龙骨少许,为末,醋调成膏,摊纸上贴之。(《乾坤秘韫》)汤火伤灼:菜子油调蚯蚓屎,搽之。(杨起《简便单方》)蜈蚣螫伤:菜子油倾地上,擦地上油掺之即好。勿令四眼人见。(陆氏《积德堂方》)

菘(《别录》上品)

【释名】白菜

时珍曰:按陆佃《埤雅》云:菘性凌冬晚凋,四时常见,有松之操,故曰菘。今俗谓之白菜,其色青白也。

【集解】弘景曰:菘有数种,犹是一类,只论其美与不美,菜中最为常食。

时珍曰:菘(即今人呼为白菜者)有二种:一种茎圆厚微青,一种茎扁薄而白。其叶皆淡青白色。燕、赵、辽阳、扬州所种者,最肥大而厚,一本有重十余斤者。南方之菘畦内过冬,北方者多入窖内。燕京圃人又以马粪入窖壅培,不见风日,长出苗叶皆嫩黄色,脆美无滓,谓之黄芽菜,豪贵以为嘉品,盖亦仿韭黄之法也,菘子如芸薹子而色灰黑,八月以后种之。二月开黄花,如芥花,四瓣。三月结角,亦如芥。其菜作菹食尤良,不宜蒸晒。

【正误】恭曰:菘有三种:牛肚菘叶最大厚,味甘;紫菘叶薄细,味少苦;白菘似蔓荆也。菘菜不生北土。有人将子北种,初一年即半为芜菁,二年菘种都绝;将芜菁子南种,亦二年都变。土地所宜如此。

颂曰:菘,今南北皆有之。与蔓荆相类,梗长叶不光者为芜菁,梗短叶阔厚而肥腴者为菘。旧说北土无菘,今京洛种菘都类南种,但肥厚差不及尔。

机曰:蔓荆、菘菜恐是一种。但在南土,叶高而大者为菘,秋冬有之;在北土,叶短而小者为蔓荆,春夏有之。

时珍曰:白菘,即白菜也。牛肚菘,即最肥大者。紫菘即芦菔也,开紫花,故曰紫菘。苏恭谓白菘似蔓荆者,误矣。根叶俱不同,而白菘根坚小,不可食。又言南北变种者,盖指蔓荆、紫菘而言。紫菘根似蔓荆而叶不同,种类亦别。又言北土无菘者,自唐以前或然,近则白菘、紫菘南北通有。惟南土不种蔓荆,种之亦易生也。苏颂漫为两可之言,汪机妄起臆断之辨,俱属谬误,今悉正之。

茎叶

【气味】甘,温,无毒。

大明曰:凉,微毒。多食发皮肤风瘙痒。

诜曰:发风冷内虚人不可食,有热人食亦不发病,性冷可知。《本草》言性温,未解其意。

弘景曰:性和利人,多食似小冷。张仲景言药中有甘草,食菘即令病不除也。

颂曰:有小毒不可食多,多则以生姜解之。

瑞曰:夏至前食,发气动疾。有足疾者忌之。

时珍曰:气虚胃冷人多食,恶心吐沫,气壮人则相宜。

【主治】通利肠胃,除胸中烦,解酒渴(《别录》)。消食下气,治瘴气,止热气嗽。冬汁尤佳(萧炳)。和中,利大小便(宁原)。

【附方】旧一,新二。小儿赤游,行于上下,至心即死:菘菜捣敷之,即止。(张杰《子母秘录》)漆毒生疮:白菘菜捣烂涂之。飞丝入目:白菜揉烂帕包,滴汁三二点入目,即出。(《普济方》)

子

【气味】甘,平,无毒。

【主治】作油,涂头长发,涂刀剑不缩(音秀。弘景)。

【附方】旧一。酒醉不醒:菘菜子二合细研,井华水一盏调,为二服。(《圣惠方》)

芥(《别录》上品)

【释名】时珍曰:按王安石《字说》云:芥者,界也。发汗散气,界我者也。王祯《农书》云:其气味辛烈,菜中之介然者,食之有刚介之象,故字从介。

【集解】弘景曰:芥似菘而有毛,味辣,可生食及作菹。其子可以藏冬瓜。又有蒉(音郎),作菹甚辣。

时珍曰:芥有数种:青芥,又名刺芥,似白菘,有柔毛。有大芥,亦名皱叶芥,大叶皱纹,色尤深绿,味更辛辣。二芥宜入药用。有马芥,叶如青芥。有花芥,叶多缺刻,如萝卜英。有紫芥,茎叶皆紫如苏。有石芥,低小。皆以八九月下种。冬月食者,俗呼腊菜;春月食者,俗呼春菜;四月食者,谓之夏芥。芥心嫩苔,谓之芥蓝,瀹食脆美。其花三月开,黄色四出。结荚一二寸。子大如苏子,而色紫味辛,研末泡过为芥酱,以侑肉食,辛香可爱。《岭南异物志》云:南土芥高五六尺,子大如鸡子。此又芥之异者也。

茎叶

【气味】辛,温,无毒。

诜曰:煮食动气与风,生食发丹石,不可多食。大叶者良,细叶有毛者害人。

宁原曰:有疮疡、痔疾、便血者忌之。

思邈曰:同兔肉食,成恶邪病。同鲫鱼食,发水肿。

【主治】归鼻,除肾经邪气,利九窍,明耳目,安中。久食温中(《别录》)。止咳嗽上气,除冷气(《日华》)。主咳逆下气,去头面风(孟诜)。通肺豁痰,利膈开胃(时珍)。

【发明】时珍曰:芥性辛热而散,故能通肺开胃,利气豁痰。久食则积温成热,辛散太盛,耗人真元,肝木受病,昏人眼目,发人疮痔,而《别录》谓其能明耳目者,盖知暂时之快,而不知积久之害也。《素问》云:辛走气,气病无多食辛。多食辛则筋急而爪枯。此类是矣。陆佃云:望梅生津,食芥堕泪,五液之自外至也。慕而涎垂,愧而汗出,五液之自内生也。

【附方】新四。牙龈肿烂,出臭水者:芥菜秆烧存性,研末,频敷之,即愈。飞丝入目:青菜汁点之如神。(《摘玄方》)漆疮搔痒:芥菜煎汤,洗之。(《千金方》)痔疮肿痛:芥叶

捣饼,频坐之。(谈野翁《经效方》)

子

【气味】辛,热,无毒。

时珍曰:多食昏目动火,泄气伤精。

【主治】归鼻,去一切邪恶痊气,喉痹(弘景)。痊气发无常处,及射工毒,丸服之,或捣末醋和涂之,随手有验(苏恭)。治风毒肿及麻痹,醋研敷之。扑损瘀血,腰痛肾冷,和生姜研涂贴之。又治心痛,酒调服之(《日华》)。研末作酱食,香美,通利五脏(孟诜)。研末水调,涂顶囟,止衄血(吴瑞)。温中散寒,豁痰利窍,治胃寒吐食,肺寒咳嗽,风冷气痛,口噤唇紧,消散痈肿瘀血(时珍)。

【发明】时珍曰:芥子,功与菜同。其味辛,其气散,故能利九窍,通经络,治口噤、耳聋、鼻衄之证,消瘀血、痈肿、痛痹之邪。其性热而温中,故又能利气豁痰,治嗽止吐,主心腹诸痛。白芥子辛烈更甚,治病尤良。见后本条。

【附方】旧八,新十六。感寒无汗:水调芥子末填脐内,以热物隔衣熨之,取汗出妙。(杨起《简便单方》)身体麻木:芥菜子末,醋调涂之。(《济生秘览》)中风口噤,舌本缩者:用芥菜子一升研,入醋二升,煎一升,敷颔颊下,效。(《圣惠方》)小儿唇紧:用马芥子捣汁曝浓,揩破,频涂之。(崔氏《纂要方》)喉痹肿痛:芥子末,水和敷喉下,干即易之。又用辣芥子研末,醋调取汁,点入喉内。待喉内鸣,却用陈麻骨烧烟吸入,立愈。(并《圣惠方》)耳卒聋闭:芥子末,人乳汁和,以绵裹塞之。(《外台秘要》)雀目不见:真紫芥菜子,炒黑为末,用羊肝一具,分作八服。每用芥末三钱,捻肝上,笋箬裹定,煮熟冷食,以汁送下。(《圣济总录》)目中翳膜:芥子一粒,轻手按入眼中。少顷,以井华水、鸡子清洗之。(《总录》)眉毛不生:芥菜子、半夏等分,为末,生姜自然汁调搽,数次即生。(孙氏《集效方》)鬼疰劳气:芥子三升,研末,绢袋盛,入三斗酒中七日,温服,一日三次。(《广济方》)热痰烦运:方见白芥。霍乱吐泻:芥子捣细,水和敷脐上。(《圣济总录》)反胃吐食:芥子末,酒服方寸匕,日三服。(《千金方》)上气呕吐:芥子末,蜜丸梧子大,井华水寅时下七丸,申时再服。(《千金方》)脐下绞痛:方同上。腰脊胀痛:芥子末调酒,贴之立效。(《摘玄方》)走注风毒作痛:用小芥子末,和鸡子白涂之。(《圣惠》)一切痈肿:猪胆汁和芥子末贴之,日三上。猪脂亦可。(《千金翼》)痈肿热毒:家芥子末同柏叶捣涂,无不愈者,大验。得山芥更妙。(《千金翼》)热毒瘰疬:小芥子末,醋和贴之。看消即止,恐损肉。(《肘后》)五种瘘疾:芥子末,以水、蜜和敷,干即易之。(《广济方》)射工中人有疮:用芥子末和苦酒厚涂之。半日痛即止。(《千金方》)妇人经闭不行,至一年者,脐腹痛。腰腿沉重,寒热往来:用芥子二两,为末。每服二钱,热酒食前服。(《仁存方》)阴证伤寒,腹痛厥逆:芥菜子研末,水调贴脐上。(《生生编》)

白芥(宋《开宝》附)

【释名】胡芥(《蜀本草》)、蜀芥。

时珍曰:其种来自胡戎而感于蜀,故名。

【集解】恭曰:白芥子粗大白色,如白粱米,甚辛美,从戎中来。

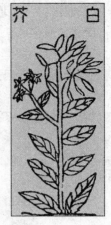

时珍曰:白芥处处可种,但人知莳之者少尔。以八、九月下种,冬生可食。至春深茎高二三尺,其叶花而有丫,如花芥叶,青白色。茎易起而中空,性脆,最畏狂风大雪,须谨护之,乃免折损。三月开黄花,香郁。结角如芥角,其子大如粱米,黄白色。又有一种茎大而中实者尤高,其子亦大。此菜虽是芥类,迥然别种也,然入药胜于芥子。

茎叶

【气味】辛,温,无毒。

时珍曰:《肘后方》言热病人不可食胡芥,为其性暖也。

【主治】冷气(藏器)。安五脏,功与芥同(《日华》)。

子

【气味】辛,温,无毒。

【主治】发汗,主胸膈痰冷,上气,面目黄赤。又醋研,敷射工毒(《别录》)。御恶气遁尸飞尸,及暴风毒肿流四肢疼痛(弘景)。烧烟及服,辟邪魅(《日华》。藏器曰:入镇宅方用。)咳嗽,胸胁支满,上气多唾者,每用温酒吞下七粒(思邈)。利气豁痰,除寒暖中,散肿止痛,治喘嗽反胃,痹木脚气,筋骨腰节诸痛(时珍)。

【发明】震亨曰:痰在胁下及皮里膜外,非白芥子莫能达。古方控涎丹用白芥子,正此义也。

时珍曰:白芥子辛能入肺,温能发散,故有利气豁痰、温中开胃、散痛消肿辟恶之功。

【附方】新八。反胃上气:白芥子末,酒服一二钱。(《普济方》)热痰烦运:白芥子、黑芥子、大戟、甘遂、芒硝、朱砂等分为末,糊丸梧子大。每服二十丸,姜汤下。名白芥丸。(《普济》)冷痰痞满:黑芥子、白芥子、大戟、甘遂、胡椒、桂心等分,为末,糊丸梧子大。每服十丸,姜汤下。名黑芥丸。(《普济方》)腹冷气起:白芥子一升。微炒研末,汤浸蒸饼丸小豆大。每姜汤吞十丸,甚妙。(《续传信方》)脚气作痛:方见白芷。小儿乳癖:白芥子研末,水调摊膏贴之,以平为期。(《本草权度》)防痘入目:白芥子末,水调涂足心,引毒归下,令疮疹不入目。(《全幼心鉴》)肿毒初起:白芥子末,醋调涂之。(《濒湖集简方》),胸胁痰饮:白芥子五钱,白术一两。为末,枣肉和捣,丸梧子大,每白汤服五十丸。(《摘玄方》)

芜菁(《别录》上品)

【释名】蔓荆(《唐本》)、九英菘(《食疗》)、诸葛菜。

藏器曰：芜菁，北人名蔓荆。今并汾、河朔间烧食其根，呼为芜根，犹是芜菁之号。芜菁，南北之通称也。塞北、河西种者，名九英蔓荆，亦曰九英菘。根叶长大而味不美，人以为军粮。

时珍曰：按孙愐云：葑、蔓荆苗也。其说甚通。掌禹锡以蒎芜释蔓荆，陈藏器谓蒎芜是酸模，当以陈说为优。详见草部酸模下。刘禹锡《嘉话录》云：诸葛亮所止令兵士独种蔓荆者，取其才出甲，可生啖，一也；叶舒可煮食，二也；久居则随以滋长，三也；弃不令惜，四也；回则易寻而采，五也；冬有根可食，六也。比诸疏其利甚博。至今蜀人呼为诸葛菜，江陵亦然。又朱辅《溪蛮丛笑》云：苗、僚、瑶、佬地方产马王菜，味涩多刺，即诸葛菜也。相传马殷所遗，故名。又蒙古人呼其根为沙吉木儿。

【集解】机曰：叶是蔓荆，根是芦菔。

时珍曰：《别录》以芜菁、芦菔同条，遂致诸说猜度。或以二物为一种，或谓二物全别，或谓在南为莱菔，在北为蔓荆，殊无定见。今按二物根、叶、花、子都别，非一类也。蔓荆是芥属，根长而白，其味辛苦而短，茎粗叶大而厚阔；夏初起苔，开黄花，四出如芥，结角亦如芥，其子均圆，似芥子而紫赤色。芦菔是菘属，根圆，亦有长者，有红、白二色；其味辛甘而永；叶不甚大而糙，亦有花叶者；夏初起苔，开淡紫花；结角如虫状，腹大尾尖；子似葫芦巴，不均不圆，黄赤色。如此分之，自明白矣。其蔓荆六月种者，根大而叶蠹；八月种者，叶美而根小；惟七月初种者，根叶俱良。拟卖者纯种九英，九英根大而味短。削净为菹甚佳。今燕京人以瓶腌藏，谓之闭瓮菜。

根叶

【气味】苦，温，无毒。

时珍曰：辛、甘、苦。

宗奭曰：多食动气。

【主治】利五脏，轻身益气，可长食之（《别录》）。常食通中，令人肥健（苏颂）。消食，下气治嗽，止消渴，去心腹冷痛，及热毒风肿，乳痈妒乳寒热（孟诜）。

【发明】诜曰：九英菘出河西，叶大根亦粗长。和羊肉食甚美，常食都不见发病。冬日作菹煮羹食，消宿食，下气治嗽。诸家商略其性冷，而《本草》云温，恐误也。

【附方】旧七，新七。预禳时疾：立春后遇庚子日，温蔓荆汁，合家大小并服之，不限多少，一年可免时疾。（《神仙教子法》）鼻中衄血：诸葛菜，生捣汁饮。（《十便良方》）大醉不堪，连日病困者：蔓荆菜，入少米煮熟，去滓，冷饮之良。（《肘后方》）饮酒辟气：干蔓荆根二七枚，蒸三遍，碾末。酒后水服二钱，即无酒气也。（《千金》）一切肿毒：孙真人食忌：生蔓荆根一握，入盐花少许，同捣封之，日三易之。《肘后方》：用蔓荆叶不中水者，烧灰和腊猪脂封之。疔肿有根：用大针刺作孔，削蔓荆根如针大，染铁生衣刺入孔中。再以蔓荆根、铁生衣等分，捣涂于上。有脓出即易，须臾根出立瘥。忌油腻、生冷、五辛、粘滑、陈臭。（《肘后》）乳痈寒热：蔓荆根并叶，去土，不用水洗，以盐和捣涂之。热即换，不过三五次即瘥。冬月只用根。此方已救十数人。须避风。（李绛《兵部手集》）女子妒乳：生蔓荆根捣,和盐、醋、浆水煮汁洗之,五六度良。又捣:和鸡子白封之亦妙。(《食疗》)阴肿如斗:生蔓荆根捣封之,治人所不能治者。(《集疗方》)豌豆斑疮:蔓荆根捣汁,挑疮研涂之。三食顷,根出矣。(《肘后方》)犬咬伤疮重发者:用蔓荆根捣汁服之,佳。(《肘方》)小儿头秃:芜菁叶烧灰,和脂敷之。(《千金》)飞丝入眼:蔓荆菜揉烂帕包,滴汁三两点,即出也。(《普济方》)

子

【气味】苦、辛,平,无毒。

【主治】明目(《别录》)。疗黄疸,利小便。水煮汁服,主癥瘕积聚。少少饮汁,治霍乱心腹胀。末服之,主目暗。为油入面膏,去黑䵟皱纹(苏恭)。和油敷蜘蛛咬(藏器)。压油涂头,能变蒜发(孟诜)。入丸药服,令人肥健,尤宜妇人(萧炳)。

【发明】藏器曰:《仙经》言:蔓荆子,九蒸九曝,捣末长服,可断谷长生。蜘蛛咬者,恐毒入内,捣末酒服,亦以油和敷之。蔓荆园中无蜘蛛,是其相畏也。

时珍曰:蔓荆子,可升可降,能汗能吐,能下能利小便,又能明目解毒,其功甚伟,而世罕知用之何哉?夏初采子,炒过榨油,同麻油炼熟一色无异,西人多食之。点灯甚明,但烟亦损目。北魏祖珽因地窖中,因芜菁子油灯伤明,即此也。

【附方】旧十二,新十。明目益气:芜菁子一升,水九升,煮汁尽,晒干.如此三度,研细。水服方寸匕,日三。亦可研水和米煮粥食。(《外台秘要》)常服明目,使人洞视充肥:用芜菁子三升,以苦酒三升,煮熟晒干,研筛末。以井华水服方寸匕,日三,无所忌。《抱朴子》云:服尽一斗,能夜视有所见物。(《千金方》)青盲眼障,但瞳子不坏者,十得九愈:用蔓荆子六升,蒸之气遍,合甑取下,以釜中热汤淋之,乃曝干,还淋,如是三遍,即收杵为末。食上清酒服方寸匕,日再服。(崔元亮《海上方》)虚劳目暗:方同上法。(《普济方》)补肝明目:芜菁子淘过一斤,黄精二斤同和,九蒸九晒为末。每空心米饮服二钱,日再服。又方:蔓荆子二升,决明子一升和匀,以酒五升煮干,曝为末。每服二钱,温水调下,日二。(并《圣惠》)风邪攻目,视物不明,肝气虚者:用蔓荆子四两(入瓷瓶中烧黑,无声取出),入蛇蜕二两(又烧成灰)。为末。每服半钱,食后酒下,日三服。(《圣济总录》)

花

【气味】辛,平,无毒。

【主治】虚劳眼暗。久服长生,可夜读书。三月三日采花,阴干为末,每服二钱,空心井华水下(慎微)。

莱菔(音来北。《唐本草》)

【释名】芦萉(郭璞云:芦音罗。萉,音北,与菔同。)萝卜(音罗北)、雹突(《尔雅注》)、紫花菘(同上)、温菘(同上)、土酥。

保升曰:莱菔俗名萝卜。按《尔雅》云:葖,芦萉。孙炎注云:紫花菘也,俗呼温菘。似芜菁,大根。俗名雹突,一名芦菔是矣。

时珍曰:按孙愐《广韵》言:鲁人名菈藋(音拉答)。秦人名萝卜。王祯《农书》言:北人萝卜,一种四名:春曰破地锥,夏曰夏生,秋曰萝卜,冬曰土酥,谓其洁白如酥也。珍按菘乃菜名,因其耐冬如松、柏也。莱菔乃根名,上古谓之芦萉,中古转为莱菔,后世讹为萝卜,南人呼为萝瓝瓝,与雹同,见晋灼《汉书注》中。陆佃乃言莱菔能制面毒,是来麰之所服,以菔音服,盖亦就文起义耳。王氏《博济方》称干萝卜为仙人骨,亦方土谬名也。

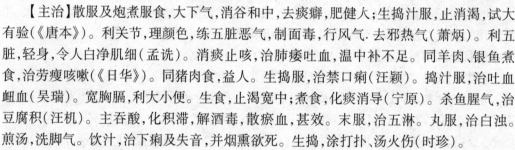

【气味】根辛、甘,叶辛、苦,温,无毒。

诜曰:性冷。

思邈曰:平。不可与地黄同食,令人发白,为其涩营卫也。

时珍曰:多食莱菔动气,惟生姜能制其毒。又伏硇砂。

【主治】散服及炮煮服食,大下气,消谷和中,去痰癖,肥健人;生捣汁服,止消渴,试大有验(《唐本》)。利关节,理颜色,练五脏恶气,制面毒,行风气,去邪热气(萧炳)。利五脏,轻身,令人白净肌细(孟诜)。消痰止咳,治肺痿吐血,温中补不足。同羊肉、银鱼煮食,治劳瘦咳嗽(《日华》)。同猪肉食,益人。生捣服,治禁口痢(汪颖)。捣汁服,治吐血衄血(吴瑞)。宽胸膈,利大小便。生食,止渴宽中;煮食,化痰消导(宁原)。杀鱼腥气,治豆腐积(汪机)。主吞酸,化积滞,解酒毒,散瘀血,甚效。末服,治五淋。丸服,治白浊。煎汤,洗脚气。饮汁,治下痢及失音,并烟熏欲死。生捣,涂打扑、汤火伤(时珍)。

【附方】旧二,新二十四。食物作酸:萝卜,生嚼数片,或生菜嚼之亦佳,绝妙。干者、熟者、盐腌者,及人胃冷者,皆不效。(《濒湖集简方》)反胃噎疾:萝卜,蜜煎浸,细细嚼咽良。(《普济方》)消渴饮水:独胜散:用出了子萝卜三枚,净洗切片,晒干为末。每服二钱,煎猪肉汤澄清调下,日三服,渐增至三钱。生者捣汁亦可,或以汁煮粥食之。(《图经本草》)肺痿咳血:萝卜,和羊肉或鲫鱼,煮熟频食。(《普济方》)鼻衄不止:萝卜,捣汁半盏,入酒少许热服,并以汁注鼻中皆良。或以酒煎沸,入萝卜再煎,饮之。(《卫生易简方》)下痢禁口:萝卜(捣汁)一小盏,蜜一盏。水一盏,同煎。早一服,午一服。日晡米饮吞阿胶丸百粒。如无萝卜,以子擂汁亦可。一方:加枯矾七分,同煎。一方:只用萝卜菜煎汤,日日饮之。《普济方》:用萝卜片,不拘新旧,染蜜噙之,咽汁。味淡再换。觉思食,以肉煮粥与食,不可过多。痢后肠痛:方同上。大肠便血:大萝卜皮(烧存性)、荷叶(烧存性)、蒲黄(生用)等分为末。每服一钱,米饮下。(《普济》)肠风下血:蜜炙萝卜,任意食之。昔一妇人服此有效。(《百一选方》)酒疾下血,连句不止:用大萝卜二十枚,留青叶寸余,以井水入罐中,煮十分烂,入淡醋,空心任食。(《寿亲养老方》)大肠脱肛:生莱菔捣,实脐中束之。觉有疮,即除。(《摘玄方》)小便白浊:生萝卜剜空留盖,入吴茱萸填满,盖定签住,糯米饭上蒸熟,取去茱萸,以萝卜焙研末,糊丸梧子大。每服五十丸,盐汤下,日三服。(《普济》)沙石诸淋,疼不可忍:用萝卜切片,蜜浸少时,炙干数次,不可过焦。细嚼盐汤下,日三服。名瞑眩膏。(《普济》)遍身浮肿:出了子萝卜、浮麦等分。浸汤饮之。(《圣济总录》)脚气走痛:萝卜煎汤洗之。仍以萝卜晒干为末,铺袜内。(《圣济总录》)偏正头痛:生萝卜汁一蚬壳,仰卧,随左右注鼻中,神效。王荆公病头痛,有道人传此方,移时遂愈也。以此治人,不可胜数。(《如宜方》)失音不语:萝卜生捣汁,入姜汁同服。(《普济方》)喉痹肿痛:萝卜汁和皂荚浆服,取吐。(同上)满口烂疮:萝卜自然汁,频漱去涎,妙。(《濒湖集简方》)烟熏欲死:方见发明下。汤火伤灼:生萝卜捣涂之。子亦可。(《圣济总录》)花火伤肌:方同上。打扑血聚,皮不破者:用萝卜或叶捣封之。(邵氏方)

子

【气味】辛、甘,平,无毒。

【主治】研汁服,吐风痰。同醋研,消肿毒(《日华》)。下气定喘治痰,消食除胀,利大小便,止气痛,下痢后重,发疮疹(时珍)。

【发明】震亨曰:莱菔子治痰,有推墙倒壁之功。

时珍曰:莱菔子之功,长于利气。生能升,熟能降。升则吐风痰,散风寒,发疮疹;降则定痰喘咳嗽,调下痢后重,止内痛,皆是利气之效。予曾用,果有殊绩。

【附方】旧三,新十三。上气痰嗽,喘促唾脓血:以莱菔子一合,研细煎汤,食上服之。(《食医心镜》)肺痰咳嗽:莱菔子半升淘净焙干,炒黄为末,以糖和,丸芡子大。绵裹含之,咽汁甚妙。(《胜金方》)齁喘痰促,遇厚味即发者:萝卜子淘净,蒸熟晒研,姜汁浸蒸饼丸绿豆大。每服三十丸,以口津咽下,日三服。名清金丸。(《医学集成》)痰气喘息:萝卜子(炒)、皂荚(烧存性)等分为末,姜汁和,炼蜜丸梧子大。每服五七十丸,白汤下。(《简便单方》)久嗽痰喘:萝卜子(炒)、杏仁(去皮尖炒)等分。蒸饼丸麻子大。每服三五丸,时时津咽。(《医学集成》)高年气喘:萝卜子炒,研末,蜜丸梧子大。每服五十丸,白汤下。(《济生秘览》)宣吐风痰:《胜金方》:用萝卜子末,温水调服三钱。良久吐出涎沫.如是摊痪风者,以此吐后用紧疏药,疏后服和气散取瘥。丹溪吐法:用萝卜子半升擂细,浆水一碗滤取汁,入香油及蜜些须,温服。后以桐油浸过晒干鹅翎探吐。中风口禁:萝卜子、牙皂荚各二钱,以水煎服,取吐。(丹溪方)小儿风寒:萝卜子(生研末)一钱,温葱酒服之,取微汗大效。(《卫生易简方》)风秘气秘:萝卜子(炒)一合擂水,和皂荚末二钱服,立通。(《寿域神方》)气胀气盅:莱菔子研,以水滤汁,浸缩砂一两一夜,炒干又浸又炒,凡七次,为末。每米饮服一钱,如神。(《朱氏集验方》)小儿盘肠气痛:用萝卜子炒黄研末,乳香汤服半钱。(杨仁斋《直指方》)年久头风:莱菔子、生姜等分,捣取汁,入麝香少许,搐入鼻中,立止。(《普济方》)牙齿疼痛:萝卜子十四粒生研,以人乳和之。左疼点右鼻,右疼点左鼻。疮疹不出:萝卜子生研末,米饮服二钱,良。(《卫生易简方》)

花

【主治】用糟下酒藏,食之甚美,明目(士良)。

生姜（《别录》中品）

【校正】原附干姜下，今分出。今自草部移入此。

【释名】时珍曰：按许慎《说文》：姜作薑，云御湿之菜也。王安石《字说》云：姜能强御百邪，故谓之姜。初生嫩者，其尖微紫，名紫姜，或作子姜；宿根谓之母姜也。

【集解】《别录》曰：生姜，干姜生犍为川谷及荆州、扬州。九月采之。

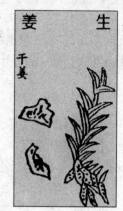

时珍曰：姜宜原隰沙地。四月取母姜种之。五月生苗如初生嫩芦，而叶稍阔似竹叶，对生，叶亦辛香。秋社前后新芽顿长，如列指状，采食无筋，谓之子姜。秋分后者次之，霜后则老矣。性恶湿洳而畏日，故秋热则无姜。《吕氏春秋》云：和之美者，有杨朴之姜。杨朴地名，在西蜀。《春秋运斗枢》云：璇星散而为姜。

【气味】辛，微温，无毒。

藏器曰：生姜温，要热则去皮，要冷则留皮。

元素曰：辛而甘温，气味俱厚，浮而升，阳也。

时珍曰：食姜久，积热患目，珍屡试有准。凡病痔人多食兼酒，立发甚速。痈疮人多食，则生恶肉。此皆昔人所未言者也。《相感志》云：糟姜瓶内入蝉蜕，虽老姜无筋，亦物性有所伏耶？

【主治】久服去臭气，通神明（《本经》）。归五脏，除风邪寒热，伤寒头痛鼻塞，咳逆上气，止呕吐，去痰下气（《别录》）。去水气满，疗咳嗽时疾。和半夏，主心下急痛。又汁和杏仁作煎，下一切结气实，心胸拥隔冷热气，神效。捣汁和蜜服。治中热呕逆不能下食（甄权）。散烦闷，开胃气。汁作煎服，下一切结实，冲胸膈恶气，神验（孟诜）。破血调中，去冷气。汁，解药毒（藏器）。除壮热，治痰喘胀满，冷痢腹痛，转筋心满，去胸中臭气、狐臭，杀腹内长虫（张鼎）。益脾胃，散风寒（元素）。解菌蕈诸物毒（吴瑞）。生用发散，熟用和中。解食野禽中毒成喉痹。浸汁，点赤眼。捣汁和黄明胶熬。贴风湿痛甚妙（时珍）。

干生姜

【主治】治嗽温中，治胀满，霍乱不止。腹痛，冷痢，血闭。病人虚而冷，宜加之（甄权）。姜屑，和酒服，治偏风（孟诜）。肺经气分之药。能益肺（好古）。

【发明】成无己曰：姜、枣味辛、甘，专行脾之津液而和营卫。药中用之，不独专于发散也。

时珍曰：姜，辛而不荤，去邪辟恶，生啖熟食，醋、酱、糟、盐、蜜煎调和，无不宜之。可蔬可和，可果可药，其利博矣。凡早行山行，宜含一块，不犯雾露清湿之气，及山岚不正之邪。案:方广《心法附余》云:凡中风、中暑、中气、中毒、中恶、干霍乱、一切卒暴之病,用姜汁与童尿服,立可解散。盖姜能开痰下气,童尿降火也。

【附方】旧二十,新三十。痰澼卒风:生姜二两,附子(生用)一两,水五升,煮取二升,分再服。忌猪肉、冷水。(《千金》)胃虚风热不能食:用姜汁半杯,生地黄汁少许,蜜一匙,水二合,和服之。(《食疗本草》)疟疾寒热,脾胃聚痰,发为寒热:生姜四两,捣自然汁一酒杯,露一夜。于发日五更面北立,饮即止。未止再服。(《易简》)寒热痰嗽初起者:烧姜一块,含咽之。(《本草衍义》)咳嗽不止:生姜五两,饧半升。微火煎熟,食尽愈。段侍御用之有效。(孟诜《必效方》)久患咳噫:生姜汁半合,蜜一匙,煎熟,温呷三服愈。(《外台秘要方》)小儿咳嗽:生姜四两,煎汤浴之。(《千金方》)暴逆气上:嚼姜两、三片,屡效。(寇氏《衍义》)干呕厥逆:频嚼生姜,呕家圣药也。(《千金》)呕吐不止:生姜一两,醋浆七合。银器中煎取四合,连滓呷之。又杀腹内长虫。(《食医心镜》)心痞呕哕,心下痞坚:生姜八两(水三升,煮一升)。半夏五合(洗)(水五升,煮一升)。二味同煮一升半,分再服。(《千金》)反胃羸弱:《兵部手集》用母姜二斤。捣汁作粥食。《传信适用方》:用生姜切片,麻油煎过为末,软柿蘸末嚼咽。霍乱欲死:生姜五两,牛儿屎一升。水四升,煎二升,分再服,即止。(《梅师方》)霍乱转筋,入腹欲死:生姜三两捣,酒一升,煮三、两沸服。仍以姜捣贴痛处。(《外台秘要》)霍乱腹胀,不得吐下:用生姜一斤,水七升,煮二升,分三服。(《肘后方》)腹中胀满,不能服药:绵裹煨姜,纳下部。冷即易之。(《梅师》)胸胁满痛,凡心胸胁下有邪气结实,硬痛胀满者:生姜一斤,捣渣留汁,慢炒待润,以绢包于患处,款款熨之。冷再以汁炒再熨,良久豁然宽快也。(陶华《伤寒槌法》)大便不通:生姜,削如小指,长二寸,涂盐纳下部,立通。(《外台》)冷痢不止:生姜煨研为末,共干姜末等分,以醋和面作馄饨,先以水煮,又以清饮煮过,停冷,吞二七枚,以粥送下,日一度。(《食疗》)消渴饮水:干生姜末一两,以鲫鱼胆汁和,丸梧子大。每服七丸,米饮下。(《圣惠》)湿热发黄:生姜,时时周身擦之,其黄自退也。一方:加茵陈蒿,尤妙。(《伤寒槌法》)

姜皮

【气味】辛,凉,无毒。

【主治】消浮肿腹胀痞满,和脾胃,去翳(时珍)。

【附方】旧一。拔白换黑:刮老生姜皮一大升,于久用油腻锅内,不须洗刷,固济勿令通气。令精细人守之,文武火煎之,不得火急,自旦至夕即成矣,研为末。拔白后,先以小物点麻子大入孔中。或先点须下,然后拔之,以指捻入。三日后当生黑者,神效。李卿用之有验。(苏颂《图经本草》)

叶

【气味】辛,温,无毒。

【主治】食鲙成癥,捣汁饮,即消(张机)。

【附方】新一。打伤瘀血:姜叶一升,当归三两,为末。温酒服方寸匕,日三。((范汪

干姜（《本经》中品）

【校正】自草部移附此。

【释名】白姜（见下）。

【集解】弘景曰：干姜今惟出临海、章安，数村解作之。蜀汉姜旧美，荆州有好姜，而并不能作干者。凡作干姜法：水淹三日，去皮置流水中六日，更刮去皮，然后晒干，置瓷缸中酿三日，乃成。

时珍曰：干姜，以母姜造之。今江西、襄、均皆造，以白净结实者为良，故人呼为白姜，又曰均姜。凡入药并宜炮用。

【气味】辛，温，无毒。

褚曰：苦、辛。

好古曰：大热。

时珍曰：《太清外术》言：孕妇不可食干姜，令胎内消。盖其性热而辛散故也。

【主治】胸满咳逆上气，温中止血，出汗，逐风湿痹，肠澼下痢。生者尤良（《本经》）。寒冷腹痛，中恶霍乱胀满，风邪诸毒，皮肤间结气，止唾血（《别录》）。治腰肾中疼冷、冷气，破血去风。通四肢关节，开五脏六腑，宣诸络脉.去风毒冷痹，夜多小便（甄权）。消痰下气，治转筋吐泻，腹脏冷，反胃干呕，瘀血扑损，止鼻洪，解冷热毒，开胃，消宿食（大明）。主心下寒痞.目睛久赤（好古）。

【发明】元素曰：干姜气薄味厚，半沉半浮，可升可降，阳中之阴也。又曰：大辛大热，阳中之阳。其用有四：通心助阳，一也；去脏腑沉寒痼冷，二也；发诸经之寒气，三也；治感寒腹痛，四也。肾中无阳，脉气欲绝，黑附子为引，水煎服之，名姜附汤。亦治中焦寒邪，寒淫所胜。以辛散之也。又能补下焦，故四逆汤用之。干姜本辛，炮之稍苦，故止而不移，所以能治里寒，非若附子行而不止也。理中汤用之者，以其回阳也。

时珍曰：干姜，能引血药入血分，气药入气分，又能去恶养新，有阳生阴长之意，故血虚者用之；而人吐血、衄血、下血，有阴无阳者，亦宜用之。乃热因热用，从治之法也。

【附方】旧十三，新十五。脾胃虚冷，不下食，积久赢弱成瘵者：用温州白干姜，浆水煮透，取出焙干捣末，陈廪米煮粥饮丸梧子大。每服三五十丸，白汤下。其效如神。（苏颂《图经》）脾胃虚弱，饮食减少，易伤难化。无力肌瘦：用干姜频研四两，以白饧切块，水浴过，入铁铫溶化，和丸梧子大。每空心米饮下三十丸。（《十便方》）头晕吐逆，胃冷生痰也：用川干姜（炮）二钱半，甘草（炒）一钱二分。水一钟半，煎减半服。累用有效。（《传信适用方》）心脾冷痛，暖胃消痰：二姜丸：用干姜、高良姜等分。炮研末，糊丸梧子大。每食后，猪皮汤下三十丸。（《和剂局方》）心气卒痛：干姜末，米饮服一钱。（《外台秘要》）阴阳易病伤寒后，妇人得病虽瘥，未满百日，不可与男合：为病拘急，手足拳，腹痛欲死，丈夫名阴易，妇人名阳易，速宜汗之即愈。满四日，不可治也：用干姜四两，为末。每用半两,白汤调服。覆衣被出汗后,手足伸即愈。(《伤寒类要》方)中寒水泻:干姜炮研末,粥饮服二钱,即效。(《千金方》)寒痢青色:干姜切大豆大。每米饮服六七枚,日三夜一。累用得效。(《肘后方》)血痢不止:干姜烧黑存性,放冷为末。每服一钱,米饮下,神妙。(姚氏《集验》)脾寒疟疾《外台》:用干姜、高良姜等分,为末。每服一钱,水一盏,煎至七分服。又:干姜炒黑为末,临发时以温酒服三钱匕。(王氏《博济方》)冷气咳嗽结胀者:干姜末,热酒调服半钱。或饧糖丸噙。(姚僧垣方)咳嗽上气:用合州干姜(炮)、皂荚(炮,去皮、子及蛀者)、桂心(紫色者,去皮,并捣筛)等分。炼白蜜和捣一二千杵,丸梧子大。每饮服三丸,嗽发即服,日三五服。禁食葱、面、油腻。其效如神。禹锡在淮南与李亚同幕府,李每治人而不出方,或诮其吝。李曰:凡人患嗽,多进冷药。若见此方用药热燥,必不肯服,故但出药即多效也。试之信然。(刘禹锡《传信方》)虚劳不眠:干姜为末,汤服三钱,取微汗出。(《千金方》)吐血不止:干姜为末,童子小便调服一钱,良。鼻衄不止:干姜削尖,煨,塞鼻中即止。(《广利方》)蹷鼻不通:干姜末,蜜调塞鼻中。(《千金方》)

茼蒿(宋《嘉祐》)

【释名】蓬蒿。

时珍曰:形气同乎蓬蒿,故名。

【集解】机曰:本草不著形状,后人莫识。

时珍曰:茼蒿,八、九月下种,冬春采食肥茎。花、叶微似白蒿,其味辛甘,作蒿气。四月起苔,高二尺余。开深黄色花,状如单瓣菊花。一花结子近百成球,如地菘及苦荬子,最易繁茂。此菜自古已有,孙思邈载在《千金方》菜类,至宋嘉祐中始补入本草,今人常食者。而汪机乃不能识,辄敢擅自修纂,诚可笑慨。

【气味】甘、辛,平,无毒。

禹锡曰:多食动风气,熏人心,令人气满。

【主治】安心气,养脾胃,消痰饮。利肠胃(思邈)。

邪蒿(宋《嘉祐》)

【释名】时珍曰:此蒿叶纹皆邪,故名。

【集解】藏器曰:邪蒿根、茎似青蒿而细软。

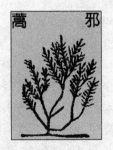

时珍曰:三、四月生苗,叶似青蒿,色浅不臭。根、叶皆可茹。

【气味】辛,温、平,无毒。

诜曰:生食微动风,作羹食良。不与胡荽同食,令人汗臭气。

【主治】胸膈中臭烂恶邪气,利肠胃,通血脉,续不足气(孟诜)。煮熟,和酱、醋食,治五脏恶邪气厌谷者,治脾胃肠澼,大渴热中,暴疾恶疮(《食医心镜》)。

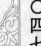

胡荽（宋《嘉祐》）

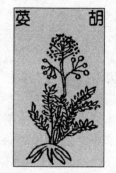

荽 胡

【释名】香荽（《拾遗》）、胡菜（《外台》）、藤荽。

时珍曰：荽，许氏《说文》作葰，云姜属，可以香口也。其茎柔叶细而根多须，绥绥然也。张骞使西域始得种归，故名胡荽。今俗呼为蒝荽，蒝乃茎叶布散之貌。俗作芫花之芫，非矣。

藏器曰：石勒讳胡，故并、汾人呼胡荽为香荽。

【集解】时珍曰：胡荽处处种之。八月下种，晦日尤良。初生柔茎圆叶，叶有花歧，根软而白。冬春采之，香美可食，亦可作菹。道家五荤之一。立夏后开细花成簇，如芹菜花，淡紫色。五月收子，子如大麻子，亦辛香。按贾思勰《齐民要术》云：六七月布种者，可竟冬食。春月授子沃水生芽种者，小小供食而已。王祯《农书》云：胡荽于蔬菜中，子、叶皆可用，生、熟俱可食，甚有益于世者。宜肥地种之。

【正误】李鹏飞曰：胡荽，荠也。吴瑞曰：胡荽，俗呼蘹子，根、苗如蒜。时珍曰：荠子即蘹子，乃蓫也。李、吴二氏并作胡荽，误矣。

根叶

【气味】辛，温，微毒。

藏器曰：久食令人多忘。根，发痼疾。不可同邪蒿食，令人汗臭难瘥。

时珍曰：凡服一切补药及药中有白术、牡丹者，不可食此。伏石钟乳。

【主治】消谷，治五脏，补不足，利大小肠，通小腹气，拔四肢热，止头痛，疗沙疹、豌豆疮不出，作酒喷之，立出。通心窍（《嘉祐》）。补筋脉，令人能食。治肠风，用热饼裹食，甚良（孟诜）。合诸菜食，气香，令人口爽，辟飞尸、鬼疰、蛊毒（吴瑞）。辟鱼、肉毒（宁原）。

【发明】时珍曰：胡荽，辛温香窜，内通心脾，外达四肢，能辟一切不正之气。故痘疮出不爽快者，能发之。诸疮皆属心火，营血内摄于脾，心脾之气，得芳香则运行，得臭恶则壅滞故尔。按杨士瀛《直指方》云：痘疹不快，宜用胡荽酒喷之，以辟恶气。床帐上下左右皆宜挂之，以御汗气、胡臭、天癸、淫佚之气。一应秽恶，所不可无。若儿虚弱，及天时阴寒，用此最妙。如儿壮实，及春夏晴暖、阳气发越之时，加以酒曲助虐，以火益火，胃中热炽，毒血聚畜。则变成黑陷矣，不可不慎。

【附方】旧五，新四。疹痘不快：用胡荽二两（切），以酒二大盏煎沸沃之，以物盖定，勿令泄气。候冷去滓，微微含喷，从项背至足令遍。勿噀头面。（《经验后方》）热气结滞，经年数发者：胡荽半斤，五月五日采，阴干，水七升，煮取一升半，去滓分服。未瘥更服。春夏叶、秋冬根茎并可用。（《必效方》）孩子赤丹：胡荽汁涂之。（谭氏方）面上黑子：蒝荽煎汤，日日洗之。（《小说》）产后无乳：干胡荽，煎汤饮之效。（《经验方》）小便不通：胡荽二两，葵根一握。水二升，煎一升，入滑石末一两，分三四服。（《圣济总录》）肛门脱出：胡荽切一升，烧烟熏之，即入。（《子母秘录》）解中蛊毒：胡荽根捣汁半升，和酒服，立下神

验。(《必效方》)蛇虺螫伤:胡荽苗、合口椒等分,捣涂之。(《千金方》)

子

【气味】辛、酸,平,无毒。炒用。

【主治】消谷能食(思邈)。蛊毒五痔,及食肉中毒,吐下血,煮汁冷服。又以油煎,涂小儿秃疮(藏器)。发痘疹,杀鱼腥(时珍)。

【附方】旧四,新三。食诸肉毒,吐下血不止,痿黄者:胡荽子一升煮令发裂,取汁冷服半升,日、夜各一服,即止。(《食疗本草》)肠风下血:胡荽子,和生菜,以热饼裹食之。(同上)痢及泻血:胡荽子一合,炒捣末。每服二钱,赤痢,砂糖水下;白痢姜汤下;泻血,白汤下,日二。(《普济方》)五痔作痛:胡荽子(炒),为末。每服二钱,空心温酒下。数服见效。(《海上仙方》)痔漏脱肛:胡荽子一升,粟糠一升,乳香少许,以小口瓶烧烟熏之。(《儒门事亲》)肠头挺出:秋冬捣胡荽子,醋煮熨之,甚效。(孟诜《食疗本草》)牙齿疼痛:胡荽子(即胡荽子)五升,以水五升,煮取一升,含漱。(《外台秘要》)

胡萝卜(《纲目》)

【释名】时珍曰:元时始自胡地来,气味微似萝卜,故名。

【集解】时珍曰:胡萝卜今北土、山东多莳之,淮、楚亦有种者。

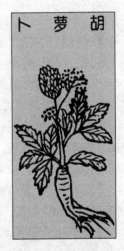

八月下种,生苗如邪蒿,肥茎有白毛,辛臭如蒿,不可食。冬月掘根,生、熟皆可啖,兼果、蔬之用。根有黄、赤二种,微带蒿气,长五六寸,大者盈握,状似鲜掘地黄及羊蹄根。三、四月茎高二三尺,开碎白花,攒簇如伞状,似蛇床花。子亦如蛇床子,稍长而有毛,褐色,又如莳萝子,亦可调和食料。按周定王《救荒本草》云:野胡萝卜苗、叶、花、实,皆同家胡萝卜,但根细小,味甘,生食、蒸食皆宜。花、子皆大于蛇床。又金幼孜《北征录》云:交河北有沙萝卜,根长二尺许,大者径寸,下支生小者如箸。其色黄白,气味辛而微苦,亦似萝卜气。此皆胡萝卜之类也。

根

【气味】甘、辛,微温,无毒。

【主治】下气补中,利胸膈肠胃,安五脏,令人健食,有益无损(时珍)。

子

【主治】久痢(时珍)。

水靳(音芹。《本经》下品)

【释名】芹菜(《别录》),水英(《本经》)、楚葵。

弘景曰：蘄字，俗作芹字。论其主治，合在上品，未解何意乃在下品？二月、三月作英时，可作菹及熟瀹食。故名水英。

时珍曰：蘄当作蘄从草、斯，谐声也。后省作芹，从斤，亦谐声也。其性冷滑如葵，故《尔雅》谓之楚葵。《吕氏春秋》：菜之美者，有云梦之芹。云梦，楚地也。楚有蘄州、蘄县，俱音淇。罗愿《尔雅翼》云：地多产芹，故字从芹。蘄亦音芹。徐锴注《说文》蘄字，从草，蘄声，诸书无蘄字，惟《说文》别出荕字（音银），疑相承误出也。据此，则蘄字亦当从蘄，作薪字也。

【集解】别录曰：水蘄生南海池泽。

恭曰：水蘄即芹菜也。有两种：荻芹白色取根，赤芹取茎、叶。并堪作菹及生菜。

时珍曰：芹有水芹、旱芹。水芹，生江湖陂泽之涯；旱芹生乎地，有赤、白二种。二月生苗，其叶对节而生，似芎䓖。其茎有节棱而中空，其气芬芳。五月开细白花，如蛇床花。楚人采以济饥，其利不小。《诗》云：觱沸槛泉，言采其芹。杜甫诗云：饭煮青泥坊底芹。又云：香芹碧涧羹。皆美芹之功。而列子言乡豪尝芹，蜇口惨腹，盖未得食芹之法耳。

茎

【气味】甘，平，无毒。

思邈曰：苦、酸，冷、涩，无毒。

诜曰：和醋食，损齿。鳖瘕不可食。

李鹏飞曰：赤芹害人，不可食。

【主治】女子赤沃，止血养精，保血脉，益气，令人肥健嗜食（《本经》）。去伏热，杀石药毒，捣汁服（孟诜）。饮汁，去小儿暴热，大人酒后热，鼻塞身热，去头中风热，利口齿，利大小肠（藏器）。治烦渴，崩中带下，五种黄病（大明）。

【发明】张仲景曰：春秋二时，龙带精入芹菜中。人误食之为病，面青手青，腹满如妊，痛不可忍，作蛟龙病。宜服硬饧三二升，日三度。吐出如蜥蜴便瘥。

时珍曰：芹菜生水涯。蛟龙虽云变化莫测，其精那得入此？大抵是蜥蜴、虺蛇之类，春夏之交，遗精于此故尔。且蛇喜嗜芹，尤为可证。别有马芹见后。

【附方】旧一，新二。小儿吐泻：芹菜切细，煮汁饮之，不拘多少。（《子母秘录》）小便淋痛：水芹菜白根者，去叶捣汁，井水和服。（《圣惠方》）小便出血：水芹捣汁，日服六七合。（《圣惠方》）

花

【气味】苦，寒，无毒。

【主治】脉溢（苏恭）。

堇(音勤。《唐本草》)

【释名】苦堇(《尔雅》)、堇葵(《唐本》)、旱芹(《纲目》)。

禹锡曰:《尔雅》云:啮,苦堇也。郭璞云:即堇葵。本草言味甘,而此云苦堇,古人语倒,犹甘草谓之大苦也。

时珍曰:其性滑如葵,故得葵名。

【集解】恭曰:堇菜野生,非人所种。叶似蕺菜,花紫色。

时珍曰:此旱芹也。其性滑利。故洪舜俞赋云:烈有椒、桂,滑有堇、榆。一种黄花者,有毒杀人,即毛芹也。见草部毛茛。又乌头苗亦名堇,有毒。各见本条下。

菜

【气味】甘,寒,无毒。

【主治】捣汁,洗马毒疮,并服之。又涂蛇蝎毒及痈肿(《唐本》)。久食,除心下烦热,主寒热鼠瘘,瘰疬生疮,结核聚气,下瘀血,止霍乱。又生捣汁半升服,能杀鬼毒,即吐出(孟诜)。

【发明】诜曰:堇叶止霍乱,与香菜同功。香菜,即香薷也。

【附方】旧二,新一。结核气:堇菜,晒干为末,油煎成膏。摩之,日三、五度,便瘥。(孟诜《食疗》)湿热气:旱芹菜晒干为末,糊丸梧子大。每服四十丸,空心温酒下。大杀百虫毒。(《寿域神方》)蛇咬疮:生杵堇汁涂之。(《万毕术》)

紫

堇(音芹。宋《图经》)

【释名】赤芹(《纲目》)、蜀芹(《图经》)、楚葵(同上)、苔菜(同上)、水卜菜。

时珍曰:堇、蕲、芹、菦,四字一义也。详下。

【集解】颂曰:紫堇,生江南吴兴郡。淮南名楚葵,宜春郡名蜀芹,豫章郡名苔菜,晋陵郡名水卜菜也。

时珍曰:苏颂之说,出于唐玄宗《天宝单方》中,不具紫堇形状。今按轩辕述《宝藏论》云:赤芹即紫芹也,生水滨。叶形如赤芍药,青色,长三寸许,叶上黄斑,味苦涩。其汁可以煮雌、制汞、伏朱砂、擒三黄,号为起贫草。又土宿真君本草云:赤芹生阴崖陂泽近水石间,状类赤芍药。其叶深绿而背甚赤,茎叶似荞麦,花红可爱,结实亦如匙荞麦。其根似蜘蛛,嚼之极酸苦涩。江淮人三、四月采苗,当蔬食之。南方颇少,太行、王屋诸山最多也。

苗

【气味】酸,平,微毒。

花

【气味】酸,微温,无毒。

【主治】大人、小儿脱肛(苏颂)。

【附方】旧一。脱肛,凡大人、小儿脱肛,每天冷及吃冷食,即暴痢不止,肛则下脱,久疗不瘥者:春间收紫堇花二斤,曝干为散,加磁毛末七两,相和研细。涂肛上纳入,即使人噀冷水于面上,即吸入肠中。每日一涂药噀面,不过六七度即瘥矣。又以热酒半升,和散一方寸匕,空腹服之,日再服。渐加至二方寸匕,以瘥为度。若五岁以下小儿,即以半杏子许,和酒服之。忌生冷、陈仓米等物。(《天宝单方》)

马蕲(音芹。《唐本草》)

【释名】牛蕲(《尔雅》)、胡芹(《通志》)、野茴香(《纲目》)。

时珍曰:凡物大者多以马名,此草似芹而大故也。俗称野茴香,以其气味子形微似也。《金光明经》三十二品香药,谓之叶婆你。

【集解】保升曰:花若芹花,子如防风子而扁大。

时珍曰:马蕲与芹同类而异种,处处卑湿地有之。三、四月生苗,一本丛生如蒿,白毛蒙茸,嫩时可茹。叶似水芹而微小,似芎藭叶而色深。五、六月开碎花,攒簇如蛇床及莳萝花,青白色。结实亦似莳萝子,但色黑而重尔。其根白色,长者尺许,气亦香而坚硬,不可食。苏恭所谓鬼针,即鬼钗草也。方茎丫叶,子似钗脚,着人衣如针。与此稍异。

苗

【气味】甘、辛,温,无毒。

【主治】益脾胃,利胸膈,去冷气,作茹食(时珍)。

子

【气味】甘、辛,温,无毒。

【主治】心腹胀满,开胃下气消食,调味用之(《唐本》)。炒研醋服,治卒心痛,令人得睡(孟诜)。温中暖脾,治反胃(时珍)。

【附方】新一。慢脾惊风:马芹子、丁香、白僵蚕等分,为末。每服一钱,炙橘皮煎汤下。名醒脾散。(《普济方》)

莳香(《唐本草》)

【校正】自草部移入此。

【释名】茴香,八角珠。

颂曰:莳香,北人呼为茴香,声相近也。

时珍曰：俚俗多怀之衿衽咀嚼，恐茴香之名，或以此也。

子

【气味】辛。平，无毒。

思邈曰：苦、辛，微寒，涩。

权曰：苦、辛。得酒良。炒黄用。

好古曰：阳也，浮也。入手、足少阴、太阳经。

【主治】诸瘘、霍乱及蛇伤（《唐本》）。膀胱胃间冷气及育肠气，调中，止痛、呕吐（马志）。治干湿脚气，肾劳癫疝阴疼，开胃下食（大明）。补命门不足（李杲）。暖丹田（吴绶）。

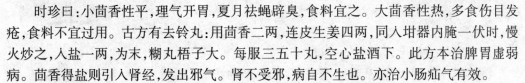

【发明】诜曰：茴香，国人重之，云有助阳道，未得其方法也。

时珍曰：小茴香性平，理气开胃，夏月祛蝇辟臭，食料宜之。大茴香性热，多食伤目发疮，食料不宜过用。古方有去铃丸：用茴香二两，连皮生姜四两，同入坩器内腌一伏时，慢火炒之，入盐一两，为末，糊丸梧子大。每服三五十丸，空心盐酒下。此方本治脾胃虚弱病。茴香得盐则引入肾经，发出邪气。肾不受邪，病自不生也。亦治小肠疝气有效。

【附方】旧三，新十八。开胃进食：茴香二两，生姜四两，同捣匀，入净器内，湿纸盖一宿。次以银石器中，文武火炒黄焦为末，酒糊丸梧子大。每服十丸至二十五丸，温酒下。（《经验后方》）瘴疟发热，连背项者：茴香子，捣汁服之。（孙真人方）大小便闭，鼓胀气促：八角茴香七个，大麻仁半两。为末。生葱白三七根，同研煎汤，调五苓散末服之，日一服。（《普济》）小便频数：茴香不以多少，淘净，入盐少许，炒研为末，炙糯米糕蘸食之。伤寒脱阳，小便不通：用茴香末，以生姜自然汁调敷腹上。外用茴香末，入益元散服之。（《摘玄方》）肾消饮水，小便如膏油：用茴香（炒）、苦楝子（炒）等分为末。每食前酒服二钱。（《保命集》）肾邪冷气，力弱者：用大茴香六两，分作三分；用生附子一个去皮，分作三分。第一度：用附子一分，茴香一分，同炒黄，出火毒一夜，去附子，研茴香为末，空心盐酒下一钱。第二度：用二味各一分，同炒存性，出火毒，以附子去一半，留一半，同茴香为末，如前服。第三度：各一分，同炒存性，出火毒，全研为末，如前服之。（《朱氏集验方》）

茎叶

【气味】与子同。

【主治】煮食，治卒恶心，腹中不安（甄权）。治小肠气，卒肾气冲胁，如刀刺痛，喘息不得。生捣汁一合，投热酒一合，和服（孟诜）。

【发明】颂曰：《范汪方》：疗恶毒痈肿，或连阴卵髀间疼痛挛急，牵入小腹不可忍，一一宿即杀人者。用茴香苗叶，捣汁一升服之，日三四服。其滓以帖肿上。冬月用根。此是外国神方，永嘉以来用之，起死回生神验。

莳萝（宋《开宝》）

【校正】自草部移入此。

【释名】慈谋勒（《开宝》）、小茴香。

时珍曰：莳萝、慈谋勒，皆番言也。

【集解】藏器曰：莳萝生佛誓国，实如马芹子，辛香。

时珍曰：其子簇生，状如蛇床子而短，微黑，气辛臭，不及茴香。

萝 莳

苗

【气味】辛，温，无毒。

【主治】下气利膈（时珍）。

子

【气味】辛，温，无毒。

【主治】小儿气胀，霍乱呕逆，腹冷不下食，两胁痞满（藏器）。健脾，开胃气，温肠，杀鱼、肉毒，补水脏，治肾气，壮筋骨（《日华》）。主膈气，消食，滋食味（李珣）。

【附方】新二。闪挫腰痛：莳萝作末，酒服二钱匕。（《永类钤方》）牙齿疼痛：舶上莳萝、芸苔子、白芥子等分。研末。口中含水，随左右嗅鼻，神效。（《圣惠方》）

【附录】蜀胡烂（《拾遗》）

藏器曰：子：味辛，平，无毒。主冷气心腹胀满，补肾，除妇人血气，下痢，杀牙齿虫。生安南，似秫香子，可和食。

数低（《拾遗》）

藏器曰：子：味甘，温，无毒。主冷风冷气，下宿食不消胀满。生西番、北土，兼似秫香，胡人以作羹食之。

池德勒（《拾遗》）

藏器曰：根：辛，温，无毒。破冷气，消食。生西国，草根也，胡人食之。

马思荅吉

时珍曰：味苦，温，无毒。去邪恶气，温中利膈，顺气止痛，生津解渴，令人口香。元时饮膳用之，云极香料也，不知何状？故附之。

罗勒（宋《嘉祐》附）

【释名】兰香（《嘉祐》）、香菜（《纲目》）、翳子草。

禹锡曰：北人避石勒讳，呼罗勒为兰香。

时珍曰:按《邺中记》云:石虎讳言勒,改罗勒为香菜。今俗人呼为翳子草,以其子治翳也。

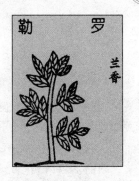

勒罗

兰香

【集解】禹锡曰:罗勒处处有之。有三种:一种似紫苏叶;一种叶大,二十步内即闻香;一种堪作生菜。冬月用干者。子可安入目中去翳,少顷湿胀,与物俱出也。

时珍曰:香菜,须三月枣叶生时种之乃生,否则不生。常以鱼腥水、米泔水、泥沟水浇之,则香而茂。不宜粪水。臞仙《神隐书》言:园旁水侧宜广种之,饥年亦可济用。其子大如蚤,褐色而不光,七月收之。

弘景曰:术家取羊角、马蹄烧作灰,撒湿地遍踏之。即生罗勒。俗呼为西王母菜,食之益人。

【气味】辛,温,微毒。

禹锡曰:不可多食,壅关节,涩营卫,令人血脉不行,又动风,发脚气。

【主治】调中消食,去恶气,消水气,宜生食。疗齿根烂疮,为灰用之甚良。患豌呕者,取汁服半合,冬月用干者煮汁。其根烧灰,敷小儿黄烂疮(禹锡)。主辟飞尸、鬼疰、蛊毒(吴瑞)。

【发明】时珍曰:按罗天益云:兰香味辛气温,能和血润燥,而掌禹锡言:多食涩营卫,血脉不行,何耶?又东垣李氏治牙疼口臭,神功丸中用兰香,云无则以藿香代之,此但取其去恶气而已。故《饮膳正要》云:与诸菜同食,味辛香能辟腥气,皆此意也。

【附方】新二。鼻疳赤烂:兰香叶(烧灰)二钱,铜青五分,轻粉二字,为末,日敷三次。(钱乙《小儿方》)反胃咳噫:生姜四两(捣烂),入兰香叶一两,椒末一钱,盐和面四两,裹作烧饼,煨熟,空心吃,不过两三度效。反胃,入甘蔗汁和之。(《普济方》)

子

【主治】目翳及尘物入目,以三、五颗安目中,少顷当湿胀,与物俱出。又主风赤眵泪(《嘉祐》)。

【发明】时珍曰:按《普济方》云:昔庐州知录彭大辨在临安,暴得赤眼后生翳。一医用兰香子洗晒,每纳一粒入眦内,闭目少顷,连膜而出也。一方:为末点之。时珍常取子试之水中,亦胀大。盖此子得湿即胀,故能染惹眵泪浮膜尔。然目中不可着一尘,而此子可纳三、五颗亦不妨碍,盖一异也。

【附方】新二。目昏浮翳:兰香子每用七个,睡时水煎服之,久久有效也。(《海上名方》)走马牙疳:小儿食肥甘,肾受虚热,口作臭息,次第齿黑,名曰崩砂;渐至龈烂,名曰溃槽;又或血出,名曰宣露;重则齿落,名曰腐根。用兰香子末、轻粉各一钱,密陀僧(醋淬,研末)半两,和匀。每以少许敷齿及龈上,立效。内服甘露饮。(《活幼口议》)

白花菜(《食物》)

【释名】羊角菜。

【集解】时珍曰:白花菜三月种之。柔茎延蔓,一枝五叶,叶大如拇指。秋间开小白花,长蕊。结小角,长二三寸。其子黑色而细,状如初眠蚕砂,不光泽。菜气膻臭,惟宜盐菹食之。

颖曰:一种黄花者,名黄花菜,形状相同,但花黄也。

【气味】苦,辛,微毒。

颖曰:多食,动风气,滞脏腑,令人胃中闷满,伤脾。

【主治】下气(汪颖)。煎水洗痔,捣烂敷风湿痹痛,擂酒饮止疟(时珍)。

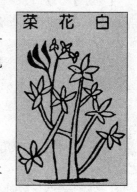

白花菜

蒳菜(音罕。《纲目》)

【校正】并入草部《拾遗》蒳菜。

【释名】蒳菜(音罩)、辣米菜。

时珍曰:蒳味辛辣,如火焊人,故名。亦作薄。陈藏器《本草》有蒳菜,云辛菜也,南人食之。不著形状。今考《唐韵》、《玉篇》并无蒳字,只有蒳字,云辛菜也。则蒳乃蒳字之讹尔。

【集解】时珍曰:蒳菜生南地,田园间小草也。冬月布地丛生,长二三寸,柔梗细叶。三月开细花,黄色。结细角长一二分,角内有细子。野人连根、叶拔而食之,味极辛辣,呼为辣米菜。沙地生者尤伶仃。故洪舜俞《老圃赋》云:蒳有拂士之风。林洪《山家清供》云:朱文公饮后,辄以蒳茎供蔬品。盖盱江、建阳、严陵人皆喜食之也。

【气味】辛,温,无毒。

李鹏飞曰:蒳菜细切,以生蜜洗伴或略泃食之,爽口消食。多食,发痼疾,生热。

【主治】去冷气,腹内久寒,饮食不消,令人能食(藏器)。利胸膈,豁冷痰,心腹痛(时珍)。

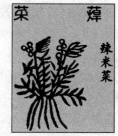

蒳菜 辣米菜

草豉(《拾遗》)

【校正】自草部移入此。

【集解】藏器曰:生巴西诸国。草似韭状,豉出花中,彼人食之。

【气味】辛,平,无毒。

【主治】恶气,调中,益五脏,开胃,令人能食(藏器)。

本草纲目菜部第二十七卷

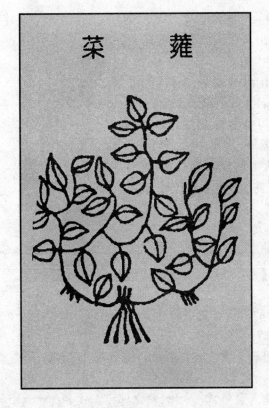

荣蕹

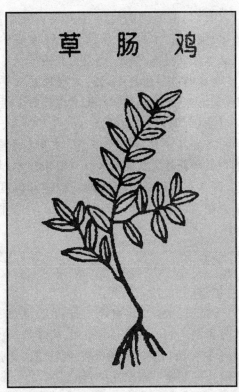

草肠鸡

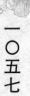

本草纲目菜部第二十七卷

菠薐（宋《嘉祐》）

【释名】菠菜（《纲目》）、波斯草（《纲目》）、赤根菜。

慎微曰：按刘禹锡《嘉话录》云：菠薐种出自西国。有僧将其子来，云本是颇陵国之种。语讹为波棱耳。

时珍曰：按《唐会要》云：太宗时尼波罗国献波棱菜，类红蓝，实如蒺藜，火熟之能益食味。即此也。方士隐名为波斯草云。

【集解】时珍曰：波棱，八月、九月种者，可备冬食；正月、二月种者，可备春蔬。其茎柔脆中空。其叶绿腻柔厚，直出一尖，旁出两尖，似鼓子花叶之状而长大。其根长数寸，大如桔梗而色赤，味更甘美。四月起苔尺许。有雄雌。就茎开碎红花，丛簇不显。雌者结实，有刺，状如蒺藜子。种时须研开，易浸胀。必过月朔乃生，亦一异也。

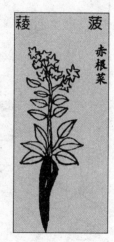

菜及根

【气味】甘，冷，滑，无毒。

士良曰：微毒。多食令人脚弱，发腰痛，动冷气。先患腹冷者，必破腹。不与鳝鱼同食，发霍乱。取汁炼霜，制砒、汞，伏雌黄、硫黄。

【主治】利五脏，通肠胃热，解酒毒。服丹石人食之佳（孟诜）。通血脉，开胸膈，下气调中，止渴润燥。根尤良（时珍）。

【发明】诜曰：北人食肉、面，食之即平；南人食鱼、鳖、水米，食之即冷。故多食冷大小肠也。

时珍曰：按张从正《儒门事亲》云：凡人久病，大便涩滞不通，及痔漏之人，宜常食菠薐、葵菜之类，滑以养窍，自然通利。

【附方】新一。消渴引饮，日至一石者：菠薐根、鸡内金等分，为末。米饮服一钱，日三。（《经验方》）

蕹菜（蕹，去声。宋《嘉祐》）

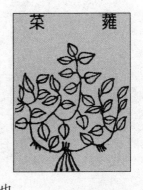

【释名】时珍曰：蕹与壅同。此菜惟以壅成，故谓之壅。

【集解】藏器曰：蕹菜岭南种之。蔓生，开白花，堪茹。

时珍曰：蕹菜，今金陵及江夏人多莳之。性宜湿地，畏霜雪。九月藏入土窖中，三、四月取出，壅以粪土，即节节生芽，一本可成一畦也。干柔如蔓而中空，叶似菠薐及釜头形。味短，须同猪肉煮，令肉色紫乃佳。段公路《北户录》言其叶如柳者，误矣。按嵇含《草木状》云：蕹菜叶如落葵而小。南人编苇为筏，作小孔，浮水上。种子于水中，则如萍根浮水面。及长成茎叶，皆出于苇筏孔中，随水上下，南方之奇蔬也。则此菜，水、陆皆可生之也。

【气味】甘，平，无毒。

【主治】解胡蔓草毒（即野葛毒），煮食之。亦生捣服（藏器）。捣汁和酒服，治产难（时珍。出唐瑶方）。

【发明】藏器曰：南人先食蕹菜，后食野葛，二物相伏，自然无苦。取汁滴野葛苗，当时萎死，相杀如此。张华《博物志》云：魏武帝啖野葛至一尺。应是先食此菜也。

苋菜（苋，音甜。《别录》中品）

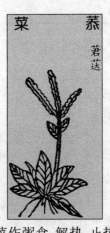

【校正】并入《嘉祐》莙荙菜。

【释名】莙荙菜。

时珍曰：苋菜，即莙荙也。苋与甜通，因其味也。莙荙之义未详。

【集解】弘景曰：苋菜，即今以作鲊蒸者。

时珍曰：苋菜正二月下种，宿根亦自生。其叶青白色，似白菘菜叶而短，茎亦相类，但差小耳。生、熟皆可食，微作土气。四月开细白花。结实状如茱萸梂而轻虚，土黄色，内有细子。根白色。

【气味】甘、苦，大寒，滑，无毒。

禹锡曰：平，微毒。冷气人不可多食，动气。先患腹冷人食之，必破腹。

【主治】时行壮热，解风热毒，捣汁饮之便瘥（《别录》）。夏月以菜作粥食，解热，止热毒痢。捣烂，敷灸疮，止痛易瘥（苏恭）。捣汁服，主冷热痢。又止血生肌，及诸禽兽伤，敷之立愈（藏器）。煎汤饮，开胃，通心膈，宜妇人（大明）。补中下气，理脾气，去头风，利五脏（《嘉祐》）。

根

【气味】甘,平,无毒。

【主治】通经脉,下气,开胸膈(《正要》)。

子

【主治】煮半生,捣汁服,治小儿热(孟诜)。醋浸揩面,去粉滓,润泽有光(藏器)。

【附方】新一。痔瘘下血:莙荙子、芸苔子、荆芥子、芫荽子、莴苣子、蔓荆子、萝卜子、葱子等分,以大鲫鱼一个去鳞、肠,装药在内,缝合,入银、石器内,上下用火炼熟,放冷为末。每服二钱,米饮下,日二服。

东风菜(宋《开宝》)

【释名】冬风。

志曰:此菜先春而生,故有东风之号。一作冬风,言得冬气也。

【集解】志曰:东风菜生岭南平泽。茎高二三尺,叶似杏叶而长,极厚软,上有细毛,煮食甚美。

时珍曰:按裴渊《广州记》云:东风菜,花、叶似落妊娠,茎紫。宜肥肉作羹食,香气似马兰.味如酪。

【气味】甘,寒,无毒。

【主治】风毒壅热,头痛目眩,肝热眼赤,堪人羹臛食(《开宝》)。

荠(《别录》上品)

【释名】护生草。

时珍曰:荠生济泽,故谓之荠。释家取其茎作挑灯杖,可辟蚁、蛾,谓之护生草,云能护众生也。

【气味】甘,温,无毒。

【主治】利肝和中(《别录》)。利五脏。根:治目痛(大明)。明目益胃(时珍)。根、叶:烧灰,治赤白痢极效(甄权)。

【附方】旧一,新二。暴赤眼,痛胀碜涩:荠菜根杵汁滴之。(《圣惠》)眼生翳膜:荠菜和根、茎、叶洗净,焙干为细末。每夜卧时先洗眼,挑末米许,安两大眦头。涩痛忍之,久久膜自落也。(《圣济总录》)肿满腹大,四肢枯瘦,尿涩:用甜葶苈(炒)、荠菜根等分,为末,炼蜜丸弹子大。每服一丸,陈皮汤下。只二三丸,小便清;十余丸,腹如故。(《三因》)

荠实

普曰:五月五日采,阴干。

士良曰:亦名菥蓂子。四月八日收之,良。

周王曰:饥岁采子,水调成块,煮粥、作饼甚粘滑。

【气味】甘,平,无毒。

权曰:患气人食之,动冷疾。

诜曰:不与面同食,令人背闷。服丹石人不可食。

【主治】明目,目痛(《别录》)。青盲不见物,补五脏不足(甄权)。治腹胀(吴普)。去风毒邪气,治壅去翳,解热毒。久服,视物鲜明(士良)。

花

【主治】布席下,辟虫。又辟蚊、蛾(士良)。阴干研末,枣汤日服二钱,治久痢(大明)。

菥蓂(音锡觅。《本经》上品)

【校正】自草部移入此。

【释名】大荠(《别录》)、大蕺(《本经》)、马辛。时珍曰:诸名不可解。《吴普本草》又云:一名析目,一名荣目,一名马驹。

苗

【气味】甘,平,无毒。

【主治】和中益气,利肝明目(时珍)。

菥蓂子

【气味】辛,微温,无毒。

恭曰:甘而不辛。

普曰:神农、雷公:辛;李当之:小温。

之才曰:得蔓荆实、细辛良。恶干姜、苦参。一云:苦参为之使。

【主治】明目目痛泪出,除痹,补五脏,益精光。久服轻身不老(《本经》)。疗心腹腰痛(《别录》)。治肝家积聚,眼目赤肿(甄权)。

【附方】旧一,新一。眼目热痛,泪出不止:菥蓂子,捣筛为末。卧时铜簪点少许入目,当有热泪及恶物出,甚佳。眼中胬肉:方同上,夜夜点之。(崔元亮《海上方》)

繁缕(《别录》下品)

【释名】蘧缕(《尔雅》)、蔜(音敖)、蔜�缕(郭璞)、滋草(《千金》)、鹅肠菜。

时珍曰:此草茎蔓甚繁,中有一缕,故名。俗呼鹅儿肠菜,象形也。易于滋长,故曰滋草。《古乐府》云：为乐当及时，何能待来滋。滋乃草名，即此也。

【气味】酸，平，无毒。

权曰：苦。

时珍曰：甘，微咸。

诜曰：温。

思邈曰：黄帝云：合鳝鲊食，发消渴，令人多忘。

【主治】积年恶疮、痔不愈（《别录》）。破血，下乳汁，产妇宜食之。产后腹有块痛，以酒炒绞汁温服。又曝干为末，醋糊和丸。空腹服五十丸，取下恶血（藏器）。

【发明】弘景曰：此菜五月五日采，曝干，烧作屑，疗杂疮有效。亦杂百草服之，不止此一种也。

诜曰：治恶疮有神效之功，捣汁涂之。作菜食，益人。须五月五日者乃验。

又曰：能去恶血。不可久食，恐血尽。

【附方】旧二，新二。食治乌髭：繁缕为虀，久久食之，能乌髭发。（《圣惠方》）小便卒淋：繁缕草满两手，水煮，常常饮之。（《范汪东阳方》）产妇有块作痛：繁缕方见上。丈夫阴疮，茎及头溃烂，痛不可忍，久不瘥者：以五月五日繁缕烧焦五分，入新出蚯蚓屎二分，入少水，和研作饼，贴之。干即易。禁酒、面、五辛及热食等物。甚效。（《扁鹊方》）

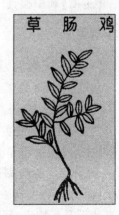

鸡肠草（《别录》下品）

【校正】原在草部，《唐本》移入此。

【集解】弘景曰：人家园庭亦有此草。小儿取，捋汁以拈蜘蛛网，至粘，可掇蝉。

时珍曰：鸡肠生下湿地。二月生苗，叶似鹅肠而色微深。茎带紫，中不空，无缕。四月有小茎开五出小紫花。结小实，中有细子。其苗作蔬，不如鹅肠。故《别录》列繁缕于菜部，而列此于草部，以此故也。苏恭不识，疑为一物，误矣。生嚼涩滑，故可掇蝉。鹅肠生嚼元涎，亦自可辨。郑樵《通志》谓鸡肠似蓼而小，其味小辛，非繁缕者，得之。又石胡荽亦名鸡肠草，与此不同。

【气味】微辛、苦，平，无毒。

权曰：苦。

之才曰：微寒。

【主治】毒肿，止小便利（《别录》）。疗蠼螋溺疮（弘景）。主遗溺，洗手足伤水烂（甄权）。五月五日作灰和盐，疗一切疮及风丹遍身痒痛；亦可捣封，日五六易之。作菜食，益人，去脂膏毒气。又烧敷疳䘌。取汁和蜜服，疗小儿赤白痢，甚良（孟诜）。研末或烧灰，揩齿，去宣露（苏颂）。

【附方】旧四,新五。止小便利:鸡肠草一斤,于豆豉汁中煮,和米作羹及粥,频食之。(《食医心镜》)小儿下痢赤白:鸡肠草捣汁一合,和蜜服,甚良。(孟诜《食疗》)气淋胀痛:鸡肠草三两,石苇(去毛)一两。每用三钱,水一盏,煎服。(《圣济总录》)风热牙痛,浮肿发歇,元脏气虚,小儿疳蚀:鸡肠草、旱莲草、细辛等分,为末。每日擦三次。名祛痛散。(《普济方》)发背欲死:鸡肠草捣敷之。(《肘后方》)反花恶疮:鸡肠草研汁拂之。或为末,猪脂调搽,极效。(《医林正宗》)一切头疮:鸡肠草烧灰,和盐敷之。(孟诜《食疗》)漆疮瘙痒:鸡肠草捣涂之。(《肘后方》)射工中人成疮者:以鸡肠草捣涂之。经日即愈。(卢氏方)

苜蓿(《别录》上品)

【释名】木粟(《纲目》)、光风草。

时珍曰:苜蓿,郭璞作牧宿。谓其宿根自生,可饲牧牛马也。又罗愿《尔雅翼》作木粟,言其米可炊饭也。葛洪《西京杂记》云:乐游苑多苜蓿。风在其间,常萧萧然。日照其花有光采。故名怀风,又名光风。茂陵人谓之连枝草。《金光明经》谓之塞鼻力迦。

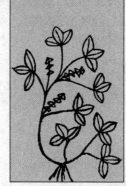

【气味】苦,平,涩,无毒。

宗奭曰:微甘、淡。

诜曰:凉。少食好。多食令冷气入筋中,即瘦人。

李鹏飞曰:同蜜食,令人下利。

【主治】安中利人,可久食(《别录》)。利五脏,轻身健人,洗去脾胃间邪热气,通小肠诸恶热毒,煮和酱食,亦可作羹(孟诜)。利大小肠(宗奭)。干食益人(苏颂)。

根

【气味】寒,无毒。

【主治】热病烦满,目黄赤,小便黄,酒疸,捣取汁服一升,令人吐利即愈(苏恭)。捣汁煎饮,治沙石淋痛(时珍)。

苋(《本经》上品)

【释名】时珍曰:按陆佃《埤雅》云:苋之茎叶,皆高大而易见,故其字从见,指事也。

【集解】《别录》曰:苋实,一名莫实,细苋亦同。生淮阳川泽及田中。叶如蓝。十一月采。

颂曰:人苋、白苋俱大寒,亦谓之糠苋,又谓之胡苋,或谓之细苋,其实一也。但大者为白苋,小者为人苋耳。其子霜后方熟,细而色黑。紫苋茎叶通紫,吴人用染爪者,诸苋中惟此无毒,不寒。赤苋亦谓之花苋,茎叶深赤,根茎亦可糟藏,食之甚美,味辛。五色苋今亦稀有。细苋俗谓之野苋，猪好食之，又名猪苋。

时珍曰：苋并三月撒种。六月以后不堪食。老则抽茎如人长，开细花成穗。穗中细子，扁而光黑，与青葙子、鸡冠子无别，九月收之。细苋即野苋也，北人呼为糠苋，柔茎细叶，生即结子，味比家苋更胜。俗呼青葙苗为鸡冠苋，亦可食。见草部。

菜

【气味】甘，冷利，无毒。

恭曰：赤苋：辛，寒。

鼎曰：苋动气，令人烦闷，冷中损腹。不可与鳖同食，生鳖症。又取鳖肉如豆大，以苋菜封裹置土坑内，以土盖之，一宿尽变成小鳖也。

机曰：此说屡试不验。

【主治】白苋：补气除热，通九窍（孟诜）。赤苋：主赤痢，射工、沙虱（苏恭）。紫苋：杀虫毒，治气痢（藏器）。六苋：并利大小肠，治初痢，滑胎（时珍）。

【发明】弘景曰：人苋、细苋并冷利。赤苋疗赤下而不堪食。方用苋菜甚稀，断谷方中时用之。

颂曰：赤苋微寒，故主血痢；紫苋不寒，比诸苋无毒，故主气痢。

诜曰：五月五日收苋菜，和马齿苋为细末，等分，与妊娠人常服，令易产也。

震亨曰：红苋入血分善走，故与马苋同服，能下胎。或煮食之，令人易产。

【附方】旧二，新五。产后下痢，赤白者：用紫苋菜一握切煮汁，入粳米三合，煮粥，食之立瘥也。（《寿亲养老书》）小儿紧唇：赤苋，捣汁洗之，良。（《圣惠》）漆疮搔痒：苋菜，煎汤洗之。蜈蚣螫伤：取灰苋叶擦之，即止。（谈野翁方）蜂虿螫伤：野苋摆擦之。诸蛇螫人：紫苋，捣汁饮一升，以滓涂之。（《集验方》）射工中人，状如伤寒，寒热，发疮偏在一处，有异于常者：取赤苋合茎、叶捣汁饮一升，日再服之。（《集验方》）

苋实

【气味】甘，寒，无毒。

【主治】青盲，明目除邪，利大小便，去寒热。久服益气力，不饥轻身（《本经》）。治白翳，杀蛔虫（《别录》）。益精（大明）。肝风客热，翳目黑花（时珍）。

【发明】时珍曰：苋实与青葙子同类异种，故其治目之功亦仿佛也。

【附方】新一。利大小便：苋实为末半两，分二服，新汲水下。（《圣惠》）

根

【主治】阴下冷痛，入腹则肿满杀人，捣烂敷之（时珍）。

【附方】新一。牙痛：苋根晒干，烧存性为末，揩之。再以红灯笼草根煎汤漱之。（孙氏《集效方》）

马齿苋(《蜀本草》)

【释名】马苋(《别录》)、五行草(《图经》)、五方草(《纲目》)、长命菜(同上)、九头狮子草。

时珍曰:其叶比并如马齿,而性滑利似苋,故名。俗呼大叶者为拖耳草,小叶者为鼠齿苋,又名九头狮子草。其性耐久难燥,故有长命之称。《宝藏论》及《八草灵变篇》并名马齿龙芽,又名五方草,亦五行之义。

颂曰:马齿苋虽名苋类,而苗、叶与苋都不相似。一名五行草,以其叶青、梗赤、花黄、根白、子黑也。

藏器曰:《别录》以马齿与苋同类。二物既殊,今从别品。

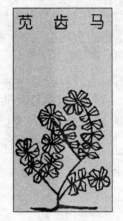

菜

【气味】酸,寒,无毒。

恭曰:辛,温。

宗奭曰:人多食之,然性寒滑。

【主治】诸肿瘘疣目,捣揩之。破痃癖,止消渴(藏器)。能肥肠,令人不思食。治女人赤白下(苏颂)。饮汁,治反胃诸淋,金疮流血,破血癥癖癥瘕,小儿尤良。用汁治紧唇面疱,解马汗、射工毒,涂之瘥(苏恭)。治自尸脚阴肿(保升)。作膏,涂湿癣、白秃、杖疮。又主三十六种风,煮粥,止痢及疳痢,治腹痛(孟诜)。服之长年不白。治痈疮,杀诸虫。生捣汁服,当利下恶物,去白虫。和梳垢,封疔肿。又烧灰和陈醋滓,先灸后封之,即根出(《开宝》)。散血消肿,利肠滑胎,解毒通淋,治产后虚汗(时珍)。

【发明】时珍曰:马齿苋所主诸病,皆只取其散血消肿之功也。

颂曰:多年恶疮,百方不瘥,或痛焮不已者。并捣烂马齿敷上,不过三、两遍。此方出于武元衡相国。武在西川,自苦胫疮焮痒不可堪,百医无效。及到京,有厅吏上此方,用之便瘥也。李绛记其事于《兵部手集》。

【附方】旧十六,新二十三。三十六风结疮:马齿苋一石。水二石,煮取汁,入蜜蜡三两,重煎成膏。涂之。(《食疗》)诸气不调:马齿苋煮粥,食之。(《食医心镜》)禳解疫气:六月六日,采马齿苋晒干。元旦煮熟,同盐、醋食之,可解疫疠气。(唐瑶《经验方》)筋骨疼痛,不拘风湿气、杨梅疮及女人月家病,先用此药止疼,然后调理:干马齿苋一斤(湿马齿苋二斤),五加皮半斤,苍术四两,舂碎,以水煎汤洗澡。急用葱、姜捣烂,冲热汤三碗,服之。暖处取汗,立时痛止也。(《海上名方》)脚气浮肿:心腹胀满,小便涩少。马齿草和少粳米,酱汁煮食之。(《食医心镜》)男女疟疾:马齿苋捣,扎手寸口,男左女右。产后虚汗:马齿苋(研汁)三合,服。如无,以干者煮汁。(《妇人良方》)产后血痢,小便不通,脐腹痛:生马齿苋菜(杵汁)三合,煎沸入蜜一合,和服。(《产宝》)小儿血痢:方同上。(《心镜》）肛门肿痛：马齿苋叶、三叶酸草等分，煎汤熏洗，一日二次，有效。（《濒湖方》）痔疮初起：马齿苋不拘鲜干，煮熟急食之。以汤熏洗。一月内外，其孔闭，即愈矣。（《杨氏经验方》）赤白带下，不问老、稚、孕妇悉可服：取马齿苋（捣绞汁）三大合，和鸡子白二枚。先温令热，乃下苋汁，微温顿饮之。不过再作即愈。（崔云亮《海上方》）小便热淋：马齿苋汁服之。（《圣惠方》）阴肿痛极：马齿苋，捣敷之，良。（《永类钤方》）中蛊欲死：马齿苋，捣汁一升饮，并敷之。日四五次。（《寿域》）腹中白虫：马齿苋水煮一碗，和盐、醋空腹食之。少顷白虫尽出也。（孟诜《食疗》）紧唇面疱：马齿苋煎汤日洗之。（《圣惠方》）

子

【主治】明目，《仙经》用之（《开宝》）。延年益寿（孟诜）。青盲白翳，除邪气，利大小肠，去寒热。以一升捣末，每以一匙用葱、豉煮粥食。或着米糁、五味作羹食（《心镜》）。

【附方】新一。目中出泪，或出脓：用马齿苋子、人苋子各半两为末，绵裹铜器中蒸熟，熨大眦头脓水出处。每熨以五十度为率，久久自绝。（《圣惠》）

苦菜（《本经》上品）

【校正】并入《嘉祐》苦苣、苦荬。

【释名】荼（音茶。《本经》）、苦苣（《嘉祐》）、苦荬（《纲目》）、游冬（《别录》）、褊苣（《日用》）、老鹳菜（《救荒》）、天香菜。

时珍曰：苦荼以味名也。经历冬春，故曰游冬。许氏《说文》：苣作蕖。吴人呼为苦荬，其义未详。《嘉祐本草》言：岭南、吴人植苣供馔名苦苣，而又重出苦苣及苦荬条。今并并之。

菜

【气味】苦，寒，无毒。

张机曰：野苣不可共蜜食，令人作内痔。

时珍曰：脾胃虚寒人，不可食。

【主治】五脏邪气，厌（延叶反，伏也）谷胃痹。久服安心益气，聪察少卧，轻身耐老（《本经》）。肠游渴热，中疾恶疮。久服耐饥寒，高气不老（《别录》）。调十二经脉，霍乱后胃气烦逆。久服强力，虽冷甚益人（《嘉祐》）。捣汁饮，除面目及舌下黄。其白汁，涂疔肿，拔根。滴痈上，立溃（藏器）。点瘊子，自落（《衍义》）。敷蛇咬（大明）。明目，主诸痢（汪机）。血淋痔瘘（时珍）。

【发明】宗奭曰：苦苣捣汁敷疔疮，殊验。青苗阴干，以备冬月为末，水调敷之。

时珍曰：按《洞天保生录》云：夏三月宜食苦荬，能益心和血通气也。又陆文量《菽园杂记》云：凡病痔者，宜用苦苣菜，或鲜或干，煮至熟烂，连汤置器中，横安一板坐之，先熏后洗，冷即止。日洗数次，屡用有效。

【附方】新六。血淋尿血：苦荬菜一把，酒、水各半，煎服。（《资生经》）血脉不调：苦荬菜晒干，为末。每服二钱，温酒下。（《卫生易简方》）喉痹肿痛：野苦荬捣汁半盏，灯心以汤浸，捻汁半盏，和匀服。（《普济方》）对口恶疮：野苦荬擂汁一钟，入姜汁一匙，和酒服，以渣敷，一二次即愈。（唐瑶《经验方》）中沙虱毒，沙虱在水中，人澡浴则着人身，钻入皮里：初得皮上正赤，如小豆、黍、粟，摩之痛如刺，三日后寒热发疮毒，若入骨杀人，岭南多此：即以茅叶刮去，以苦荬汁涂之，佳。（《肘后方》）壶蜂叮螫：苦荬汁涂之，良。（《摘玄方》）

根

【主治】赤白痢及骨蒸，并煮服之（《嘉祐》）。治血淋，利小便（时珍）。

花、子

【气味】甘，平，无毒。

【主治】去中热，安心神（宗奭）。黄疸疾，连花、子研细二钱，水煎服，日二次，良（汪颖）。

白苣（宋《嘉祐》）

【释名】石苣（《纲目》）、生菜。

时珍云：白苣、苦苣、莴苣俱不可煮烹，皆宜生挼去汁，盐、醋拌食，通可曰生菜，而白苣稍美，故独得专称也。王氏《农书》谓之石苣。陆玑《诗疏》云：青州谓之苣。可生食，亦可蒸为茹。

【集解】藏器云：白苣似莴苣，叶有白毛。

时珍曰：处处有之。似莴苣而叶色白，折之有白汁。正二月下种。四月开黄花如苦荬，结子亦同。八月、十月可再种。故谚云：生菜不离园。按《事类合璧》云：苣有数种：色白者为白苣，色紫者为紫苣，味苦者为苦苣。

菜

【气味】苦，寒，无毒。

炳曰：平。患冷气人食之即腹冷，亦不至苦损人。产后不可食，令人寒中，小肠痛。

思邈曰：不可共酪食，生虫䘌。

【主治】补筋骨，利五脏，开胸膈壅气，通经脉，止脾气，令人齿白，聪明少睡，可煮食之（孟诜）。解热毒，酒毒，止消渴，利大小肠（宁原）。

【附方】旧一。鱼脐疮，其头白似肿，痛不可忍：先以针刺破头及四畔，以白苣取汁滴孔中，良。（《外台秘要》）

莴苣(《食疗》)

【释名】莴菜、千金菜。

时珍曰：按彭乘《墨客挥犀》云：莴菜自呙国来，故名。

【集解】藏器曰：莴苣有白者、紫者。紫者入烧炼药用。

时珍曰：莴苣，正二月下种，最宜肥地。叶似白苣而尖，色稍青，折之有白汁粘手。四月抽苔，高三四尺。剥皮生食，味如胡瓜。糟食亦良。江东人盐晒压实，以备方物，谓之莴笋也。花、子并与白苣同。

菜

【气味】苦，冷，微毒。

李鹏飞曰：久食昏人目。患冷人不宜食。

时珍曰：按彭乘云：莴苣有毒，百虫不敢近。蛇虺触之，则目瞑不见物。人中其毒，以姜汁解之。

藏器曰：紫莴苣有毒，入烧炼药用。

《丹房镜源》曰：莴苣用硫黄种，结砂子，制朱砂。又曰：紫色莴苣和土作器，火煅如铜也。

【主治】利五脏，通经脉，开胸膈，功同白苣(藏器)。利气，坚筋骨，去口气，白齿牙，明眼目(宁原)。通乳汁，利小便，杀虫、蛇毒(时珍)。

【附方】旧一，新五。乳汁不通：莴苣菜煎酒服。(《海上方》)小便不通：莴苣菜，捣敷脐上即通。(《卫生易简方》)小便尿血：同上方，甚效。(杨氏方)沙虱水毒：莴苣菜捣汁涂之，良。(《肘后方》)蚰蜒入耳：莴苣叶(干者)一分，雄黄一分，为末，糊丸枣核大。蘸生油塞耳中，引出。(《圣惠方》)百虫入耳：莴苣捣汁滴入，自出也。(《圣济总录》)

子入药炒用

【主治】下乳汁，通小便，治阴肿，痔漏下血、伤损作痛(时珍)。

【附方】旧一，新六。乳汁不行：莴苣子三十枚，研细酒服。又方：莴苣子一合，生甘草三钱，糯米、粳米各半合，煮粥频食之。小便不通：莴苣子捣饼，贴脐中，即通。(《海上仙方》)肾黄如金：莴苣子一合。细研。水一盏，煎五分服。(《外台秘要》)阴囊癞肿：莴苣子一合捣末，水一盏，煎五沸，温服。闪损腰痛，趁痛丸：用白莴苣子(炒)三两，白粟米(炒)一撮，乳香、没药、乌梅肉各半两，为末，炼蜜丸弹子大。每嚼一丸，热酒下。(《玉机微义》)髭发不生，疥疮疤上不生髭发：先以竹刀刮损，以莴苣子拋猢狲姜末，频擦之。(《摘玄方》)

水苦荬（宋《图经》）

【校正】自外类移入此。

【释名】谢婆菜（《图经》）、半边山。

【集解】颂曰：水苦荬生宜州溪涧侧。叶似苦荬，厚而光泽。根似白术而软。二、八、九月采其根食之。

根

【气味】微苦、辛，寒，无毒。

【主治】风热上壅，咽喉肿痛，及项上风疬，以酒磨服（苏颂）。

翻白草（《救荒》）

【释名】鸡腿根（《救荒》）、天藕（《野菜谱》）。

时珍曰：翻白，以叶之形名也；鸡腿、天藕，以根之味名也。楚人谓之湖鸡腿，淮人谓之天藕。

【集解】周定王曰：翻白草高七八寸。叶硬而厚，有锯齿，背白，似地榆而细长。开黄花。根如指大，长三寸许，皮赤肉白，两头尖峭。生食、煮熟皆宜。

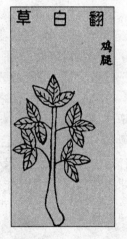

时珍曰：鸡腿儿生近泽田地，高不盈尺。春生弱茎，一茎三叶，尖长而厚，有皱纹锯齿，面青背白。四月开小黄花。结子如胡荽子，中有细子。其根状如小白术头，剥去赤皮，其内白色如鸡肉，食之有粉。小儿生食之，荒年人掘以和饭食。

根

【气味】甘、微苦，平，无毒。

【主治】吐血下血崩中，疟疾痈疮（时珍）。

【附方】新七。崩中下血：用湖鸡腿根一两捣碎，酒二盏，煎一盏服。（《濒湖集简方》）吐血不止：翻白草，每用五七科哎咀，水二钟，煎一钟，空心服。疟疾寒热：翻白草根五七个，煎酒服之。无名肿毒：方同上。疔毒初起，不拘已成、未成：用翻白草十科，酒煎服，出汗即愈。浑身疥癞：端午日午时采翻白草，每用一握，煎水洗之。臁疮溃烂：端午午时采翻白草，洗收。每用一握，煎汤盆盛，围住熏洗，效。（刘松石《保寿堂方》）

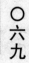

仙人杖草(《拾遗》)

【校正】自草部移入此。

【集解】时珍曰:别有仙人草,生阶除间,高二三寸。又有仙人掌草,生于石壁上。皆与此名同物异,不可不审。并见石草类。

【气味】甘,小温,无毒。

【主治】作茹食,去痰癖,除风冷(大明)。久服长生,坚筋骨,令人不老(藏器)。

蒲公英(《唐本草》)

【校正】自草部移入此。

【释名】耩耨草(音构糯)、金簪草(《纲目》)、黄花地丁。

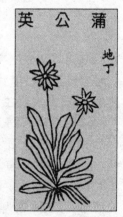

时珍曰:名义未详。孙思邈《千金方》作凫公英,苏颂《图经》作仆公罂,《庚辛玉册》作鹁鸪英。俗呼蒲公丁,又呼黄花地丁。淮人谓之白鼓钉,蜀人谓之耳瘢草,关中谓之狗乳草。按《土宿本草》云:金簪草一名地丁,花如金簪头,独脚如丁,故以名之。

【集解】宗奭曰:即今地丁也。四时常有花,花罢飞絮,絮中有子,落处即生。所以庭院间皆有者,因风而来。

时珍曰:地丁,江之南北颇多,他处亦有之,岭南绝无。小科布地,四散而生,茎、叶、花、絮并似苦苣,但小耳。嫩苗可食,《庚辛玉册》云:地丁叶似小莴苣,花似大旋葍,一茎耸上三四寸,断之有白汁。二月采花,三月采根。可制汞,伏三黄。有紫花者,名大丁草,出太行、王屋诸山。陈州亦有,名烧金草。能煅朱砂。一种相类而无花者,名地胆草,亦可伏三黄、砒霜。

苗

【气味】甘,平,无毒。

【主治】妇人乳痈肿,水煮汁饮及封之,立消(恭)。解食毒,散滞气,化热毒,消恶肿、结核、疔肿(震亨)。掺牙,乌须发,壮筋骨(时珍)。白汁:涂恶刺、狐尿刺疮,即愈(颂)。

【附方】新五。还少丹,昔日越王曾遇异人得此方,极能固齿牙,壮筋骨,生肾水:凡年未及八十者,服之须发返黑,齿落更生。年少服之,至老不衰。得遇此者,宿有仙缘,当珍重之,不可轻泄:用蒲公英一斤(一名耩耨草,又名蒲公罂,生平泽中,三、四月甚有之,秋后亦有放花者,连根带叶取一斤洗净,勿令见天日),晾干,入斗子。解盐一两,香附子五钱,二味为细末,入蒲公草内淹一宿,分为二十团,用皮纸三四层裹扎定,用六一泥(即蚯蚓粪)如法固济,入灶内焙干,乃以武火煅通红为度,冷定取出,去泥为末。早晚擦牙漱之,吐、咽任便,久久方效。(《瑞竹堂方》)乳痈红肿:蒲公英一两,忍冬藤二两。捣烂,水二钟,煎一钟,食前服。睡觉病即去矣。(《积德堂方》)疔疮疔毒:蒲公英捣烂覆之,即黄花地丁也。别更捣汁,和酒煎服,取汗。(唐氏方)多年恶疮:蒲公英捣烂贴。(《救急方》)蛇螫肿痛:方同上。

黄瓜菜(《食物》)

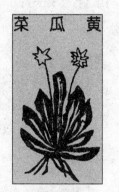

【释名】黄花菜。

时珍曰:其花黄,其气如瓜,故名。

【集解】颖曰:黄瓜菜野生田泽。形似油菜,但味少苦。取为羹茹,甚香美。

时珍曰:此菜二月生苗,田野遍有,小科如荠。三、四、五月开黄花,花与茎、叶并同地丁,但差小耳。一科数花,结细子,不似地丁之花成絮也。野人茹之,亦采以饲鹅儿。

【气味】甘、微苦,微寒,无毒。

【主治】通结气,利肠胃(汪颖)。

生瓜菜(宋《图经》)

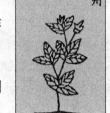

【释名】其味作生瓜气,故以为名。

【集解】颂曰:生瓜菜生资州平田阴畦间。春生苗,长三四寸,作丛生。叶青而圆,似白苋菜。夏开紫白花,结细实,黑色。

【气味】甘,微寒,无毒。

【主治】走注攻头面四肢,及阳毒伤寒,壮热头痛,心神烦躁,利胸膈,捣汁饮之。又生捣贴肿(苏颂)。

落葵(《别录》下品)

【释名】蔠葵(《尔雅》)、藤葵(《食鉴》)、藤菜(《纲目》)、天葵(《别录》)、繁露(同)、御菜(俗)、胭脂菜。

志曰:落葵,一名藤葵,俗呼为胡胭脂。

时珍曰:落葵叶冷滑如葵,故得葵名。释家呼为御菜,亦曰藤儿菜。《尔雅》云:蔠葵,繁露也。一名承露。其叶最能承露,其子垂垂亦如缀露,故得露名。而蔠、落二字相似,疑落字乃蔠字之讹也。案《考工记》云:大圭,终葵首也。注云:齐人谓椎曰终葵。圭首六寸为椎。然则此菜亦以其叶似椎头而名之乎?

【集解】弘景曰:落葵又名承露。人家多种之。叶惟可㸇鲊食,冷滑。其子紫色,女人以渍粉敷面为假色,少入药用。

保升曰:蔓生,叶圆,厚如杏叶。子似五味子,生青熟黑。所在有之。

时珍曰:落葵三月种之,嫩苗可食。五月蔓延,其叶似杏叶而肥厚软滑,作蔬、和肉皆宜。八、九月开细紫花,累累结实,大如五味子,熟则紫黑色。揉取汁,红如胭脂,女人饰面、点唇及染布物,谓之胡胭脂,亦曰染绛子,但久则色易变耳。

叶

【气味】酸,寒,滑,无毒。

时珍曰:甘、微酸,冷滑。脾冷人不可食。

弘景曰:曾为狗啮者,食之终身不瘥。

【主治】滑中,散热(《别录》)。利大小肠(时珍)。

子

【主治】悦泽人面(《别录》)。可作面脂(苏颂)。

诜曰:取子蒸过,烈日中曝干,挼去皮,取仁细研,和白蜜涂面,鲜华立见。

蕺(音戢。《别录》下品)

【释名】菹菜(恭)、鱼腥草。

时珍曰:蕺字,段公路《北户录》作蕊,音戢。秦人谓之菹子。菹、蕺音相近也。其叶腥气,故俗呼为鱼腥草。

【集解】恭曰:蕺菜生湿地山谷阴处,亦能蔓生。叶似荞麦而肥,茎紫赤色。山南、江左人好生食之。关中谓之菹菜。

保升曰:茎、叶俱紫,赤英,有臭气。

时珍曰:案赵叔文《医方》云:鱼腥草即紫蕺。叶似荞,其状三角,一边红,一边青。可以养猪。又有五蕺(即五毒草),花、叶相似,但根似狗脊。见草部。

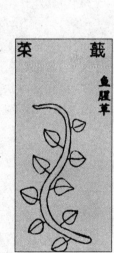

叶

【气味】辛,微温,有小毒。

《别录》曰:多食,令人气喘。

弘景曰:俗传食蕺不利人脚,恐由闭气故也。今小儿食之,便觉脚痛。

诜曰:小儿食之,三岁不行。久食,发虚弱,损阳气,消精髓。

思邈曰:素有脚气人食之,一世不愈。

【主治1螺蛳尿疮(《别录》)。淡竹筒内煨熟,捣敷恶疮、白秃(大明)。散热毒痈肿,疮痔脱肛,断痃疾,解硇毒(时珍)。

【附方】旧一,新七。背疮热肿:蕺菜捣汁涂之,留孔以泄热毒,冷即易之。(《经验方》)痔疮肿痛:鱼腥草一握,煎汤熏洗,仍以草挹痔即愈。一方:洗后以枯矾入片脑少许,敷之。(《救急方》)疔疮作痛:鱼腥草捣烂敷之。痛一二时,不可去草,痛后一二日即愈。徽人所传方也。(陆氏《积德堂方》)小儿脱肛:鱼腥草擂如泥,先以朴硝水洗过,用芭蕉叶托住药坐之,自入也。(《永类方》)虫牙作痛:鱼腥草、花椒、菜子油等分,捣匀,入泥少许,和作小丸如豆大。随牙左右塞耳内,两边轮换,不可一齐用,恐闭耳气。塞一日夜,取看有细虫为效。(《简便方》)断截疟疾:紫蕺一握。捣烂绢包,周身摩擦,得睡有汗即愈。临发前一时作之。(《救急易方》)恶蛇虫伤:鱼腥草、皱面草、槐树叶、草决明,一处杵烂,敷之甚效。(同上)

蕨(《拾遗》)

【释名】鳖。

时珍曰:《尔雅》云:蕨,鳖也。菜名。陆佃《埤雅》云:蕨初生无叶,状如雀足之拳,又如人足之蹶,故谓之蕨。周秦曰蕨,齐鲁曰鳖,初生亦类鳖脚故也。其苗谓之蕨萁。

【集解】藏器曰:蕨生山间。根如紫草。人采茹食之。

时珍曰:蕨,处处山中有之。二、三月生芽,拳曲状如小儿拳。长则展开如凤尾,高三四尺。其茎嫩时采取,以灰汤煮去涎滑,晒干作蔬,味甘滑,亦可醋食。其根紫色,皮内有白粉,捣烂,再三洗澄。取粉作粔籹,荡皮作线食之,色淡紫,而甚滑美也。野人饥年掘取,治造不精,聊以救荒,味即不佳耳。《诗》云:陟彼南山,言采其蕨。陆玑谓其可以供祭,故采之。然则蕨之为用,不独救荒而已。一种紫萁,似蕨有花而味苦,谓之迷蕨,初生亦可食,《尔雅》谓之月尔,《三苍》谓之紫蕨。郭璞云:花繁曰尔。紫蕨拳曲繁盛,故有月尔之名。

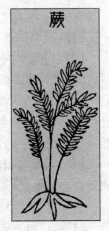

萁及根

【气味】甘,寒,滑,无毒。

诜曰:久食,令人目暗、鼻塞、发落。又冷气人食之,多腹胀。小儿食之,脚弱不能行。

思邈曰:久食成瘕。

【主治】去暴热,利水道,令人睡(藏器)。补五脏不足,气壅经络筋骨间,毒气(孟诜)。根烧灰油调,敷蛇、蠚伤(时珍。蠚音萧,虫名)。

【发明】藏器曰:多食消阳气,故令人睡、弱人脚。四皓食芝而寿,夷齐食蕨而夭,固非良物。干宝《搜神记》云:郗鉴镇丹徒,二月出猎。有甲士折蕨一枝,食之,觉心中淡淡成疾。后吐一小蛇,悬屋前,渐干成蕨。遂明此物不可生食也。

时珍曰:蕨之无益,为其性冷而滑,能利水道,泄阳气,降而不升,耗人真元也。四皓采芝而心逸,夷齐采蕨而心忧,其寿其夭,于蕨何与焉?陈公之言,可谓迂哉。然饥人濒死,赖蕨延活,又不无济世之功。

【附方】新一。肠风热毒:蕨菜花焙,为末。每服二钱,米饮下。(《圣惠》)

水蕨(《纲目》)

【集解】时珍曰:水蕨似蕨,生水中。《吕氏春秋》云:菜之美者,有云梦之芑。即此菜也。芑音岂。

【气味】甘、苦,寒,无毒。

【主治】腹中痞积,淡煮食,一二日即下恶物。忌杂食一月余乃佳(时珍。《卫生方》)。

薇(《拾遗》)

【校正】自草部移入此。

【释名】垂水(《尔雅》)、野豌豆(《纲目》)、大巢菜。

时珍曰:案许慎《说文》云:薇,似藿。乃菜之微者也。王安石《字说》云:微贱所食,因谓之薇。故《诗》以"采薇赋戍役"。孙炎注《尔雅》云:薇草生水旁而枝叶垂于水,故名垂水也。巢菜见翘摇下。

【集解】藏器曰:薇生水旁,叶似萍,蒸食利人。《三秦记》云:夷齐食之三年,颜多不异。武王诫之,不食而死。

李珣曰:薇生海、池、泽中,水菜也。

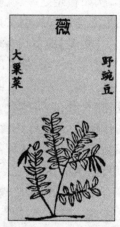

时珍曰:薇生麦田中,原泽亦有,故《诗》云:"山有蕨、薇",非水草也。即今野豌豆,蜀人谓之巢菜。蔓生,茎叶气味皆似豌豆,其藿作蔬、入羹皆宜。《诗》云:采薇采薇,薇亦柔止。《礼记》云:芼豕以薇。皆此物也。《诗疏》以为迷蕨,郑氏《通志》以为金樱芽,皆谬矣。项氏云:巢菜有大、小二种:大者即薇,乃野豌豆之不实者,小者即苏东坡所谓元修菜也。此说得之。

【气味】甘,寒,无毒。

【主治】久食不饥,调中,利大小肠(藏器)。利水道,下浮肿,润大肠(珣)。

翘摇(《拾遗》)

【释名】摇车(《尔雅》)、野蚕豆(《纲目》),小巢菜。

藏器曰:翘摇,幽州人谓之翘饶。《尔雅》云:柱夫,摇车(俗呼翘摇车)是矣。蔓生细叶,紫花可食。

时珍曰:翘摇,言其茎叶柔婉,有翘然飘摇之状,故名。苏东坡云:菜之美者,蜀乡之巢。故人巢元修嗜之,因谓之元修菜。陆放翁诗序云:蜀蔬有两巢:大巢即豌豆之不实者;小巢生稻田中,吴地亦多,一名漂摇草,一名野蚕豆。以油炸之,缀以米糁,名草花,食之佳,作羹尤美。

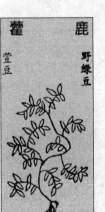

【集解】藏器曰:翘摇生平泽。蔓生如荳豆,紫花。

时珍曰:处处皆有。蜀人秋种春采,老时耕转壅田。故薛田诗云:剩种豌巢沃晚田。蔓似荳豆而细,叶似初生槐芽及蒺藜,而色青黄。欲花未荨之际,采而蒸食,点酒下盐,苣羹作馅,味如小豆藿。至三月开小花,紫白色。结角,子似豌豆而小。

【气味】辛,平,无毒。

诜曰:煮食佳,生食令人吐水。

【主治】破血,止血生肌。捣汁服之,疗五种黄病,以瘥为度(藏器)。利五脏,明耳目,去热风,令人轻健,长食不厌,甚益人(孟诜)。止热疟,活血平胃(时珍)。

【附方】新二。活血明目:漂摇豆为末,甘草汤服二钱,日二钱。(《卫生易简方》)热疟不止:翘摇杵汁服之。(《广利方》)

鹿藿(《本经》下品)

【校正】自草部移入此。

【释名】鹿豆(郭璞)、荳豆(音劳。亦作蹽)、野绿豆。

时珍曰:豆叶曰藿,鹿喜食之,故名。俗呼荳豆,荳、鹿音相近也。王磐《野菜谱》作野绿豆。《尔雅》云:菌(音卷),鹿藿也。其实菣(音纽)。即此。

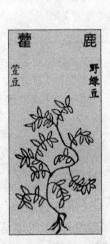

【集解】《别录》曰:鹿藿生汶山山谷。

弘景曰:方药不用,人亦无识者。但葛苗一名鹿藿。

恭曰:此草所在有之。苗似豌豆,而引蔓长粗。人采为菜,亦微有豆气,山人名为鹿豆也。

保升曰:鹿豆可生啖。五月、六月采苗,晒干之。郭璞注《尔雅》云:鹿豆叶似大豆,蔓延生,根黄而香。是矣。

时珍曰:鹿豆即野绿豆,又名荳豆,多生麦地田野中。苗叶似绿豆而小,引蔓生,生、熟皆可食。三月开淡粉紫花,结小荚。其子大如椒子,黑色。可煮食,或磨面作饼蒸食。

【气味】苦,平,无毒。

【主治】蛊毒,女子腰腹痛不乐,肠痈瘰疬,疬疡气(《本经》)。止头痛(梁简文《劝医文》)。

灰藋（音狄。宋《嘉祐》）

【校正】原自草部移入谷部，今复移入此。

【释名】灰涤菜（《纲目》）、金锁天。

时珍曰：此茎茎叶上有细灰如沙，而枝叶翘翘，故名。梁简文帝《劝医文》作灰涤菜，俗讹为灰条菜。《雷公炮炙论》谓之金锁天。

【修治】敩曰：灰藋即金锁天，叶扑蔓翠上，往往有金星，堪用。若白青色者，是忌女茎，不中用也。若使金锁天，茎高二尺五六寸为妙。若长若短，皆不中使。凡用勿令犯水，去根晒干，以布拭去肉毛令尽，细坐剉，焙干用之。

时珍曰：妓女茎即地肤子苗，与灰藋茎相似而叶不同，亦可为蔬。详见本条。

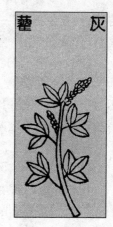

茎叶

【气味】甘，平。无毒。

【主治】恶疮，虫、蚕、蜘蛛等咬，捣烂和油敷之。亦可煮食。作汤，浴疗癣风瘙。烧灰纳齿孔中，杀虫䘌。含漱，去甘疮。以灰淋汁，蚀息肉，除白癜风、黑子、面䵟，着肉作疮（藏器）。

【附方】新一。疔疮恶肿：野灰藋菜叶烧灰，拨破疮皮，唾调少许点之，血出为度。（《普济》）

子仁

【气味】甘，平，无毒。

【主治】炊饭磨面食，杀三虫（藏器）。

藜（《纲目》）

【释名】莱（《诗疏》）、红心灰藋（《玉册》）、鹤顶草（《土宿本草》）、胭脂菜（详下文）。

【集解】时珍曰：藜处处有之。即灰藋之红心者，茎、叶稍大。河朔人名落藜，南人名胭脂菜，亦曰鹤顶草，皆因形色名也。嫩时亦可食，故昔人谓藜藿与膏粱不同。老则茎可为杖。《诗》云：南山有台，北山有莱。陆玑注云：莱即藜也。初生可食。谯、沛人以鸡苏为莱，《三苍》以茱萸为莱，皆名同物异也。《韵府》谓藜为落帚，亦误矣。《宝藏论》云：鹤顶龙芽，其顶如鹤，八九月和子收之，入外丹用。

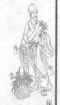

叶

【气味】甘,平,微毒。

时珍曰:按《庚辛玉册》云:鹤顶,阴草也。捣汁煮粉霜,烧灰淋汁煎粉霜,伏矾石,结草砂,制硫,伏汞及雌黄、砒石。

【主治】杀虫(藏器)。煎汤,洗虫疮,漱齿匿。捣烂,涂诸虫伤,去癜风(时珍)。

【附方】新一。白癜风:红灰藋五斤,茄子根、茎三斤,苍耳根、茎五斤,并晒干烧灰,以水一斗煎汤淋汁熬成膏,别以好乳香半两,铅霜一分,腻粉一分,炼成牛脂二两,和匀,每日涂三次。(《圣惠》)

茎

【主治】烧灰,和荻灰、蒿灰等分,水和蒸,取汁煎膏。点疣赘、黑子,蚀恶肉(时珍)。

秦荻藜(《唐本草》附)

【释名】时珍曰:按《山海经》云:秦山有草,名曰藜,如荻,可以为菹。此即秦荻藜也。盖亦藜类,其名亦由此得之。

【集解】恭曰:秦荻藜生下湿地,所在有之。入所啖者。

诜曰:此物于生菜中最香美。

【气味】辛,温,无毒。

【主治】心腹冷胀,下气消食,和酱、醋食之(《唐本》)。破气甚良。又末之和酒服,疗卒心痛,恺恺,塞满气(孟诜)。

子

【主治】肿毒,捣末和醋封之,日三易(孟诜)。

醍醐菜(《证类》)

【集解】时珍曰:唐慎微《证类本草》收此,而形状莫考。惟雷敩《炮炙论》云:形似牛皮蔓,掐之有乳汁出,香甜入顶。采得以苦竹刀细切,入砂盆中研如膏,用生绢捼汁出,暖饮。然亦不云治何病也。

【气味】甘,温,无毒。

【主治】月水不利,捣叶绞汁,和酒煎服一盏(《千金》)。

【附方】旧一。伤中崩赤:醍醐杵汁,拌酒煎沸,空心服一盏。(《千金方》)

【附录】茅膏菜(《拾遗》)

藏器曰:味甘,平,无毒。煮服,主赤白久痢。生茅中,高一尺,有毛如油腻,粘人手,子作角生。

鸡侯菜

又曰:味辛,温,无毒。久食,温中益气。顾微《广州记》云:生岭南,似艾,二月生苗,宜鸡羹食之,故名。

孟娘菜

又曰:味苦,小温,无毒。主妇人腹中血结羸瘦,男子阴囊湿痒,强阳道,令人健行不睡,补虚,去痔瘘、瘰疬、瘿瘤。生四明诸山,冬夏常有叶.似升麻,方茎。山人采茹之。

优殿

又曰:味辛,温,无毒。温中,去恶气,消食。生安南,人种为茹。《南方草木状》云:合浦有优殿,人种之,以豆酱食之,芳香好味。

芋(《别录》中品)

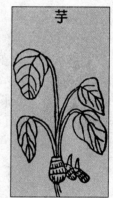

芋

【校正】白果部移入此。

【释名】土芝(《别录》)、蹲鸱。

时珍曰:按徐铉注《说文》云:芋犹吁也。大叶实根,骇吁人也。吁音芋,疑怪貌。又《史记》:卓氏云:岷山之下,沃野,下有蹲鸱,至死不饥。注云:芋也。盖芋魁之状,若鸱之蹲坐故也。芋魁,《东汉书》作芋渠。渠、魁义同。

【集解】弘景曰:芋,钱塘最多。生则有毒,味蒁不可食。种芋三年,不采则成梠芋。又别有野芋,名老芋,形叶相似如一,根并杀人。

时珍曰:芋属虽多,有水、旱二种:旱芋山地可种,水芋水田莳之。叶皆相似,但水芋味胜。茎亦可食。芋不开花,时或七、八月间有开者,抽茎生花黄色,旁有一长萼护之,如半边莲花之状也。按郭义恭《广志》云:芋凡十四种:君子芋,魁大如斗;赤鸇芋,即连禅芋,魁大子少;白果芋,魁大子繁,亩收百斛;青边芋、旁巨芋、车毂芋三种,并魁大子少,叶长丈余;长味芋,味美,茎亦可食;鸡子芋,色黄;九面芋,大而不美;青芋、曹芋、象芋,皆不可食,惟茎可作菹;旱芋,九月熟;蔓芋,缘枝生,大者如二三升也。

芋子

【气味】辛,平,滑,有小毒。

大明曰:冷。

弘景曰:生则有毒,味蒁不可食。性滑下石,服饵家所忌。

【主治】宽肠胃,充肌肤,滑中(《别录》)。冷啖,疗烦热,止渴(苏恭)。令人肥白,开胃通肠闭。产妇食之,破血;饮汁,止血渴(藏器)。破宿血,去死肌。和鱼煮食,甚下气,调中补虚(大明)。

【发明】诜曰:芋,白色者无味,紫色者破气。煮汁啖之,止渴。十月后晒干收之,冬月食不发病,他时月不可食。又和鲫鱼、鳢鱼作臛良。久食,令人虚劳无力。又煮汁洗腻衣,白如玉也。

大明曰:芋以姜同煮过,换水再煮,方可食之。

【附方】旧二,新二。腹中癖气:生芋子一斤压破,酒五斤渍二七日。空腹每饮一升,神良。(韦宙《独行方》)身上浮风:芋煮汁浴之。慎风半日。(孟诜《食疗》)疮冒风邪肿痛:用白芋烧灰敷之。干即易。(《千金方》)头上软疖:用大芋捣敷之,即干。(《简便方》)

叶、茎

【气味】辛,冷,滑,无毒。

【主治】除烦止泻,疗妊妇心烦迷闷,胎动不安。又盐研,敷蛇虫咬,并痈肿毒痛,及署毒箭(大明)。梗:擦蜂螫尤良(宗奭)。汁:涂蜘蛛伤(时珍)。

【发明】慎微曰:沈括《笔谈》云:处士刘易隐居王屋山,见一蜘蛛为蜂所螫,坠地,腹鼓欲裂,徐行入草,啮破芋梗,以疮就啮处磨之,良久腹消如故。自后用治蜂螫有验,由此。

【附方】新一。黄水疮:芋苗晒干,烧存性研搽。(邵真人《经验方》)

【附录】野芋

弘景曰:野芋形叶与芋相似,芋种三年不采成相芋(音吕),并能杀人。误食之烦闷垂死者,惟以土浆及粪汁、大豆汁饮之,则活矣。

藏器曰:野芋生溪涧侧,非人所种者,根、叶相似。又有天荷,亦相似而大。

时珍曰:小者为野芋,大者为天荷,俗名海芋。详见草部毒草类。野芋根辛冷,有大毒。醋摩敷虫疮恶癣。其叶捣涂毒肿。初起无名者即消,亦治蜂、虿螫,涂之良。

土芋(《拾遗》)

【校正】自草部移入此。

【释名】土卵(《拾遗》)、黄独(《纲目》)、土豆。

【集解】藏器曰:土芋蔓生,叶如豆,其根圆如卵。鸱鸠食后弥吐,人不可食。又云:土卵蔓生,如芋,人以灰汁煮食之。

恭曰:土卵似小芋,肉白皮黄。梁、汉人名为黄独。可蒸食之。

根

【气味】甘、辛,寒,有小毒。

【主治】解诸药毒，生研水服，当吐出恶物便止。煮熟食之，甘美不饥，厚人肠胃，去热嗽(藏器)。

薯蓣(《本经》上品)

【校正】自草部移入此。

【释名】薯藇(音诸预)、土薯(音除)、山薯(《图经》)、山芋(《吴普》)、山药(《衍义》)、玉延。

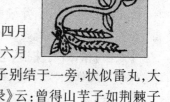

吴普曰：薯蓣，一名薯，一名儿草，一名修脆。齐、鲁名山芋，郑、越名土薯，秦、楚名玉延。

宗奭曰：薯蓣，因唐代宗名预，避讳改为薯药；又因宋英宗讳署，改为山药。尽失当日本名。恐岁久以山药为别物，故详著之。

【集解】《别录》曰：薯蓣生嵩高山谷。二月、八月采根曝干。

普曰：亦生临朐钟山。始生赤茎细蔓。五月开白花。七月结实青黄，八月熟落。其根内白外黄，举芋。

时珍曰：薯蓣入药，野生者为胜；若供馔，则家种者为良。四月生苗延蔓，紫茎绿叶。叶有三尖，似白牵牛叶而更光润。五、六月开花成穗，淡红色。结荚成簇，荚凡三棱合成，坚而无仁。其子别结于一旁，状似雷丸，大小不一，皮色土黄而肉白，煮食甘滑，与其根同。王旻《山居录》云：曾得山芋子如荆棘子者，食之更愈于根。即此也。霜后收子留种，或春月采根截种，皆生。

【修治】颂曰：采白根刮去黄皮，以水浸之，糁白矾末少许入水中，经宿净洗去涎，焙干用。

宗奭曰：入药贵生干之，故古方皆用干山药。盖生则性滑，不可入药；熟则滞气，只堪啖耳。其法：冬月以布裹手，用竹刀剐去皮，竹筛盛，置檐风处，不得见日，一夕干五分，候全干收之。或置焙笼中，微火烘干亦佳。

敩曰：凡使，勿用平田生二三纪者，须要山中生经十纪者。皮赤，四面有须者妙。采得以铜刀刮去赤皮，洗去涎，蒸过曝干用。

根

【气味】甘，温、平，无毒。

普曰：神农：甘，小温；桐君、雷公：甘，凉，无毒。

之才曰：紫芝为之使。恶甘遂。

【主治】伤中，补虚赢，除寒热邪气，补中，益气力，长肌肉，强阴。久服，耳目聪明，轻身不饥延年(《本经》)。主头面游风，头风眼眩，下气，止腰痛，治虚劳赢瘦，充五脏，除烦热(《别录》)。补五劳七伤，去冷风，镇心神，安魂魄，补心气不足，开达心孔，多记事(甄权)。强筋骨，主泄精健忘(大明)。益肾气，健脾胃，止泄痢，化痰涎，润皮毛(时珍)。生捣贴肿硬毒,能消散(震亨)。

【发明】权曰:凡患人体虚赢者,宜加而用之。

时珍曰:按吴绶云:山药人手、足太阴二经,补其不足,清其虚热。又按王履《溯洄集》云:山药虽入手太阴,然肺为肾之上源,源既有滋,流岂无益,此八味丸所以用其强阴也。又按曹毗《杜兰香传》云:食薯蓣可以辟雾露。

【附方】旧一,新十。补益虚损,益颜色,补下焦虚冷,小便频数,瘦损无力:用薯蓣于沙盆中研细,入铫中,以酥一大匙熬令香,旋添酒一盏煎搅令匀,空心饮之。每旦一服。(《圣惠方》)心腹虚胀,手足厥逆,或饮苦寒之剂多,未食先呕,不思饮食:山药半生半炒,为末。米饮服二钱,一日二服,大有功效。忌铁器、生冷。(《普济方》)小便数多:山药(以矾水煮过)、白茯苓等分,为末。每水饮服二钱。(《儒门事亲》)下痢禁口:山药半生半炒,为末。每服二钱,米饮下。(《卫生易简方》)痰风喘急:生山药捣烂半碗,入甘蔗汁半碗,和匀。顿热饮之,立止。(《简便单方》)脾胃虚弱,不思饮食:山芋、白术各一两,人参七钱半,为末,水糊丸小豆大,每米饮下四五十丸。(《普济方》)湿热虚泄:山药、苍术等分。饭丸。米饮服。大人、小儿皆宜。(《濒湖经验方》)肿毒初起:带泥山药、蓖麻子、糯米等分,水浸研,敷之即散也。(《普济方》)胯眼脊疡:山药、沙糖同捣,涂上即消。先以面涂四围,乃上此。(《简便单方》)项后结核,或赤肿硬痛:以生山药一挺(去皮),蓖麻子二个同研,贴之如神。(《救急易方》)手足冻疮:山药一截,磨泥,敷之。(《儒门事亲》)

零余子(《拾遗》)

【校正】自草部移入此。

【集解】藏器曰:零余子,大者如鸡子,小者如弹丸,在叶下生。晒干,功用强于薯蓣。薯蓣有数种,此其一也。

时珍曰:此即山药藤上所结子也。长圆不一,皮黄肉白。煮熟去皮食之,胜于山药,美于芋子。霜后收之。坠落在地者,亦易生根。

【气味】甘,温,无毒。

【主治】补虚损,强腰脚,益肾,食之不饥(藏器)。

甘薯(《纲目》)

【集解】时珍曰:按陈祈畅《异物志》云:甘薯出交广南方。民家以二月种,十月收之。其根似芋,亦有巨魁。大者如鹅卵,小者如鸡、鸭卵。剥去紫皮,肌肉正自如脂肪。南人用当米谷、果食,蒸炙皆香美。初时甚甜,经久得风稍淡也。又按嵇含《草木状》云:甘薯,薯蓣之类,或云芋类也。根、叶亦如芋。根大如拳、瓯,蒸煮食之,味同薯蓣,性不甚冷。珠崖之不业耕者惟种此,蒸切晒收,以充粮糗,名薯粮。海中之人多寿,亦由不食五谷,而食甘薯故也。

【气味】甘,平,无毒。

【主治】补虚乏,益气力,健脾胃,强肾阴,功同薯蓣(时珍)。

百合(《本经》中品)

【校正】自草部移入此。

【释名】蟠(音藩)、强瞿(《别录》)、蒜脑薯。

《别录》曰:一名摩罗,一名重箱,一名中逢花。

吴普曰:一名重迈,一名中庭。

弘景曰:百合,俗人呼为强仇,仇即瞿也,声之讹耳。

时珍曰:百合之根,以众瓣合成也。或云专治百合病故名,亦通。其根如大蒜,其味如山薯,故俗称蒜脑薯。顾野王《玉篇》亦云:蟠乃百合蒜也。此物花、叶、根皆四向,故曰强瞿。凡物旁生谓之瞿,义出《韩诗外传》。

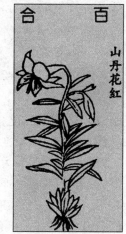

百合

山丹花红

根

【气味】甘,平,无毒。

权曰:有小毒。

【主治】邪气腹胀心痛,利大小便,补中益气(《本经》)。除浮肿胪胀,痞满寒热,通身疼痛,及乳难喉痹,止涕泪(《别录》)。百邪鬼魅,涕泣不止,除心下急满痛,治脚气热咳(甄权)。安心定胆益志,养五脏,治颠邪狂叫惊悸,产后血狂运,杀蛊毒气,胁痈乳痈发背诸疮肿(大明)。心急黄,宜蜜蒸食之(孟诜)。治百合病(宗奭)。温肺止嗽(元素)。

【发明】颖曰:百合新者,可蒸可煮、和肉更佳;干者作粉食,最益人。

时珍曰:按《王维诗》云:冥搜到百合,真使当重肉。果堪止泪无,欲纵望江目。盖取《本草》百合止涕泪之说。

【附方】旧三,新十三。百合病:百合知母汤:治伤寒后百合病,行住坐卧不定,如有鬼神状,已发汗者。用百合七枚,以泉水浸一宿,明旦更以泉水二升,煮取一升,却以知母三两,用泉水二升煮一升,同百合汁再煮取一升半,分服。百合鸡子汤:治百合病已经吐后者。用百合七枚,泉水浸一宿,明旦更以泉水二升,煮取一升,入鸡子黄一个,分再服。百合代赭汤:治百合病已经下后者。用百合七枚,泉水浸一宿,明旦更以泉水二升,煮取一升,却以代赭石一两,滑石三两,水二升,煮取一升,同百合汁再煮取一升半,分再服。百合地黄汤:治百合病未经汗吐下者。用百合七枚,泉水浸一宿,明旦更以泉水二升,煮取一升,人生地黄汁一升,同煎取一升半,分再服。(并仲景《金匮要略方》)百合变渴:病已经月,变成消渴者。百合一升,水一斗,渍一宿,取汁温浴病人。浴毕食白汤饼。(陈延之《小品方》)百合变热者:用百合一两,滑石三两。为末。饮服方寸匕。微利乃良。(《小品方》)百合腹满,作痛者:用百合炒为末,每饮服方寸匕,日二。(《小品》)阴毒伤寒:百合煮浓汁,服一升良。(《孙真人食忌》)肺脏壅热,烦闷咳嗽者:新百合四两,蜜和蒸软,时时含一片。吞津。(《圣惠方》)肺病吐血:新百合捣汁,和水饮之。亦可煮食。(《卫生易简》)耳聋耳痛:干百合为末,温水服二钱,日二服。(《胜金方》)拔白换黑:七月七日,取百合熟捣,用新瓷瓶盛之,密封挂门上,阴干百日。每拔去白者掺之,即生黑者也。(《便民图纂》)游风隐疹:以楮叶掺动,用盐泥二两,百合半两,黄丹二钱,醋一分,唾四分,捣和贴之。(《摘玄方》)疮肿不穿:野百合,同盐捣泥,敷之良。(《应验方》)天泡湿疮:生百合捣涂,一二日即安。(《濒湖集简方》)鱼骨哽咽:百合五两。研末。蜜水调围颈项包住,不过三五次即下。(《圣济》)

花

【主治】小儿天泡湿疮,曝干研末,菜子油涂,良(时珍)。

子

【主治】酒炒微赤,研末汤服,治肠风下血(思邈)。

山丹(《日华》)

【释名】红百合(《日华》)、连珠(同)、川强瞿(《通志》)、红花菜。
【集解】诜曰:百合红花者,名山丹。其根食之不甚良,不及白花者。

时珍曰:山丹根似百合,小而瓣少,茎亦短小。其叶狭长而尖,颇似柳叶,与百合迥别。四月开红花,六瓣不四垂,亦结小子。燕、齐人采其花跗未开者,干而货之,名红花菜。卷丹茎叶虽同而稍长大。其花六瓣四垂,大于山丹。四月结子在枝叶间,入秋开花在颠顶,诚一异也。其根有瓣似百合,不堪食,别一种也。

根

【气味】甘,凉,无毒。
《正要》云:平。
【主治】疮肿、惊邪(大明)。女人崩中(时珍)。

花

【气味】同根。
【主治】活血。其蕊,敷疔疮恶肿(时珍)。

草石蚕(《拾遗》)

【校正】自草部移入此。

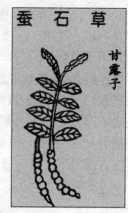

【释名】地蚕(《日用》)、土蛹(《余冬录》)、甘露子(《食物》)、滴露(《纲目》)、地瓜儿。

时珍曰:蚕蛹皆以根形而名,甘露以根味而名。或言叶上滴露则生,珍常莳之,无此说也。其根长大者,《救荒本草》谓之地瓜儿。

【集解】藏器曰:陶氏注虫部石蚕云:今俗用草根黑色。按草石蚕生高山石上,根如簪,上有毛,节如蚕,叶似卷柏。山人取食之。

时珍曰:草石蚕,即今甘露子也。荆湘、江淮以南野中有之,人亦栽莳。二月生苗,长者近尺,方茎对节,狭叶有齿,并如鸡苏,但叶皱有毛耳。四月开小花成穗,一如紫苏花穗。结子如荆芥子。其根连珠,状如老蚕。五月掘根蒸煮食之,味如百合。或以萝卜卤及盐菹水收之,则不黑。亦可酱渍、蜜藏。既可为菜,又可充果。陈藏器言石蚕叶似卷柏者,若与此不同也。

根

【气味】甘,平,无毒。

时珍曰:不宜生食及多食,生寸白虫。与诸鱼同食,令人吐。

【主治】浸酒,除风破血。煮食,治溪毒(藏器)。焙干,主走注风,散血止痛。其节,亦可捣末酒服(苏颂)。和五脏,下气清神(《正要》)。

竹笋(《蜀本草》)

【校正】并入木部《拾遗》桃竹笋。

【释名】竹萌(《尔雅》)、竹芽(《笋谱》)、竹胎(《说文》)、竹子(《神异经》)。

时珍曰:笋,从竹、旬,谐声也。陆佃云:旬内为笋,旬外为竹,故字从旬。今谓竹为妒母草,谓笋生旬有六日而齐母也。僧赞宁《笋谱》云:笋一名萌,一名箁,一名蘸,一名茁,一名初篁。皆会意也。俗作笋者,非。

【集解】弘景曰:竹类甚多。笋以实中竹、篁竹者为佳。于药无用。

时珍曰:晋·武昌戴凯之、宋·僧赞宁皆著《竹谱》,凡六十余种。其所产之地,发笋之时,各各不同。详见木部竹下。其笋亦有可食、不可食者。大抵北土鲜竹,惟秦、蜀、吴、楚以南则多有之。竹有雌雄,但看根上第一枝双生者,必雌也,乃有笋。土人于竹根行鞭时掘取嫩者,谓之鞭笋。江南、湖南人冬月掘大竹根下未出土者为冬笋,《东观汉记》谓之苞笋,并可鲜食,为珍品。其他则南人淡干者为玉版笋、明笋、火笋,盐曝者为盐笋,并可为蔬食也。按赞宁云:凡食笋者譬如治药,得法则益人,反是则有损。采之宜避风日,见风则本坚,入水则肉硬,脱壳煮则失味,生着刃则失柔。煮之宜久,生必损人。苦笋宜久煮,干笋宜取汁为羹茹。蒸之最美,煨之亦佳。味葖者戟人咽,先以灰汤煮过,再煮乃良。或以薄荷数片同煮,亦去苤味。

诸竹笋

【气味】甘,微寒,无毒。

藏器曰:诸笋皆发冷血及气。

瑞曰:笋同羊肝食,令人目盲。

【主治】消渴,利水道,益气,可久食(《别录》)。利膈下气,化热消痰爽胃(宁原)。

苦竹笋

【气味】苦、甘,寒。

【主治】不睡,去面目并舌上热黄,消渴,明目,解酒毒,除热气,健人(藏器)。理心烦闷,益气力,利水道,下气化痰,理风热脚气,并蒸煮食之(《心镜》)。治出汗中风失音(汪颖)。干者烧研入盐,擦牙疳(时珍)。

【发明】时珍曰:四川、叙州、宜宾、长宁所出苦笋,彼人重之。宋·黄山谷有《苦笋赋》云:僰道苦笋,冠冕两川。甘脆惬当,小苦而成味;温润缜密,多啖而不痛。食肴以之启迪,酒客为之流涎。其许之也如此。

箽竹笋

【主治】消渴风热,益气力,消腹胀。蒸、煮、炒食皆宜(宁原)。

淡竹笋

【气味】甘,寒。

【主治1消痰,除热狂壮热,头痛头风,并妊妇头旋,颠仆惊悸,温疫迷闷,小儿惊痫天吊(汪颖)。

冬笋、筀笋

【气味】甘,寒。

【主治】小儿痘疹不出,煮粥食之,解毒,有发生之义(汪颖)。

【发明】诜曰:淡竹笋及中母笋,虽美,然发背闷脚气。箭竹笋新者可食,陈者不宜。诸竹笋多食皆动气发冷症,惟苦竹笋主逆气,不发疾。

时珍曰:赞宁《笋谱》云:笋虽甘美,而滑利大肠,无益于脾,俗谓之刮肠篦。惟生姜及麻油能杀其毒。人以麻滓沃竹丛,则次年凋疏,可验矣。其蕲州丛竹、毛斑竹、匡庐扁竹、沣州方竹、岭南生生篦竹、筹竹、月竹诸笋,皆苦韧不堪食也。时珍常见俗医治痘,往往劝饮笋汤,云能发痘。盖不知痘疮不宜大肠滑利,而笋有刮肠之名,则暗受其害者,不知若干人也。戒之哉,戒之哉。

桃竹笋(《拾遗》)

藏器曰：南人谓之黄笋。灰汁煮之可食，不尔戟人喉。其竹丛生，丑类非一。

时珍曰：桃枝竹出川、广中。皮滑而广，犀纹瘦骨，四寸有节，可以为席。

【气味】苦，有小毒。

【主治】六畜疮中蛆，捣碎纳之，蛆尽出（藏器）。

刺竹笋

时珍曰：生交广中。丛生，大者围二尺，枝节皆有刺。夷人种以为城，伐竹为弓。根大如车辐。一名芭竹。

【气味】甘、苦，有小毒。食之落人发（《竹谱》）。

酸笋(《纲目》)

【集解】时珍曰：酸笋出粤南。顾玠《海槎录》云：笋大如臂。摘至用沸汤泡去苦水，投冷井水中，浸二三日取出，缕如丝绳，醋煮可食。好事者携入中州，成罕物云。

【气味】酸，凉，无毒。

【主治】作汤食，止渴解酲，利膈（时珍）。

本草纲目菜部第二十八卷

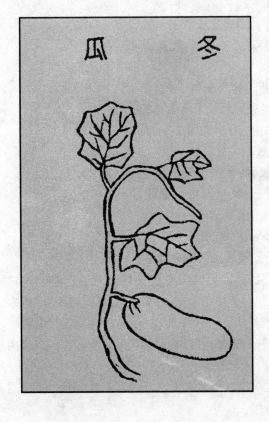

冬瓜

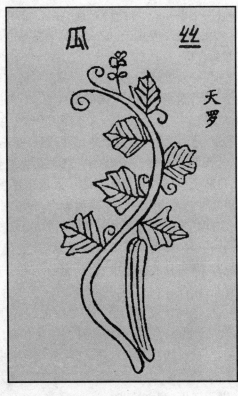

丝瓜

天罗

本草纲目菜部第二十八卷

茄（音伽。宋《开宝》）

【释名】落苏（《拾遗》）、昆仑瓜（《御览》）、草鳖甲。

颂曰：按段成式云：茄（音加）乃莲茎之名。今呼茄菜，其音若伽，未知所自也。

时珍曰：陈藏器《本草》云：茄，一名落苏。名义未详。按《五代贻子录》作酪酥，盖以其味如酥酪也，于义似通。杜宝《拾遗录》云：隋炀帝改茄曰昆仑紫瓜。又王隐君《养生主论》治疟方用干茄，讳名草鳖甲。盖以鳖甲能治寒热，茄亦能治寒热故尔。

【集解】颂曰：茄子处处有之。其类有数种：紫茄、黄茄，南北通有；白茄、青水茄，惟北土有之。入药多用黄茄，其余惟可作菜茹尔。江南一种藤茄，作蔓生，皮薄似壶卢，亦不闻中药。

时珍曰：茄种宜于九月黄熟时收取，洗净曝干，至二月下种移栽。株高二三尺，叶大如掌。自夏至秋，开紫花，五瓣相连，五棱如缕，黄蕊绿蒂，蒂包其茄。茄中有瓤，瓤中有子，子如脂麻。其茄有团如栝蒌者，长四五寸者。有青茄、紫茄、白茄。白茄亦名银茄，更胜青者。诸茄至老皆黄，苏颂以黄茄为一种，似未深究也。王祯《农书》云：一种渤海茄，白色而坚实。一种番茄，白而扁，甘脆不涩，生熟可食。一种紫茄，色紫，蒂长味甘。一种水茄，形长味甘，可以止渴。《洪容斋随笔》云：浙西常茄皆皮紫，其白者为水茄；江西常茄皆皮白，其紫者为水茄。亦一异也。刘恂《岭表录》异云：交岭茄树，经冬不凋，有二三年渐成大树者，其实如瓜也。茄叶摘布路上，以灰围之，则子必繁，谓之嫁茄。

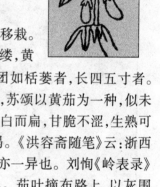

茄

茄子

【气味】甘，寒，无毒。

志曰：凡久冷人不可多食，损人动气，发疮及痼疾。

时珍曰：按《生生编》云：茄性寒利，多食必腹痛下利，女人能伤子宫也。

【主治】寒热，五脏劳（孟诜）。治温疾传尸劳气。醋摩，敷肿毒（大明）。老裂者烧灰，治乳裂（震亨）。散血止痛，消肿宽肠（时珍）。

【发明】宗奭曰:蔬圃中惟此无益。《开宝本草》并无主治,只说损人。后人虽有处治之法,终与正文相失。圃人又下于暖处,厚加粪壤,遂于小满前后求贵价以售。既不以时,损人益多。不时不食,乌可忽也。

时珍曰:段成式《酉阳杂俎》言茄厚肠胃,动气发疾。盖不知茄之性滑,不厚肠胃也。

【附方】旧六,新十。妇人血黄:黄茄子竹刀切。阴干为末。每服二钱,温酒调下。(《摘玄方》)肠风下血:经霜茄连蒂,烧存性,为末。每日空心温酒服二钱匕。(《灵苑方》)久患下血:大茄种三枚,每用一枚,湿纸包煨熟,安瓶内,以无灰酒一升半沃之,蜡纸封闭三日,去茄暖饮。(《普济方》)腹内鳖症:陈酱茄儿烧存性,入麝香、轻粉少许,脂调贴之。(《寿域方》)卵癀偏坠:用双蒂茄子悬于房门上,出入用眼视之。茄蔫所患亦蔫,茄干亦干矣。又法:用双茄悬门上,每日抱儿视之,二三次钉针于上,十余日消矣。(刘松石《保寿堂方》)大风热痰:用黄老茄子大者不计多少,以新瓶盛,埋土中,经一年尽化为水,取出入苦参末,同丸梧子大。食已及卧时酒下三十丸,甚效。此方出江南人传。(苏颂《图经本草》)腰脚拘挛,腰脚风血积冷,筋急拘挛疼痛者:取茄子五十斤切洗,以水五斗煮取浓汁,滤去滓,更入小铛中,煎至一斗已来,即入生粟粉同煎,令稀稠得所,取出搜和,更入麝香、朱砂末,同丸如梧子大。每旦用秫米酒送下三十丸,近暮再服,一月乃瘥。男子、女人通用皆验。(《图经本草》)磕扑青肿:老黄茄极大者,切片如一指厚,新瓦焙研为末。欲卧时温酒调服二钱匕,一夜消尽,无痕迹也。(《胜金》)坠损跌扑,散血止痛:重阳日收老茄子百枚(去蒂四破切之),硝石十二两(捣碎)。以不津器先铺茄子一重,乃下硝石一重,如此间铺令尽,以纸数层密封,安置净处,上下以新砖承覆,勿犯地气。至正月后取出,去纸两重,日中曝之。逐日如此,至二、三月,度茄已烂,开瓶倾出,滤去滓,别入新器中,以薄绵盖头,又曝,至成膏乃可用。每以酒调半匙,空腹饮之,日再,恶血散则痛止而愈矣。若膏久干硬,即以饭饮化动用之。(《图经本草》)发背恶疮:用上方以酒服半匙,更以膏涂疮口四围,觉冷如冰雪,疮干便瘥。其有根本在肤腠者,亦可内消。(同上)热毒疮肿:生茄子一枚,割去二分,去瓤二分,似罐子形,合于疮上即消也。如已出脓,再用取瘥。(《圣济总录》)牙齿肿痛:隔年糟茄,烧灰频频干擦,立效。(《海上名方》)虫牙疼痛:黄茄种烧灰擦之,效。(《摘玄方》)喉痹肿痛:糟茄或酱茄,细嚼咽汁。(《德生堂方》)妇人乳裂:秋月冷茄子裂开者,阴干烧存性研末,水调涂。(《补遗》方)

蒂

【主治】烧灰,米饮服二钱,治肠风下血不止及血痔(吴瑞)。烧灰,治口齿疮蜃。生切,擦癜风(时珍)。

【发明】时珍曰:治癜风,用茄蒂蘸硫、附末掺之,取其散血也。白癜用白茄蒂,紫癜用紫茄蒂,亦各从其类耳。

【附方】新一。风蛀牙痛:茄蒂烧灰掺之。或加细辛末等分,日用之。(《仁存方》)

花

【主治】金疮牙痛(时珍)。

【附方】新一。牙痛:秋茄花干之,旋烧研涂痛处,立止。(《海上名方》)

根及枯茎叶

【主治】冻疮皴裂,煮汤渍之,良(《开宝》)。散血消肿,治血淋下血,血痢阴挺,齿𧏾口疮(时珍)。

【附方】新九。血淋疼痛:茄叶熏干为末,每服二钱,温酒或盐汤下。隔年者尤佳。(《经验良方》)肠风下血:方同上,米饮下。久痢不止:茄根烧灰、石榴皮等分。为末。以沙糖水服之。(《简便单方》)女阴挺出:茄根烧存性,为末。油调在纸上,卷筒安入内,一日一上。(《乾坤生意》)口中生疮:用醋漱口,以茄母烧灰、飞盐等分,米醋调稀,时时擦之。(《摘玄方》)牙齿𧏾痛:茄根捣汁,频涂之。陈茄树烧灰敷之。先以露蜂房煎汤漱过。(《海上名方》)牙痛取牙:茄科以马尿浸三日,晒炒为末。每用点牙即落,真妙。(鲍氏方)夏月趾肿,不能行走者:九月收茄根悬檐下,逐日煎汤洗之。(《简便》)

苦茄(《拾遗》)

【集解】藏器曰:苦茄野生岭南。树小有刺。

子

【主治】醋摩,涂痈肿。根,亦可作汤浴。又主瘴气(藏器)。

壶卢(《日华》)

【释名】瓠瓜(《说文》)、匏瓜(《论语》)。

时珍曰:壶,酒器也。卢,饮器也。此物各象其形,又可为酒饭之器,因以名之。俗作葫芦者,非矣。葫乃蒜名,芦乃苇属也。其圆者曰匏,亦曰瓢,因其可以浮水如泡、如漂也。凡蓏属皆得称瓜,故曰瓠瓜、匏瓜。古人壶、瓠、匏三名皆可通称,初无分别。故孙愐《唐韵》云:瓠音壶,又音护。瓠胪,瓢也。陶隐居《本草》作瓠㚿,云是瓠类也。许慎《说文》云:瓠,匏也。又云:瓢,瓠也。匏,大腹瓠也。陆玑《诗疏》云:壶,瓠也。又云:匏,瓠也。《庄子》云:有五石之瓠。诸书所言,其字皆当与壶同音。而后世以长如越瓜首尾如一者为瓠(音护),瓠之一头有腹长柄者为悬瓠,无柄而圆大形扁者为匏,匏之有短柄大腹者为壶,壶之细腰者为蒲芦,各分名色,迥异于古。以今参详,其形状虽各不同,而苗、叶、皮、子性味则一,故兹不复分条焉。悬瓠,今人所谓茶酒瓢者是也。蒲芦,今之药壶卢是也。郭义恭《广志》谓之约腹壶,以其腹有约束也。亦有大、小二种也。

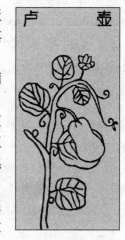

卢壶

壶瓠

【气味】甘,平,滑,无毒。

恭曰:甘冷。多食令人吐利。

扁鹊曰:患脚气虚胀冷气者食之,永不除也。

【主治】消渴恶疮,鼻口中肉烂痛(思邈)。利水道(弘景)。消热,服丹石人宜之(孟诜)。除烦,治心热,利小肠,润心肺,治石淋(大明)。

【发明】时珍曰:按《名医录》云:浙人食匏瓜,多吐泻,谓之发暴。盖此物以暑月壅成故也。惟与香菜同食则可免。

【附方】新一。腹胀黄肿:用亚腰壶卢连子烧存性,每服一个,食前温酒下。不饮酒者,白汤下。十余日见效。(《简便方》)

叶

【气味】甘,平,无毒。

【主治】为茹耐饥(思邈)。

蔓、须、花

【主治】解毒(时珍)。

【附方】新一。预解胎毒:七、八月,或三伏日,或中秋日,剪壶卢须如环子脚者,阴干,于除夜煎汤浴小儿,则可免出痘。(唐瑶《经验方》)

子

【主治】齿龈或肿或露,齿摇疼痛,用八两同牛膝四两,每服五钱,煎水含漱,日三四次(《御药院方》)。

苦瓠(《本经》下品)

【释名】苦匏(《国语》)、苦壶卢。

【集解】《别录》曰:苦瓠生晋地。

时珍曰:《诗》云:匏有苦叶。《国语》云:苦匏不材,于人共济而已。皆指苦壶而言,即苦瓠也。瓠、壶同音,陶氏以瓠作护音释之,所以不稳也。应劭《风俗通》云:烧穰可以杀瓠。或云畜瓠之家不烧穰,种瓜之家不焚漆。物性相畏也。苏恭言:服苦瓠过分,吐利不止者,以黍穰灰汁解之。盖取乎此。凡用苦瓠,须细理莹净无黶黳者乃佳,不尔有毒。

瓠及子

【气味】苦,寒,有毒。

【主治】大水，面目四肢浮肿，下水，令人吐（《本经》）利石淋，吐呀嗽囊结，疰蛊痰饮。又煮汁渍阴，疗小便不通（苏恭）。煎汁滴鼻中，出黄水，去伤冷鼻塞，黄疸（藏器）。吐蛔虫（大明）。治痫疰恶疮，疥癣龋齿有虫䘌者。又可制汞（时珍）。

【附方】旧八，新十七。急黄病：苦瓠一枚，开孔，以水煮之，搅取什，滴入鼻中。去黄水。（陈藏器）黄疸肿满：苦壶卢瓢如大枣许，以童子小便二合，浸之一时，取两酸枣大，纳两鼻中，深吸气，待黄水出良。又方：用瓠瓢熬黄为末，每服半钱，日一服，十日愈。然有吐者当详之。（《伤寒类要》）大水胀满，头面洪大：用莹净好苦瓠白瓢，捻如豆粒，以面裹煮一沸，空心服七枚。至午当出水一斗。二日水自出不止，大瘦乃瘥。二年内忌咸物。（《外台》）《圣惠》：用苦壶卢瓢一两，微炒为末，每日粥饮服一钱。通身水肿：苦瓠膜（炒）二两，苦葶苈五分，捣合丸小豆大。每服五丸，日三，水下止。又用苦瓠膜五分，大枣七枚。捣丸。一服三丸，如人行十里许，又服三丸，水出更服一丸，即止。（并《千金方》）石水腹肿：四肢皆瘦削。用苦瓠膜（炒）一两，杏仁半两（炒去皮尖），为末，糊丸小豆大。每饮下十丸，日三，水下止。（《圣济总录》）水蛊洪肿：苦瓠瓢一枚，水二升，煮至一升，煎至可丸，如小豆大，每米饮下十丸。待小便利，作小豆羹食。勿饮水。小便不通，胀急者：用苦瓠子三十枚（炒），蝼蛄三个（焙），为末，每冷水服一钱。（并《圣济总录》）

花

【主治】一切瘘疮，霜后收曝，研末敷之（时珍）。

蔓

【主治】麻疮，煎汤浴之即愈（时珍。出仇远《稗史》）。

【附方】新一。小儿白秃：瓠藤同裹盐，荷叶煎浓汁洗，三五次愈。（《总录》）

败瓢（《纲目》）

【集解】时珍曰：瓢乃匏壶破开为者，近世方药亦时用之，当以苦瓠者为佳，年久者尤妙。

【气味】苦，平，无毒。

【主治】消胀杀虫，治痔漏下血，崩中带下赤白（时珍）。

【附方】新六。中满鼓胀：用三五年陈壶卢瓢一个，以糯米一斗作酒，待熟，以瓢于炭火上炙热，入酒浸之，如此三五次，将瓢烧存性，研末。每服三钱，酒下，神效。（余居士《选奇方》）大便下血：败瓢（烧存性）、黄连等分。研末。每空心温酒服二钱。（《简便方》）赤白崩中：旧壶卢瓢（炒存性）、莲房（煅存性）等分。研末。每服二钱，热水调服。三服，有汗为度，即止。甚者五服止，最妙。忌房事、发物、生冷。（《海上方》）脑漏流脓：破瓢、白鸡冠花、白螺蛳壳（各烧存性）等分，血竭、麝香各五分，为末。以好酒洒湿熟艾，连药揉成饼，贴在顶门上，以熨斗熨之，以愈为度。（孙氏《集效方》）腋下瘤瘿：用长柄茶壶卢烧存性,研末搽之,以消为度。一府校老妪右腋生一瘤,渐长至尺许,其状如长瓠子,久而溃烂。一方士教以此法用之,遂出水,消尽而愈。(《濒湖集简方》)汤火伤灼:旧壶卢瓢,烧灰敷之。(同上)

冬瓜(《本经》上品)

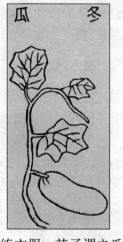

瓜冬

【校正】今并入白瓜子。

【释名】白瓜(《本经》)、水芝(同上)、地芝(《广雅》)。

志曰:冬瓜经霜后,皮上自如粉涂,其子亦白,故名白冬瓜,而子云白瓜子也。

时珍曰:冬瓜,以其冬熟也。又贾思勰云:冬瓜正二、三月种之。若十月种者,结瓜肥好,乃胜春种。则冬瓜之名或又以此也。

《别录》曰:冬瓜,原附于《本经》瓜子之下。宋《开宝本草》加作白瓜子,复分白冬瓜为《别录》一种。遂致诸注辩说纷纷,今并为一。

【集解】《别录》曰:白瓜子生嵩高平泽,冬瓜仁也。八月采之。

时珍曰:冬瓜三月生苗引蔓,大叶团而有尖,茎叶皆有刺毛。六、七月开黄花,结实大者径尺余,长三四尺,嫩时绿色有毛,老则苍色有粉,其皮坚厚,其肉肥白。其瓢谓之瓜练,白虚如絮,可以浣练衣服。其子谓之瓜犀,在瓢中成列。霜后取之,其肉可煮为茹,可蜜为果。其子仁亦可食。盖兼蔬、果之用。凡收瓜忌酒、漆、麝香及糯米,触之必烂。

白冬瓜

【气味】甘,微寒,无毒。

弘景曰:冷利。

【主治】小腹水胀,利小便,止渴(《别录》)。捣汁服,止消渴烦闷,解毒(弘景)。益气耐老,除心胸满,去头面热(孟诜)。消热毒痈肿。切片摩痱子,甚良(大明)。利大小肠,压丹石毒(苏颂)。

【发明】诜曰:热者食之佳,冷者食之瘦人。煮食练五脏,为其下气故也。欲得体瘦轻健者,则可长食之;若要肥,则勿食也。

诜曰:取瓜一颗,和桐叶与猪食之,一冬更不要与诸物食,自然不饥,长三、四倍也。

【附方】旧七,新七。积热消渴:白瓜去皮,每食后吃三二两,五七度良。(孟诜《食疗》)消渴不止:冬瓜一枚削皮,埋湿地中,一月取出,破开取清水日饮之。或烧熟绞汁饮之。(《圣济总录》)消渴骨蒸:大冬瓜一枚去瓢,入黄连末填满,安瓮内,待瓜消尽,同研,丸梧子大。每服三四十丸,煎冬瓜汤下。(《经验》)产后痢渴:久病津液枯竭,四肢浮肿,口舌干燥。用冬瓜一枚,黄土泥厚五寸,煨熟绞汁饮。亦治伤寒痢渴。(《古今录验》)小儿渴利:冬瓜汁饮之。(《千金》)小儿魃病,寒热如疟:用冬瓜、蔄蓄各四两,水二升,煎汤浴之。(《千金方》)婴孩寒热:冬瓜炮熟,绞汁饮。(《子母秘录》)水病危急:冬瓜不拘多少,任意吃之,神效无比。(《兵部手集》)十种水气,浮肿喘满:用大冬瓜一枚,切盖去瓤,以赤小豆填满,盖合签定,以纸筋泥固济,晒干,用糯糠两大箩,入瓜在内,煨至火尽,取出切片,同豆焙干为末,水糊丸梧子大。每服七十丸,煎冬瓜子汤下,日三服,小便利为度。(《杨氏家藏方》)发背欲死:冬瓜,截去头,合疮上。瓜烂,截去更合之。瓜未尽,疮已小敛矣。乃用膏贴之。(《肘后方》)痔疮肿痛:冬瓜煎汤洗之。(《袖珍方》)马汗入疮:干冬瓜烧研,洗净敷之。食鱼中毒:冬瓜汁饮之,良。(《小品方》)面黑令白:冬瓜一个,竹刀去皮切片,酒一升半,水一升,煮烂滤去滓,熬成膏,瓶收。每夜涂之。(《圣济总录》)

瓜练(瓤也)

【气味】甘,平,无毒。

【主治】绞汁服,止烦躁热渴。利小肠,治五淋,压丹石毒(甄权)。洗面澡身,去䵟黯,令人悦泽白皙(时珍)。

【附方】新二。消渴烦乱:冬瓜瓤(干者)一两,水煎饮。(《圣惠方》)水肿烦渴:小便少者。冬瓜白瓤,水煎汁,淡饮之。(《圣济总录》)

白瓜子

《别录》曰:冬瓜仁也。八月采之。

【正误】恭曰:此甘瓜也。甘字似白字,后人误写耳。当改从甘字。

志曰:《本草》注:白瓜子,冬瓜仁也。苏氏所言,殊为孟浪。且甘瓜即甜瓜,亦有青、白二种。其子色黄,主疗与冬瓜全异。但冬瓜经霜有白衣,其子亦白,白瓜之号因斯而得。况诸方惟用冬瓜子,不见用甘瓜子者。苏说不可凭也。

【气味】甘,平,无毒。

《别录》曰:寒。久服寒中。

【主治】令人悦泽好颜色,益气不饥。久服,轻身耐老(《本经》)。除烦满不乐。可作面脂(《别录》)。去皮肤风及黑䵟,润肌肤(大明)。治肠痈(时珍)。

【发明】颂曰:冬瓜仁,亦堪单作服饵。又研末作汤饮,及作面脂药,并令人颜色光泽。宗懔《荆楚岁时记》云:七月,采瓜犀以为面脂。即瓜瓣也。亦堪作澡豆。

宗奭曰:服食方亦稀用之。

【附方】旧四,新四。服食法:取冬瓜仁七升,以绢袋盛,投三沸汤中,须臾取曝干,如此三度,又与清苦酒渍之一宿,曝干为末,日服方寸匕。令人肥悦明目,延年不老。又法:取子三五升,去皮为丸,空心日服三十丸。令人白净如玉。(孟诜《食疗》)补肝明目,治男子五劳七伤,明目:用冬瓜仁,方同上。(《外台秘要》)悦泽面容:白瓜仁五两,桃花四两,白杨皮二两,为末。食后饮服方寸匕,日三服。欲白加瓜仁,欲红加桃花。三十日面白,五十日手足俱白。一方有橘皮,无杨皮。(《肘后方》)多年损伤,不瘥者:瓜子末,温酒服

之。(孙真人方)消渴不止,小便多:用干冬瓜子、麦门冬、黄连各二两,水煎饮之。冬瓜苗叶俱治消渴,不拘新干。(《摘玄方》)

瓜皮

【主治】可作丸服,亦入面脂(苏颂)。主驴马汗入疮肿痛,阴干为末涂之。又主折伤损痛(时珍)。

【附方】新二。跌扑伤损:用于冬瓜皮一两,真牛皮胶一两,到入锅内炒存性,研末。每服五钱,好酒热服。仍饮酒一瓯,厚盖取微汗。其痛即止,一宿如初,极效。(《摘玄方》)损伤腰痛:冬瓜皮烧研,酒服一钱。(《生生编》)

叶

【主治】治肿毒,杀蜂,疗蜂叮(大明)。主消渴,疟疾寒热。又焙研。敷多年恶疮(时珍)。

【附方】新一。积热泻痢:冬瓜叶嫩心,拖面煎饼食之。(《海上名方》)

藤

【主治】烧灰,可出绣黡。煎汤,洗黑䵴并疮疥(大明)。捣汁服,解木耳毒。煎水,洗脱肛。烧灰,可淬铜、铁,伏砒石(时珍)。

南瓜(《纲目》)

【集解】时珍曰:南瓜种出南番,转入闽、浙,今燕京诸处亦有之矣。三月下种,宜沙沃地。四月生苗,引蔓甚繁,一蔓可延十余丈,节节有根,近地即着。其茎中空。其叶状如蜀葵而大如荷叶。八、九月开黄花,如西瓜花。结瓜正圆,大如西瓜,皮上有棱如甜瓜。一本可结数十颗,其色或绿或黄或红。经霜收置暖处,可留至春。其子如冬瓜子。其肉厚色黄,不可生食,惟去皮瓤瀹食,味如山药。同猪肉煮食更良,亦可蜜煎。按王祯《农书》云:浙中一种阴瓜,宜阴地种之。秋熟色黄如金,皮肤稍厚,可藏至春,食之如新。疑此即南瓜也。

【气味】甘,温,无毒。

时珍曰:多食发脚气、黄疸。不可同羊肉食,令人气壅。

【主治】补中益气(时珍)。

越瓜(宋《开宝》)

【释名】梢瓜(《食物》)、菜瓜。

时珍曰:越瓜以地名也,俗名梢瓜,南人呼为菜瓜。

【集解】藏器曰:越瓜生越中。大者色正白。越人当果食之,亦可糟藏。

时珍曰：越瓜南北皆有。二、三月下种生苗，就地引蔓，青叶黄花，并如冬瓜花叶而小。夏秋之间结瓜，有青、白二色，大如瓠子。一种长者至二尺许，俗呼羊角瓜。其子状如胡瓜子，大如麦粒。其瓜生食，可充果、蔬、酱、豉、糖、醋藏浸皆宜，亦可作菹。

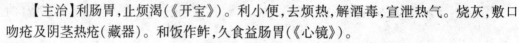

【气味】甘，寒，无毒。

诜曰：生食多冷中动气，令人心痛，脐下症结，发诸疮。又令人虚弱不能行，不益小儿。天行病后不可食。又不得与牛乳酪及鲊同食。

时珍曰：按萧子真云：菜瓜能暗入耳目。观驴马食之即眼烂，可知矣。

【主治】利肠胃，止烦渴（《开宝》）。利小便，去烦热，解酒毒，宣泄热气。烧灰，敷口吻疮及阴茎热疮（藏器）。和饭作鲊，久食益肠胃（《心镜》）。

胡瓜（宋《嘉祐》）

【释名】黄瓜。

藏器曰：北人避石勒讳，改呼黄瓜，至今因之。

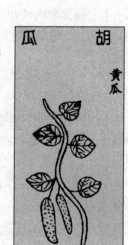

时珍曰：张骞使西域得种，故名胡瓜。按杜宝《拾遗录》云：隋大业四年避讳，改胡瓜为黄瓜。与陈氏之说微异。今俗以《月令》王瓜生即此，误矣。王瓜，土瓜也。见草部。

【集解】时珍曰：胡瓜处处有之。正、二月下种，三月生苗引蔓。叶如冬瓜叶，亦有毛。四五月开黄花，结瓜围二三寸，长者至尺许，青色，皮上有瘟瘟如疣子，至老则黄赤色。其子与菜瓜子同。一种五月种者，霜时结瓜，白色而短，并生熟可食，兼蔬蓏之用，糟酱不及菜瓜也。

【气味】甘，寒，有小毒。

诜曰：不可多食，动寒热，多疟病，积瘀热，发疰气，令人虚热上逆少气，损阴血，发疮疥脚气，虚肿百病。天行病后，不可食之。小儿切忌，滑中生疳虫。不可多用醋。

【主治】清热解渴，利水道（宁原）。

【附方】旧一，新六。小儿热痢：嫩黄瓜同蜜食十余枚，良。（《海上名方》）水病肚胀，四肢浮肿：用胡瓜一个破开，连子以醋煮一半，水煮一半至烂，空心俱食之，须臾下水也。（《千金髓》）小儿出汗：香瓜丸：用黄连、胡黄连、黄柏、川大黄（煨熟）、鳖甲（醋炙）、柴胡、芦荟、青皮等分为末。用大黄瓜黄色者一个，割下头，填药至满，盖定签住，慢火煨熟，同捣烂，人面糊丸绿豆大。每服二三丸，大者五七丸至十丸，食后新水下。（钱乙《小儿方》）

咽喉肿痛：老黄瓜一枚去子，人消填满，阴于为末。每以少许吹之。(《医林集要》)杖疮焮肿：六月六日，取黄瓜入瓷瓶中，水浸之。每以水扫于疮上，立效。(《医林集要》)火眼赤痛：五月取老黄瓜一条，上开小孔，去瓤，人芒硝令满，悬阴处，待消透出刮下，留点眼甚效。(《寿域神方》)汤火伤灼：五月五日，掐黄瓜入瓶内封，挂檐下，取水刷之，良。(《医方摘要》)

叶

【气味】苦，平，有小毒。

【主治】小儿闪癖，一岁用一叶，生援搅汁服，得吐，下良(藏器)。

根

【主治】捣敷狐刺毒肿(大明)。

丝瓜(《纲目》)

【释名】天丝瓜(《本事》)、天罗(《事类合璧》)、布瓜(同上)、蛮瓜(《本事》)、鱼鰦。

时珍曰：此瓜老则筋丝罗织，故有丝罗之名。昔人谓之鱼鰦，或云虞刺。始自南方来，故曰蛮瓜。

【集解】时珍曰：丝瓜，唐宋以前无闻，今南北皆有之，以为常蔬。二月下种，生苗引蔓，延树竹，或作棚架。其叶大于蜀葵而多丫尖，有细毛刺，取汁可染绿。其茎有棱。六、七月开黄花，五出，微似胡瓜花，蕊瓣俱黄。其瓜大寸许，长一二尺，甚则三四尺，深绿色，有皱点，瓜头如鳖首。嫩时去皮，可烹可曝，点茶充蔬。老则大如杵，筋络缠纽如织成，经霜乃枯，惟可藉靴履，涤釜器，故村人呼为洗锅罗瓜。内有隔，子在隔中，状如栝蒌子，黑色而扁。其花苞及嫩叶、卷须，皆可食也。

瓜

【气味】甘，平，无毒。

入药用老者。

【主治】痘疮不快，枯者烧存性，入朱砂研末，蜜水调服，甚妙(震亨)。煮食，除热利肠。老者烧存性服，去风化痰，凉血解毒，杀虫，通经络，行血脉，下乳汁，治大小便下血，痔漏崩中，黄积，疝痛卵肿，血气作痛，痈疽疮肿，齿䘌，痘疹胎毒(时珍)。暖胃补阳，固气和胎(《生生编》)。

【发明】颖曰：丝瓜本草诸书无考，惟痘疮及脚痈方中烧灰用之，亦取其性冷解毒耳。

时珍曰：丝瓜老者，筋络贯串，房隔联属。故能通人脉络脏腑，而去风解毒，消肿化

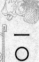

痰,祛痛杀虫,及治诸血病也。

【附方】新二十八。痘疮不快,初出或未出,多者令少,少者令稀:老丝瓜(近蒂三寸)连皮烧存性,研末,砂糖水服。(《直指》)痈疽不敛,疮口太深:用丝瓜捣汁频抹之。(《直指方》)风热腮肿:丝瓜烧存性,研末,水调搽之。(《严月轩方》)肺热面疮:苦丝瓜、牙皂荚并烧灰,等分. 油调搽。(《摘玄方》)玉茎疮溃:丝瓜连子捣汁,和五倍子末,频搽之。(丹溪方)坐板疮疥:丝瓜皮焙干为末,烧酒调搽之。(《摄生众妙方》)天泡湿疮:丝瓜汁调辰粉,频搽之。手足冻疮:老丝瓜烧存性,和腊猪脂涂之。(《海上方》)肛门酒痔:丝瓜烧存性,研末,酒服二钱。(《严月轩方》)痔漏脱肛:丝瓜烧灰、多年石灰、雄黄各五钱为末,以猪胆、鸡子清及香油和调,贴之,收上乃止。(孙氏《集效方》)肠风下血:霜后干丝瓜烧存性,为末,空心酒服二钱。一名蛮瓜,一名天罗,一名天丝瓜是矣。(许叔微《本事方》)

叶

【主治】癣疮,频按掺之。疗痈疽疔肿卵㿗(时珍)。

【附方】新六。虫癣:清晨采露水丝瓜叶七片,逐片擦七下,如神。忌鸡、鱼、发物。(《摄生众妙方》)阴子偏坠:丝瓜叶(烧存性)三钱,鸡子壳(烧灰)二钱,温酒调服。(余居士《选奇方》)头疮生蛆,头皮内时有蛆出:以刀切破,挤丝瓜叶汁搽之。蛆出尽,绝根。(小山《怪证方》)汤火伤灼:丝瓜叶焙研,入辰粉一钱,蜜调搽之。生者捣敷。一日即好也。(《海上名方》)鱼脐疗疮:丝瓜叶(即虞刺叶也)、连须葱白、韭菜等分,同入石钵内,研烂取汁,以热酒和服。以渣贴腋下,病在左手贴左腋,右手贴右腋;病在左脚贴左胯,右脚,贴右胯;在中贴心、脐。用帛缚住,候肉下红线处皆白则散矣。如有潮热,亦用此法。却令人抱住,恐其颠倒则难救矣。(危氏《得效方》)

藤根

【气味】同叶。

【主治】齿䘌脑漏,杀虫解毒(时珍)。

【附方】新八。预解痘毒:五六月取丝瓜蔓上卷须阴干,至正月初一日子时,用二两半煎汤(父母只令一人知),温浴小儿身面上下,以去胎毒,永不出痘,纵出亦少也。(《体仁汇编》)诸疮久溃:丝瓜老根熬水扫之,大凉即愈。(《应验方》)喉风肿痛:丝瓜根,以瓦瓶盛水浸,饮之。(《海上名方》)脑崩流汁,鼻中时时流臭黄水,脑痛,名控脑砂,有虫食脑中也:用丝瓜藤近根三五尺,烧存性。每服一钱,温酒下,以愈为度。(《医学正传》)牙宣露痛:《海上妙方》:用丝瓜藤阴干,临时火煅存性,研搽即止,最妙。《惠生堂方》:用丝瓜藤一握,川椒一撮,灯心一把,水煎浓汁,漱吐,其痛立住如神。咽喉骨鲠:七月七日,取丝瓜根阴干,烧存性。每服二钱,以原鲠物煮汤服之。(笔峰《杂兴》)

【附录】天罗勒(《拾遗》)。

藏器曰:生江南平地。主溪毒,揉碎敷之。

时珍曰：陈氏注此不详。又江南呼丝瓜为天罗，疑即此物，然无的据，姑附之。

苦瓜（《救荒》）

【释名】锦荔枝（《救荒》）、癞葡萄。

时珍曰：苦以味名。瓜及荔枝、葡萄，皆以实及茎、叶相似得名。

【集解】周定王曰：锦荔枝即癞葡萄，蔓延草木。茎长七八尺，茎有毛涩。叶似野葡萄，而花又开黄花。实大如鸡子，有皱纹，似荔枝。

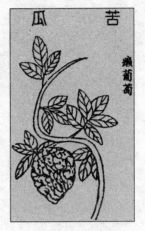

时珍曰：苦瓜原出南番，今闽、广皆种之。五月下子，生苗引蔓，茎叶卷须，并如葡萄而小。七、八月开小黄花，五瓣如碗形。结瓜长者四、五寸，短者二三寸，青色，皮上痱瘟如癞及荔枝壳状，熟则黄色自裂，内有红瓤裹子。瓤味甘可食。其子形扁如瓜子，亦有痱瘟。南人以青皮煮肉及盐酱充蔬，苦涩有青气。按费信《星槎胜览》云：苏门答刺国一等瓜，皮若荔枝，未剖时甚臭如烂蒜，剖开如囊，味如酥，香甜可口。疑此即苦瓜也。

瓜

【气味】苦，寒，无毒。

【主治】除邪热，解劳乏，清心明目（时珍《生生编》）。

子

【气味】苦、甘，无毒。

【主治】益气壮阳（时珍）。

紫菜（《食疗》）

【释名】紫䓹（音软）。

【集解】诜曰：紫菜生南海中，附石。正青色，取而干之则紫色。

时珍曰：闽、越海边悉有之。大叶而薄。彼人捼成饼状，晒干货之，其色正紫，亦石衣之属也。

【气味】甘，寒，无毒。

藏器曰：多食令人腹痛发气，吐白沫。饮热醋少许，即消。

【主治】热气烦塞咽喉，煮汁饮之（孟诜）。病瘿瘤脚气者，宜食之（时珍）。

【发明】震亨曰：凡瘿结积块之疾，宜常食紫菜，乃成能软坚之义。

石莼(《拾遗》)

【校正】自草部移入此。

【集解】藏器曰:石莼生南海,附石而生。似紫菜,色青。

【气味】甘,平,无毒。

【主治】下水,利小便(藏器)。主风秘不通,五膈气,并脐下结气,煮汁饮之。胡人用治疳疾(李珣)。

石花菜(《食鉴》)

【释名】琼枝。

时珍曰:并以形名也。

【集解】时珍曰:石花菜生南海沙石间。高二三寸,状如珊瑚,有红、白二色,枝上有细齿。以沸汤泡去砂屑,沃以姜、醋,食之甚脆。其根埋沙中,可再生枝也。一种稍粗而似鸡爪者,谓之鸡脚菜,味更佳。二物久浸皆化成胶冻也。郭璞《海赋》所谓水物则玉珧海月,土肉石华,即此物也。

【气味】甘、咸,大寒,滑,无毒。

【主治】去上焦浮热,发下部虚寒(宁原)。

鹿角菜(《食性》)

【释名】猴葵。

时珍曰:按沈怀远《南越志》云:猴葵一名鹿角。盖鹿角以形名,猴葵因其性滑也。

【集解】士良曰:鹿角菜生海州、登、莱、沂、密诸处海中。

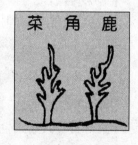

菜角鹿

时珍曰:鹿角菜,生东南海中石崖间。长三四寸,大如铁线,分丫如鹿角状,紫黄色。土人采曝,货为海错。以水洗醋拌,则胀起如新,味极滑美。若久浸则化如胶状,女人用以梳发,粘而不乱。

【气味】甘,大寒,滑,无毒。

诜曰:微毒。丈夫不可久食,发痼疾,损腰肾、经络、血气,令人脚冷痹,少颜色。

【主治】下热风气,疗小儿骨蒸热劳。服丹石人食之,能下石力(士良)。解面热(大明)。

龙须菜(《纲目》)

【集解】时珍曰:龙须菜生东南海边石上。丛生无枝,叶状如柳,根须长者尺余,白色。以醋浸食之,和肉蒸食亦佳。《博物志》一种石发似指此物,与石衣之石发同名也。

【气味】甘,寒,无毒。

【主治】瘿结热气,利小便(时珍)。

睡菜(《纲目》)

【释名】瞑菜(瞑音眠)绰菜、醉草、懒妇箴(《记事珠》。未详)。

【集解】时珍曰:按嵇含《南方草木状》云:绰菜夏生池沼间。叶类慈菇,根如藕条。南海人食之,令人思睡,呼为瞑菜。段公路《北户录》云:睡菜五、六月生田塘中。土人采根为盐菹,食之好睡。郭宪《洞冥记》有却睡草,食之令人不睡,与此相反也。珍按苦菜、龙葵皆能使人不睡。却睡之草,其此类乎?

【气味】甘、微苦,寒,无毒。

【主治】心膈邪热不得眠(时珍)。

芝(《本经》上品)

【校正】并入《本经》青、赤、黄、白、黑、紫六芝。

【释名】茵(音囷)。

时珍曰:芝本作之,篆文象草生地上之形。后人借之字为语辞,遂加草以别之也。《尔雅》云:茵,芝也。注云:一岁三华瑞草。或曰生于刚处曰菌,生于柔处曰芝。昔四皓采芝,群仙服食,则芝亦菌属可食者,故移入菜部。

青芝一名龙芝(《本经》)

【气味】酸,平,无毒。

时珍曰:五色之芝,配以五行之味,盖亦据理而已,未必其味便随五色也。即如五畜以羊属火,五果以杏配心,皆云味苦之义。

之才曰:青、赤、黄、白、黑、紫六芝,并以薯蓣为之使,得发良,得麻子仁、白瓜子、牡桂甚益人,恶常山,畏扁青、茵陈蒿。

【主治】明目,补肝气,安精魂。仁恕。久食,轻身不老,延年神仙。(《本经》)。不忘强志(《唐本》)。

赤芝一名丹芝(《本经》)

【气味】苦,平,无毒。

【主治】胸中结,益心气,补中,增智慧,不忘。久食,轻身不老,延年神仙(《本经》)。

黄芝一名金芝(《本经》)

【气味】甘,平,无毒。

【主治】心腹五邪,益脾气,安神,忠信和乐。久食,轻身不老,延年神仙(《本经》)。

白芝一名玉芝(《本经》)、素芝

【气味】辛,平,无毒。

【主治】咳逆上气,益肺气,通利口鼻,强志意,勇悍,安魄。久食,轻身不老,延年神仙(《本经》)。

黑芝一名玄芝(《本经》)

【气味】咸,平,无毒。

【主治】癃,利水道,益肾气,通九窍,聪察。久服,轻身不老,延年神仙(《本经》)。

紫芝一名木芝(《本经》)

【气味】甘,温,无毒。

甄权曰:平。

【主治】耳聋,利关节,保神,益精气,坚筋骨,好颜色。久服,轻身不老延年(《本经》)。疗虚劳,治痔(时珍)。

【附方】新一。紫芝丸:治虚劳短气,胸胁苦伤,手足逆冷,或时烦躁口干,目视䀮䀮,腹内时痛,不思饮食,此药安神保精也:紫芝一两半,山芋(焙)、天雄(炮去皮)、柏子仁(炒)、巴戟天(去心)、白茯苓(去皮)、枳实(去瓤麸炒)各三钱五分,生地黄(焙)、麦门冬(去心焙)、五味子(炒)、半夏(制炒)、附子(炒去皮)、牡丹皮、人参各七钱五分,远志(去心)、蓼实各二钱五分,瓜子仁(炒)、泽泻各五钱,为末,炼蜜丸梧子大。每服十五丸,渐至三十丸,温酒下,日三服。(《圣济总录》)

木耳(《本经》中品)

【校正】自桑根白皮条分出。

【释名】木檽(而、软二音)。木菌(窘、卷二音)。木纵(音纵)。树鸡(韩文)、木蛾。

时珍曰:木耳生于朽木之上,无枝叶,乃湿热余气所生。曰耳曰蛾,象形也。曰纵,以软湿者佳也。曰鸡曰纵,因味似也。南楚人谓鸡为纵。曰菌,犹蜠也,亦象形也。蜠乃贝子之名。或曰：地生为菌，木生为蛾。北人曰蛾，南人曰蕈。

【集解】《别录》曰：五木耳生犍为山谷。六月多雨时采，即曝干。

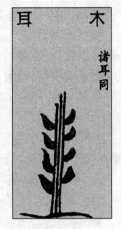

木耳

诸耳同

时珍曰：木耳各木皆生，其良毒亦必随木性，不可不审。然今货者，亦多杂木，惟桑、柳、楮、榆之耳为多云。

【气味】甘，平，有小毒。

权曰：蕈耳，古槐、桑树上者良，柘木者次之。其余树上，多动风气，发痼疾，令人肋下急，损经络背膊，闷人。

藏器曰：木耳，恶蛇、虫从下过者，有毒。枫木上生者，令人笑不止。采归色变者有毒，夜视有光者、欲烂不生虫者并有毒，并生捣冬瓜蔓汁解之。

时珍曰：按张仲景云：木耳赤色及仰生者，并不可食。

【主治】益气不饥，轻身强志（《本经》）。断谷治痔（时珍）。

【发明】颖曰：一人患痔，诸药不效，用木耳煮羹食之而愈，极验。

时珍曰：按《生生编》云：柳蛾补胃，木耳衰精。言老柳之蛾能补胃理气。木耳乃朽木所生，得一阴之气，故有衰精冷肾之害也。

【附方】新六。眼流冷泪：木耳一两（烧存性），木贼一两，为末。每服二钱，以清米泔煎服。（《惠济方》）血注脚疮：桑耳、楮耳、牛屎菰各五钱，胎发灰（男用女，女用男）三钱，研末，油和涂之，或干涂之。（《奇效良方》）崩中漏下：木耳半斤，炒见烟，为末，每服二钱一分，头发灰三分，共二钱四分，以应二十四气。好酒调服，出汗。（孙氏《集效方》）新久泄痢：干木耳一两（炒），鹿角胶二钱半（炒），为末。每服三钱，温酒调下，日二。（《御药院方》）血痢下血：木耳（炒研）五钱，酒服即可。亦用井花水服。或以水煮盐、醋食之，以汁送下。（《普济方》）一切牙痛：木耳、荆芥等分，煎汤频漱。（《普济方》）

桑耳

【释名】桑檽（《唐本》）、桑蛾（《宋本》）、桑鸡（《纲目》）、桑黄（《药性》）、桑臣（《药性》）、桑上寄生。

弘景曰：断谷方：桑檽又呼为桑上寄生。名同物异也。

时珍曰：桑檽以下皆软耳之名，桑黄以下皆硬菰之名，其功性则一也。

【气味】甘，平，有毒。

诜曰：寒，无毒。

权曰：桑、槐耳：甘、辛，平，无毒。

【主治】黑者，主女人漏下赤白汁，血病癥瘕积聚，阴痛，阴阳寒热，无子（《本经》）。疗月水不调。其黄熟陈白者，止久泄，益气不饥。其金色者，治癖饮积聚，腹痛金疮（《别录》）。治女子崩中带下，月闭血凝，产后血凝，男子疝癖（甄权）。止血衄，肠风泻血，妇人心腹痛（大明）。利五脏，宣肠胃气，排毒气。压丹石人发热，和葱、豉作羹食（孟诜）。

本草原典

【附方】旧三,新十一。少小鼻衄,小劳辄出:桑耳熬焦捣末,每发时,以杏仁大塞鼻中,数度即可断。(《肘后方》)五痔下血:桑耳作羹,空心饱食,三日一作。待孔卒痛如鸟啄状,取大、小豆各一升合捣,作两囊蒸之,及热,更互坐之,即瘥。(《外台》)脱肛泻血不止:用桑黄一两,熟附子一两,为末,炼蜜丸梧子大,每米饮下二十丸。(《圣惠》)血淋疼痛:桑黄、槲白皮各二钱,水煎服,日一次。(《圣惠方》)月水不断,肉色黄瘦,血竭暂止,数日复发,小劳辄剧,久疾失治者,皆可服之:桑黄焙研,每服二钱,食前热酒下,日二服。(《普济方》)崩中漏下:桑耳炒黑为末,酒服方寸匕,日三服取效。(《千金方》)赤白带下:桑耳切碎,酒煎服。(苏颂《图经》)遗尿且涩:桑耳为末,每酒下方寸匕,日三服。(《圣济总录》)留饮宿食:桑耳二两,巴豆一两(去皮),五升米下蒸过,和枣膏捣丸麻子大。每服一二丸,取利止。(《范汪方》)心下急痛:桑耳烧存性,热酒服二钱。(《集简方》)瘰疬溃烂:桑黄菰五钱,水红豆一两,百草霜三钱,青苔二钱,片脑一分,为末,鸡子白调敷,以车前、艾叶、桑皮煎汤洗之。(《纂要奇方》)咽喉痹痛:五月五日,收桑上木耳,白如鱼鳞者,临时捣碎,绵包弹子大,蜜汤浸,含之立效。(《便民方》)面上黑斑:桑耳焙研,每食后热汤服一钱,一月愈。(《摘玄方》)足趾肉刺:先以汤浸,刮去一层,用黑木耳贴之,自消烂不痛。(《近效方》)

槐耳

【释名】槐檽(《唐本》)、槐菌(《唐本》)、槐鸡(《蜀本》)、赤鸡(《纲目》)、槐蛾。

恭曰:此槐树上菌也。当取坚如桑耳者。

权曰:煮浆粥安槐木上,草覆之,即生蕈耳。

【气味】苦、辛、平,无毒。

【主治】五痔脱肛,下血心痛,妇人阴中疮痛(苏恭)。治风破血,益力(甄权)。

【附方】旧三,新三。肠痔下血:槐树上木耳,为末。饮服方寸匕,日三服。(《肘后方》)崩中下血,不问年月远近:用槐耳烧存性,为末。每服方寸匕,温酒下。(《产宝》方)产后血疼,欲死者:槐鸡半两为末,酒浓煎饮服,立愈。(《妇人良方》)蛔虫心痛:槐木耳烧存性,为末,水服枣许。若不止,饮热水一升,蛔虫立出。(张文仲《备急方》)月水不断,劳损黄瘦,暂止复发,小劳辄剧者:槐蛾(炒黄)、赤石脂各一两,为末,食前热酒服二钱。桑黄亦可。(《圣惠方》)脏毒下血:槐耳(烧)二两,干漆(烧)一两,为末。每服一钱,温酒下。(《圣济总录》)

榆耳八月采之。

【主治】令人不饥(时珍)。

【附方】新一。服食方:《淮南万毕术》云:八月榆檽,以美酒渍曝,同青粱米、紫苋实蒸熟为末。每服三指撮,酒下,令人辟谷不饥。

柳耳

【主治】补胃理气(时珍)。

【附方1新一。反胃吐痰:柳树蕈五、七个,煎汤服即愈。(《活人心统》)

柘耳

【释名】柘黄。

【主治】肺痈咳唾脓血腥臭,不问脓成未成。用一两研末,同百齿霜二钱,糊丸梧子大。米饮下三十丸,效甚捷(时珍)。

杨栌耳

藏器曰:出南山。

【气味】平,无毒。

【主治】老血结块,破血止血,煮服之(藏器)。

杉菌(宋《图经》)

【集解】颂曰:杉菌出宜州。生积年杉木上,状若菌。采无时。

【气味】甘、辛,微温,无毒。

【主治】心脾气疼,及暴心痛(苏颂)。

皂荚蕈(《纲目》)

【集解】时珍曰:生皂荚树上木耳也。不可食。采得焙干备用。

【气味】辛,有毒。

【主治】积垢作痛,泡汤饮之,微泄效。未已再服。又治肿毒初起,磨醋涂之,良(时珍)。

【附方】新一。肠风泻血:皂角树上蕈,瓦焙为末。每服一钱,温酒下。(许学士《本事方》)

香蕈(《日用》)

【释名】时珍曰:蕈从覃。覃,延也。蕈味隽永,有覃延之意。

【集解】瑞曰:蕈生桐、柳、枳棋木上。紫色者名香蕈,白色者名肉蕈,皆因湿气熏蒸而成。生山僻处者,有毒杀人。

颖曰:香蕈生深山烂枫木上。小于菌而薄,黄黑色,味甚香美,最为佳品。

时珍曰:蕈品不一。宋人陈仁玉著《菌谱》甚详。今录其略于此云:芝、菌,皆气苗也。自商山茹芝,而五台天花,亦甲群汇。仙居介乎天台、括苍之间,丛山入天,仙灵所宫,爰产异菌。林居岩栖者,左右芼之,乃藜苋之至腴。近或以羞王公、登玉食矣。一曰合蕈,又名台蕈,生台之韦羌山。寒极雪收,春气欲动,土松芽活,此菌候也。其质外褐色,肌理玉洁,芳香韵味,一发釜鬲,闻于百步。山人曝干以售,香味减于生者。他山虽产,其柄高而香劣,不及矣。二曰稠膏蕈,生孟溪诸山。秋中雨零露浸,酿山膏木腴,发为菌花。生绝顶树杪,初如蕊珠,圆莹类轻酥滴乳,浅黄白色,味尤甘。已乃张伞大若掌,味顿渝矣。春时亦生而膏液少。食之之法,下鼎似沸,漉起参和众味,而特全于酒。切勿搅动,则涎腥不可食矣。亦可蒸熟致远。三曰松蕈,生松阴,采无时。凡物松出,无不可爱者。四曰麦蕈,生溪边沙壤中。味殊美,绝类蘑菰。五曰玉蕈,初寒时生,洁皙可爱。作羹微韧。俗名寒蒲蕈。六曰黄蕈,丛生山中。黄色,俗名黄缵蕈,又名黄狷。七曰紫蕈,赭紫色,产山中,为下品。八曰四季蕈,生林木中,味甘而肌理粗峭。九曰鹅膏蕈,生高山中,状类鹅子,久而伞开。味殊甘滑,不减稠膏。然与杜蕈相乱,不可不慎。杜蕈,土菌也。

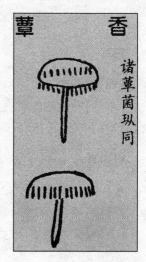

香蕈

诸草菌狖同

【气味】甘,平,无毒。

【主治】益气不饥,治风破血(吴瑞)。松蕈:治溲浊不禁,食之有效(《菌谱》)。

葛花菜(《纲目》)

【释名】葛乳。

时珍曰:诸名山皆有之,惟太和山采取,云乃葛之精华也。秋霜浮空,如芝、菌涌生地上,其色赤脆,盖蕈类也。

【气味】苦、甘,无毒。

【主治】醒神,治酒积(时珍。《太和山志》)。

天花蕈(《日用》)

【释名】天花菜。

【集解】瑞曰:天花菜出山西五台山。形如松花而大,香气如蕈,白色,食之甚美。

时珍曰:五台多蛇蕈,感其气而生,故味美而无益,其价颇珍。段成式《酉阳杂俎》云:代北有树鸡,如杯棬,俗呼胡孙眼。其此类欤?

【气味】甘,平,无毒。

时珍曰:按《正要》云:有毒。

【主治】益气,杀虫(吴瑞)。

蘑菰蕈（《纲目》）

【释名】肉蕈。

【集解】时珍曰：蘑菰出山东、淮北诸处。埋桑、楮诸木于土中，浇以米泔，待菰生采之。长二三寸，本小末大，白色柔软，其中空虚，状如未开玉簪花。俗名鸡腿蘑菰，谓其味如鸡也。一种状如羊肚，有蜂窠眼者，名羊肚菜。

【气味】甘，寒，无毒。

《正要》曰：有毒。动气发病，不可多食。

【主治】益肠胃，化痰理气（时珍。出《生生编》）。

鸡𡎸（《纲目》）

【释名】鸡菌。

时珍曰：南人谓为鸡𡎸，皆言其味似之也。

【集解】时珍曰：鸡𡎸出云南，生沙地间丁蕈也。高脚伞头。土人采烘寄远，以充方物。点茶、烹肉皆宜。气味皆似香蕈，而不及其风韵也。又广西横州出雷菌，遇雷过即生，须疾采之，稍迟则腐或老，故名。作羹甚美，亦如鸡纵之属。此数种其价并珍。

【气味】甘，平，无毒。

【主治】益胃清神，治痔（时珍）。

舵菜（《纲目》）

【集解】时珍曰：此即海舶舵上所生菌也。亦不多得。

【气味】咸、甘，寒，无毒。

【主治】瘿结气，痰饮（时珍）。

土菌（《拾遗》）

【校正】自草部移入此。

【释名】杜蕈（《菌谱》）、地蕈（《拾遗》）、菰子（《食物》）、地鸡（《尔雅》）、獐头。

藏器曰：地生者为菌，木生者为檽。江东人呼为蕈。《尔雅》云：中馗，菌也。孙炎注云：地蕈子也。或云地鸡，亦云獐头。郭璞注云：地蕈似钉盖，江东名为土菌，可啖。凡菌从地中出者，皆主疮疥，牛粪上黑菌尤佳。若烧灰地上经秋雨，生菌重台者，名仙人帽，大主血病。

时珍曰：中馗神名，又槌名也。此菌钉上若伞，其状如槌及中馗之帽，故以名之。

【气味】甘,寒,有毒。

诜曰:菌子有数般,槐树上者良。野田中者有毒杀人,又多发冷气,令人腹中微微痛,发五脏风,拥经脉,动痔病,令人昏昏多睡,背膊四肢无力。

藏器曰:菌,冬春无毒,夏秋有毒,有蛇、虫从下过也。夜中有光者,欲烂无虫者,煮之不熟者,煮讫照人无影者,上有毛下无纹者,仰卷赤色者,并有毒杀人。中其毒者,地浆及粪汁解之。

颖曰:凡煮菌,投以姜屑、饭粒,若色黑者杀人,否则无毒。

时珍曰:按《菌谱》云:杜蕈生土中,与山中鹅膏蕈相乱。俗言毒蠚之气所成,食之杀人。甚美有恶,食肉不食马肝,未为不知味也。凡中其毒者,必笑不止。解之以苦茗、白矾,酌新水并咽之,无不立愈。又按杨士瀛《直指方》云:广南人杀毒蛇,覆之以草,以水洒之,数日菌生。采干为末,入酒毒人。遇再饮酒,毒发立死。又陈氏《拾遗》云:南夷以胡蔓草毒人至死,悬尸于树,汁滴地上,生菌子收之,名菌药,毒人至烈。此皆不可不知,故并记之。马勃亦菌类,见草部。

【主治】烧灰,敷疮疥(藏器)。

【附方】新一。疗肿:黑牯牛撒粪石上,待生菌子,焙干,豨莶草等分为末。以竹简去两头,紧缚,合住疗上。用水和末一钱,入筒内。少顷沸起,则根拔出。未出,再作二三次。(《医学正传》)

地芩

《别录》曰:味苦,无毒。主小儿痫,除邪养胎,风痹洗洗寒热,目中青翳,女子带下。牛腐木积草处。天雨生盖,如朝生,黄白色。四月采之。

时珍曰:此即鬼盖之色黄白者,其功亦相近。

鬼笔(《拾遗》)

藏器曰:鬼笔生粪秽处。头如笔,紫色。朝生暮死,名朝生暮落花。小儿呼为狗溺苔。主治疮疽墨疥痈瘘。并晒干研末,和油涂之。凡菌从地出者,皆主疮疥,牛粪上黑菌尤佳。

时珍曰:此亦鬼盖之类而无伞者。红紫松虚,如花之状,故得花名。研末,敷下疳疮。

竹蓐(《食疗》)

【校正】并入《拾遗》竹肉。

【释名】竹肉(《拾遗》)、竹菰(《纲目》)、竹蕈。

时珍曰:草更生曰蓐,得溽湿之气而成也。陈藏器《本草》作竹肉,因其味也。

【集解】诜曰:慈竹林夏月逢雨,滴汁着地生蓐。似鹿角,白色,可食。

时珍曰:此即竹菰也。生朽竹根节上。状如木耳,红色。段成式《酉阳杂俎》云:江淮有竹肉,大如弹丸,味如白树鸡。即此物也。惟苦竹生者有毒耳。

【气味】甘、咸,寒,无毒。

藏器曰:苦竹肉:有大毒。

【主治】一切赤白痢,和姜、酱食之(孟诜)。苦竹肉:灰汁炼过食,杀三虫毒邪气,破老血(藏器)。

雚菌(音桓郡。《本经》下品)

【校正】自草部移入此。

【释名】雚芦(《本经》)。

时珍曰:雚当作萑,乃芦苇之属,此菌生于其下,故名也。若雚音观,乃鸟名,与萑芦无关。

【集解】《别录》曰:雚菌生东海池泽及渤海章武。八月采,阴干。

弘景曰:出北来,此亦无有。形状似菌,云鹳屎所化生,一名鹳菌。单末之,猪肉臛和食,可以遣蛔虫。

保升曰:今出沧州。秋雨以时即有,天旱久霖即稀。晒干者良。

【气味】咸,平,有小毒。

《别录》曰:甘,微温。

权曰:苦。得酒良,畏鸡子。

【主治】心痛,温中,去长虫白癣蛲虫,蛇螫毒,癥瘕诸虫(《本经》)。疽蜗,去蛔虫、寸白,恶疮(《别录》)。除腹内冷痛,治白秃(甄权)。

【附方】旧一。蛔虫攻心如刺,吐清汁者:萑菌一两杵末,羊肉臛和食之,日一顿,大效。(《外台秘要》)

【附录】蜀格

《别录》曰:味苦,平,无毒。主寒热痿痹,女子带下痈肿。生山阳,如萑菌而有刺。

地耳(《别录》)

【校正】自有名未用移入此。

【释名】地踏菰(《纲目》)。

【集解】《别录》曰:地耳生丘陵,如碧石青也。

时珍曰:地耳亦石耳之属,生于地者也。状如木耳。春夏生雨中,雨后即早采之,见日即不堪。俗名地踏菰是也。

【气味】甘,寒,无毒。

【主治】明目益气,令人有子(《别录》)。

石耳(《日用》)

【释名】灵芝(《灵苑方》)。

【集解】瑞曰:石耳生天台、四明、河南、宣州、黄山、巴西、边徼诸山石崖上,远望如烟。

时珍曰:庐山亦多,状如地耳。山僧采曝馈远。洗去沙土,作茹胜于木耳,佳品也。

【气味】甘,平,无毒。

颖曰:冷。

段成式曰:热。

【主治】久食益色,至老不改,令人不饥,大小便少(吴瑞)。明目益精(时珍)。

【附方】新一。泻血脱肛:石耳五两(炒),白枯矾一两,密陀僧半两,为末,蒸饼丸梧子大,每米饮下二十丸。(《普济方》)

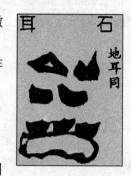

石 耳
地耳同

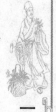

本草纲目果部第二十九卷

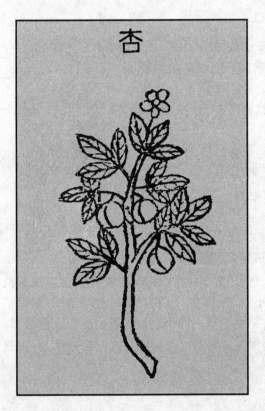

杏

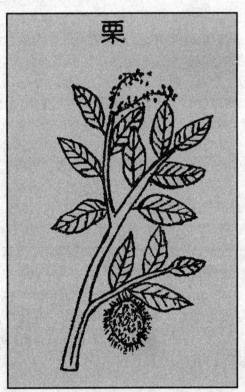

栗

本草纲目果部第二十九卷

李(《别录》下品)

【释名】嘉庆子。

时珍曰:按罗愿《尔雅翼》云:李乃木之多子者,故字从木、子。窃谓木之多子者多矣,何独李称木子耶? 按《素问》言:李味酸属肝,东方之果也。则李于五果属木,故得专称尔。今人呼干李为嘉庆子。按韦述《两京记》云:东都嘉庆坊有美李,人称为嘉庆子。久之称谓既熟,不复知其所自矣。梵书名李曰居陵迦。

【集解】弘景曰:李类甚多。京口有麦李,麦秀时熟,小而肥甜,核不入药。姑熟有南居李,解核如杏子形者,入药为佳。

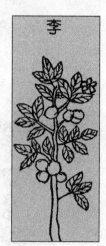

时珍曰:李,绿叶白花,树能耐久,其种近百。其子大者如杯如卵,小者如弹如樱。其味有甘、酸、苦、涩数种。其色有青、绿、紫、朱、黄、赤、缥绮、胭脂、青皮、紫灰之殊。其形有牛心、马肝、奈李、杏李、水李、离核、合核、无核、匾缝之异。其产有武陵、房陵诸李。早则麦李、御李,四月熟。迟则晚李、冬李,十月、十一月熟。又有季春李,冬花春实也。按王祯《农书》云:北方一种御黄李,形大而肉厚核小,甘香而美。江南建宁一种均亭李,紫而肥大,味甘如蜜。有擘李,熟则自裂。有糕李,肥粘如糕。皆李之嘉美者也。今人用盐曝、糖藏、蜜煎为果,惟曝干白李有益。其法:夏李色黄时摘之,以盐挼去汁,合盐晒萎,去核复晒干,荐酒、作餪皆佳。

实

【气味】苦、酸,微温,无毒。

时珍曰:李味甘酸,其苦涩者不可食。不沉水者有毒,不可食。

宗奭曰:不可合浆水食,发霍乱,涩气而然。服术人忌之。

【主治】暴食,去痼热,调中(《别录》)。去骨节间劳热(孟诜)。肝病宜食之(思邈)。

核仁

【气味】苦,平,无毒。

【主治】僵仆踒折，瘀血骨痛（《别录》）。令人好颜色（吴普）。治女子少腹肿满。利小肠，下水气，除浮肿（甄权）。治面䵟黑子（苏颂）。

【附方】旧一，新一。女人面䵟：用李核仁去皮细研，以鸡子白和如稀饧涂之。至旦以浆水洗去，后涂胡粉。不过五六日效。忌见风。（崔元亮《海上方》）蝎虿螫痛：苦李仁嚼涂之，良。（《古今录验》）

根白皮

【修治】时珍曰：李根皮取东行者，刮去皱皮，炙黄入药用。《别录》不言用何等李根，亦不言其味。但《药性论》云：入药用苦李根皮，味咸。而张仲景治奔豚气，奔豚汤中用甘李根白皮。则甘、苦二种皆可用欤？

【气味】大寒，无毒。

大明曰：凉，无毒。

【主治】消渴，止心烦逆奔豚气（《别录》）。治疮（吴普）。煎水含漱，治齿痛（弘景）。煎汁饮，主赤白痢（大明）。炙黄煎汤，日再饮之，治女人卒赤白下，有验（孟诜）。治小儿暴热，解丹毒（时珍）。苦李根皮：味咸，治脚下气，主热毒烦躁。煮汁服，止消渴（甄权）。

【附方】新二。小儿丹毒，从两股走及阴头：用李根烧为末，以田中流水和涂之。（《千金》）咽喉卒塞，无药处，以皂角末吹鼻取嚏：仍以李树近根皮，磨水涂喉外，良验。（《菽园杂记》）

花

【气味】苦，香，无毒。

【主治】令人面泽，去粉滓䵟黵（时珍）。

【附方】新一。面黑粉滓：用李花、梨花、樱桃花、白蜀葵花、白莲花、红莲花、旋复花、秦椒各六两，桃花、木瓜花、丁香、沉香、青木香、钟乳粉各三两，珍珠、玉屑各二两，蜀水花一两，大豆末七合，为细末瓶收。每日盥靧，用洗手面，百日光洁如玉也。（《普济方》）

叶

【气味】甘、酸，平，无毒。

【主治】小儿壮热，痁疾惊痫，煎汤浴之，良（大明）。

【附方】新一。恶刺疮痛：李叶、枣叶捣汁点之，效。（《千金》）

树　胶

【气味】苦，寒，无毒。

【主治】目臀，定痛消肿（时珍）。

【附录】徐李

《别录》有名未用曰：生太山之阴。树如李而小。其实青色，无核。熟则采食之，轻身益气延年。

时珍曰：此即无核李也。唐崔奉国家有之，乃异种也。谬言龙耳血堕地所生。

杏（《别录》下品）

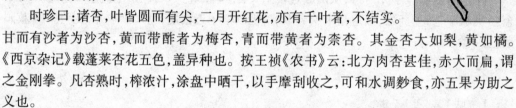

杏

【释名】甜梅。

时珍曰：杏字篆文象子在木枝之形。或云从口及从可者，并非也。《江南录》云：杨行密改杏名甜梅。

【集解】《别录》曰：杏生晋山川谷。五月采之。

颂曰：今处处有之。有数种：黄而圆者名金杏，相传种出自济南郡之分流山，彼人谓之汉帝杏，言汉武帝上苑之种也。今近汴洛皆种之，熟最早。其扁而青黄者名木杏，味酢不及之。山杏不堪入药。杏仁今以从东来人家种者为胜。

宗奭曰：金杏深赭色，核大而扁，乃接成者，其味最胜。又有白杏，熟时色青白或微黄，味甘淡而不酢。生杏可晒脯作干果食之。山杏辈只可收仁用耳。

时珍曰：诸杏，叶皆圆而有尖，二月开红花，亦有千叶者，不结实。甘而有沙者为沙杏，黄而带酢者为梅杏，青而带黄者为奈杏。其金杏大如梨，黄如橘。《西京杂记》载蓬莱杏花五色，盖异种也。按王祯《农书》云：北方肉杏甚佳，赤大而扁，谓之金刚拳。凡杏熟时，榨浓汁，涂盘中晒干，以手摩刮收之，可和水调㪟食，亦五果为助之义也。

实

【气味】酸，热，有小毒。生食多，伤筋骨（《别录》）。

扁鹊曰：多食动宿疾，令人目盲、须眉落。

源曰：多食，生痰热，昏精神。产妇尤忌之。

【主治】曝脯食，止渴，去冷热毒。心之果，心病宜食之（思邈）。

核仁

【修治】《别录》曰：五月采之。

时珍曰：治风寒肺病药中，亦有连皮尖用者，取其发散也。

【气味】甘（苦），温（冷利），有小毒。两仁者杀人，可以毒狗。

时珍曰：凡杏、桃诸花皆五出。若六出必双仁，为其反常，故有毒也。

徐之才曰：得火良。恶黄芩、黄芪、葛根，畏蘘草。

【主治】咳逆上气雷鸣，喉痹，下气，产乳金疮，寒心奔豚（《本经》）。惊痫，心下烦热，风气往来，时行头痛，解肌，消心下急满痛，杀狗毒（《别录》）。解锡毒（之才）。治腹痹不

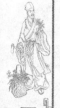

通，发汗，主温病脚气，咳嗽上气喘促。入天门冬煎，润心肺。和酪作汤，润声气（甄权）。除肺热，治上焦风燥，利胸膈气逆，润大肠气秘（元素）。杀虫，治诸疮疥，消肿，去头面诸风气疹疱（时珍）。

【附方】旧三十七，新二十二。杏金丹：《左慈秘诀》云：亦名草金丹。方出浑皇子，服之长年不死。夏姬服之，寿年七百，乃仙去也。世人不信，皆由不肯精心修治故也。其法：须人罕到处。寅月镬厉杏树地下，通阳气。二月除树下草。三月离树五步作畦垄，以通水。亢旱则引泉灌溉。有霜雪则烧火树下，以救花苞。至五月杏熟自落，收仁六斗，以汤浸去皮及双仁者，用南流水三石和研，取汁两石八斗，去滓。以新铁釜用酥三斤，以糠火及炭然釜，少少磨酥至尽，乃内汁入釜。釜上安盆，盆上钻孔，用弦悬车辖至釜底，以纸塞孔，勿令泄气。初着糠火，一日三动车辖，以衮其汁。五日有露液生，十日白霜起，又二日白霜尽，即金花出，丹乃成也。开盆炙干，以翎扫下，枣肉和，丸梧子大。每服三丸，空心暖酒下。至七日宿疾皆除，喑盲挛跛、疝痔瘿痫疮肿，万病皆愈。久服通灵不死云云。衍文不录。颂曰：古方用杏仁修治如法，自朝蒸至午，便以慢火微烘，至七日乃收之。每旦空腹啖之，久久不止，驻颜延年，云是夏姬之法。然杏仁能使人血溢，少误必出血不已，或至委顿，故近人少有服者。或云服至二三年，往往或泻，或脐中出物，皆不可治也。杏酥法：颂曰：去风虚，除百病。捣烂杏仁一石，以好酒二石，研滤取汁一石五斗，入白蜜一斗五升搅匀，封于新瓮中，勿泄气。三十日看酒上酥出，即掠取纳瓷器中贮之。取其酒滓团如梨大，置空屋中，作格安之。候成饴脯状，旦服一枚，以前酒下。藏器曰：杏酪服之，润五脏，去痰嗽。生、熟吃俱可，若半生半熟服之杀人。又法：宗奭曰：治肺燥喘热，大肠秘，润五脏。用杏仁去皮研细，每一升，入水一升半，捣稠汁。入生蜜四两，甘草一寸，银、石器中慢火熬成稀膏，入酥二两同收。每夜沸汤，点服一匙。（《衍义》）万病丸：治男妇五劳七伤，一切诸疾。杏仁一斗二升，童子小便煮七次，以蜜四两拌匀，再以童便五升于碗内重蒸，取出日晒夜露数日。任意嚼食，即愈。补肺丸，治咳嗽：用杏仁二大升（山中者不用，去双仁者），以童子小便二斗浸之，春夏七日，秋冬二七日，连皮尖于砂盆中研滤取汁，煮令鱼眼沸，候软如面糊即成。以粗布摊曝之，可丸即丸服之。食前后总须服三、五十丸，茶、酒任下。忌白水粥。（刘禹锡《传信方》）咳嗽寒热，旦夕加重，少喜多嗔，面色不润，忽进忽退，积渐少食，脉弦紧者：杏仁半斤去皮尖，童子小便二斗浸七日，漉出温水淘洗，砂盆内研如泥，以小便三升煎如膏。每服一钱，熟水下。妇人室女服之，尤妙。（《千金方》）

花

【气味】苦，温，无毒。

【主治】补不足，女子伤中，寒热痹厥逆（《别录》）。

【附方】新二。妇人无子：二月丁亥日，取杏花、桃花阴干为末。戊子日和井华水服方寸匕，日三服。（《卫生易简方》）粉滓面黑干：杏花、桃花各一升，东流水浸七日。洗面三七遍，极妙。（《圣济总录》）

叶

【主治】人卒肿满，身面洪大，煮浓汁热渍，亦少少服之（《肘后》）。

枝

【主治】堕伤，取一握，水一升煮减半，入酒三合和匀，分再服，大效（苏颂）。

【附方】旧一。坠扑瘀血在内，烦闷者：用东引杏树枝三两，细剉微熬，好酒二升煎十余沸，分二服。（《塞上方》）

根

【主治】食杏仁多，致迷乱将死，切碎煎汤服，即解（时珍）。

巴旦杏（《纲目》）

【释名】八担杏（《正要》）、忽鹿麻。

【集解】时珍曰：巴旦杏，出回回旧地，今关西诸土亦有。树如杏而叶差小，实亦尖小而肉薄。其核如梅核，壳薄而仁甘美。点茶食之，味如榛子。西人以充方物。

【气味】甘，平，温，无毒。

【主治】止咳下气，消心腹逆闷（时珍。出《饮膳正要》）。

梅（《本经》中品）

【释名】时珍曰：梅古文作呆，象子在木上之形。梅乃杏类，故反杏为呆。书家讹为甘木。后作梅，从每，谐声也。或云：梅者媒也，媒合众味。故书云：若作和羹，尔惟盐梅。而梅字亦从某也。陆佃《埤雅》言梅入北方变为杏，郭璞注《尔雅》以柟为梅，皆误矣。柟即柟木，荆人呼为梅，见陆玑《草木疏》。

【集解】《别录》曰：梅实生汉中山谷。五月采实，火干。

颂曰：今襄汉、川蜀、江湖、淮岭皆有之。

时珍曰：按陆玑《诗疏》云：梅，杏类也。树、叶皆略似杏，叶有长尖，先众木而花。其实酢，曝干为脯，人羹臛齑中，又含之可以香口。子赤者材坚，子白者材脆。范成大《梅谱》云：江梅，野生者，不经栽接，花小而香，子小而硬。消梅，实圆松脆，多液无滓，惟可生啖，不入煎造。绿萼梅，枝跗皆绿。重叶梅，花叶重叠，结实多双。红梅，花色如杏。杏梅，色淡红，实扁而斑，味全似杏。鸳鸯梅，即多叶红梅也，一蒂双实。一云：苦楝接梅，则花带黑色。谭子化书云：李接桃而本强者其实毛，梅接杏而本强者其实甘。梅实采半黄者，以烟熏之为乌梅；青者盐腌曝干为白梅。亦可蜜煎、糖藏，以充果饤。熟者笮汁晒收为梅酱惟乌梅、白梅可入药。梅酱，夏月可调渴水饮之。

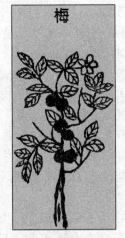

梅

实

【气味】酸,平,无毒。

大明曰:多食损齿伤筋,蚀脾胃,令人发膈上痰热。服黄精人忌食之。食梅齿齼者,嚼胡桃肉解之。《物类相感志》云:梅子同韶粉食,则不酸,不软牙。

【发明】宗奭曰:食梅则津液泄者,水生木也。津液泄则伤肾,肾属水,外为齿故也。

时珍曰:梅,花开于冬而实熟于夏,得木之全气,故其味最酸,所谓曲直作酸也。肝为乙木,胆为甲木。人之舌下有四窍,两窍通胆液,故食梅则津生者,类相感应也。故《素问》云:味过于酸,肝气以津。又云:酸走筋,筋病无多食酸。不然,物之味酸者多矣,何独梅能生津耶?

乌梅

【修治】弘景曰:用须去核,微炒之。

时珍曰:造法:取青梅篮盛,于突上熏黑。若以稻灰淋汁润湿蒸过,则肥泽不蠹。

【气味】酸,温、平,涩,无毒。

杲曰:寒。忌猪肉。

【主治】下气,除热烦满,安心,止肢体痛,偏枯不仁,死肌,去青黑痣,蚀恶肉(《本经》)。去痹,利筋脉,止下痢,好唾口干(《别录》)。水渍汁饮,治伤寒烦热(弘景)。止渴调中,去痰治疟瘴,止吐逆霍乱,除冷热痢(藏器)。治虚劳骨蒸,消酒毒,令人得睡。和建茶、干姜为丸服,止休息痢,大验(大明)。敛肺涩肠,止久嗽泻痢,反胃噎膈,蛔厥吐利,消肿涌痰,杀虫,解鱼毒、马汗毒、硫黄毒(时珍)。

白梅

【释名】盐梅、霜梅。

【修治】取大青梅以盐汁渍之,日晒夜渍,十日成矣。久乃上霜。

【气味】酸、咸,平,无毒。

【主治】和药点痣,蚀恶肉(弘景)。刺在肉中者,嚼敷之即出(孟诜)。治刀箭伤,止血,研烂敷之(大明)。乳痈肿毒,杵烂贴之,佳(汪颖)。除痰。(苏颂)。治中风惊痫,喉痹痰厥僵仆,牙关紧者,取梅肉揩擦牙龈,涎出即开。又治泻痢烦渴,霍乱吐下,下血血崩,功同乌梅(时珍)。

【附方】旧十一,新二十二。诸疮胬肉:方见上。痈疽疮肿,已溃未溃皆可用:盐白梅烧存性为末,入轻粉少许,香油调,涂四围。(王氏《易简方》)喉痹乳蛾:冰梅丸:用青梅二十枚(盐十二两,腌五日,取梅汁),入明矾三两,桔梗、白芷、防风各二两,猪牙皂角三十条,俱为细末,拌汁和梅入瓶收之。每用一枚,噙咽津液。凡中风痰厥,牙关不开,用此擦之尤佳。《总录》:用白梅包生矾末作丸含咽,或纳吞之。消渴烦闷:乌梅肉二两,微炒为末。每服二钱,水二盏,煎一盏,去滓,入豉二百粒,煎至半盏,温服。(《简要济众方》)泄痢口渴:乌梅煎汤,日饮代茶。(《扶寿精方》)产后痢渴:乌梅肉二十个,麦门冬十二分,以水一升,煮七合,细呷之。(《必效方》)赤痢腹痛:《直指》:用陈白梅同真茶、蜜水各半,煎饮之。《圣惠》:用乌梅肉(炒)、黄连各四两,为末,炼蜜丸梧子大。每米饮服二十丸,日三服。便痢脓血:乌梅一两去核,烧过为末。每服二钱,米饮下,立止。(《圣济总录》)久痢不止,肠垢已出:《肘后》:用乌梅肉二十个,水一盏,煎六分,食前分二服。《袖珍》:用乌梅肉、白梅肉各七个捣烂,入乳香末少许,杵丸梧桐子大。每服二三十丸,茶汤下,日三。大便下血,及酒痢、久痢不止:用乌梅三两,烧存性为末,醋煮米糊和,丸梧子大。每空心米饮服二十丸,日三。(《济生方》)小便尿血:乌梅,烧存性研末,醋糊丸梧子大。每服四十丸,酒下。血崩不止:乌梅肉七枚,烧存性研末。米饮服之,日二。大便不通,气奔欲死者:乌梅十颗,汤浸去核,丸枣大。纳入下部,少时即通。(《食疗本草》)

核仁

【气味】酸,平,无毒。

【主治】明目,益气,不饥(吴普)。除烦热(甄权)。治代指忽然肿痛,捣烂,和醋浸之(时珍。《肘后方》)。

花

【气味】微酸,涩,无毒。

【发明】时珍曰:白梅花古方未见用者。近时有梅花汤:用半开花,溶蜡封花口,投蜜罐中,过时以一两朵同蜜一匙点沸汤服。又有蜜渍梅花法:用白梅肉少许,浸雪水,润花,露一宿,蜜浸荐酒。又梅花粥法:用落英入熟米粥再煮食之。故杨诚斋有"蜜点梅花带露餐"及"脱蕊收将熬粥吃"之句,皆取其助雅致、清神思而已。

叶

【气味】酸,平,无毒。

【主治】休息痢及霍乱,煮浓汁饮之(大明)。

藏器曰:嵩阳子言:清水揉梅叶,洗蕉葛衣,经夏不脆。有验。

时珍曰:夏衣生霉点,梅叶煎汤洗之即去,甚妙。

【附方】旧一,新二。中水毒病,初起头痛恶寒,心烦拘急,且醒暮剧:梅叶捣汁三升饮之良。(《肘后》)下部虫䘌:梅叶、桃叶一斛,杵烂蒸极热,纳小器中,隔布坐蒸之,虫尽死也。(《外台秘要》)月水不止:梅叶(焙)、棕榈皮灰各等分为末。每服二钱,酒调下。(《圣济总录》)

根

【主治】风痹(《别录》。出土者杀人)。初生小儿,取根同桃、李根煮汤浴之,无疮热之患(崔氏《纂要》)。煎汤饮,治霍乱,止休息痢(大明)。

棚梅(《纲目》)

【集解】时珍曰:棚梅出均州太和山。相传真武折梅枝插于棚树。誓曰:吾道若成,开花结果。后果如其言。今树尚在五龙宫北,棚木梅实,杏形桃核。道士每岁采而蜜渍,以充贡献焉。棚乃榆树也。

实

【气味】甘、酸,平,无毒。

【主治】生津止渴,清神下气,消酒(时珍)。

桃(《本经》下品)

【校正】木部有《拾遗》桃橛,今并入此。

【释名】时珍曰:桃性早花,易植而子繁,故字从木、兆。十亿曰兆,言其多也。或云从兆谐声也。

【集解】《别录》曰:桃生太山川谷。

弘景曰:今处处有之。核仁入药,当取解核者种之为佳,山桃仁不堪用。

颂曰:汴东、陕西者尤大而美。大抵佳果肥美者,皆圃人以他木接成,殊失本性。入药当用本生者为佳。今市肆卖者,多杂接核之仁,为不堪也。

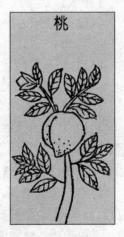

宗奭曰:山中一种桃,正合《月令》桃始华者,花多子少,不堪啖,惟堪取仁入药。汴中有油桃,小于众桃,光如涂油,不益脾胃。太原有金桃,色深黄。洛中有昆仑桃,肉深红紫色。又有饼子桃,状如香饼子。其味皆甘。

时珍曰:桃品甚多,易于栽种,且早结实。五年宜以刀劙其皮,出其脂液,则多延数年。其花有红、紫、白、千叶、二色之殊,其实有红桃、绯桃、碧桃、细桃、白桃、乌桃、金桃、银桃、胭脂桃,皆以色名者也。有绵桃、油桃、御桃、方桃、匾桃、偏核桃,皆以形名者也。有五月早桃、十月冬桃、秋桃、霜桃,皆以时名者也。并可供食。惟山中毛桃,即《尔雅》所谓榹桃者,小而多毛,核粘味恶。其仁充满多脂,可入药用,盖外不足者内有余也。冬桃一名西王母桃,一名仙人桃,即昆仑桃,形如栝蒌,表里微赤,得霜始熟。方桃形微方。匾桃出南番,形匾肉涩,核状如盒,其仁甘美。番人珍之,名波淡树,树甚高大。偏核桃出波斯,形薄而尖,头偏,状如半月,其仁酷似新罗松子,可食,性热。又杨维桢、宋濂集中并载元朝御库蟠桃,核大如碗,以为神异。按王子年《拾遗记》载:汉明帝时,常山献巨核桃,霜下始花,隆暑方熟。《玄中记》载:积石之桃,大如斗斛器。《酉阳杂俎》载:九疑有桃核,半扇可容米一升;及蜀后主有桃核杯,半扇容水五升,良久如酒味可饮。此皆桃之极大者。昔人谓桃为仙果,殆此类欤?生桃切片瀹过,曝干为脯,可充果食。又桃酢法:取烂熟桃纳瓮中,盖口七日,漉去皮核,密封二七日酢成,香美可食。《种树书》云:柿接桃则为金桃,李接桃则为李桃,梅接桃则脆。桃树生虫,煮猪头汁浇之即止。皆物性之微妙也。

实

【气味】辛、酸、甘,热,微毒。多食令人有热。

时珍曰:生桃多食,令人膨胀及生痈疖,有损无益。五果列桃为下以此。

瑞曰:桃与鳖同食,患心痛。服术人忌食之。

【主治】作脯食,益颜色(大明)。肺之果,肺病宜食之(思邈)。

冬桃,食之解劳热(时珍。出《尔雅注》)。

核仁

【修治】《别录》曰:七月采,取仁阴干。

敩曰:凡使须去皮,用白术、乌豆二味,同于柑锅中煮二伏时,漉出劈开,心黄如金色乃用。

时珍曰:桃仁行血,宜连皮、失生用。润燥活血,宜汤浸去皮、尖炒黄用。或麦麸同炒,或烧存性,各随本方。双仁者有毒,不可食,说见杏仁下。

【气味】苦、甘,平,无毒。

思邈曰:苦、甘、辛,平。

诜曰:温。

弘景曰:桃仁作酪,性冷。香附为之使。

【主治】瘀血血闭,癥瘕邪气,杀小虫(《本经》)。止咳逆上气,消心下坚硬,除卒暴击血,通月水,止心腹痛(《别录》)。治血结、血秘、血燥,通润大便,破畜血(元素)。杀三虫。又每夜嚼一枚和蜜涂手、面良(孟诜)。主血滞风痹骨蒸,肝疟寒热,鬼注疼痛,产后血病(时珍)。

【附方】旧十九,新十一。延年去风,令人光润:用桃仁五合去皮,用粳米饭浆同研,绞汁令尽,温温洗面极妙。(《千金翼》)偏风不遂,及癖疾:用桃仁二千七百枚,去皮、尖、双仁,以好酒一斗三升,浸二十一日,取出晒干杵细,作丸如梧子大。每服二十丸,以原酒吞之。(《外台秘要》)风劳毒肿挛痛,或牵引小腹及腰痛:桃仁一升去皮尖,熬令黑烟出,热研如脂膏,以酒三升搅和服,暖卧取汗。不过三度瘥。(《食医心镜》)疟疾寒热:桃仁一百枚去皮尖,乳钵内研成膏,不得犯生水,入黄丹三钱,丸梧子大。每服三丸,当发日面北温酒吞下。五月五日午时合之,忌鸡、犬、妇人。(见唐慎微《本草》)骨蒸作热:桃仁一百二十枚,留尖去皮及双仁,杵为丸,平旦井花水顿服之。令尽量饮酒至醉,仍须任意吃水。隔日一剂。百日不得食肉。(《外台秘要》)上气喘急:方见杏仁。上气咳嗽,胸满气喘:桃仁三两去皮尖，以水一大升研汁，和粳米二合煮粥食之。（《心镜》）卒得咳嗽：桃仁三升去皮杵，着器中密封，蒸熟晒干，绢袋盛，浸二斗酒中，七日可饮，日饮四五合。尸疰鬼疰，乃五尸之一，又挟鬼邪为祟。其病变动，有三十六种至九十九种。大略使人寒热淋沥，沉沉默默，不知所苦而无处不恶。累年积月，以至于死，死后复传旁人：急以桃仁五十枚研泥，水煮取四升，服之取吐。吐不尽，三四日再吐。（《肘后方》）

桃毛

毛桃实上毛也。刮取用之。

【气味】辛，平，微毒。

【主治】破血闭，下血瘕，寒热积聚，无子。带下诸疾（《别录》）。疗崩中，破癖气（大明）。治恶鬼邪气（孟诜）。

桃枭

【释名】桃奴（《别录》），枭景（同上）、神桃。

《别录》曰：此是桃实着树经冬不落者，正月采之，中实者良。

时珍曰：桃子干悬如枭首磔木之状，故名。奴者，言其不能成实也。《家宝方》谓之神桃，言其辟恶也。千叶桃花结子在树不落者，名鬼髑髅。雷敩《炮炙论》有修治之法，而方书未见用者。

敩曰：鬼髑髅，十一月采得，以酒拌蒸之，从巳至未，焙干，以铜刀切，焙取肉用。

【气味】苦，微温，有小毒。

【主治】杀百鬼精物（《本经》）。杀精魅五毒不祥，疗中恶腹痛（《别录》。颂曰：胡洽治中恶毒气蛊疰有桃枭汤。）治肺气腰痛，破血，疗心痛，酒磨暖服之（大明）。主吐血诸药不效，烧存性，研末，米汤调服，有验（汪颖）。治小儿虚汗，妇人妊娠下血，破伏梁结气，止邪疟。烧烟熏痔疮。烧黑油调，敷小儿头上肥疮软疖（时珍）。

【附方】旧三，新五。伏梁结气，在心下不散：桃奴三两为末，空心温酒，每服二钱。（《圣惠》）鬼疟寒热：树上自干桃子二、七枚为末，滴水丸梧子大，朱砂为衣。每服一丸，侵晨面东井华水下，食。（《圣济总录》）五种疟疾：《家宝》通神丸：用神桃（即桃奴）十四枚，巴豆七粒，黑豆一两。研匀，以冷水和丸梧子大，朱砂为衣。发日五更念药王菩萨七遍，井华水下一丸，立瘥。不过二次，妙不可言。（王隐君《养生主论》）妊娠下血不止：用桃枭，烧存性，研，水服取瘥。（葛洪方）盗汗不止：树上干桃子一个，霜梅二个，葱根七个，灯心二茎，陈皮一钱，稻根、大麦芽各一撮。水二钟，煎服。（《经验方》）白秃头疮：干桃一两，黑豆一合，为末，腊猪脂调搽。（《圣惠》）小儿头疮：树上干桃烧研，入腻粉、麻油调搽。（《圣惠》）食桃成病：桃枭烧灰二钱，水服取吐即愈。陆光禄说有人食桃不消化作病时，于林间得槁桃烧服，登时吐出即愈，此以类相攻也。（张文仲《备急方》）

花

【修治】《别录》曰：三月三日采，阴干之。

斅曰：桃花勿用千叶者，令人鼻衄不止，目黄。收花拣净，以绢袋盛，悬檐下令干用。

【气味】苦，平，无毒。

【主治】杀疰恶鬼，令人好颜色（《本经》）。悦泽人面，除水气，破石淋，利大小便，下三虫（《别录》）。消肿满，下恶气（苏恭）。治心腹痛及秃疮（孟诜）。利宿水痰饮积滞，治风狂。研末，敷头上肥疮，手足瘑疮（时珍）。

【附方】旧三，新十三。大便艰难：桃花为末，水服方寸匕，即通。（《千金》）产后秘塞，大、小便不通：用桃花、葵子、滑石、槟榔等分，为末。每空心葱白汤服二钱，即利。（《集验方》）心腹积痛：三月三日采桃花晒干杵末，以水服二钱匕，良。（孟诜《食疗本草》）疟疾不已：桃花为末，酒服方寸匕良。（《梅师方》）痰饮宿水：桃花散：收桃花阴干为末，温酒服一合，取利。觉虚，食少粥。不似转下药也。（崔行功《纂要方》）脚气肿痛：桃花一升，阴干为末。每温酒细呷之，一宿即消。（《外台秘要》）腰脊作痛：三月三日取桃花一斗一升，井华水三斗，曲六升，米六斗，炊熟，如常酿酒。每服一升，日三服，神良。（《千金》）脓瘘不止：桃花为末，猪脂和敷之，日二。（《千金》）头上秃疮：三月三日收未开桃花阴干，与桑椹（赤者）等分作末，以猪脂和。先取灰汁洗去痂，即涂之。（《食疗》）头上肥疮：一百五日寒食节，收桃花为末。食后以水半盏调服方寸匕，日三，甚良。（崔元亮《海上方》）黄水面疮：方同上。足上瘑疮：桃花、食盐等分杵匀，醋和敷之。（《肘后方》）雀卵面疱：桃花、冬瓜仁研末等分，蜜调敷之。（《圣惠》）干粪塞肠，胀痛不通：用毛桃花湿者一两，和面三两，作馄饨煮熟，空心食之。日午腹鸣如雷，当下恶物也。（《圣惠方》）面上粉刺，黡子如米粉：用桃花、丹砂各三两，为末。每服一钱，空心井水下，日三服。十日知，二十日小便当出黑汁，面色莹白也。（《圣惠方》）令面光华：三月三日收桃花，七月七日收鸡血，和涂面上。三二日后脱下，则光华颜色也。（《圣济总录》）

叶

颂曰：采嫩者名桃心，入药尤胜。

【气味】苦，平，无毒。

【主治】除尸虫，出疮中小虫（《别录》）。治恶气，小儿寒热客忤（大明）。疗伤寒、时气、风痹无汗，治头风，通大小便，止霍乱腹痛（时珍）。

【附方】旧九，新二。风袭项强，不得顾视：穿地作坑，煅赤，以水洒之令冷，铺生桃叶于内。卧席上，以项着坑上，蒸至汗出，良久即瘥。（《千金方》）小儿伤寒时气：用桃叶三两，水五升，煮十沸取汁，日五、六遍淋之。后烧雄鼠粪二枚服之，妙。（《伤寒类要》）二便不通：桃叶杵汁半升服。冬用桃皮。（孙真人方）霍乱腹痛吐利：桃叶三升切，水五升，煮一升三合，分二服。（《外台》）除三尸虫：桃叶杵汁，服一升。（《外台秘要》）肠痔出血：桃叶一斛杵，蒸之，纳小口器中坐，有虫自出。（《肘后方》）女人阴疮，如虫咬痒痛者：生捣桃叶，绵裹纳之，日三四易。（《食疗本草》）足上瘑疮：桃叶捣，和苦酒敷之。（《肘后方》）鼻内生疮：桃叶嫩心，杵烂塞之。无叶用枝。（《简便方》）身面癣疮：日午捣桃叶，取汁搽之。（《千金》）诸虫入耳：桃叶挼熟塞之。或捣汁滴之。或作枕，枕一夕自出。（《梅师方》）

茎及白皮

【修治】时珍曰：树皮、根皮皆可，用根皮尤良。并取东行者，刮去粗皮，取白皮入药。

【气味】苦，平，无毒。

【主治】除邪鬼中恶腹痛，去胃中热（《别录》）。治痓忤心腹痛，解蛊毒，辟疫疠，疗黄疸身目如金，杀诸疮虫（时珍）。

【附方】旧十五，新五。天行疫疠：常以东行桃枝煎熬汤浴之，佳。（《类要》）黄疸如金：晴明时，清晨勿令鸡、犬、妇人见，取东引桃根细如箸、若钗股者一握，切细，以水一大升，煎一小升，空腹顿服。后三五日，其黄离离如薄云散开，百日方平复也。黄散后，可时时饮清酒一杯，则眼中易散，否则散迟。忌食热面、猪、鱼等物。此是徐之才家秘方也。《类要》。肺热喘急：《集验》：治肺热闷喘急，客热往来，欲死，不堪服药者。用桃皮、芫花各一升，以水四升，煮取一升五合。以故布纳汁中，取薄胸口，温四肢，不盈数刻即止。（《图经》）喉痹塞痛：桃皮煮汁三升服。（《千金方》）心虚健忘：《圣惠》，令耳目聪明：用戊子日，取东引桃枝二七寸枕之。又方：五月五日日未出时，取东引桃枝刻作三寸木人，着衣领带中佩之。（《千金方》）卒得心痛：东引桃枝一把切，以酒一升，煎半升，顿服大效。（《肘后方》）鬼疰心痛：东引桃枝一握，去粗皮切，水二升，煎半升，频服。（崔氏）解中蛊毒：用东引桃白皮（烘干）、大戟、斑蝥（去足翅熬），三物等分，为末。以冷水服半方寸匕，即出。不出更服。或因酒得以酒服，因食得以食服。必效方云：此乃李饶州法也。亦可以米泔丸服。（苏颂《图经》）卒得恶疮，人不识者：取桃皮作屑纳之。（孙真人方）卒患瘰疬，不痛者：取桃树白皮贴疮上，灸二、七壮良。（孙真人方）热病口疮成蜃：桃枝煎浓汁含之。下部有疮，纳入之。（《类要》）下部蜃疮：桃白皮煮取浓汁如稀饧，入熊胆少许，以绵蘸药纳入下部疮上。（《梅师》）五痔作痛：桃根，水煎汁浸洗之，当有虫出。小儿湿癣：桃树青皮为末和醋频敷之。（《子母秘录》）狂狗咬伤：桃白皮一握，水三升，煎一升服。（《梅师方》）水肿尿短：桃皮三斤（去内外皮），秫米一斗，女曲一升，以水二斗煮桃皮，取汁一斗，以一半渍曲，一半渍秫饭，如常酿成酒。每服一合，日三次，以体中有热为候。小便多是病去。忌生冷、一切毒物。（《圣济总录》）妇人经闭，数年不通，面色萎黄，唇口青白，腹内成块，肚上筋起，腿胫或肿，桃根煎主之：用桃树根、牛蒡根、马鞭草根、牛膝、蓬藟各一斤剉，以水三斗，煎一斗去滓，更以慢火煎如饧状收之。每以热酒调服一匙。（《圣惠》）牙疼颊肿：桃白皮、柳白皮、槐白皮等分，煎酒热漱。冷则吐之。（《圣惠方》）小儿白秃：桃皮五两煎汁，入白面沐之，并服。（同上）

桃胶

【修治】时珍曰：桃茂盛时，以刀割树皮，久则胶溢出，采收，以桑灰汤浸过，曝干用。如服食，当依本方修炼。

【气味】苦，平，无毒。

【主治】炼服，保中不饥，忍风寒（《别录》）。下石淋，破血，治中恶痓忤（苏恭）。主恶鬼邪气(孟诜)。和血益气,治下痢,止痛(时珍)。

【发明】颂曰:《本草》言桃胶炼服,保中不饥。按仙方服胶法:取胶二十斤,绢袋盛,于栎木灰汁一石中,煮三五沸,取挂高处,候干再煮,如此三度,曝干研筛,蜜和丸梧子大,每空腹酒服二十丸。久服身轻不老。

时珍曰:按《抱朴子》云:桃胶以桑灰汁渍过服之,除百病,数月断谷,久则晦夜有光如月。又《列仙传》云:高丘公服桃胶得仙。古方以桃胶为仙药,而后人不复用之,岂其功亦未必如是之殊耶?

【附方】旧二,新三。虚热作渴:桃胶如弹丸大,含之佳。(《外台》)石淋作痛:桃木胶如枣大,夏以冷水三合,冬以汤三合,和服,日三服。当下石,石尽即止。(《古今录验》)血淋作痛:桃胶(炒)、木通、石膏各一钱,水一盏,煎七分,食后服。(《杨氏家藏方》)产后下痢赤白,里急后重,疗痛,用桃胶(焙干)、沉香、蒲黄(炒)各等分,为末。每服二钱,食前米饮下。(《妇人良方》)痘靥发搐黑陷者:用桃胶煎汤饮之。或水熬成膏,酒化服之,大效。(《总微论》)

桃符

【主治】中恶,精魅邪气,水煮汁服之(孟诜)。

【发明】时珍曰:《典术》云:桃乃西方之木,五木之精,仙木也。味辛气恶,故能厌伏邪气,制百鬼。今人门上用桃符以此。《玉烛宝典》云:户上着桃板辟邪,取《山海经》神荼、郁垒居东海蟠桃树下,主领众鬼之义。许慎云:羿死于桃棓。棓,杖也。故鬼畏桃,而今人用桃梗作杙橛以辟鬼也。《礼记》云:王吊则巫祝以桃茢前引,以辟不祥。茢者,桃枝作帚也。《博物志》云:桃根为印,可以召鬼。《甄异传》云:鬼但畏东南枝尔。据此诸说,则本草桃之枝、叶、根、核、桃枭、桃橛,皆辟鬼祟产忤,盖有由来矣。钱乙小儿方:疏取积热及结胸,用巴豆、硇、汞之药,以桃符煎汤下,亦是厌之之义也。

桃橛(《拾遗》)

时珍曰:橛音掘,即杙也。人多钉于地上,以镇家宅,三载者良。

【主治】卒心腹痛,鬼疰,破血,辟邪恶气胀满,煮汁服之,与桃符同功(藏器)。

【附方】新一。风虫牙痛:门下桃橛烧取汁,少少纳孔中,以蜡固之。(《圣惠方》)

桃寄生

见木部。

桃蠹虫

移入虫部。

栗(《别录》上品)

【释名】时珍曰:栗,《说文》作桌,从卤(音条),象花实下垂之状也。梵书名笃迦。

【集解】《别录》曰：栗生山阴，九月采。

时珍曰：栗但可种成，不可移栽。按《事类合璧》云：栗木高二、三丈，苞生多刺如猬毛，每枝不下四、五个苞，有青、黄、赤三色。中子或单或双，或三或四。其壳生黄熟紫，壳内有膜裹仁，九月霜降乃熟。其苞自裂而子坠者，乃可久藏，苞未裂者易腐也。其花作条，大如箸头，长四、五寸，可以点灯。栗之大者为板栗，中心扁子为栗楔。稍小者为山栗。山栗之圆而末尖者为锥栗。圆小如橡子者为莘栗。小如指顶者为茅栗，即《尔雅》所谓栭栗也，一名栵栗，可炒食之。刘恂《岭表录》异云：广中无栗。惟勤州山中有石栗，一年方熟，圆如弹子，皮厚而味如胡桃。得非栗乃水果，不宜于炎方耶？

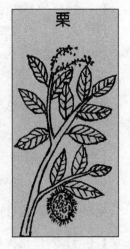

栗

实

【气味】咸，温，无毒。

诜曰：吴栗虽大味短，不如北栗。凡栗日中曝干食，即下气补益；不尔犹有木气，不补益也。火煨去汗，亦杀水气。生食则发气，蒸炒熟食则壅气。凡患风水人不宜食，味咸生水也。

恭曰：栗作粉食，胜于菱、芡；但以饲孩儿，令齿不生。

宗奭曰：小儿不可多食。生则难化，熟则滞气，膈食生虫，往往致病。

【主治】益气，厚肠胃，补肾气，令人耐饥（《别录》）。生食，治腰脚不遂（思邈）。疗筋骨断碎，肿痛瘀血，生嚼涂之，有效（苏恭）。

栗楔（音屑）

时珍曰：一球三颗，其中扁者栗楔也。

【主治】筋骨风痛（士良）。活血尤效（颂曰：今衡山合活血丹用之）。每日生食七枚，破冷痃癖。又生嚼，署恶刺，出箭头。敷瘰疬肿毒痛（大明）。

【附方】旧三，新五。小儿疳疮：生嚼栗子敷之。（《外台》）苇刺入肉：方同上。马汗入肉成疮者。方同上。（《胜金方》）马咬成疮：独颗栗子烧研敷之。（《医说》）熊虎爪伤：嚼栗敷之。（《肘后》）小儿口疮：大栗煮熟，日日与食之，甚效。（《普济》）衄血不止：宣州大栗七枚刺破，连皮烧存性，出火毒，入麝香少许研匀。每服二钱，温水下。（《圣济总录》）金刃斧伤：用独壳大栗研傅，或仓卒嚼敷亦可。（《集简方》）。

栗莍（音孚）

恭曰：栗内薄皮也。

【气味】甘，平，涩，无毒。

【主治】捣散,和蜜涂面,令光急去皱纹(苏恭)。

【附方】新二。骨鲠在咽:栗子内薄皮烧存性,研末,吹入咽中即下。《圣济总录》:用栗子肉上皮半两(为末),鲇鱼肝一个,乳香二钱半,同捣,丸梧子大。看鲠远近,以线系绵裹一丸,水润吞之,提线钓出也。

栗壳(栗之黑壳也)

【气味】同莸。

【主治】反胃消渴,煮汁饮之(孟诜)。煮汁饮,止泻血(大明)。

【附方】新一。鼻衄不止,累医不效:栗壳烧存性,研末,粥饮服二钱。(《圣惠方》)

毛球(栗外刺包也)

【主治】煮汁,洗火丹毒肿(苏恭)。

花

【主治】瘰疬(吴瑞)。

树皮

【主治】煮汁,洗沙虱、溪毒(苏恭)。疗疮毒(苏颂)。治丹毒五色无常。剥皮有刺者,煎水洗之(孟诜。出《肘后方》)。

根

【主治】偏肾气,酒煎服之(汪颖)。

天师栗(《纲目》)

【集解】时珍曰:按宋祁《益州方物记》云:天师栗,惟西蜀青城山中有之.他处无有也。云张天师学道于此所遗,故名。似栗而味美,惟独房若橡为异耳。今武当山所卖娑罗子,恐即此物也。

【气味】甘,温,无毒。

【主治】久食,已风挛(时珍。出《益州记》)。

枣(《本经》上品)

【释名】时珍曰:按陆佃《埤雅》云:大曰枣,小曰棘。棘,酸枣也。枣性高,故重朿;棘性低,故并朿。朿音次。枣、棘皆有刺针,会意也。

【集解】《别录》曰:枣生河东平泽。

弘景曰：世传河东猗氏县枣特异。今青州出者形大而核细，多膏甚甜。郁州互市者亦好，小不及耳。江东临沂、金城枣形大而虚，少脂，好者亦可用之。南枣大恶，不堪啖。

时珍曰：枣木赤心有刺。四月生小叶，尖觥光泽。五月开小花，白色微青。南北皆有，惟青、晋所出者肥大甘美，入药为良。其类甚繁，《尔雅》所载之外，郭义恭《广志》有狗牙、鸡心、牛头、羊矢、猕猴、细腰、赤心、三星、骈白之名，又有木枣、氏枣、桂枣、夕枣、灌枣、墟枣、蒸枣、白枣、丹枣、棠枣，及安邑、信都诸枣。谷城紫枣长二寸，羊角枣长三寸。密云所出小枣，脆润核细，味亦甘美，皆可充果食，不堪入药。入药须用青州及晋地晒干大枣为良。按贾思勰《齐民要术》云：凡枣全赤时，日日撼而收曝，则红皱。若半赤收者，肉未充满，干即色黄而皮皱，将赤收者，味亦不佳。《食经》作干枣法：须治净地，铺菰箔之类承枣，日晒夜露，择去胖烂，曝干收之。切而晒干者为枣脯。煮熟榨出者为枣膏，亦曰枣瓤。蒸熟者为胶枣，加以糖、蜜拌蒸则更甜；以麻油叶同蒸，则色更润泽。捣胶枣晒干者为枣油，其法取红软干枣入釜，以水仅淹平，煮沸漉出，砂盆研细，生布绞取汁，涂盘上晒干，其形如油，以手摩刮为末收之。每以一匙，投汤碗中，酸甜味足，即成美浆，用和米麨，最止饥渴、益脾胃也。卢谌《祭法》云：春祀用枣油。即此。

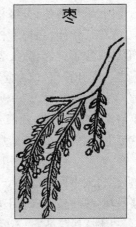

枣

生枣

【气味】甘、辛，热，无毒。多食令人寒热。凡羸瘦者不可食。

思邈曰：多食令人热渴膨胀，动脏腑，损脾元，助湿热。

大枣

【释名】干枣（《别录》）、美枣（《别录》）、良枣。

《别录》曰：八月采，曝干。

瑞曰：此即晒干大枣也。味最良美，故宜入药。今人亦有用胶枣之肥大者。

【气味】甘，平，无毒。

思邈曰：甘、辛，热，滑，无毒。

时珍曰：今人蒸枣多用糖、蜜拌过，久食最损脾、助湿热也。啖枣多，令人齿黄生蟨。故嵇康《养生论》云：齿处晋而黄，虱处头而黑。

【主治】心腹邪气，安中，养脾气，平胃气，通九窍，助十二经，补少气、少津液、身中不足，大惊四肢重，和百药。久服轻身延年（《本经》。宗奭曰：煮取肉，和脾胃药甚佳）。补中益气，坚志强力，除烦闷，疗心下悬，除肠澼。久服不饥神仙（《别录》）。润心肺，止嗽，补五脏，治虚损，除肠胃癖气。和光粉烧，治疳痢（大明）。小儿患秋痢，与蛀枣食之良（孟诜）。杀乌头、附子、天雄毒（之才）。和阴阳，调营卫，生津液（李杲）。

【附方】旧七，新十二。调和胃气：以干枣去核，缓火逼燥为末。量多少入少生姜末，白汤点服。调和胃气甚良。(《衍义》)反胃吐食：大枣一枚去核，用斑蝥一枚去头翅，入在内，煨熟去蝥，空心食之，白汤下良。小肠气痛：大枣一枚去核，用斑蝥一枚去头、足、翅，入枣内，纸包煨熟，去蝥食枣，以桂心、荜澄茄汤下。(《直指》)伤寒热病后，口干咽痛，喜唾：大枣二十枚，乌梅十枚，捣入蜜丸。含如杏核大，咽汁甚效。(《千金方》)妇人脏躁，悲伤欲哭，象若神灵，数欠者，大枣汤主之：大枣十枚，小麦一升，甘草二两，每服一两，水煎服之。亦补脾气。(《金匮》)妊娠腹痛：大红枣十四枚，烧焦为末，以小便服之。(《梅师》)大便燥塞：大枣一枚去核，入轻粉半钱缚定，煨熟食之，仍以枣汤送下。(《直指》)咒枣治疟：执枣一枚，咒曰：吾有枣一枚，一心归大道。优他或优降，或劈火烧之。念七遍，吹枣上，与病人食之，即愈。(《岣嵝神书》)烦闷不眠：大枣十四枚，葱白七茎，水三升，煮一升，顿服。(《千金》)上气咳嗽，治伤中筋脉急，上气咳嗽者：用枣二十枚去核，以酥四两微火煎，入枣肉中泣尽酥，取收之。常含一枚，微微咽之取瘥。(《圣惠方》)肺疽吐血，因啖辛辣，热物致伤者：用红枣(连核烧存性)、百药煎(煅过)等分为末。每服二钱，米饮下。(《三因》)耳聋鼻塞，不闻音声、香臭者：取大枣十五枚(去皮核)，蓖麻子三百枚(去皮)，和捣。绵裹塞耳、鼻，日一度。三十余日，闻声及香臭也。先治耳，后治鼻，不可并塞。(孟诜《食疗》)久服香身：用大枣肉和桂心、白瓜仁、松树皮为丸，久服之。(《食疗本草》)走马牙疳：新枣肉一枚，同黄柏烧焦为末。油和敷之。若加砒少许更妙。(王氏《博济》)诸疮久坏不愈者：枣膏三升，煎水频洗，取愈。(《千金》)痔疮疼痛：大肥枣一枚剥去皮，取水银掌中，以唾研令极熟，敷枣瓢上，纳入下部良。(《外台》)下部虫痒：蒸大枣取膏，以水银和捻，长三寸，以绵裹，夜纳下部中，明日虫皆出也。(《肘后》)卒急心疼：《海上方》诀云：一个乌梅二个枣，七枚杏仁一处捣。男酒女醋送下之，不害心疼直到老。食椒闭气：京枣食之即解也。(《百一选方》)

三岁陈枣核中仁

【气味】燔之，苦，平，无毒。

【主治】腹痛邪气(《别录》)。恶气卒疰忤(孟诜)。核烧研，掺胫疮良(时珍)。

【发明】时珍曰：按《刘根别传》云：道士陈孜如痴人，江夏袁仲阳敬事之。孜曰：今春当有疾，可服枣核中仁二十七枚。后果大病，服之而愈。又云：常服枣仁，百邪不复干也。仲阳服之有效，则枣果有治邪之说矣。又《道书》云：常含枣核治气，令口行津液，咽之佳。谢承《后汉书》亦云：孟节能含枣核，不食可至十年也。此皆藉枣以生津受气，而咽之又能达黄宫，以交离坎之义耳。

叶

【气味】甘，温，微毒。

《别录》曰：散服使人瘦，久则呕吐。

【主治】覆麻黄，能令出汗(《本经》)。和葛粉，揩热痱疮，良(《别录》)。治小儿壮热，煎汤浴之(大明)。

【附方】新二。小儿伤寒：五日以后热不退。用枣叶半握，麻黄半两，葱白、豆豉各一合，童子小便二钟，煎一钟，分二服，取汗。（《总录》）反胃呕哕：干枣叶一两，藿香半两，丁香二钱半，每服二钱，姜三片，水一盏煎服。（《圣惠方》）

木心

【气味】甘，涩，温，有小毒。

【主治】中蛊腹痛，面目青黄，淋露骨立。到取一斛，水淹三寸，煮至二斗澄清，煎五升，旦服五合，取吐即愈。又煎红水服之，能通经脉。（时珍，出《小品方》）。

根

【主治】小儿赤丹从脚跌起，煎汤频浴之。（时珍，出《千金》）。

【附方】旧一。令发易长：取东行枣根三尺，横安甑上蒸之，两头汗出，收取敷发，即易长。（《圣惠方》）

皮

【主治】同老桑树皮，并取北向者，等分，烧研。每用一合，井水煎，澄取清，洗目。一月三洗，昏者复明。忌荤、酒、房事（时珍）。

仲思枣（宋《开宝》）

【释名】仙枣。

志曰：北齐时有仙人仲思得此枣种之，因以为名。

【集解】志曰：仲思枣形如大枣，长一二寸，正紫色，细纹小核，味甘。今亦少有。

时珍曰：按杜宝《大业拾遗记》云：隋时信都郡献仲思枣，长四寸，围五寸，肉肥核小有味，胜于青州枣，亦名仙枣。观此，则《广志》之西王母枣、谷城紫枣，皆此类也。

【气味】甘，温，无毒。

【主治】补虚益气，润五脏，去痰嗽冷气。久服令人肥健，好颜色，神仙不饥（《开宝》）。

苦枣（《食性》）

【释名】蹶泄（《尔雅》。名义未详）。

【集解】士良曰：苦枣处处有之。色青而小，味苦不堪，人多不食。

实

【气味】苦，大寒，无毒。

【主治】伤寒热伏在脏腑，狂荡烦满，大小便闭涩。取肉煮研，和蜜丸服（士良）。

本草纲目果部第三十卷

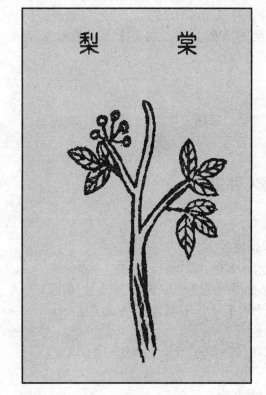

棠　梨

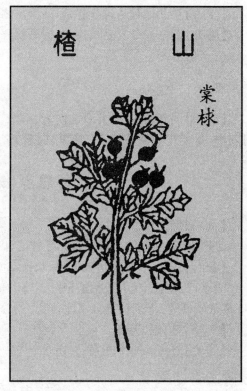

山　楂

棠梂

本草纲目果部第三十卷

梨（《别录》下品）

【释名】快果、果宗、玉乳、蜜父。

震亨曰：梨者,利也。其性下行流利也。

弘景曰：梨种殊多,并皆冷利,多食损人,故俗人谓之快果,不入药用。

【集解】颂曰：梨,处处皆有,而种类殊别。医方相承,用乳梨、鹅梨。乳梨,出宣城,皮厚而肉实,其味极长；鹅梨,河之南北州郡皆有之,皮薄而浆多,味差短,其香则过之。其余水梨、消梨、紫糜梨、赤梨、青梨、茅梨、甘棠梨、御儿梨之类甚多,俱不入药也。一种桑梨,惟堪蜜煮食之,止口干,生食不益人,冷中。又有紫花梨,疗心热。唐武宗有此疾,百药不效。青城山邢道人以此梨绞汁进之,帝疾遂愈。复求之,不可得。常山郡忽有一株,因缄封以进。帝多食之,解烦燥殊效。岁久木枯,不复有种,今人不得而用之矣。

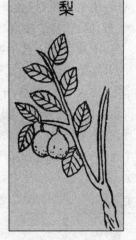

时珍曰：梨树高二三丈,尖叶光腻有细齿,二月开白花如雪六出。上巳无风则结实必佳。故古语云：上巳有风梨有蠹,中秋无月蚌无胎。贾思勰言：梨核每颗有十余子,种之惟一二子生梨,余皆生杜,此亦一异也。杜,即棠梨也。梨品甚多,必须棠梨、桑树接过者,则结子早而佳。梨有青、黄、红、紫四色。乳梨,即雪梨；鹅梨,即绵梨；消梨,即香水梨也。俱为上品,可以治病。御儿梨,即玉乳梨之讹。或云御儿一作语儿,地名也,在苏州嘉兴县,见《汉书注》。其他青皮、早谷、半斤、沙糜诸梨,皆粗涩不堪,只可蒸煮及切烘为脯尔。一种醋梨,易水煮熟,则甜美不损人也。昔人言梨,皆以常山真定、山阳钜野、梁国睢阳、齐国临淄、巨鹿、弘农、京兆、邺都、洛阳为称。盖好梨多产于北土,南方惟宣城者为胜。故司马迁《史记》云：淮北、荥南、河济之间,千株梨其人与千户侯等也。又魏文帝诏云：真定御梨大如拳,甘如蜜,脆如菱,可以解烦释悁。辛氏《三秦记》云：含消梨大如五升器,坠地则破,须以囊承取之。汉武帝尝种于上苑。此又梨之奇品也。《物类相感志》言：梨与萝卜相间收藏,或削梨蒂插于萝卜上藏之,皆可经年不烂,今北人每于树上包裹,过冬乃摘,亦妙。

实

【气味】甘、微酸，寒，无毒。多食令人寒中萎困。金疮、乳妇、血虚者，尤不可食。

志曰：《别本》云：梨，甘寒，多食成冷痢。桑梨：生食冷中，不益人。

【主治】热嗽，止渴。切片贴烫火伤，止痛不烂（苏恭）。治客热，中风不语，治伤寒热发，解丹石热气、惊邪，利大小便（《开宝》）。除贼风，止心烦气喘热狂。作浆，吐风痰（大明）。猝暗风不语者，生捣汁频服。胸中痞塞热结者，宜多食之（孟诜）。润肺凉心，消痰降火，解疮毒、酒毒（时珍）。

【附方】旧八，新四。消渴饮水：用香水梨、或鹅梨、或江南雪梨皆可，取汁以蜜汤熬成瓶收。无时以热水或冷水调服，愈乃止。（《普济方》）猝得咳嗽：颂曰：崔元亮《海上方》：用好梨去核，捣汁一碗，入椒四十粒，煎一沸去滓，纳黑饧一大两，消讫，细细含咽立定。诜曰：用梨一颗，刺五十孔，每孔纳椒一粒，面裹灰火煨熟，停冷去椒食之。又方：去核纳酥、蜜，面裹烧熟，冷食。又方：切片，酥煎食之。又方：捣汁一升，入酥、蜜各一两，地黄汁一升，煎成含咽。凡治嗽，须喘急定时冷食之。若热食反伤肺，令嗽更剧，不可救也。若反，可作羊肉汤饼饱食之，便卧少时，即佳。痰喘气急：梨剜空，纳小黑豆令满，留盖合住系定，糠火煨熟，捣作饼。每日食之，至效。（《摘玄》）暗风失音：生梨，捣汁一盏饮之，日再服。（《食疗本草》）小儿风热，昏懵躁闷，不能食：用消梨三枚切破，以水二升，煮取汁一升，入粳米一合，煮粥食之。（《圣惠方》）赤目弩肉，日夜痛者：取好梨一颗捣绞汁，以绵裹黄连片一钱浸汁。仰卧点之。（《图经》）赤眼肿痛：鹅梨一枚捣汁，黄连末半两，腻粉一字，和匀绵裹浸梨汁中，日日点之。（《圣惠》）反胃转食，药物不下：用大雪梨一个，以丁香十五粒刺入梨内，湿纸包四、五重，煨熟食之。（《总录》）

花

【主治】去面黑粉滓（时珍。方见李花下）。

叶

【主治】霍乱吐利不止，煮汁服。作煎，治风（苏恭）。治小儿寒疝（苏颂）。捣汁服，解中菌毒（吴瑞）。

【附方】旧三，新一。小儿寒疝腹痛，大汗出：用梨叶，浓煎七合，分作数服，饮之大良。此徐玉经验方也。（《图经本草》）中水毒病初起，头痛恶寒，拘急心烦：用梨叶一把捣烂，以酒一盏搅饮。（《箧中方》）蟾蜍尿疮出黄水：用梨叶汁涂之，干即易。（《箧中方》）食梨过伤：梨叶煎汁，解之。（黄记）

木皮

【主治】解伤寒时气（时珍）。

【附方】新四。伤寒温疫已发未发：用梨木皮、大甘草各一两，黄秫谷一合（为末），锅底煤一钱。每服三钱,白汤下,日二服,取愈。此蔡医博方也。(黎居士《简易方》)霍乱吐利:梨枝,煮汁饮。(《圣惠》)气积郁冒,人有气从脐左右起上冲,胸满气促,郁冒厥者:用梨木灰、伏出鸡卵壳中白皮、紫菀、麻黄(去节),等分为末,糊丸梧桐子大。每服十丸,酒下。亦可为末服方寸匕,或煮汤服。(《总录》)结气咳逆三十年者,服之亦瘥:方同上。

鹿梨(《图经》)

【校正】原附梨下,今分出。

【释名】鼠梨(《诗疏》)、山梨(《毛诗》)、杨檖(《尔雅》)、罗。

时珍曰:《尔雅》云:檖,罗也。其木有纹如罗,故名。《诗》云:隰有树檖。毛苌注云:檖,一名赤罗,一名山梨,一名树梨。今人谓之杨檖。陆机《诗疏》云:檖,即鹿梨也,一名鼠梨。

【集解】颂曰:江宁府信州一种小梨,名鹿梨,叶如茶,根如小拇指。彼人取皮治疮,八月采之。近处亦有,但采实作干,不知入药也。

时珍曰:山梨,野梨也,处处有之。梨大如杏,可食。其木纹细密,赤者纹急,白者纹缓。按陆机云:鹿梨,齐郡尧山、鲁国、河内皆有,人亦种之。实似梨而酢,亦有美脆者。

实

【气味】酸,涩,寒,无毒。

【主治】煨食治痢(苏颂)。

根皮

【气味】同实。

【主治】疮疥,煎汁洗之(苏颂)。

【附方】新二。一切疮:鹿梨散:用鹿梨根、蛇床子各半斤,真剪草四两,硫黄三钱,轻粉一钱。为末。麻油调敷之。小儿涂于绢衣上着之,七日不解,自愈。(《仁存方》)一切癣:鹿梨根,刮皮捣烂,醋和麻布包擦之。干者为末,以水和捣。(唐瑶《经验方》)

棠梨(《纲目》)

【释名】甘棠。

时珍曰:《尔雅》云:杜,甘棠也。赤者杜,白者棠。或云:牝曰杜,牡曰棠。或云:涩者杜,甘者棠。杜者涩也,棠者糖也。三说俱通,末说近是。

【集解】时珍曰:棠梨,野梨也。处处山林有之。树似梨而小。叶似苍术叶,亦有团者,三叉者,叶边皆有锯齿,色颇黪白。二月开白花,结实如小楝子大,霜后可食。其树接梨甚嘉。有甘酢、赤白二种。按陆机《诗疏》云:白棠,甘棠也,子多酸美而滑。赤棠子涩而酢,木理亦赤,可作弓材。《救荒本草》云:其叶味微苦,嫩时炸熟,水浸淘净,油、盐调食,或蒸晒代茶。其花亦可炸食,或晒干磨面,作烧饼食,以济饥。又杨慎《丹铅录》言:尹伯奇采檪花以济饥。注者言:檪,即山梨,乃今棠梨也。未知是否?

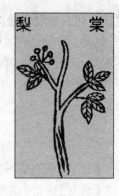

实

【气味】酸、甘、涩、寒,无毒。

【主治】烧食,止滑痢(时珍)。

枝叶

【气味】同实。

【主治】霍乱吐泻不止,转筋腹痛,取一握,同木瓜二两煎汁,细呷之(时珍。《圣惠方》)。

【附方】新一。反胃吐食:棠梨叶,油炒,去刺,为末。每旦酒服一钱。(《山居四要》)

海红(《纲目》)

【释名】海棠梨。

时珍曰:按李德裕《草木记》云:凡花木名海者,皆从海外来,如海棠之类是也。又李白诗注云:海红乃花名,出新罗国甚多。则海棠之自海外有据矣。

子

【气味】酸、甘、平,无毒。

【主治】泄痢(时珍。出《正要》)。

木瓜(《别录》中品)

【释名】楙(音茂)。

时珍曰:按《尔雅》云:楙,木瓜。郭璞注云:木实如小瓜,酢而可食。则木瓜之名取此义也。或云:木瓜味酸,得木之正气故名。亦通。楙从林、矛,谐声也。

实

【修治】敩曰:凡使木瓜,勿犯铁器,以铜刀削去硬皮并子,切片晒干,以黄牛乳汁拌蒸,从巳至未,待如膏煎,乃晒用也。

时珍曰:今人但切片晒干入药尔。按《大明会典》:宣州岁贡乌烂虫蛀木瓜入御药局。

亦取其陈久无木气，如栗子去木气之义尔。

【气味】酸，温，无毒。

思邈曰：酸、咸，温，涩。

诜曰：不可多食，损齿及骨。

【主治】湿痹邪气，霍乱大吐下，转筋不止（《别录》）。治脚气冲心，取嫩者一颗，去子，煎服，佳。强筋骨，下冷气，止呕逆，心膈痰唾，消食，止水利后渴不止，作饮服之（《藏器》）。止吐泻奔豚，及水肿冷热痢，心腹痛（大明）。调营卫，助谷气（雷敩）。去湿和胃，滋脾益肺，治腹胀善噫，心下烦痞（好古）。

【发明】杲曰：木瓜，入手、足太阴血分，气脱能收，气滞能和。

时珍曰：木瓜所主霍乱、吐利、转筋、脚气，皆脾胃病也，非肝病也。肝虽主筋，而转筋则由湿热、寒湿之邪袭伤脾胃所致，故筋转必起于足腓。腓及宗筋皆属阳明。木瓜治转筋，非益筋也，理脾而伐肝也。土病则金衰而木盛，故用酸温以收脾肺之耗散，而借其走筋以平肝邪，乃土中泻木以助金也。木平则土得令而金受荫矣。《素问》云：酸走筋。筋病无多食酸。孟诜云：多食木瓜，损齿及骨。皆伐肝之明验，而木瓜入手、足太阴，为脾、肺药，非肝药，益可征矣。又《针经》云：多食酸，令人癃。酸入于胃，其气涩以收，上之两焦不能出入，流入胃中，下去膀胱，胞薄以软，得酸则缩卷，约而不通，故水道不利而癃涩也。罗天益《宝鉴》云：太保刘仲海日食蜜煎木瓜三五枚，同伴数人皆病淋疾，以问天益。天益曰：此食酸所致也，但夺食则已。阴之所生，本在五味；阴之所营，伤在五味。五味太过，皆能伤人，不独酸也。又陆佃《埤雅》云：俗言梨百损一益，楂百益一损。故《诗》云：投我以木瓜。取其有益也。

【附方】旧二，新十。项强筋急不可转侧，肝、肾二脏受风也：用宣州木瓜二个（取盖去瓤），没药二两，乳香二钱半。二味入木瓜内缚定，饭上蒸三、四次，烂研成膏。每用三钱，入生地黄汁半盏，无灰酒二盏，暖化温服。许叔微云：有人患此，自午后发，黄昏时定。予谓此必先从足起。足少阴之筋自足至项。筋者肝之合。今日中至黄昏，阳中之阴，肺也。自离至兑，阴旺阳弱之时。故《灵宝毕法》云：离至乾，肾气绝而肝气弱。肝、肾二脏受邪，故发于此时。予授此及都梁丸，服之而愈。（《本事方》）脚气肿急：用木瓜切片，囊盛踏之。广德顾安中，患脚气筋急腿肿。因附舟，以足阁一袋上，渐觉不痛。乃问舟子：袋中何物？曰：宣州木瓜也。及归，制木瓜袋用之，顿愈。（《名医录》）脚筋挛痛：用木瓜数枚，以酒、水各半，煮烂捣膏，乘热贴于痛处，以帛裹之。冷即换，日三、五度。（《食疗本草》）脐下绞痛：木瓜三片。桑叶七片，大枣三枚。水三升，煮半升，顿服即愈。（《食疗》）小儿洞痢：木瓜捣汁，服之。（《千金方》）霍乱转筋：木瓜一两，酒一升，煎服。不饮酒者，煎汤服。仍煎汤，浸青布裹其足。（《圣惠》）霍乱腹痛：木瓜五钱，桑叶三片，枣肉一枚。水煎服。（《圣惠方》）四蒸木瓜圆治肝、肾、脾三经气虚，为风寒暑湿相搏，流注经络。凡遇六气更变，七情不和，必至发动，或肿满，或顽痹，憎寒壮热，呕吐自汗，霍乱吐利：用宣州大木瓜四个，切盖剜空听用：一个入黄芪、续断末各半两于内；一个入苍术、橘皮末各半两于内；一个入乌药、黄松节末各半两于内（黄松节即茯神中心木也）；一个入威灵仙、苦葶苈末各半两于内。以原盖簪定,用酒浸透,入甑内蒸熟、晒,三浸、三蒸、三晒,捣末,以榆皮末、水和,糊丸如梧桐子大。每服五十丸,温酒、盐汤任下。(《御药院方》)肾脏虚冷,气攻腹胁,胀满疼痛:用大木瓜三十枚,去皮、核,剜空,以甘菊花末、青盐末各一斤填满,置笼内蒸熟,捣成膏,入新艾茸二斤搜和,丸如梧桐子大。每米饮下三十丸,日二。(《圣济总录》)发槁不泽:木瓜浸油梳头。(圣惠方)反花痔疮:木瓜为末,以鳝鱼身上涎调,贴之,以纸护住。医林集要。辟除壁虱:以木瓜切片,铺于席下。(臞仙神隐)

木瓜核

【主治】霍乱烦躁气急,每嚼七粒。温水咽之。(时珍 出圣惠。)

枝、叶、皮、根

【气味】并酸,涩,温,无毒。

【主治】煮汁饮,并止霍乱吐下转筋,疗脚气(别录)。枝作杖,利筋脉。根、叶煮汤淋足胫,可以已蹶。木材作桶濯足,甚益人(苏颂)。枝、叶者煮汁饮,治热痢(时珍 出千金)。

花

【主治】面黑粉滓(方见李花)。

楂子(音渣。《食疗》)

【校正】原附木瓜下,今分出。
【释名】木桃(《埤雅》)、和圆子。
时珍曰:木瓜酸香而性脆。木桃酢涩而多渣,故谓之楂,《雷公炮炙论》和圆子即此也。
【集解】《藏器》曰:楂子生中都,似榲桲而小,江外常为果食,北土无之。
时珍曰:楂子乃木瓜之酢涩者,小于木瓜,色微黄,蒂、核皆粗,核中之子小圆也。按王祯《农书》云:楂似小梨,西川、唐、邓间多种之。味劣于梨与木瓜,而入蜜煮汤,则香美过之。《庄子》云:楂、梨、橘、柚皆可于口。《淮南子》云:树楂、梨、橘,食之则美,嗅之则香。皆指此也。
【气味】酸,涩,平,无毒。
诜曰:多食伤气,损齿及筋。
【主治】断痢(弘景)。去恶心咽酸,止酒痰黄水(藏器)。煮汁饮,治霍乱转筋,功与木瓜相近(孟诜)。

楔楂(音冥渣。宋《图经》)

【校正】原附木瓜下,今分出。

【释名】蛮楂(《通志》),瘙楂(《拾遗》)、木李(《诗经》)、木梨(《埤雅》)。

时珍曰:木李生于吴越,故郑樵《通志》谓之蛮楂。云俗呼为木梨,则楔楂盖蛮楂之讹也。

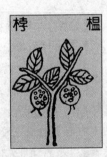

楔楂
楂子同

【集解】颂曰:楔楂木、叶、花、实酷类木瓜,但比木瓜大而黄色。辨之惟看蒂间别有重蒂如乳者为木瓜,无此则楔楂也。可以进酒去痰。道家生压取汁,和甘松、玄参末作湿香,云甚爽神也。

诜曰:楔楂气辛香,置衣箱中杀蠹虫。

时珍曰:楔楂,乃木瓜之大而黄色无重蒂者也;楂子,乃木瓜之短小而味酢涩者也;榲桲,则楂类之生于北土者也。三物与木瓜皆是一类各种,故其形状功用不甚相远,但木瓜得木之正气,为可贵耳。

【气味】酸,平,无毒。

【主治】解酒去痰(弘景)。食之去恶心。止心中酸水(藏器)。煨食,止痢。浸油梳头,治发白、发赤(大明)。煮汁服,治霍乱转筋(吴瑞)。

榲桲(音温孛。宋《开宝》)

【释名】时珍曰:榲桲,性温而气馞,故名。馞(音孛),香气也。

【集解】志曰:榲桲生北土,似楂子而小。

颂曰:今关陕有之,沙苑出者更佳。其实大抵类楂,但肤慢而多毛,味尤甘。其气芬馥,置衣笥中亦香。

藏器曰:树如林檎,花白绿色。

宗奭曰:食之须净去浮毛,不尔损人肺。花白色,亦香。最多生虫,少有不蛀者。

时珍曰:榲桲,盖楔楂之类生于北土者,故其形状功用皆相仿佛。李珣《南海药录》言:关中谓林檎为榲桲。按《述征记》云:林檎佳美。榲桲微大而状丑有毛,其味香,关辅乃有,江南甚希。观此则林檎、榲桲,盖相似而二物也。李氏误矣。

【气味】酸、甘,微温,无毒。

士良曰:发毒热,秘大小肠,聚胸中痰,壅涩血脉,不宜多食。

瑞曰:同车螯食,发疝气。

【主治】温中,下气消食,除心间酸水,去臭,辟衣鱼(《开宝》)。去胸膈积食,止渴除烦。将卧时,啖一两枚,生、熟皆宜(苏颂。宗奭曰:卧时啖此太多,亦痞塞胃脘也)。主水泻肠虚烦热,散酒气,并宜生食(李珣)。

木皮

【主治】捣末,敷疮(苏颂)。

山楂(音渣。《唐本草》)

【校正】《唐本草》木部赤爪木,宋《图经》外类棠梂子,丹溪《补遗》山楂,皆一物也。今并于一,但以山楂标题。

【释名】赤爪子(侧巧切,《唐本》)、鼠楂(《唐本》)、猴楂(危氏)、茅楂(《日用》)、杭子(音求)、檕梅(音计。并《尔雅》)、羊梂(《唐本》)、棠梂子(《图经》)、山里果(《食鉴》)。

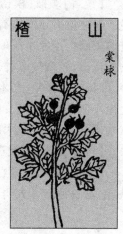

时珍曰:山楂,味似楂子,故亦名楂。世俗皆作查字,误矣。查(音槎)乃水中浮木,与楂何关? 郭璞注《尔雅》云:杭(音求)树如梅。其子大如指头,赤色似小奈,可食,此即山楂也。世俗作梂字,亦误矣。棣乃栎实,于杭何关? 楂、杭之名,见于《尔雅》。自晋、宋以来,不知其原,但用查、梂耳。此物生于山原茅林中,猴、鼠喜食之,故又有诸名也。《唐本草》赤爪木当作赤枣,盖枣、爪音讹也,楂状似赤枣故尔。范成大《虞衡志》有赤枣子。王璆《百一选方》云:山里红果,俗名酸枣,又名鼻涕团。正合此义矣。

实

【修治】时珍曰:九月霜后取带熟者,去核曝干,或蒸熟去皮核,捣作饼子,日干用。

【气味】酸,冷,无毒。

时珍曰:酸、甘,微温。生食多,令人嘈烦易饥,损齿,齿龋人尤不宜也。

【主治】煮汁服,止水痢。沐头洗身,治疮痒(《唐本》)。煮汁洗漆疮,多瘥(弘景)。治腰痛有效(苏颂)。消食积,补脾,治小肠疝气,发小儿疮疹(吴瑞)。健胃,行结气。治妇人产后儿枕痛,恶露不尽煎汁入沙糖服之,立效(震亨)。化饮食,消肉积癥瘕,痰饮痞满吞酸,滞血痛胀(时珍)。化血块气块,活血(宁原)。

【发明】震亨曰:山楂大能克化饮食。若胃中无食积,脾虚不能运化,不思食者,多服之,则反克伐脾胃生发之气也。

时珍曰:凡脾弱食物不克化,胸腹酸刺胀闷者,于每食后嚼二三枚,绝佳。但不可多用,恐反克伐也。按《物类相感志》言:煮老鸡、硬肉,入山楂数颗即易烂。则其消肉积之功,盖可推矣。珍邻家一小儿,因食积黄肿,腹胀如鼓。偶往羊杭树下,取食之至饱。归而大吐痰水,其病遂愈。羊杭乃山楂同类,医家不用而有此效,则其功应相同矣。

【附方】新七。偏坠疝气:山棠梂肉、茴香(炒)各一两,为末,糊丸梧桐子大。每服一

百丸,空心白汤下。(《卫生易简方》)老人腰痛及腿痛:用棠球子、鹿茸(炙)等分,为末,蜜丸梧桐子大。每服百丸,日二服。肠风下血,用寒药、热药及脾弱药俱不效者:独用山里果(俗名酸枣,又名鼻涕团)干者,为末,艾汤调下,应手即愈。(《百一选方》)痘疹不快:干山楂为末,汤点服之,立出红活。又法:猴楂五个,酒煎入水,温服即出。(危氏《得效方》)痘疮干黑危困者:用棠球子为末,紫草煎酒,调服一钱。(《全幼心鉴》)食肉不消:山楂肉四两,水煮食之,并饮其汁。(《简便方》)

核

【主治】吞之,化食磨积,治癞疝(时珍)。

【附方】新一。难产:山楂核七七粒,百草霜为衣,酒吞下。(《海上方》)阴肾癞肿:方见橄榄。

赤爪木

【气味】苦,寒,无毒。

【主治】水痢,头风身痒(《唐本》)。

根

【主治】消积,治反胃(时珍)。

茎、叶

【主治】煮汁,洗漆疮(时珍。出《肘后》)。

庵罗果(宋《开宝》)

【释名】庵摩罗迦果(出佛书)、香盖。

时珍曰:庵罗,梵音二合者也。庵摩罗,梵音三合者也。华言清净是也。

【集解】志曰:庵罗果,树生,若林檎而极大。

宗奭曰:西洛甚多,梨之类也。其状似梨,先诸梨熟,七夕前后已堪啖。色黄如鹅梨,才熟便松软,入药亦希。

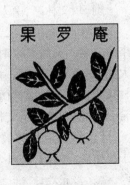

时珍曰:按《一统志》云:庵罗果俗名香盖,乃果中极品。种出西域,亦柰类也。叶似茶叶,实似北梨,五、六月熟,多食亦无害。今安南诸地亦有之。

【气味】甘,温,无毒。

士良曰:酸,微寒。

志曰:动风疾。凡天行病及食饱后,俱不可食。同大蒜、辛物食,令人患黄病。

【主治】食之止渴（《开宝》）。主妇人经脉不通,丈夫营卫中血脉不行。久食,令人不饥(士良)。

叶

【主治】渴疾,煎汤饮(士良)。

奈(《别录》下品)

【释名】频婆(音波)。
时珍曰:篆文奈字,象子缀于木之形。梵言谓之频婆,今北人亦呼之,犹云端好也。

实

【气味】苦,寒,有小毒。多食令人肺壅、胪胀,有病人尤甚。(《别录》)
思邈曰:酸、苦,寒,涩,无毒。
时珍曰:案《正要》云:频婆:甘,无毒。
【主治】补中焦诸不足气,和脾。治猝食饱气壅不通者,捣汁服(孟诜)。益心气,耐饥(《千金》)。生津止渴(《正要》)。

林檎(宋《开宝》)

【校正】并入《拾遗》文林郎果。
【释名】来禽(《法帖》)、文林郎果。
藏器曰:文林郎生渤海间。云其树从河中浮来,有文林郎拾得种之,因以为名。
珣曰:文林郎,南人呼为榅桲是矣。
时珍曰:案洪玉父云:此果味甘,能来众禽于林,故有林禽、来禽之名。又唐高宗时,纪王李谨得五色林檎似朱奈以贡。帝大悦,赐谨为文林郎。人因呼林檎为文林郎果。又《述征记》云:林檎实佳美。其榅桲微大而状丑,有毛而香,关辅乃有,江南甚希。据此,则林檎是文林郎,非榅桲也。
【集解】志曰:林檎,在处有之。树似奈,皆二月开粉红花。子亦如奈而差圆,六月、七月熟。
颂曰:亦有甘、酢二种:甘者,早熟而味脆美;酢者,差晚,须烂熟乃堪啖。今医家干之入治伤寒药,谓之林檎散。
时珍曰:林檎,即奈之小而圆者。其味酢者,即楸子也。其类有金林檎、红林檎、水林檎、蜜林檎、黑林檎,皆以色味立名。黑者色似紫奈。有冬月再实者。林檎熟时,晒干研

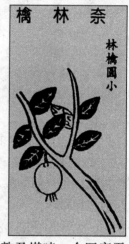

檎 林 奈

林檎圆小

末点汤服甚美,谓之林檎麨。僧赞宁《物类相感志》云:林檎树生毛虫,埋蚕蛾于下,或以洗鱼水浇之即止。皆物性之妙也。

【气味】酸、甘,温,无毒。

思邈曰:酸、苦,平,涩,无毒。多食令人百脉弱。

志曰:多食发热及冷痰涩气,令人好唾,或生疮疖,闭百脉。其子食之,令人烦心。

【主治】下气消痰,治霍乱肚痛(大明)。消渴者,宜食之(苏颂)。疗水谷痢、泄精(孟诜)。小儿闪癖(时珍)。

【附方】旧三。水痢不止:林檎(半熟者)十枚。水二升,煎一升,并林檎食之。(《食医心镜》)小儿下痢:林檎、构子同杵汁,任意服之。(《子母秘录》)小儿闪癖,头发竖黄,瘰疬瘦弱者:干林檎脯研末,和醋敷之。(同上)

东行根

【主治】白虫、蛔虫,消渴好唾(孟诜)。

柿(音士。《别录》中品)

【释名】时珍曰:柿从朿,音渍,谐声也。俗作柿,非矣。杮(音肺),削木片也。胡名镇头迦。

【集解】时珍曰:柿高树大叶,圆而光泽。四月开小花,黄白色。结实青绿色,八、九月乃熟。生柿置器中自红者谓之烘柿,晒干者谓之白柿,火干者谓之乌柿,水浸藏者谓之醂柿。其核形扁,状如木鳖子仁而硬坚。其根甚固,谓之柿盘。案《事类合璧》云:柿,朱果也。大者如碟,八棱稍扁;其次如拳;小或如鸡子、鸭子、牛心、鹿心之状。一种小而如拆二钱者,谓之猴枣。皆以核少者为佳。

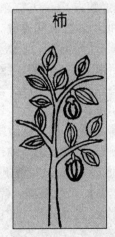

柿

烘柿

时珍曰:烘柿,非谓火烘也。即青绿之柿,收置器中,自然红熟如烘成,涩味尽去,其甘如蜜。欧阳修《归田录》言:襄、邓人以榠楂或榅桲或橘叶于中则熟,亦不必。

【气味】甘,寒,涩,无毒。

弘景曰:生柿性冷,鹿心柿尤不可食,令人腹痛。

宗奭曰:凡柿皆凉,不至大寒。食之引痰,为其味甘也。晒干者,食多动风。

颂曰:凡柿同蟹食,令人腹痛作泻,二物俱寒也。

时珍曰:按王璆《百一选方》云:一人食蟹,多食红柿,至夜大吐,继之以血,昏不省人。一道者云:惟木香可解。乃磨汁灌之,即渐苏醒而愈也。

【主治】通耳鼻气,治肠澼不足。解酒毒,压胃间热,止口干(《别录》)。续经脉气

（诜）。

【发明】藏器曰：饮酒食红柿，令人易醉或心痛欲死。《别录》言解酒毒，失之矣。

白柿、柿霜

【修治】时珍曰：白柿即干柿生霜者。其法用大柿去皮捻扁，日晒夜露至干，内瓮中，待生白霜乃取出。今人谓之柿饼，亦曰柿花。其霜谓之柿霜。

【气味】甘，平，涩，无毒。

弘景曰：晒干者性冷，生柿弥冷。火熏者性热。

【主治】补虚劳不足，消腹中宿血，涩中厚肠，健脾胃气（诜）。开胃涩肠，消痰止渴，治吐血，润心肺，疗肺痿心热咳嗽，润声喉，杀虫（大明）。温补。多食，去面䵟（藏器）。治反胃咯血，血淋肠澼，痔漏下血（时珍）。霜：清上焦心肺热，生津止渴，化痰宁嗽，治咽喉口舌疮痛（时珍）。

【发明】震亨曰：干柿属金而有土，属阴而有收意。故止血治咳，亦可为助也。

时珍曰：柿乃脾、肺血分之果也。其味甘而气平，性涩而能收，故有健脾涩肠、治嗽止血之功。盖大肠者，肺之合而胃之子也。真正柿霜，乃其精液，入肺病上焦药尤佳。按方勺《泊宅编》云：外兄刘掾云：病脏毒下血，凡半月，自分必死。得一方，只以干柿烧灰，饮服二钱，遂愈。又王璆《百一方》云：曾通判子病下血十年，亦用此方一服而愈。为散、为丸皆可，与本草治肠澼、消宿血、解热毒之义相合。则柿为太阴血分之药，益可证矣。又《经验方》云：有人三世死于反胃病，至孙得一方：用干柿饼同干饭日日食之，绝不用水饮，如法食之，其病遂愈。此又一证也。

【附方】旧四，新十二。肠风脏毒：方说见上。小便血淋：叶氏：用干柿三枚（烧存性），研末。陈米饮服。《经验方》：用白柿、乌豆、盐花煎汤，入墨汁服之。热淋涩痛：干柿、灯心等分。水煎日饮（《朱氏方》）小儿秋痢：以粳米煮粥，熟时入干柿末，再煮三、两沸食之。奶母亦食之。（《食疗》）反胃吐食：干柿三枚，连蒂捣烂，酒服甚效。切勿以他药杂之。腹薄食减，凡男女脾虚腹薄，食不消化，面上黑点者：用干柿三斤，酥一斤，蜜半斤。以酥、蜜煎匀，下柿煮十余沸，用不津器贮之。每日空腹食三五枚，甚良。（孟诜《食疗》）痰嗽带血：青州大柿饼，饭上蒸熟批开。每用一枚，掺真青黛一钱，卧时食之，薄荷汤下。（《丹溪纂要》）产后咳逆，气乱心烦：用干柿切碎，水煮汁呷。（《产宝》）妇人蒜发：干柿五枚，以茅香（煮熟）、枸杞子（酒浸，焙研）各等分。捣丸梧桐子大。每服五十丸，茅香汤下，日三。（《普济》）面生䵟䵷：干柿，日日食之。（《普济方》）鼻窒不通：干柿同粳米煮粥，日食。（《圣济》）耳聋鼻塞：干柿三枚细切，以粳米三合，豆豉少许煮粥，日日空心食之。（《圣惠》）痘疮入目：白柿，日日食之，良。臁胫烂疮：用柿霜、柿蒂等分烧研，敷之甚效。（笔峰《杂兴》）解桐油毒：干柿饼食之。（《普济》）

乌柿（火熏干者）

【气味】甘，温，无毒。

中华传世藏书

本草纲目

本草原典

一一四二

【主治】杀虫，疗金疮、火疮，生肉止痛（《别录》）。治狗啮疮，断下痢（弘景）。服药口苦及呕逆者，食少许即止（藏器）。

醂柿（音览）

【修治】瑞曰：水藏者性冷，盐藏者有毒。

时珍曰：醂，藏柿也。水收、盐浸之外，又有以熟柿用灰汁澡三四度，令汁尽着器中，经十余日即可食，治病非宜。

【主治】涩下焦，健脾胃，消宿血（诜）。

柿糕

【修治】时珍曰：案李氏《食经》云：用糯米（洗净）一斗，大干柿五十个，同捣粉蒸食，如干，入煮枣泥和拌之。

【主治】作饼及糕与小儿食，治秋痢（诜）。黄柿和米粉作糗蒸，与小儿食，止下痢、下血有效（《藏器》）。

柿蒂

【气味】涩，平，无毒。

【主治】咳逆哕气，煮汁服（诜）。

【发明】震亨曰：人之阴气，依胃为养。土伤则木挟相火，直冲清道而上作咳逆。古人以为胃寒，既用丁香、柿蒂，不知其孰为补虚，孰为降火？不能清气利痰，惟有助火而已。

时珍曰：咳逆者，气自脐下冲脉直上至咽膈，作呃忒塞逆之声也。朱肱《南阳书》以哕为咳逆，王履《溯洄集》以咳嗽为咳逆，皆误矣。哕者，干呕有声也。咳逆有伤寒吐下后，及久病产后，老人虚人，阴气大亏，阳气暴逆，自下焦逆至上焦而不能出者；有伤寒失下，及平人痰气抑遏而然者。当视其虚实阴阳，或温或补，或泄热，或降气，或吐或下可也。古方单用柿蒂煮汁饮之，取其苦温能降逆气也。《济生》柿蒂散，加以丁香、生姜之辛热，以开痰散郁，盖从治之法，而昔人亦常用之收效矣。至易水张氏又益以人参，治病后虚人咳逆，亦有功绩。丹溪朱氏但执以寒治热之理，而不及从治之法，矫枉之过矣。若陈氏《三因》又加以良姜之类，是真以为胃寒而助其邪火者也。

【附方】新一。咳逆不止：《济生》柿蒂散：治咳逆胸满。用柿蒂、丁香各二钱，生姜五片。水煎服。或为末，白汤点服。洁古加人参一钱，治虚人咳逆。《三因》加良姜、甘草等分。《卫生宝鉴》加青皮、陈皮。王氏《易简》加半夏、生姜。

木皮

【主治】下血。晒焙研末，米饮服二钱，两服可止（颂）。汤火疮，烧灰，油调敷（时珍）。

根

【主治】血崩，血痢，下血（时珍）。

椑柿（音卑士。宋《开宝》）

【释名】漆柿（《日华》）,绿柿（《日用》）、青椑（《广志》）、乌椑（《开宝》）、花椑（《日用》）、赤棠椑。

时珍曰:椑乃柿之小而卑者,故谓之椑。他柿至熟则黄赤,惟此虽熟亦青黑色。捣碎浸汁谓之柿漆,可以染罾、扇诸物,故有漆柿之名。

【集解】志曰:椑柿生江淮以南,似柿而青黑。潘岳《闲居赋》所谓"梁侯乌椑之柿"是也。

颂曰:椑柿出宣歙、荆襄、闽广诸州。柿大如杏,惟堪生啖,不可为干也。

【气味】甘,寒,涩,无毒。

弘景曰:椑生啖性冷,服石家宜之,不入药用。不可与蟹同食。

【主治】压丹石药发热,利水,解酒毒,去胃中热。久食,令人寒中(《开宝》)。止烦渴,润心肺,除腹脏冷热(《日华》)。

君迁子(《拾遗》)

【释名】㮕枣(《千金》作软枣)、樗枣(《广志》。音逞)、牛奶柿(《名苑》)、丁香柿(《日用》)、红蓝枣(《齐民要术》)。

时珍曰:君迁之名,始见于左思《吴都赋》,而著其状于刘欣期《交州记》,名义莫详。㮕枣,其形似枣而软也。司马光《名苑》云;君迁子似马奶,即今牛奶柿也,以形得名。崔豹《古今注》云:牛奶柿即㮕枣,叶如柿,子亦如柿而小。唐宋诸家,不知君迁、㮕枣、牛奶柿皆一物,故详证之。

【集解】藏器曰:君迁子生海南,树高丈余,子中有汁,如乳汁甜美。《吴都赋》"平仲君迁"是也。

时珍曰:君迁即㮕枣,其木类柿而叶长。但结实小而长,状如牛奶,干熟则紫黑色。一种小圆如指顶大者,名丁香柿,味尤美。《救荒本草》以为羊矢枣,误矣。其树接大柿最佳。《广志》云:㮕枣,小柿也。肌细而厚,少核,可以供御。即此。

【气味】甘、涩,平,无毒。

【主治】止消渴,去烦热,令人润泽(《藏器》)。镇心。久服,悦人颜色,令人轻健(珣)。

安石榴(《别录》下品)

【释名】若榴(《广雅》)、丹若(《古今注》)、金罂。

时珍曰:榴者,瘤也,丹实垂垂如赘瘤也。《博物志》云:汉张骞出使西域,得涂林安石国榴种以归,故名安石榴。又按《齐民要术》云:凡植榴者须安僵石枯骨于根下,即花实繁茂。则安石之名义或取此也。若木乃扶桑之名,榴花丹颊似之,故亦有丹若之称。傅玄《榴赋》所谓"灼若旭日栖扶桑"者是矣。《笔衡》云:五代吴越王钱镠改榴为金罂。《酉阳杂俎》言:榴甜者名天浆。道家书谓榴为三尸酒,言三尸虫得此果则醉也。故范成大诗云:玉池咽清肥,三彭迹如扫。

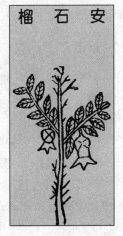

【集解】弘景曰:石榴花赤可爱,故人多植之,尤为外国所重。有甜、酢二种,医家惟用酢者之根、壳。榴子乃服食者所忌。

时珍曰:榴五月开花,有红、黄、白三色。单叶者结实。千叶者不结实,或结亦无子也。实有甜、酸、苦三种。《抱朴子》言:苦者出积石山。或云即山石榴也。《酉阳杂俎》言:南诏石榴皮薄如纸。《琐碎录》言:河阴石榴名三十八者,其中只有三十八子也。又南中有四季榴,四时开花,秋月结实,实方绽,随复开花。有火石榴赤色如火。海石榴高一二尺即结实。皆异种也。案《事类合璧》云:榴大如杯,赤色有黑斑点,皮中如蜂窠,有黄膜隔之,子形如人齿,淡红色,亦有洁白如雪者。潘岳赋云:榴者,天下之奇树,九州之名果。千房同膜,千子如一。御饥疗渴,解醒止醉。

甘石榴

【气味】甘、酸,温,涩,无毒。多食损人肺(《别录》)。

诜曰:多食损齿令黑。凡服食药物人忌食之。

震亨曰:榴者,留也。其汁酸性滞,粘膈成痰。

【主治】咽喉燥渴(《别录》)。能理乳石毒(段成式)。制三尸虫(时珍)。

酸石榴

【气味】酸,温,涩,无毒。

【主治】赤白痢腹痛,连子捣汁,顿服一枚(孟诜)。止泻痢崩中带下(时珍)。

【发明】时珍曰:榴受少阳之气,而荣于四月。盛于五月,实于盛夏,熟于深秋。丹花赤实,其味甘酸,其气温涩,具木火之象。故多食损肺、齿而生痰涎。酸者则兼收敛之气,故入断下、崩中之药。或云:白榴皮治白痢,红榴皮治红痢,亦通。

【附方】新五。肠滑久痢:黑神散:用酸石榴一个。煅烟尽,出火毒一夜,研末。仍以酸榴一块,煎汤服,神效无比。久泻不止:方同上。(并《普济方》)痢血五色或脓或水,冷热不调:酸石榴五枚(连子)。捣汁二升,每服五合,神妙。(《圣济》)小便不禁:酸石榴烧存性(无则用枝烧灰代之)。每服二钱,用柏白皮(切,焙)四钱,煎汤一盏,入榴灰,再煎至八分,空心温服,晚再服。(《圣惠》)捻须令黑:酸石榴结成时,就东南枝上拣大者一个,顶上开一孔,内水银半两于中,原皮封之,麻扎定,牛屎封护,待经霜摘下,倾出壳内水,以鱼鳔笼指蘸水捻须,久久自黑也。(《普济》)

酸榴皮

【修治】敩曰:凡使榴皮、叶、根,勿犯铁,并不计干湿,皆以浆水浸一夜,取出用,其水如墨汁也。

【气味】同实。

【主治】止下痢漏精(《别录》)。治筋骨风,腰脚不遂,行步挛急疼痛,涩肠。取汁点目,止泪下(权)。煎服,下蛔虫(《藏器》)。止泻痢,下血脱肛,崩中带下(时珍)。

【附方】旧六,新四。赤白痢下腹痛,食不消化者:《食疗本草》:用醋榴皮,炙黄为末,枣肉或粟米饭和丸梧桐子大。每空腹米饮服三十丸,日三服,以知为度。如寒滑,加附子、赤石脂各一倍。《肘后方》:用皮烧存性,为末。每米饮服方寸匕,日三服,效乃止。粪前有血,令人面黄:用酢石榴皮(炙),研末。每服二钱,用茄子枝煎汤服。(孙真人方)肠滑久痢,神妙无比方也:用石榴一个劈破,炭火簇烧存性,出火毒,为末。每服一钱,别以酸石榴一瓣,水一盏,煎汤调服。(《经验方》)久痢久泻:陈石榴皮酢者,焙研细末。每服二钱,米饮下。患二三年或二三月,百方不效者,服之便止,不可轻忽之也。(《普济方》)小儿风痫:大生石榴一枚,割去顶,剜空,入全蝎五枚,黄泥固济,煅存性,为末。每服半钱,乳汁调下。或防风汤下,亦可。(《圣济录》)猝病耳聋:八、九月间,取石榴一个,上作孔如球子大,内米醋令满,以原皮盖之,水和面裹煨熟,取起去盖,入少黑李子、仙沼子末,取水滴耳中,勿动。脑中若痛,勿惊。如此三夜,再作必通。案唐慎微《本草》收采此方,云出孙真人。而黑李子不知为何物也,其仙沼子即预知子。食榴损齿:石榴黑皮,炙黄,研末,枣肉和丸梧桐子大。每日空腹三丸,白汤下,日二服。(《普济》)疗肿恶毒:以针刺四畔,用榴皮着疮上,以面围四畔,炙之,以痛为度。仍纳榴末敷上急裹,经宿连根自出也。(《肘后百一方》)脚肚生疮初起如粟,搔之渐开,黄水浸淫,痒痛溃烂,遂致绕胫而成痼疾:用酸榴皮煎汤,冷定,日日扫之,取愈乃止。(《医学正宗》)

酸榴东行根

【气味】同皮。

【主治】蛔虫、寸白(《别录》)。青者,入染须用(权)。治口齿病(颂)。止涩泻痢、带下,功与皮同(时珍)。

【附方】旧三,新二。金蚕蛊毒,吮白矾味甘,嚼黑豆不腥者,即是中蛊也:石榴根皮,煎浓汁服,即吐出活蛊,无不愈者。(丹溪《摘玄方》)寸白蛔虫:酢石榴东引根一握。洗剉,用水三升,煎取半碗,五更温服尽,至明取下虫一大团,永绝根本,食粥补之。崔元亮

《海上方》:用榴皮煎水,煮米作粥食之,亦良。女子经闭不通:用酢榴根(东生者)一握(炙干)。水二大盏,浓煎一盏,空心服之。未通再服。(《斗门》)赤白下痢:方同上。

榴花

【主治】阴干为末,和铁丹服,一年变白发如漆(藏器。铁丹,飞铁为丹也,亦铁粉之属)。千叶者,治心热吐血。又研末吹鼻,止衄血,立效。亦敷金疮出血(苏颂)。

【附方】旧一,新二。金疮出血:榴花半斤,石灰一升。捣和阴干。每用少许敷之,立止。(崔元亮方)鼻出衄血:酢榴花二钱半,黄蜀葵花一钱。为末。每服一钱,水一盏,煎服,效乃止。(《圣济录》)九窍出血:石榴花(揉)塞之取效。叶亦可。

橘(《本经》上品)

【校正】志曰:自木部移入此。

【释名】时珍曰:橘,从矞音鹬,谐声也。又云五色为庆,二色为矞。矞云外赤内黄、非烟非雾、郁郁纷纷之象。橘实外赤内黄,剖之香雾纷郁,有似乎矞云。橘之从矞,又取此意也。

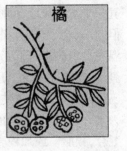

橘

橘实

【气味】甘、酸,温,无毒

弘景曰:食之多痰,恐非益也。

原曰:多食粘膈生痰,滞肺气。

瑞曰:同螃蟹食,令人患软痈。

【主治】甘者润肺,酸者聚痰(藏器)。止消渴,开胃,除胸中膈气(大明)。

【发明】时珍曰:橘皮,下气消痰,其肉生痰聚饮,表里之异如此,凡物皆然。今人以蜜煎橘充果食甚佳,亦可酱菹也。

黄橘皮

【释名】红皮(《汤液》)、陈皮(《食疗》)。

弘景曰:橘皮疗气大胜。以东橘为好,西江者不如。须陈久者为良。

好古曰:橘皮以色红日久者为佳,故曰红皮、陈皮。去白者曰橘红也。

【修治】敩曰:凡使勿用柚皮、皱子皮,二件用不得。凡修事,须去白膜一重,刮细,以鲤鱼皮裹一宿,至明取用。

时珍曰:橘皮,纹细色红而薄,内多筋脉,其味苦辛;柑皮,纹粗色黄而厚,内多白膜,其味辛甘;柚皮,最厚而虚,纹更粗,色黄,内多膜无筋,其味甘多辛少。但以此别之,即不差矣。橘皮性温,柑、柚皮性冷,不可不知。今天下多以广中来者为胜,江西者次之。然亦多以柑皮杂之。柑皮犹可用,柚皮则悬绝矣。凡橘皮,入和中理胃药则留白,入下气消痰药则去白,其说出于《圣济经》。去白者,以白汤入盐洗润透,刮去筋膜,晒干用。亦有煮焙者,各随本方。

【气味】苦、辛,温,无毒。

【主治】胸中瘕热逆气,利水谷。久服去臭,下气通神(《本经》)。下气,止呕咳,治气冲胸中,吐逆霍乱,疗脾不能消谷,止泄,除膀胱留热停水,五淋,利小便,去寸白虫(《别录》)。清痰涎,治上气咳嗽,开胃,主气痢,破癥瘕痃癖(甄权)。疗呕哕反胃嘈杂,时吐清水,痰痞疟疟,大肠秘塞,妇人乳痈。入食料,解鱼腥毒(时珍)。

【附方】旧八,新二十。润下丸:治湿痰,因火泛上,停滞胸膈,咳唾稠粘。陈橘皮半斤(入砂锅内,下盐五钱,化水淹过,煮干),粉甘草二两(去皮,蜜炙)。各取净末,蒸饼和丸梧桐子大。每服百丸,白汤下。(丹溪方)宽中丸:治脾气不和,冷气客于中,壅遏不通,是为胀满。用橘皮四两,白术二两。为末,酒糊丸梧桐子大。每食前木香汤下三十丸,日三服。(是斋《指迷方》)橘皮汤:治男女伤寒并一切杂病呕哕,手足逆冷者。用橘皮四两,生姜一两。水二升,煎一升,徐徐呷之即止。(仲景方)嘈杂吐水:真橘皮去白为末,五更安五分于掌心舐之,即睡,三日必效。皮不真则不验。(《怪证奇方》)霍乱吐泻:不拘男女,但有一点胃气存者,服之再生。广陈皮(去白)五钱,真藿香五钱。水二盏,煎一盏,时时温服。出《百一选方》。《圣惠》:用陈橘皮末二钱,汤点服(不省者灌之);仍烧砖沃醋,布裹砖,安心下熨之,便活。反胃吐食:真橘皮,以日照西壁土炒香,为末。每服二钱,生姜三片,枣肉一枚,水二钟,煎一钟,温服。(《直指方》)猝然食噎:橘皮一两。汤浸去瓤,焙为末。以水一大盏,煎半盏,热服。(《食医心镜》)诸气呃噫:橘皮二两。去瓤,水一升,煎五合,顿服。或加枳壳尤良。(孙尚药方)痰膈气胀:陈皮三钱。水煎热服。(杨氏《简便方》)猝然失声:橘皮半两,水煎,徐呷。(《肘后方》)

青橘皮

【修治】时珍曰:青橘皮乃橘之未黄而青色者,薄而光,其气芳烈。今人多以小柑、小柚、小橙伪为之,不可不慎辨之。入药以汤浸去瓤,切片醋拌,瓦炒过用。

【气味】苦、辛,温,无毒。

【主治】气滞,下食,破积结及膈气(颂)。破坚癖,散滞气,去下焦诸湿,治左胁肝经积气(元素)。治胸膈气逆,胁痛,小腹疝痛,消乳肿,疏肝胆,泻肺气(时珍)。

【发明】好古曰:陈皮治高,青皮治低,与枳壳治胸膈、枳实治心下同意。

时珍曰:青橘皮,古无用者,至宋时医家始用之。其色青气烈,味苦而辛,治之以醋,所谓肝欲散,急食辛以散之,以酸泄之,以苦降之也。陈皮浮而升,入脾、肺气分。青皮沉而降,入肝、胆气分。一体二用,物理自然也。小儿消积多用青皮,最能发汗,有汗者不可用。说出杨仁斋《直指方》,人罕知之。

【附方】旧二,新七。快膈汤治冷膈气及酒食后饱满:用青橘皮一斤,作四分:四两用盐汤浸,四两用百沸汤浸,四两用醋浸,四两用酒浸。各三日取出,去白切丝,以盐一两炒微焦,研末。每用二钱,以茶末五分,水煎温服。亦可点服。《经验后方》理脾快气:青橘皮一斤（晒干焙研末），甘草末一两，檀香末半两。和匀收之。每用一二钱，入盐少许，白汤点服。法制青皮：常服安神调气，消食解酒益胃，不拘老人小儿。宋仁宗每食后咀数片，乃邢和璞真人所献，名万年草，刘跂改名延年草，仁宗以赐吕丞相。用青皮一斤（浸去苦味，去瓤，炼净），白盐花五两，炙甘草六两，舶茴香四两。甜水一斗，煮之，不住搅，勿令著底，候水尽，慢火焙干，勿令焦，去甘草、茴香，只取青皮，密收用。（王氏《易简方》）疟疾寒热：青皮一两。烧存性，研末。发前，温酒服一钱，临时再服。（《圣惠方》）伤寒呃逆，声闻四邻：四花青皮全者，研末。每服二钱，白汤下。（《医林集要》）产后气逆：青橘皮为末。葱白、童子小便煎二钱，服。（《经验后方》）妇人乳癌：因久积忧郁，乳房内有核如指头，不痛不痒，五七年成痈，名乳癌，不可治也。用青皮四钱。水一盏半，煎一盏，徐徐服之，日一服。或用酒服。（丹溪方）聤耳出汁：青皮烧研末，绵包塞之。唇燥生疮：青皮，烧研，猪脂调涂。

橘瓤上筋膜

【主治】口渴、吐酒。炒熟，煎汤饮，甚效（大明）。

橘核

【修治】时珍曰：凡用，须以新瓦焙香，去壳取仁，研碎入药。

【气味】苦，平，无毒。

【主治】肾疰腰痛，膀胱气痛，肾冷。炒研，每温酒服一钱，或酒煎服之（大明）。治酒齇风、鼻赤。炒研，每服一钱，胡桃肉一个，擂酒服，以知为度（宗奭）。小肠疝气及阴核肿痛，炒研五钱，老酒煎服，或酒糊丸服，甚效（时珍）。

【发明】时珍曰：橘核入足厥阴，与青皮同功，故治腰痛癀疝在下之病，不独取象于核也。《和剂局方》治诸疝痛及内癀，卵肿偏坠，或硬如石，或肿至溃，有橘核丸，用之有效。品味颇多，详见本方。

【附方】新一。腰痛：橘核、杜仲各二两（炒）。研末。每服二钱，盐酒下。（《简便方》）

叶

【气味】苦，平，无毒。

【主治】导胸膈逆气，入厥阴，行肝气，消肿散毒，乳痈胁痛，用之行经（震亨）。

【附方】新一。肺痈：绿橘叶，洗，捣绞汁一盏，服之。吐出脓血即愈。（《经验良方》）

柑（宋《开宝》）

【释名】木奴。

志曰：柑，未经霜时犹酸，霜后甚甜，故名柑子。

时珍曰:汉李衡种柑于武陵洲上,号为木奴焉。

【气味】甘,大寒,无毒。

颂曰:冷。

志曰:多食令人肺冷生痰,脾冷发痼癖,大肠泻利,发阴汗。

【主治】利肠胃中热毒,解丹石,止暴渴,利小便(《开宝》)。

【附方】新一。难产:柑橘瓤,阴干,烧存性,研末。温酒服二钱。(《集效》)

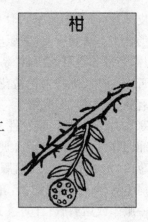

柑

皮

【气味】辛、甘,寒,无毒。

时珍曰:橘皮苦辛温,柑皮辛甘寒。外形虽似,而气味不同。

诜曰:多食令肺燥。

【主治】下气调中(藏器)。解酒毒及酒渴,去白,焙研末,点汤入盐饮之(大明)。治产后肌浮,为末酒服(藏器)。伤寒饮食劳复者,浓煎汁服(时珍)。山柑皮:治咽喉痛,效(《开宝》)。

核

【主治】作涂面药(《苏颂》)。

叶

【主治】聤耳流水或脓血。取嫩头七个,入水数滴,杵取汁滴之,即愈(蔺氏)。

橙(宋《开宝》)

【释名】金球、鹄壳。

时珍曰:案陆佃《埤雅》云:橙,柚属也。可登而成之,故字从登。又谐声也。

【集解】时珍曰:橙产南土,其实似柚而香,叶有两刻,缺如两段,亦有一种气臭者。柚乃柑属之大者,早黄难留;橙乃橘属之大者,晚熟耐久,皆有大小二种。案《事类合璧》云:橙树高枝,叶不甚类橘,亦有刺。其实大者如碗,颇似朱栾,经霜早熟,色黄皮厚,蹙衄如沸,香气馥郁。其皮可以熏衣,可以芼鲜,可以和菹醢,可以为酱齑,可以蜜煎,可以糖制为橙丁,可以蜜制为橙膏。嗅之则香,食之则美,诚佳果也。

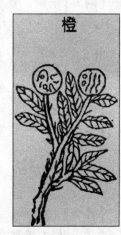

橙

宗奭曰:橙皮,今只以为果,或合汤待宾,未见入药。宿酒未解者,食之速醒。

【气味】酸,寒,无毒。

士良曰:暖。多食伤肝气,发虚热。与獭肉同食,发头旋恶心。

时珍曰:獭乃水獭之属也。诸家本草皆作槟榔,误矣。

【主治】洗去酸汁,切和盐、蜜,煎成贮食,止恶心,能去胃中浮风恶气(《开宝》)。行风气,疗瘿气,发瘰疬,杀鱼、蟹毒(士良)。

皮

【气味】苦、辛,温,无毒。

【主治】作酱、醋香美,散肠胃恶气,消食下气,去胃中浮风气(《开宝》)。和盐贮食,止恶心,解酒病(孟诜)。糖作橙丁,甘美,消痰下气,利膈宽中,解酒(时珍)。

【附方】新二。香橙汤:宽中快气,消酒。用橙皮二斤(切片),生姜五两(切,焙,擂烂),入炙甘草末一两,檀香末半两。和作小饼。每嚼一饼,沸汤入盐送下。(《奇效良方》)痔疮肿痛:隔年风干橙子,桶内烧烟熏之,神效。(《医方摘要》)

核

【主治】面䵟粉刺,湿研,夜夜涂之(时珍)。

【附方】新一。闪挫腰痛:橙子核,炒研,酒服三钱,即愈。(《摄生方》)

柚(音又。《日华》)

【释名】櫾(与柚同)、条(《尔雅》)、壶柑(《唐本》)、臭橙(《食性》)、朱栾。

时珍曰:柚,色油然,其状如卣,故名。壶亦象形。今人呼其黄而小者为蜜筒,正此意也。其大者谓之朱栾,亦取团栾之象。最大者谓之香栾。《尔雅》谓之櫠(音废),又曰椵(音贾)。《广雅》谓之镭柚,镭亦壶也。《桂海志》谓之臭柚,皆一物。但以大小、古今方言称呼不同耳。

【气味】酸,寒,无毒。

【主治】消食,解酒毒,治饮酒人口气,去肠胃中恶气,疗妊妇不思食、口淡(大明)。

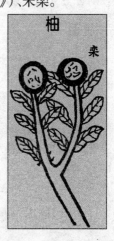

皮

【气味】甘,辛,平,无毒。

【正误】时珍曰:案沈括《笔谈》云:《本草》言橘皮苦,柚皮甘,误矣。柚皮极苦,不可入口,甘者乃橙也。此说似与今柚不同,乃沈氏自误也。不可为据。

【主治】下气。宜食,不入药(弘景)。消食快膈,散愤懑之气,化痰(时珍)。

【附方】新一。痰气咳嗽:用香栾,去核,切,砂瓶内浸酒,封固一夜,煮烂,蜜拌匀,时时含咽。

叶

【主治】头风痛,同葱白捣,贴太阳穴(时珍)。

花

【主治】蒸麻油作香泽面脂,长发润燥(时珍)。

枸橼(音矩员。宋《图经》)

【校正】原附豆蔻下,今分出。

【释名】香橼(俗作圆)、佛手柑。

时珍曰:义未详。佛手,取象也。

【集解】藏器曰:枸橼生岭南,柑、橘之属也。其叶大,其实大如盏,味辛酸。

时珍曰:枸橼产闽广间。木似朱栾而叶尖长,枝间有刺。植之近水乃生。其实状如人手,有指,俗呼为佛手柑。有长一尺四五寸者。皮如橙柚而厚,皱而光泽。其色如瓜,生绿熟黄。其核细。其味不甚佳而清香袭人。南人雕镂花鸟,作蜜煎果食。置之几案,可供玩赏。若安芋片于蒂而以湿纸围护,经久不瘪。或捣蒜罨其蒂上,则香更充溢。《异物志》云:浸汁浣葛纻,胜似酸浆也!

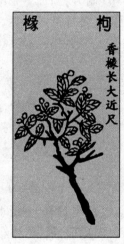

皮瓤

【气味】辛、酸,无毒。

弘景曰:性温。

恭曰:性冷。陶说误矣。

藏器曰:性温,不冷。

【主治】下气,除心头痰水(藏器)。煮酒饮,治痰气咳嗽。煎汤,治心下气痛(时珍)。

根、叶

【主治】同皮(《橘谱》)。

金橘(《纲目》)

【释名】金柑(《橘谱》)、卢橘(《汉书》)、夏橘(《广州记》)、山橘(《北户录》)、给客橙(《魏王花木志》)。

时珍曰:此橘生时青卢色,黄熟则如金,故有金橘、卢橘之名。卢,黑色也。或云卢,酒器之名,其形肖之故也。注《文选》者以枇杷为卢橘,误矣。案司马相如《上林赋》云:卢橘夏熟,枇杷橪柿。以二物并列,则非一物明矣。此橘夏冬相继,故云夏熟,而裴渊《广州记》谓之夏橘。给客橙者,其芳香如橙,可供给客也。

【气味】酸、甘,温,无毒。

【主治】下气快膈,止渴解酲,辟臭。皮尤佳(时珍)。

枇杷(《别录》中品)

【释名】宗奭曰:其叶形似琵琶,故名。

【集解】颂曰:枇杷,旧不著所出州土,今襄、汉、吴、蜀、闽、岭、江西南、湖南北皆有之。木高丈余,肥枝长叶,大如驴耳,背有黄毛,阴密婆娑可爱,四时不凋。盛冬开白花,至三、四月成实作棣,生大如弹丸,熟时色如黄杏,微有毛,皮肉甚薄,核大如茅栗,黄褐色。四月采叶,曝干用。

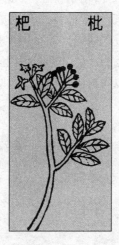

时珍曰:案郭义恭《广志》云:枇杷易种,叶微似栗,冬花春实。其子簇结有毛,四月熟,大者如鸡子,小者如龙眼,白者为上,黄者次之。无核者名焦子,出广州。又杨万里诗云:大叶耸长耳,一枝堪满盘。荔枝分与核,金橘却无酸。颇尽其状。注《文选》者以枇杷为卢橘,误矣。详金橘。

实

【气味】甘、酸,平,无毒。

志曰:寒。

诜曰:温。多食发痰热,伤脾。同炙肉及热面食,令人患热毒黄疾。

【主治】止渴下气,利肺气,止吐逆,主上焦热,润五脏(大明)。

叶

【修治】恭曰:凡用须火炙,以布拭去毛。不尔射人肺,令咳不已。或以粟秆作刷刷之,尤易洁净。

敩曰:凡采得,秤湿叶重一两,干者三叶重一两,乃为气足,堪用。粗布拭去毛,以甘草汤洗一遍,用绵再拭干。每一两,以酥二钱半涂上,炙过用。

时珍曰:治胃病,以姜汁涂炙;治肺病,以蜜水涂炙,乃良。

【气味】苦,平,无毒。

权曰:甘、微辛。

弘景曰:煮汁饮之,则小冷。

【主治】猝畹不止,下气,煮汁服(《别录》)。弘景曰:若不暇煮,但嚼汁咽,亦瘥)。治呕哕不止,妇人产后口干(大明)。煮汁饮,主渴疾,治肺气热嗽,及肺风疮,胸面上疮(诜)。和胃降气,清热解暑毒,疗脚气(时珍)。

【发明】时珍曰:枇杷叶,气薄味厚,阳中之阴。治肺胃之病,大都取其下气之功耳。气下则火降痰顺,而逆者不逆,呕者不呕,渴者不渴,咳者不咳矣。

宗奭曰:治肺热嗽甚有功。一妇人患肺热久嗽,身如火炙,肌瘦将成痨。以枇杷叶、木通、款冬花、紫菀、杏仁、桑白皮各等分,大黄减半。如常治讫,为末,蜜丸樱桃大。食后、夜卧各含化一丸,未终剂而愈矣。

【附方】新七。温病发哕因饮水多者:枇杷叶(去毛,炙香)、茅根各半斤。水四升,煎二升,稍稍饮之。(庞安常方)反胃呕哕:枇杷叶(去毛,炙)、丁香各一两,人参二两。为末,每服三钱,水一盏,姜三片,煎服。(《圣惠》)衄血不止:枇杷叶(去毛),焙研末。茶服一二钱,日二。(同上)酒齄赤鼻:枇杷叶、栀子仁等分。为末。每服二钱,温酒调下。日三服。(《本事》)面上风疮:方同上。痔疮肿痛:枇杷叶(蜜炙)、乌梅肉(焙)。为末。先以乌梅汤洗,贴之。(《集要》)痘疮溃烂:枇杷叶,煎汤洗之。(《摘玄》)

花

【主治】头风,鼻流清涕。辛夷等分,研末,酒服二钱,日二服(时珍)。

木白皮

【主治】生嚼咽汁,止吐逆不下食,煮汁冷服,尤佳(思邈)。

杨梅(宋《开宝》)

【释名】朹子(音求)。

时珍曰:其形如水杨子而味似梅,故名。段氏《北户录》名朹子。扬州人呼白杨梅为圣僧。

【集解】时珍曰:杨梅树叶如龙眼及紫瑞香,冬月不凋。二月开花结实,形如楮实子,五月熟,有红、白、紫三种,红胜于白,紫胜于红,颗大而核细,盐藏、蜜渍、糖收皆佳。东方朔《林邑记》云:邑有杨梅,其大如杯碗,青时极酸,熟则如蜜。用以酿酒,号为梅香酎,甚珍重之。赞宁《物类相感志》云:桑上接杨梅则不酸。杨梅树生癞,以甘草钉钉之则无。皆物理之妙也。

藏器曰:张华《博物志》言地瘴处多生杨梅,验之信然。

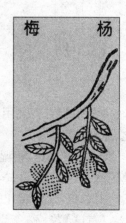

梅 杨

实

【气味】酸、甘,温,无毒。

诜曰：热，微毒。久食令人发热，损齿及筋。忌生葱同食。

瑞曰：发疮致痰。

【主治】盐藏食，去痰止呕哕，消食下酒。干作屑，临饮酒时服方寸匕，止吐酒（《开宝》）。止渴，和五脏，能涤肠胃，除烦愦恶气。烧灰服，断下痢，甚验。盐者常含一枚，咽汁，利五脏下气（诜）。

【附方】旧一，新三。下痢不止：杨梅烧研，每米饮服二钱，日二服。（《普济》）头痛不止：杨梅为末，以少许嗂鼻取嚏，妙。头风作痛：杨梅为末，每食后薄荷茶服二钱。或以消风散同煎服。或同捣末，以白梅肉和丸弹子大，每食后葱茶嚼下一丸。（《朱氏集验》）一切损伤，止血生肌，令无瘢痕：用盐藏杨梅和核捣如泥，做成挺子，以竹筒收之。凡遇破伤，研末敷之，神圣绝妙。（《经验后方》）

核仁

【主治】脚气。

时珍曰：案王明清《挥尘录》云：会稽杨梅为天下冠。童贯苦脚气，或云杨梅仁可治之。郡守王巗馈五十石，贯用之而愈。取仁法：以柿漆拌核曝之，则自裂出也。

树皮及根

【主治】煎汤，洗恶疮疥癣（大明）。煎水，漱牙痛。服之，解砒毒。烧灰油调，涂烫火伤（时珍）。

【附方】新三。中砒毒：心腹绞痛，欲吐不吐，面青肢冷。用杨梅树皮，煎汤二三碗，服之即愈。（王硕《易简方》）风虫牙痛：《普济方》：用杨梅根（皮厚者），焙一两，川芎劳五钱，麝香少许。研末。每用半钱，鼻内嗂之，口中含水，涎出痛止。《摘要方》：用杨梅根皮、韭菜根、厨案上油泥等分。捣匀，贴于两腮上半时辰，其虫从眼角出也。屡用有效之方。

樱桃（《别录》上品）

【释名】莺桃（《礼注》）、含桃（《月令》）、荆桃。

宗奭曰：孟诜《本草》言：此乃樱，非桃也。虽非桃类，以其形肖桃，故曰樱桃，又何疑焉？如沐猴梨、胡桃之类，皆取其形相似耳。《礼记》：仲春，天子以含桃荐宗庙，即此。故王维诗云：才是寝园春荐后，非干御苑鸟衔残。药中不甚用。

时珍曰：其颗如璎珠，故谓之樱。而许慎作莺桃，云莺所含食，故又曰含桃，亦通。案《尔雅》云：楔（音戛），荆桃也。孙炎注云：即今樱桃。最大而甘者，谓之崖蜜。

【集解】颂曰：樱桃，处处有之，而洛中者最胜。其木多阴，先百果熟，故古人多贵之。其实熟时深红色者，谓之朱樱。紫色，皮里有细黄点者，谓之紫樱，味最珍重。又有正黄明者，谓之蜡樱。小而红者，谓之樱珠，味皆不及。极大者，有若弹丸，核细而肉厚，尤难得。

时珍曰:樱桃树不甚高。春初开白花,繁英如雪。叶团,有尖及细齿。结子一枝数十颗,三月熟时须守护,否则鸟食无遗也。盐藏、蜜煎皆可,或同蜜捣作糕食,唐人以酪荐食之。林洪《山家清供》云:樱桃经雨则虫自内生,人莫之见。用水浸良久,则虫皆出,乃可食也。试之果然。

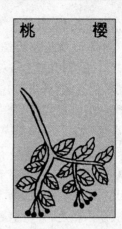

【气味】甘,热,涩,无毒。

大明曰:平,微毒。多食令人吐。

李鹏飞曰:伤筋骨,败血气。有寒热病人不可食。

【主治】调中,益脾气,令人好颜色,美志(《别录》)。止泄精,水谷痢(孟诜)。

【发明】宗奭曰:小儿食之过多,无不作热。此果三月末、四月初熟,得正阳之气,先诸果熟,故性热也。

震亨曰:樱桃属火而有土,性大热而发湿。旧有热病及喘嗽者,得之立病,且有死者也。

时珍曰:案张子和《儒门事亲》云:舞水一富家有二子,好食紫樱,每日啖一二升。半月后,长者发肺痿,幼者发肺痈,相继而死。呜呼!百果之生,所以养人,非欲害人。富贵之家,纵其嗜欲取死,是何?天耶?命耶?邵尧夫诗云:“爽口物多终作疾”,真格言哉!观此,则寇、朱二氏之言,益可证矣。王维诗云:饱食不须愁内热,大官还有蔗浆寒。盖谓寒物同食,犹可解其热也。

叶

【气味】甘,平,无毒。煮老鹅,易软熟。

【主治】蛇咬,捣汁饮,并敷之(颂)。

东行根

【主治】煮汁服,立下寸白、蛔虫(颂)。

枝

【主治】雀卵斑䵟,同紫萍、牙皂、白梅肉研和,日用洗面(时珍)。

花

【主治】面黑粉滓(方见李花)。

山樱桃(《别录》上品)

【校正】《唐本》退入有名未用,今移入此。

【释名】朱桃(《别录》)、麦樱(《吴普》)、英豆(《别录》)、李桃。

诜曰:此婴桃俗名李桃,又名奈桃。前樱桃名樱,非桃也。

【集解】《别录》曰:婴桃实大如麦,多毛。四月采,阴干。

弘景曰:樱桃即今朱樱,可煮食者。婴桃形相似而实乖异,山间时有之,方药不用。

时珍曰:树如朱婴,但叶长尖不团。子小而尖,生青熟黄赤,亦不光泽,而味恶不堪食。

实

【气味】辛,平,无毒。

【主治】止泄、肠澼,除热,调中益脾气,令人好颜色,美志(《别录》)。止泄精(孟诜)。

银杏(《日用》)

【释名】白果(《日用》)、鸭脚子。

时珍曰:原生江南,叶似鸭掌,因名鸭脚。宋初始入贡,改呼银杏,因其形似小杏而核色白也。今名白果。梅尧臣诗:鸭脚类绿李,其名因叶高。欧阳修诗:绛囊初入贡,银杏贵中州。是矣。

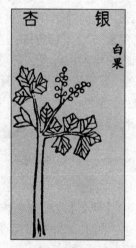

杏 银

白果

【集解】时珍曰:银杏生江南,以宣城者为胜。树高二三丈。叶薄纵理,俨如鸭掌形,有刻缺,面绿背淡。二月开花成簇,青白色,二更开花,随即卸落,人罕见之。一枝结子百十,状如楝子,经霜乃熟烂。去肉取核为果,其核两头尖,三棱为雄,二棱为雌。其仁嫩时绿色,久则黄。须雌雄同种,其树相望,乃结实;或雌树临水亦可;或凿一孔,内雄木一块,泥之,亦结。阴阳相感之妙如此。其树耐久,肌理白腻。术家取刻符印,云能召使也。《文选·吴都赋》注:平仲果,其实如银。未知即此果否?

核仁

【气味】甘、苦,平,涩,无毒。

时珍曰:熟食,小苦微甘,性温有小毒。多食令人胪胀。

瑞曰:多食壅气动风。小儿食多昏霍,发惊引疳。同鳗鲡鱼食,患软风。

【主治】生食,引疳解酒,熟食益人(李鹏飞)。熟食,温肺益气,定喘嗽,缩小便,止白浊。生食,降痰,消毒杀虫。嚼浆,涂鼻面手足,去皶疱黯䵟皱,及疥癣疳𧏾阴虱(时珍)。

【发明】时珍曰:银杏,宋初始著名,而修本草者不收。近时方药亦时用之。其气薄味厚,性涩而收,色白属金。故能入肺经,益肺气,定喘嗽,缩小便。生捣能浣油腻,则其去痰浊之功,可类推矣。其花夜开,人不得见,盖阴毒之物,故又能杀虫消毒。然食多则收令太过,令人气壅胪胀昏顿。故《物类相感志》言:银杏能醉人。而《三元延寿书》言:白果食满千个者死。又云:昔有饥者,同以白果代饭食饱,次日皆死也。

【附方】新十八。寒嗽痰喘:白果七个。煨熟,以熟艾作七丸,每果入艾一丸,纸包再煨香,去艾吃。(《秘韫》方)哮喘痰嗽:鸭掌散:用银杏五个,麻黄二钱半,甘草(炙)二钱。水一钟半,煎八分,卧时服。又金陵一铺治哮喘,白果定喘汤,服之无不效者,其人以此起家。其方:用白果二十一个(炒黄),麻黄三钱,苏子二钱,款冬花、法制半夏、桑白皮(蜜炙)各二钱,杏仁(去皮尖)、黄芩(微炒)各一钱半,甘草一钱。水三钟,煎二钟,随时分作二服。不用姜。(并《摄生方》)咳嗽失声:白果仁四两,白茯苓、桑白皮二两,乌豆半升(炒),蜜半斤。煮熟晒干为末,以乳汁半碗拌湿,九蒸九晒,丸如绿豆大。每服三五十丸,白汤下,神效。(余居士方)小便频数:白果十四枚,七生七煨,食之,取效,止。小便白浊:生白果仁十枚,擂水饮,日一服,取效,止。赤白带下,下元虚惫:白果、莲肉、江米各五钱,胡椒一钱半。为末。用乌骨鸡一只,去肠盛药,瓦器煮烂,空心食之。(《集简方》)肠风下血:银杏煨熟,出火气,食之,米饮下。肠风脏毒:银杏四十九枚,去壳生研,入百药煎末和丸弹子大。每服二三丸,空心细嚼,米饮送下。(戴原礼《证治要诀》)牙齿虫䘌:生银杏,每食后嚼一二个,良。(《永类钤方》)手足皲裂:生白果嚼烂,夜夜涂之。鼻面酒齄:银杏、酒浮糟,同嚼烂,夜涂旦洗。(《医林集要》)头面癣疮:生白果仁切断,频擦取效。(邵氏《经验方》)下部疳疮:生白果杵,涂之。(赵原阳)阴虱作痒:阴毛际肉中生虫如虱,或红或白,痒不可忍者。白果仁,嚼细,频擦之,取效。(刘长春方)狗咬成疮:白果仁,嚼细涂之。乳痈溃烂:银杏半斤,以四两研酒服之,以四两研敷。(《救急易方》)水疔暗疔:水疔色黄,麻木不痛;暗疔疮凸色红,使人昏狂。并先刺四畔,后用银杏去壳,浸油中年久者,捣敷之。(《普济方》)

胡桃(宋《开宝》)

【释名】羌桃(《名物志》)、核桃。

颂曰:此果本出羌胡,汉时张骞使西域始得种还,植之秦中,渐及东土,故名之。

时珍曰:此果外有青皮肉包之,其形如桃,胡桃乃其核也。羌音呼核如胡,名或以此。或作核桃。《梵书》名播罗师。

【集解】时珍曰:胡桃树高丈许,春初生叶,长四五寸,微似大青叶,两两相对,颇作恶气。三月开花如栗花,穗苍黄色。结实至秋如青桃状,熟时沤烂皮肉,取核为果。人多以榉柳接之。案刘恂《岭表录异》云:南方有山胡桃,底平如槟榔,皮厚而大坚,多肉少穰。其壳甚厚,须椎之方破。然则南方亦有,但不佳耳。

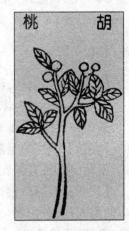

核仁

【气味】甘,平、温,无毒。

颂曰:性热,不可多食。

颖曰:多食生痰、动肾火。

【发明】震亨曰:胡桃属土而有火,性热。本草云甘平,是无热矣。然又云动风、脱人眉,非热何以伤肺耶?

时珍曰:胡桃仁味甘气热,皮涩肉润。孙真人言其冷滑,误矣。近世医方用治痰气喘嗽、醋心及疬风诸病,而酒家往往醉后嗜之。则食多吐水、吐食、脱眉,及酒同食咯血之说,亦未必尽然也。但胡桃性热,能入肾肺,惟虚寒者宜之。而痰火积热者,不宜多食耳。

【主治】食之令人肥健、润肌、黑须发。多食利小便、去五痔。捣和胡粉,拔白须发,内孔中,则生黑毛。烧存性,和松脂研,敷瘰疬疮(《开宝》)。食之令人能食,通润血脉,骨肉细腻(诜,方见下)。治损伤、石淋。同破故纸蜜丸服,补下焦(颂)。补气养血,润燥化痰,益命门,利三焦,温肺润肠,治虚寒喘嗽,腰脚重痛。心腹疝痛,血痢肠风,散肿毒,发痘疮,制铜毒(时珍)。

油胡桃

【气味】辛,热,有毒。

【主治】杀虫攻毒,治痈肿、疬风、疥癣、杨梅、白秃诸疮,润须发(时珍)。

【附方】旧五,新二十七。服胡桃法:诜曰:凡服胡桃不得并食,须渐渐食之。初日服一颗,每五日加一颗,至二十颗止,周而复始。常服令人能食,骨肉细腻光润,须发黑泽,血脉通润,养一切老痔。青娥丸:方见草部补骨脂。胡桃丸:益血补髓,强筋壮骨,延年明目,悦心润肌,能除百病。用胡桃仁四两,捣膏,入破故纸、杜仲、萆薢末各四两。杵匀,丸梧桐子大。每空心温酒、盐汤任下五十丸。(《御药院方》)消肾溢精:胡桃丸:治消肾病,因房欲无节及服丹石,或失志伤肾,遂致水弱火强,口舌干,精自溢出,或小便赤黄,大便燥实,或小便大利而不甚渴。用胡桃肉、白茯苓各四两,附子一枚(去皮,切片)。姜汁、蛤粉同焙为末,蜜丸梧桐子大。每服三十丸,米饮下。(《普济方》)小便频数:胡桃煨熟,卧时嚼之,温酒下。石淋痛楚,便中有石子者:湖桃肉一升,细米煮浆粥一升,相和顿服,即瘥。(崔元亮《海上方》)风寒无汗,发热头痛:核桃肉、葱白、细茶、生姜等分。捣烂,水一钟,煎七分,热服。覆衣取汗。(谈野翁方)痰喘咳嗽:方见发明。老人喘嗽气促,睡卧不得,服此立定:胡桃肉(去皮)、杏仁(去皮尖)、生姜各一两。研膏,入炼蜜少许,和丸弹子大。每卧时嚼一丸,姜汤下。(《普济方》)产后气喘:胡桃肉、人参各二钱。水一盏,煎七分,顿服。久嗽不止:核桃仁五十个(煮熟,去皮),人参五两,杏仁三百五十个(麸炒,汤浸,去皮)。研匀,入炼蜜,丸梧桐子大。每空心细嚼一丸,人参汤下。临卧再服。(萧大尹方)食物醋心:胡桃烂嚼,以生姜汤下,立止。(《传信适用方》)

胡桃青皮

【气味】苦,涩,无毒。

【主治】染髭及帛,皆黑。

志曰:仙方取青皮压油,和詹糖香,涂毛发,色如漆也。

【附方】新五。乌髭发:胡桃皮、蝌蚪等分。捣泥涂之,一染即黑。《总录》:用青胡桃三枚,和皮捣细,入乳汁三盏,于银石器内调匀,搽须发三五次,每日用胡桃油润之,良。病疬风:青胡桃皮捣泥,入酱清少许、硇砂少许合匀。先以泔洗,后敷之。(《外台》)白癜风:青胡桃皮一个,硫黄一皂子大,研匀。日日掺之,取效。嵌甲:胡桃皮,烧灰贴。

树皮

【主治】止水痢。春月斫皮汁,沐头至黑。煎水,可染褐(《开宝》)。

【附方】新一。染须发:胡桃根皮一秤,莲子草十斤。切,以瓮盛之,入水五斗,浸一月去滓,熬至五升,入芸苔子油一斗,慢火煎取五升收之。凡用,先以炭灰汁洗,用油涂之,外以牛蒡叶包住,绢裹一夜,洗去用,七日即黑也。(《圣惠方》)

壳

【主治】烧存性,入下血、崩中药(时珍)。

榛(宋《开宝》)

【释名】亲斗(古榛字)。

时珍曰:案罗氏《尔雅翼》云:《礼记》郑玄注云:关中甚多此果。关中,秦地也。榛之从秦,盖取此意。《左传》云:女贽不过榛、栗、枣、脩,以告虔也。则榛有臻至之义,以其名告己之虔也。古作亲,从辛,从木。俗作莘,误矣。莘,音诜。

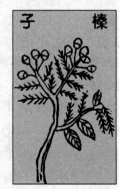

【集解】大明曰:新罗榛子肥白,最良。

时珍曰:榛树低小如荆,丛生。冬末开花如栎花,成条下垂,长二三寸。二月生叶如初生樱桃,叶多皱纹而有细齿及尖。其实作苞,三五相粘,一苞一实。实如栎实,下壮上锐,生青熟褐,其壳厚而坚,其仁白而圆,大如杏仁,亦有皮尖,然多空者,故谚云十榛九空。按陆机《诗疏》云:榛有两种:一种大小、枝叶、皮树皆如栗,而子小,形如橡子,味亦如栗,枝茎可以为烛,《诗》所谓树之榛栗者也;一种高丈余,枝叶如木蓼,子作胡桃味,辽、代、上党甚多,久留亦易油坏者也。

仁

【气味】甘,平,无毒。

【主治】益气力,实肠胃,令人不饥、健行(《开宝》)。止饥,调中开胃,甚验(大明)。

阿月浑子(《拾遗》)

【校正】自木部移入此,并入《海药》无名木皮。

【释名】胡榛子(《拾遗》)、无名子(《海药》)。

【集解】藏器曰:阿月浑子生西国诸番,与胡榛子同树,一岁胡榛子,二岁阿月浑子也。

珣曰:按徐表《南州记》云:无名木生岭南山谷,其实状若榛子,号无名子,波斯家呼为阿月浑子也。

仁

【气味】辛,温,涩,无毒。

【主治】诸痢,去冷气,令人肥健(藏器)。治腰冷,阴肾虚弱,房中术多用之,得木香,山茱萸良(李珣)。

无名木皮(《海药》)

【气味】辛,大温,无毒。

【主治】阴肾萎弱,囊下湿痒,并煎汁小浴,极妙(珣)。

楮子(《拾遗》)

【校正】原附钩栗,今析出。

【集解】藏器曰:楮子生江南。皮、树如栗,冬月不凋.子小于橡子。

颖曰:楮子有苦、甜二种,治作粉食、糕食,褐色甚佳。

时珍曰:楮子,处处山谷有之。其木大者数抱,高二三丈。叶长大如栗,叶稍尖而厚坚光泽,锯齿峭利,凌冬不凋。三、四月开白花成穗,如栗花。结实大如槲子,外有小苞,霜后苞裂子坠。子圆褐而有尖,大如菩提子。内仁如杏仁,生食苦涩,煮、炒乃带甘,亦可磨粉。甜楮子粒小,木纹细白,俗名面楮。苦楮子粒大,木纹粗赤,俗名血楮。其色黑者名铁楮。按《山海经》云:前山有木,其名曰楮。郭璞注曰:楮子似柞子,可食,冬月采之。木作屋柱、棺材,难腐也。

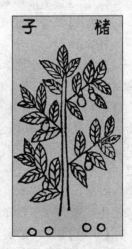

仁

【气味】苦、涩,平,无毒。

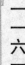

时珍曰:案《正要》云:酸、甘,微寒。不可多食。

【主治】食之不饥,令人健行,止泄痢,破恶血,止渴(藏器)。

皮、叶

【主治】煮汁饮,止产妇血(藏器)。嫩叶:贴臁疮,一日三换,良(吴瑞)。

钩栗(《拾遗》)

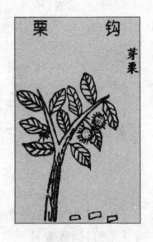
栗 钩
芽栗

【释名】巢钩子(《拾遗》)、甜槠子。

瑞曰:钩栗即甜槠子。

时珍曰:钩、槠二字,方音相近。其状如栎,当作钩栎。

【集解】藏器曰:钩栗生江南山谷。木大数围,冬月不凋,其子似栗而圆小。又有雀子,相似而圆黑,久食不饥。详槠子下。

仁

【气味】甘,平,无毒。

【主治】食之不饥,厚肠胃,令人肥健(藏器)。

橡实(音象。《唐本草》)

【校正】自木部移入。

【释名】橡斗(《说文》)、皂斗(同)、栎梂(音历求)、柞子(音作)、芧(杼同。序、暑二音)、栩(音许)。

禹锡曰:案《尔雅》云:栩,杼也。又曰:栎,其实梂。孙炎注云:栩,一名杼也。栎,似樗之木也。梂,盛实之房也。其实名橡,有梂猬自裹之。《诗·唐风》云:集于苞栩。《秦风》云:山有苞栎。陆机注云:即柞栎也。秦人谓之栎,徐人谓之杼,或谓之栩。其子谓之皂,亦曰皂斗。其壳煮汁可染皂也。今京洛、河内亦谓之杼。盖五方通语,皆一物也。

时珍曰:栎,柞木也。实名橡斗、皂斗,谓其斗刓剜象斗,可以染皂也。南人呼皂如柞,音相近也。

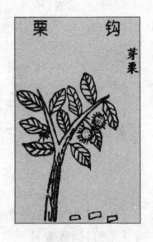
实 橡
栎斗子

【集解】颂曰:橡实,栎木子也。所在山谷皆有。木高二三丈。三、四月开花黄色,八、九月结实。其实为皂斗,槲、栎皆有斗,而以栎为胜。

时珍曰:栎有二种:一种不结实者,其名曰棫,其木心赤,

《诗》云"瑟彼柞棫"是也；一种结实者，其名曰栩，其实为橡。二者树小则耸枝，大则偃蹇。其叶如槠叶，而纹理皆斜勾。四、五月开花如栗花，黄色。结实如荔枝核而有尖。其蒂有斗，包其半截。其仁如老莲肉，山人俭岁采以为饭，或捣浸取粉食，丰年可以肥猪。北人亦种之。其木高二三丈，坚实而重，有斑纹点点。大者可作柱栋，小者可为薪炭。《周礼·职方氏》"山林宜皂物，柞、栗之属"即此也。其嫩叶可煎饮代茶。

实

【修治】雷曰：霜后收采，去壳蒸之，从巳至未，剉作五片，晒干用。

周定王曰：取子换水，浸十五次，淘去涩味，蒸极熟食之，可以济饥。

【气味】苦，微温，无毒。

【主治】下痢，厚肠胃，肥健人（苏恭）。涩肠止泻。煮食，止饥，御歉岁（大明）。

【发明】思邈曰：橡子，非果非谷而最益人，服食未能断谷，啖之尤佳。无气而受气，无味而受味，消食止痢，令人强健不极。

时珍曰：木实为果，橡盖果也。俭岁，人皆取以御饥。昔挚虞入南山，饥甚，拾橡实而食；唐杜甫客秦州，采橡、栗自给，是矣。

【附方】新五。水谷下痢，日夜百余行者：橡实二两，楮叶（炙）一两。为末。每服一钱，食前乌梅汤调下。（《圣惠方》）血痢不止：上方加缩砂仁半两。下痢脱肛：橡斗子，烧存性。研末。猪脂和敷。（《直指方》）痔疮出血：橡子粉、糯米粉各一升。炒黄，滚水调作果子，饭上蒸熟食之，不过四五次，效。（李楼《奇方》）石痈坚硬如石，不作脓：用橡子一枚，以醋于青石上磨汁涂之。干则易，不过十度即平。（《千金方》）

斗壳

【修治】大明曰：入药并宜捣细，炒焦或烧存性，研用。

【气味】涩，温，无毒。

【主治】为散及煮汁服，止下痢。并可染皂（恭）。止肠风、崩中、带下、冷热泻痢。并染须发（大明）。

【附方】新五。下痢脱肛：橡斗壳烧存性，研末。猪脂和搽，并煎汁洗之。（《直指方》）肠风下血：橡斗子壳，用白梅肉填满，两个合定，铁线札住，煅存性，研末。每服二钱，米饮下。一方：用硫黄填满，煅研酒服。（余居士《选奇方》）走马牙疳：橡斗壳，入盐填满，合定烧透，出火毒，研末，入麝香少许。先以米泔漱过，搽之。（《全幼心鉴》）风虫牙痛：橡斗五个（入盐在内），皂荚一条（入盐在内）。同煅过，研末。日擦三五次，荆芥汤漱之，良。（《经验良方》）

木皮、根皮（《拾遗》）

【气味】苦，平，无毒。

【主治】恶疮，因风犯露致肿者，煎汁日洗，令脓血尽乃止，亦治痢（藏器）。止水痢，消瘰疬(大明)。

【附方】新一。蚀烂痈肿及疣赘瘤痣:柞栎木灰四斗,桑柴灰四斗,石灰一斗五升。以沸汤调湿,甑中蒸一日,取釜中沸汤七斗,合甑灰淋之取汁,再熬至一升,投乱头发一鸡子大消尽,又剪五色彩投入消尽,瓶盛密收。每以少许,挑破点之。煎时勿令鸡、犬、妇人、小儿见。(《普济方》)

槲实(音斛。《唐本草》)

【校正】自木部移附此。

【释名】槲樕(音速),朴樕(并《尔雅》)、大叶栎(俗)、栎檀子。

时珍曰:槲樕,犹觳觫也。栗子绽悬,有颤栗之象,故谓之栗;槲叶摇动,有觳觫之态。故曰槲樕也。朴樕者,婆娑、蓬然之貌。其树偃蹇,其叶芃芃故也。俗称衣物不整者为朴樕,本此。其实木强,故俗谓之栎檀子。《史》言:武后挂赦书于槲树,人遂呼为金鸡树云。

【集解】颂曰:槲,处处山林有之。木高丈余,与栎相类。亦有斗,但小不中用耳。不拘时采。其皮、叶入药。

宗奭曰:槲亦有斗,木虽坚而不堪充材,只宜作柴,为炭不及栎木。

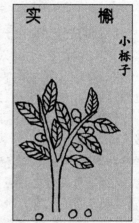

时珍曰:槲有二种:一种丛生小者名枹(音孚,见《尔雅》)。一种高者名大叶栎。树、叶俱似栗,长大粗厚,冬月凋落,三、四月开花亦如栗,八、九月结实似橡子而稍短小,其蒂亦有斗。其实僵涩味恶,荒岁人亦食之。其木理粗不及橡木,所谓樗栎之材者指此。

仁

【气味】苦,涩,平,无毒。

【主治】蒸煮作粉,涩肠止痢,功同橡子(时珍)。

槲若

【修治】颂曰:若即叶之名也。入药须微炙令焦。

【气味】甘、苦,平,无毒。

【主治】疗痔,止血及血痢,止渴(恭)。活血,利小便,除面上䵟赤(时珍)。

【附方】旧五,新三。猝然吐血:槲叶为末。每服二钱,水一盏,煎七分,和滓服。(《简要济众》)鼻衄不止:槲叶。捣汁一小盏,顿服即止。(《圣惠方》)肠风血痔热多者尤佳:槲叶(微炙,研末)一钱,槐花(炒,研末)一钱。米饮调服。未止再服。(寇氏《衍义》)冷淋茎痛:槲叶,研末。每服三钱,水一盏,葱白七寸,煎六分,去滓,食前温服,日二。《圣惠方》孩子淋疾：槲叶三片。煎汤服一鸡子壳，小便即时下也。（孙真人方）蝼蛄漏疾：槲叶，烧存性，研。以泔别浸槲叶，取汁洗疮后，乃纳灰少许于疮中。（《圣惠方》）鼻上䗜疱出脓血者：以泔水煮槲叶，取汁洗之，拭干，纳槲叶灰少许于中，良。（《圣惠》）腋下胡臭：槲若三升。切，水煮浓汁，洗毕，即以甘苦瓠壳烟熏之。后用辛夷、细辛、杜衡末，醋浸一夜，敷之。（《千金方》）

木皮（俗名赤龙皮）

【气味】苦，涩，无毒。

【主治】煎服，除蛊及漏，其效（恭）。煎汤，洗恶疮，良（权）。能吐瘰疬，涩五脏（大明）。止赤白痢，肠风下血（时珍）。

【附方】旧四，新六。赤龙皮汤：治诸败烂疮、乳疮。用槲皮（切）三升。水一斗，煮五升，春夏冷用，秋冬温用，洗之。洗毕乃敷诸膏。（《肘后》）附骨疽疮：槲皮烧研，米饮每服方寸匕。（《千金方》）下部生疮：槲皮、榉皮煮汁，熬如饴糖，以导下部。（《肘后方》）一切瘰疾：《千金》：用槲树北阴白皮三十斤（剉）。以水一石，煮一斗，去滓，煎如饴；又取通都厕上雄鼠屎、雌鼠屎各十四枚，烧汁尽研和之，纳温酒一升和匀。瘦人食五合，当有虫出也。崔氏《纂要》：用槲白皮（切）五升。水八升，煮令泣泣，去滓，再煎成膏。日服枣许，并涂疮上。宜食苜蓿、盐、饭以助之。以瘥为度。小儿瘰疬：槲树皮，去粗皮，切，煎汤频洗之。（《圣惠方》）蛊毒下血：槲木北阴白皮一大握（长五寸）。以水三升，煮取一升，空腹分服，即吐毒出也。《千金及翼》赤白久痢：不拘大人、小儿。用新槲皮一斤。去黑皮切，以水一斗，煎取五升，去滓，煎膏，和酒服。（《子母秘录》）久痢不止：槲白皮（姜汁炙五度）一两，干姜（炮）半两。为末。每服二钱，米饮调下。（《圣济总录》）久疮不已：槲木皮一尺，阔六寸，切，以水一斗，煮取五升，入白沙糖十挺，煎取一升，分三服，即吐而愈。（《肘后方》）

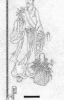

本草纲目果部第三十一卷

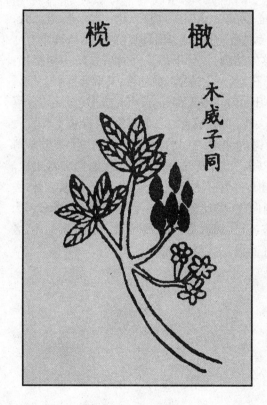

橄榄

木威子同

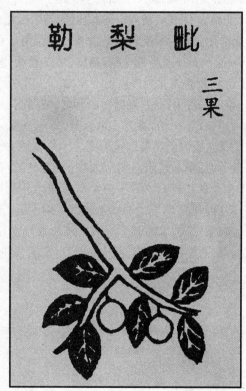

毗梨勒

三果

本草纲目果部第三十一卷

荔枝（宋《开宝》）

【释名】离枝（《纲目》）、丹荔。

时珍曰：司马相如《上林赋》作离支。按白居易云：若离本枝，一日色变，三日味变。则离支之名，又或取此义也。

实

【气味】甘，平，无毒。

珣曰：甘、酸，热。多食令人发虚热。

李鹏飞曰：生荔枝多食，发热烦渴，口干衄血。

颂曰：多食不伤人。如稍过度，饮蜜浆一杯便解也。

时珍曰：荔枝气味纯阳，其性畏热。鲜者食多，即龈肿口痛，或衄血也。病齿䘌及火病人尤忌之。《开宝本草》言其性平，苏氏谓多食无伤，皆谬说也。按《物类相感志》云：食荔枝多则醉，以壳浸水饮之即解。此即食物不消，还以本物消之之意。

【主治】止渴，益人颜色（《开宝》）。食之止烦渴，头重心躁，背膊劳闷（李珣）。通神，益智，健气（孟诜）。治瘰疬瘤赘，赤肿疔肿，发小儿痘疮（时珍）。

【发明】震亨曰：荔枝属阳，主散无形质之滞气，故消瘤赘赤肿者用之。苟不明此，虽用之无应。

【附方】新六。痘疮不发：荔枝肉，浸酒饮，并食之。忌生冷。（闻人规《痘疹论》）疔疮恶肿：《普济方》：用荔枝五个或三个，不用双数，以狗粪中米淘净为末，与糯米粥同研成膏，摊纸上贴之。留一孔出毒气。《济生秘览》：用荔枝肉、白梅各三个。捣作饼子。贴于疮上，根即出也。风牙疼痛：《普济》：用荔枝连壳（烧存性），研末，擦牙即止。乃治诸药不效仙方也。孙氏《集效方》：用大荔枝一个，剔开填盐满壳，煅研，搽之即愈。呃逆不止：荔枝七个，连皮核烧存性，为末。白汤调下，立止。（杨拱《医方摘要》）

核

【气味】甘，温，涩，无毒。

【主治】心痛、小肠气痛，以一枚煨存性，研末，新酒调服（宗奭）。治癫疝气痛，妇人血气刺痛(时珍)。

【发明】时珍曰:荔枝核入厥阴,行散滞气,其实双结而核肖睾丸,故其治癫疝卵肿,有述类象形之义。

【附方】新六。脾痛不止:荔枝核为末,醋服二钱。数服即愈。(《卫生易简方》)妇人血气刺痛:用荔枝核(烧存性)半两,香附子(炒)一两,为末。每服二钱,盐汤、米饮任下。名蠲痛散。(《妇人良方》)疝气癫肿:孙氏:用荔枝核(炒黑色)、大茴香(炒)等分,为末。每服一钱,温酒下。《皆效方》:玉环来笑丹:用荔枝核四十九个,陈皮(连白)九钱,硫黄四钱。为末,盐水打面糊丸绿豆大。遇痛时,空心酒服九丸,良久再服。不过三服,甚效如神。亦治诸气痛。阴肾肿痛:荔枝核,烧研,酒服二钱。肾肿如斗:荔枝核、青橘皮、茴香等分,各炒研。酒服二钱,日三。

壳

【主治】痘疮出不爽快,煎汤饮之。又解荔枝热,浸水饮(时珍)。

【附方】新一。赤白痢:荔枝壳、橡斗壳(炒)、石榴皮(炒)、甘草(炙)各等分。每以半两,水一盏半,煎七分,温服,日二服。(《普济方》)

花及皮根

【主治】喉痹肿痛,用水煮汁,细细含咽,取瘥止(苏颂。出崔元亮《海上方》)。

龙眼(《本经》中品)

【校正】自木部移入此。

宗奭曰:龙眼专为果,未见入药。本草编入木部,非矣。

【释名】龙目(《吴普》)、圆眼(俗名)、益智(《本经》)、亚荔枝(《开宝》),荔枝奴、骊珠、燕卵、蜜脾、鲛泪、川弹子(《南方草木状》)。

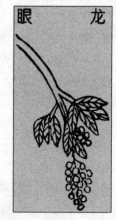

时珍曰:龙眼、龙目,象形也。《吴普本草》谓之龙目,又曰比目。曹宪《博雅》谓之益智。

弘景曰:广州有龙眼,非益智也,恐彼人别名耳。

志曰:甘味归脾,能益人智,故名益智,非今之益智子也。

颂曰:荔枝才过,龙眼即熟,故南人目为荔枝奴。又名木弹。晒干寄远,北人以为佳果,目为亚荔枝。

【集解】《别录》曰:龙眼生南海山谷。一名益智。其大者似槟榔。

时珍曰:龙眼正圆,《别录》、苏恭比之槟榔,殊不类也。其木性畏寒,白露后方可采摘,晒焙令干,成朵干者名龙眼锦。按范成大《桂海志》有山龙眼,出广中,色青,肉如龙眼,夏月实熟可啖,此亦龙眼之野生者欤?

实

【气味】甘,平,无毒。

恭曰:甘、酸,温。

李鹏飞曰:生者沸汤瀹过食,不动脾。

【主治】五脏邪气,安志厌食。除蛊毒,去三虫。久服强魂聪明,轻身不老.通神明(《本经》)。开胃益脾,补虚长智(时珍)。

【发明】时珍曰:食品以荔枝为贵,而资益则龙眼为良。盖荔枝性热,而龙眼性和平也。严用和《济生方》,治思虑劳伤心脾有归脾汤,取甘味归脾、能益人智之义。

【附方】新一。归脾汤:治思虑过度,劳伤心脾,健忘怔忡,虚烦不眠,自汗惊悸。用龙眼肉、酸枣仁(炒)、黄芪(炙)、白术(焙)、茯神各一两,木香、人参各半两,炙甘草二钱半,咬咀。每服五钱,姜三片,枣一枚,水二钟,煎一钟,温服。(《济生方》)

核

【主治】胡臭。六枚,同胡椒二、七枚研,遇汗出即擦之(时珍)。

龙荔(《纲目》)

【释名】见下。

【集解】时珍曰:按范成大《桂海志》云:龙荔出岭南。状如小荔枝,而肉味如龙眼,其木之身、叶亦似二果,故名曰龙荔。三月开小白花,与荔枝同时熟,不可生啖,但可蒸食。

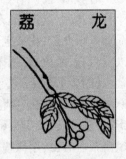

实

【主治】甘,热,有小毒。生食令人发痫,或见鬼物(时珍。出《桂海志》)。

橄榄(宋《开宝》)

【释名】青果(《梅圣俞集》)、忠果(《记事珠》)、谏果(出《农书》)。

时珍曰:橄榄名义未详。此果虽熟,其色亦青,故俗呼青果。其有色黄者不堪,病物也。王祯云:其味苦涩,久之方回甘味。王元之作诗,比之忠言逆耳,世乱乃思之,故人名为谏果。

【集解】志曰:橄榄生岭南。树似木樿子树而高,端直可爱。结子形如生诃子,元棱瓣,八月、九月采之。又有一种波斯橄榄,生邕州。色类相似,但核作两瓣,蜜渍食之。

时珍曰:橄榄树高,将熟时以木钉钉之,或纳盐少许予皮内,其实一夕自落,亦物理之妙也。其子生食甚佳，蜜渍、盐藏皆可致远。其木脂状如黑胶者，土人采取，係之清烈，谓之榄香。杂以牛皮胶者，即不佳矣。又有绿榄，色绿。乌榄，色青黑，肉烂而甘。取肉捶碎干放，自有霜如白盐，谓之榄酱。青榄核内仁干小。惟乌榄仁最肥大，有文层叠如海螺蛸状而味甘美，谓之榄仁。又有一种方榄，出广西两江峒中，似橄榄而有三角或四角，即是波斯橄榄之类也。

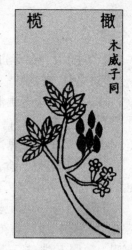

榄 橄 木威子同

实

【气味】酸、甘，温，无毒。

宗奭曰：味涩，良久乃甘。

时珍曰：橄榄盐过则不苦涩，同栗子食甚香。按《延寿书》云：凡食橄榄必去两头，其性热也。过白露摘食，庶不病痁。

【主治】生食、煮饮，并消酒毒，解鳆鲐鱼毒（《开宝》）。嚼汁咽之，治鱼鲠（宗奭）。生啖、煮汁，能解诸毒（苏颂）。开胃下气，止泻（大明）。生津液，止烦渴，治咽喉痛。咀嚼咽汁，能解一切鱼、鳖毒（时珍）。

【发明】志曰：鳆鲐鱼，即河豚也。人误食其肝及子，必迷闷至死，惟橄榄及木煮汁能解之。其木作舟楫，拨着鱼皆浮出，故知物有相畏如此者。

时珍曰：按《名医录》云：吴江一富人，食鳜鱼被鲠，横在胸中，不上不下，痛声动邻里，半月余几死。忽遇渔人张九，令取橄榄与食。时无此果，以核研末，急流水调服，骨遂下而愈。张九云：我父老相传，橄榄木作取鱼棹篦，鱼触着即浮出，所以知鱼畏橄榄也。今人煮河豚、团鱼，皆用橄榄，乃知橄榄能治一切鱼、鳖之毒也。

【附方】新四。初生胎毒：小儿落地时，用橄榄一个（烧研），朱砂末五分和匀，嚼生脂麻一口，吐唾和药，绢包如枣核大，安儿口中，待咂一个时顷，方可与乳。此药取下肠胃秽毒，令儿少疾，及出痘稀少也。（孙氏《集效方》）唇裂生疮：橄榄炒研，猪脂和涂之。牙齿风疳脓血有虫：用橄榄烧研，入麝香少许，贴之。（《圣惠方》）下部疳疮：橄榄烧存性，研末，油调敷之。或加孩儿茶等分。（《乾坤生意》）

榄仁

【气味】甘，平，无毒。

【主治】唇吻燥痛，研烂敷之（《开宝》）。

核

【气味】甘，涩，温，无毒。

【主治】磨汁服，治诸鱼骨鲠，及食鲙成积，又治小儿痘疮倒靥。烧研服之，治下血（时珍）。

【附方】新三。肠风下血：橄榄核，灯上烧存性，研末。每服二钱，陈米饮调下。（《仁斋直指方》)阴肾癞肿:橄榄核、荔枝核:山楂核等分,(烧存性,)研末。每服二钱,空心茴香汤调下。耳足冻疮:橄榄核烧研,油调涂之。(《乾坤生意》)

木威子(《拾遗》)

【释名】未详。

【集解】藏器曰:木威生岭南山谷。树高丈余,叶似楝叶。子如橄榄而坚,亦似枣,削去皮可为粽食。

时珍曰:木威子,橄榄之类也。陈氏说出顾微《广州记》中。而梁元帝《金楼子》云:橄榄树之南向者为橄榄,东向者为木威。此亦传闻谬说也。

实

【气味】酸、辛,无毒。

时珍曰:按《广州记》云:苦,涩。

【主治】心中恶水,水气(藏器)。

庵摩勒(《唐本》)

【校正】自木部移入此。

【释名】余甘子(《唐本》)、庵摩落迦果。

藏器曰:《梵书》名庵摩勒,又名摩勒落迦果。其味初食苦涩,良久更甘,故曰余甘。

【集解】珣曰:生西国者,大小如枳橘子状。

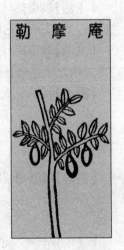

庵摩勒

时珍曰:余甘,泉州山中亦有之。状如川楝子,味类橄榄,亦可蜜渍、盐藏。其木可制器物。按陈祈畅《异物志》云:余甘树叶如夜合及槐叶,其枝如柘,其花黄。其子圆,大如弹丸,色微黄,有纹理如定陶瓜,核有五、六棱,初入口苦涩,良久饮水更甘,盐而蒸之尤美。其说与两苏所言相合。而《临海异物志》云:余甘子如梭形,大如梅子,其核两头锐,与橄榄一物异名也。然橄榄形长尖,余甘形圆,稍有不同,叶形亦异,盖二物也。又苏恭言其仁可入药,而未见主治何病,岂亦与果同功耶?

实

【气味】甘,寒,无毒。

珣曰:苦、酸、甘、微寒,涩。

【主治】风虚热气(《唐本》)。补益强气。合铁粉一斤用,变白不老。取子压汁,和油涂头,生发去风痒,令发生如漆黑也(藏器)。主丹石伤肺,上气咳嗽。久服,轻身延年长生。服乳石人,宜常食之(李珣)。为末点汤服,解金石毒(宗奭)。解硫黄毒(时珍。出《益部方物图》)。

【发明】宗奭曰:黄金得余甘则体柔,亦物类相感相伏也,故能解金石之毒云。

毗梨勒(《唐本草》)

【校正】自木部移入此。

【释名】三果。

珣曰:木似诃梨勒,而子亦相似,但圆而毗,故以名之。毗,即脐也。

【集解】恭曰:毗梨勒出西域及南海诸国,岭南交、爱等州,戎人谓之三果。树似胡桃,子形亦似胡桃。核似诃梨勒,而圆短无棱,用亦同法。番人以此作浆甚热。

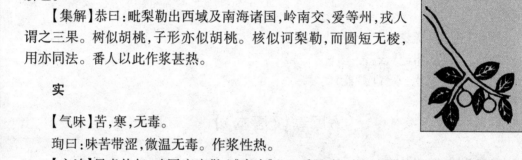

实

【气味】苦,寒,无毒。

珣曰:味苦带涩,微温无毒。作浆性热。

【主治】风虚热气,功同庵摩勒(《唐本》)。暖肠腹,去一切冷气。作浆染须发,变黑色(甄权)。下气,止泻痢。(大明)烧灰,干血有效(李珣)。

【发明】时珍曰:毗梨勒古方罕用,惟《千金方》补肾鹿角丸用三果浆吞之,云无则以酒代之。则此果亦余甘之类,而性稍温涩也。

【附方】新一。大风发脱:毗梨勒烧灰,频擦有效。(《圣惠方》)

没离梨(《拾遗》)

【集解】藏器曰:没离梨生西南诸国。似毗梨勒,上有毛少许也。

实

【气味】辛,平,无毒。

询曰:微温。

【主治】上气,下食(藏器)。主消食涩肠下气,及上气咳嗽。并宜入面药(李珣)。

五敛子(《纲目》)

【释名】五棱子(《桂海志》)、阳桃。

【时珍曰】按稽含《草木状》云：南人呼棱为敛，故以为名。

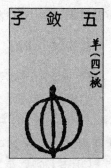

子敛五

羊（四）桃

【集解】时珍曰：五敛子出岭南及闽中，闽人呼为阳桃。其大如拳，其色青黄润绿，形甚诡异，状如田家碌碡，上有五棱如刻起，作剑脊形。皮肉脆软，其味初酸久甘，其核如奈。五月熟，一树可得数石，十月再熟。以蜜渍之，甘酢而美，俗亦晒干以充果食。又有三廉子，盖亦此类也。陈祈畅《异物志》云：三廉出熙安诸郡。南人呼棱为廉，虽名三廉，或有五、六棱者。食之多汁，味甘且酸，尤宜与众果参食。

实

【气味】酸、甘、涩，平，无毒。

【主治】风热，生津止渴（时珍）。

五子实（《纲目》）

【集解】时珍曰：五子树今潮州有之。按裴渊《广州记》云：五子实，大如梨而内有五核，故名。

实

【气味】甘，温，无毒。

【主治】霍乱金疮，宜食之（时珍。《潮州志》）。

榧实（《别录》下品）

【校正】时珍曰：《别录》木部有榧实，又有柀华。《神农本草》鱼虫部有彼子，宋《开宝本草》退彼子入有名未用。今据苏恭之说，合并于下。

【释名】彼子（音彼。《神农》）、赤果（《日用》）、玉榧（《日用》）、玉山果。

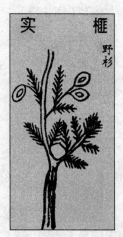

实榧

野杉

时珍曰：榧亦作柀，其木名文木，斐然章采，故谓之榧。信州玉山县者为佳。故苏东坡诗云：彼美玉山果，粲为金盘实。柀子见下。

瑞曰：土人呼为赤果，亦曰玉榧。

【集解】《别录》曰：榧实生永昌。彼子生永昌山谷。

时珍曰：榧生深山中，人呼为野杉。按罗愿《尔雅翼》云：柀似杉而异于杉。彼有美实而木有文采，其木似桐而叶似杉，绝难长。木有牝牡，牡者华而牝者实。冬月开黄圆花，结实大小如枣。其核长如橄榄核，有尖者、不尖者，无棱而壳薄，黄白色。其仁可生啖，

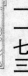

亦可焙收。以小而心实者为佳，一树不下数十斛。陶氏不识柀子，惟苏恭能辨为一物也。

榧实（《别录》）

【气味】甘，平，涩，无毒。

瑞曰：性热，同鹅肉食，生断节风，又上壅人，忌火气。

时珍曰：按《物类相感志》云：榧煮素羹，味更甜美。猪脂炒榧，黑皮自脱。榧子同甘蔗食，其渣自软。又云：榧子皮反绿豆，能杀人也。

【主治】常食，治五痔，去三虫蛊毒，鬼疰恶毒（《别录》）。食之，疗寸白虫（弘景）。消谷，助筋骨，行营卫，明目轻身，令人能食。多食一、二升，亦不发病（孟诜）。多食滑肠，五痔人宜之（宗奭）。治咳嗽白浊，助阳道（《生生编》）。

柀子（《本经》。旧作彼）

【气味】甘，温，有毒。

【主治】腹中邪气，去三虫，蛇螫蛊毒，鬼疰伏尸（《本经》）。

【发明】震亨曰：榧子，肺家果也。火炒食之，香酥甘美。但多食则引火入肺，大肠受伤尔。

时珍曰：榧实、柀子治疗相同，当为一物无疑。但《本经》柀子有毒，似有不同，亦因其能杀虫蛊尔。汪颖以粗柀为柀子，终为一类，不甚相远也。

【附方】旧一，新五。寸白虫：诜曰：日食榧子七颗，满七日，虫皆化为水也。《外台秘要》：用榧子一百枚，去皮火燃，啖之，经宿虫消下也。胃弱者啖五十枚。好食茶叶面黄者：每日食榧子七枚，以愈为度。（杨起《简便方》）令发不落：榧子三个，胡桃二个，侧柏叶一两。捣浸雪水梳头，发永不落且润也。（《圣惠方》）猝吐血出：先食蒸饼两三个，以榧子为末，自汤服三钱，日三服。（《圣济总录》）尸咽痛痒、语言不出：榧实半两，芜荑一两，杏仁、桂各半两，为末，蜜丸弹子大，含咽。（《圣济总录》）

柀华（《别录》）

春月生采之。

藏器曰：即榧子华也。

【气味】苦。

【主治】水气，去赤虫，令人好色，不可久服（《别录》）。

海松子（宋《开宝》）

【释名】新罗松子。

【集解】志曰：海松子，状如小栗，三角。其中仁香美。东夷当果食之，亦代麻腐食之，与中国松子不同炳曰：五粒松一丛五叶如钗，道家服食绝粒，子如巴豆，新罗往往进之。

颂曰：五粒字当作五鬣，音传讹也。五鬣为一丛，或有两鬣、七鬣者。松岁久则实繁。中原虽有，小而不及塞上者佳好也。

瑞曰：松子有南松、北松。华阴松形小壳薄，有斑极香；新罗者肉甚香美。

时珍曰：海松子出辽东及云南，其树与中国松树同，惟五叶一丛者，球内结子，大如巴豆而有三棱，一头尖尔，久收亦油。马志谓似小栗，殊失本体。中国松子大如柏子，亦可入药，不堪果食，详见木部松下。按段成式《酉阳杂俎》云：予种五鬣松二株，根大如碗，结实与新罗、南诏者无别。其三鬣者，俗呼孔雀松。亦有七鬣者。或云：三针者为栝子松，五针者为松子松。

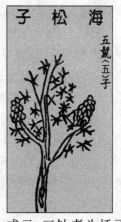

仁

【气味】甘，小温，无毒。

珣曰：新罗松子甘美大温，去皮食之甚香，与云南松子不同（云南松子似巴豆，其味不及），与卑占国偏桃仁相似。多食发热毒。

时珍曰：按《医说》云：食胡羊肉不可食松子；而《物类相感志》云：凡杂色羊肉入松子则无毒。其说不同，何哉？

【主治】骨节风，头眩，去死肌，变白，散水气，润五脏，不饥（《开宝》）。逐风痹寒气，虚羸少气，补不足，润皮肤，肥五脏（《大明》）。主诸风，温肠胃。久服，轻身延年不老（李珣）。润肺，治燥结咳嗽（时珍）。同柏子仁，治虚秘（宗奭）。

【发明】时珍曰：服食家用松子皆海松子。曰：中国松子，肌细力薄，只可入药耳。按《列仙传》云：偓佺好食松实，体毛数寸，走及奔马。又犊子少在黑山食松子、茯苓，寿数百岁。又赤松子好食松实、天门冬、石脂，齿落更生，发落更出，莫知所终。皆指此松子也。

【附方】旧一，新三。服松子法：七月取松实（过时即落难收也），去木皮，捣如膏收之。每服鸡子大，酒调下，日三服。百日身轻，三百日行五百里，绝谷，久服神仙。渴即饮水。亦可以炼过松脂同服之。（《圣惠方》）肺燥咳嗽：苏游凤髓汤：用松子仁一两，胡桃仁二两，研膏，和熟蜜半两收之。每服二钱，食后沸汤点服。（《外台秘要》）小儿寒嗽或作壅喘：用松子仁五个，百部（炒）、麻黄各三分，杏仁四十个（去皮尖，以少水略煮三、五沸，化白砂糖丸芡子大。每食后含化十丸，大妙。（钱乙《小儿方》）大便虚秘：松子仁、柏子仁、麻子仁等分，研泥，溶白蜡和，丸梧桐子大。每服五十丸，黄芪汤下。（寇宗奭）

槟榔（《别录》中品）

【校正】自木部移入此。

【释名】宾门（李当之《药对》）、仁频（音宾）、洗瘴丹。

时珍曰：宾与郎皆贵客之称。稽含《南方草木状》言：交广人凡贵胜族客，必先呈此呆。若邂逅不设，用相嫌恨。则槟榔名义，盖取于此。雷敩《炮炙论》谓尖者为槟，圆者为榔，亦似强说。又颜师古注《上林赋》云：仁频即槟榔也。

诜曰：闽中呼为橄榄子。

【集解】《别录》曰：槟榔生南海。

弘景曰：此有三四种：出交州者，形小味甘。广州以南者，形大味涩；又有大者名猪槟榔。皆可作药。小者名蒳子，俗呼为槟榔孙，亦可食。

恭曰：生交州、爱州及昆仑。

时珍曰：槟榔树初生若笋竿积硬，引茎直上。茎干颇似桄榔、椰子而有节，旁无枝柯，条从心生。端顶有叶如甘蕉，条派开破，风至则如羽扇扫天之状。三月叶中肿起一房，因自拆裂，出穗凡数百颗，大如桃李。又生刺重累于下，以护卫其实。五月成熟，剥去其皮，煮其肉而干之。皮皆筋丝，与大腹皮同也。按汉喻益期与韩康伯笺云：槟榔，子既非常，木亦特异。大者三围，高者九丈。叶聚树端，房构叶下。华秀房中，子结房外。其擢穗似禾，其缀实似谷。其皮似桐而厚，其节似竹而概。其内空，其外劲。其屈如伏虹，其申如缒绳；本不大，末不小；上不倾，下不斜。调直亭亭，千百如一。步其林则寥朗，庇其阴则萧条。信可长吟远想。但性不耐霜，不得北植。必当遐树海南，辽然万里。弗遇长者之目，令人恨深也。又《竺法真罗山疏》云：山槟榔一名蒳子，生日南，树似栟榈而小，与槟榔同状。一丛十余干，一干十余房，一房数百子。子长寸余，五月采之，味近苦甘。观此，则山槟榔即蒳子，猪槟榔即大腹子也。苏颂以味甘者为山槟榔，涩者为猪槟榔，似欠分明。

槟榔子

【修治】敩曰：头圆矮毗者为榔，形尖紫纹者为槟。槟力小，榔力大。凡使用白槟及存坐稳正、心坚有锦纹者为妙。半白半黑并心虚者，不入药用。以刀刮去底，细切之。勿令经火，恐无力。若熟使，不如不用。

时珍曰：近时方药亦有以火煨焙用者。然初生白槟榔，须本境可得。若他处者，必经煮熏，安得生者耶？又槟榔生食，必以扶留藤、古贲灰为使，相合嚼之，吐去红水一口，乃滑美不涩，下气消食。此三物相去甚远，为物各异，而相成相合如此，亦为异矣。俗谓"槟榔为命赖扶留"以此。古贲灰即蛎蚌灰也。贲乃蚌字之讹。瓦屋子灰亦可用。

【气味】苦、辛，温，涩，无毒。

甄权曰：味甘，大寒。

诜曰：多食亦发热。

【主治】消谷逐水，除痰澼，杀三虫，伏尸，疗寸白（《别录》）。治腹胀，生捣末服，利水谷道；敷疮，生肌肉止痛；烧灰，敷口吻白疮（苏恭）。宣利五脏六腑壅滞，破胸中气，下水肿,治心痛积聚(甄权)。除一切风,下一切气,通关节,利九窍,补五劳七伤,健脾调中,除烦,破癥结(大明)。主贲豚膀胱诸气,五膈气,风冷气,脚气,宿食不消(李珣)。治冲脉为病,气逆里急(好古)。治泻痢后重,心腹诸痛,大小便气秘,痰气喘急,疗诸疟,御瘴疠(时珍)。

【附方】旧十一,新十五。痰涎为害:槟榔为末,白汤每服一钱。(《御药院方》)呕吐痰水:白槟榔一颗(煨热),橘皮二钱半(炙)。为末。水一盏,煎半盏,温服。(《千金》)醋心吐水:槟榔四两,橘皮一两,为末。每服方寸匕,空心生蜜汤调下。(《梅师方》)伤寒痞满阴病下早成痞,按之虚软而不痛:槟榔、枳实等分。为末。每服二钱,黄连煎汤下。(《宣明方》)伤寒结胸已经汗、下后者:槟榔二两,酒二盏,煎一盏,分二服。(庞安时《伤寒论》)蛔厥腹痛:方同上。心脾作痛:鸡心槟榔、高良姜各一钱半,陈米百粒,同以水煎,服之。(《直指》)膀胱诸气:槟榔二枚,一生一熟,为木。酒煎服之,良。此太医秦鸣鹤方也。(《海药本草》)本脏气痛:鸡心槟榔,以小便磨半个服。或用热酒调末一钱服之。(《斗门方》)腰重作痛:槟榔为末,酒服一钱。(《斗门方》)脚气壅痛:以沙牛尿一盏,磨槟榔一枚。空心暖服。(《梅师脚气论》)胸气冲心闷乱不识人:用白槟榔十二分,为末,分二服,空心,暖小便五合调下,日二服。或入姜汁、温酒同服。(《广利》)脚气胀满非冷非热,或老人、弱人病此:用槟榔仁为末,以槟榔壳煎汁或茶饮、苏汤或豉汁调服二钱,甚利。(《外台秘要》)干霍乱病,心腹胀痛,不吐不利,烦闷欲死:用槟榔末五钱,童子小便半盏,水一盏,煎服。(《圣济总录》)大肠湿闷肠胃有湿,大便秘塞:大槟榔一枚。麦门冬煎汤磨汁温服。或以蜜汤调末二钱服,亦可。(《普济》)大小便闷:槟榔为末。蜜汤调服二钱。或以童子小便、葱白,同煎服之,亦良。(《普济方》)小便淋痛:面煨槟榔、赤芍药各半两,为末。每服三钱,入灯心,水煎,空心服,日二服。(《十便良方》)血淋作痛:槟榔一枚。以麦门冬煎汤,细磨浓汁一盏,顿热空心服,日二服。虫痔里急:槟榔为末,每日空心以白汤调服二钱。寸白虫病:槟榔二七枚,为末。先以水二升半,煮槟榔皮,取一升,空心,调末方寸匕服之,经日虫尽出。未尽再服,以尽为度。(《千金方》)诸虫在脏久不瘥者:槟榔半两炮,为末。每服一钱至二钱,空心以葱、蜜煎汤调服。(《简要济众》)金疮恶心:白槟榔四两,橘皮一两,为末。每空心生蜜汤服二钱。(《圣惠方》)丹从脐起:槟榔末,醋调敷之。(《本事方》)小儿头疮:水磨槟榔,晒取粉,和生油涂之。(《圣惠方》)

大腹子(宋《开宝》)

【校正】自木部移入此。

【释名】大腹槟榔(《图经》)、猪槟榔。

时珍曰:大腹以形名,所以别鸡心槟榔也。

【集解】志曰:大腹生南海诸国,所出与槟榔相似,茎、叶、根、干小异耳。

大腹子

【气味】辛,涩,温,无毒。

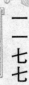

【主治】与槟榔同功(时珍)。

大腹皮

【修治】思邈曰:鸩鸟多集槟榔树上。凡用槟榔皮,宜先以酒洗,后以大豆汁再洗过,晒干入灰火烧煨,切用。

【气味】辛,微温,无毒。

【主治】冷热气攻心腹、大肠壅毒,痰膈醋心。并以姜、盐同煎,入疏气药用之,良(《开宝》)。下一切气,止霍乱,通大小肠,健脾开胃调中(大明)。降逆气,消肌肤中水气浮肿,脚气壅逆,瘴疟痞满,胎气恶阻胀闷(时珍)。

【附方】新二。漏疮恶秽:大腹皮煎汤洗之。(《直指》)乌癞风疮:大腹子,生者或干者,连全皮勿伤动,以酒一升浸之,慢火熬干为末,腊猪脂和敷。(《圣济总录》)

椰子(宋《开宝》)

【校正】自木部移入此。

【释名】越王头(《纲目》)、胥余。

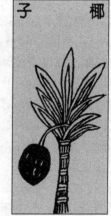

时珍曰:按嵇含《南方草木状》云:相传林邑王与越王有怨,使刺客乘其醉,取其首,悬于树,化为椰子,其核犹有两眼,故俗谓之越王头,而其浆犹如酒也。此说虽谬,而俗传以为口实。南人称其君长为爷,则椰名盖取于爷义也。相如《上林赋》作胥余,或作胥耶。

树头酒

《一统志》云:缅甸在滇南,有树类棕,高五六丈,结实如椰子。土人以罐盛曲,悬于实下,划其实,汁流于罐中以成酒,名树头酒。或不用曲,惟取汁熬为白糖。其树即贝树也,缅人取其叶写书。

严树酒

《一统志》云:琼州有严树,捣其皮叶,浸以清水,和以粳酿,或入石榴花叶,数日成酒,能醉人。又《梁书》云:顿逊国有酒树,似安石榴,取花汁贮杯中,数日成酒。盖此类也。又有文章草,可以成酒。

椰子瓤

【气味】甘,平,无毒。

【主治】益气(《开宝》)。治风(汪颖)。食之不饥,令人面泽(时珍。出《异物志》)。

椰子浆

【气味】甘,温,无毒。

珣曰:多食,冷而动气。

时珍曰:其性热,故饮之者多昏如醉状。《异物志》云:食其肉则不饥,饮其浆则增渴。

【主治】止消渴。涂头,益发令黑(《开宝》)。治吐血水肿,去风热(李珣)。

【发明】震亨曰:椰子生海南极热之地,土人赖此解夏月毒渴,天之生物,各因其材也。

椰子皮

【修治】颂曰:不拘时月采其根皮,入药炙用。一云:其实皮亦可用。

【气味】苦,平,无毒。

【主治】止血,疗鼻衄,吐逆霍乱,煮汁饮之(《开宝》)。治猝心痛,烧存性,研,以新汲水服一钱,极验(时珍。出龚氏方)。

壳

【主治】杨梅疮筋骨痛。烧存性,临时炒热,以滚酒泡服二三钱,暖覆取汗,其痛即止,神验(时珍)。

无漏子(《拾遗》)

【释名】千年枣(《开宝》)、万年枣(《一统志》)、海枣(《草木状》)、波斯枣(《拾遗》)、番枣(《岭表录异》)、金果(《辍耕录》),木名海棕(《岭表录异》)、凤尾蕉。

时珍曰:无漏名义未详。千年、万岁,言其树性耐久也。曰海,曰波斯,曰番,言其种自外国来也。金果,贵之也。曰棕、曰蕉,象其干、叶之形也。番人名其木曰窟莽,名其实曰苦鲁麻枣。苦麻、窟莽,皆番音相近也。

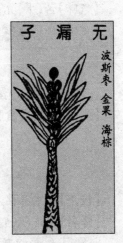

实

【气味】甘,温,无毒。

【主治】补中益气,除痰嗽,补虚损,好颜色,令人肥健(藏器)。消食止咳,治虚羸,悦人。久服无损(李珣)。

桄榔子(宋《开宝》)

【校正】自木部移入此。

【释名】木名姑榔木（《临海异物志》）、面木（《伽蓝记》）、董棕（杨慎《卮言》）、铁木。

时珍曰：其木似槟榔而光利，故名桄榔。姑榔，其音讹也。面，言其粉也，铁言其坚也。

【集解】颂曰：桄榔木，岭南二广州郡皆有之，人家亦植之庭院间。其木似栟榈而坚硬，斫其内取面，大者至数石，食之不饥。其皮至柔，坚韧可以作绠。其子作穗生木端，不拘时月采之。按刘恂《岭表录异》云：桄榔木枝叶并蕃茂，与槟榔小异。然叶下有须如粗马尾，广人采之以织巾子；得咸水浸，即粗胀而韧，彼人以缚海舶，不用钉线。木性如竹，紫黑色，有纹理而坚，工人解之，以制博弈局。其树皮中有屑如面，可作饼食。

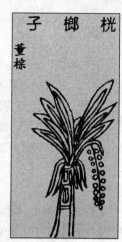

时珍曰：桄榔，二广、交、蜀皆有之。按郭义恭《广志》云：木大者四五围，高五六丈，拱直无旁枝。巅顶生叶数十，破似棕叶，其木肌坚，斫入数寸，得粉赤黄色，可食。又顾玠《海槎录》云：桄榔木身直如杉，又如棕榈、椰子、槟榔、波斯枣、古散诸树而稍异，有节似大竹。树杪挺出数枝，开花成穗，绿色。结子如青珠，每条不下百颗，一树近百余条，团团悬挂若伞，极可爱。其木最重，色类花梨而多纹，番舶用代铁枪，锋铓甚利。古散亦木名，可为杖，又名虎散。

子

【气味】苦，平，无毒。

【主治】破宿血（《开宝》）。

面

【气味】甘，平，无毒。

【主治】作饼炙食腴美，令人不饥，补益虚羸损乏，腰脚无力。久服轻身辟谷（李珣）。

莎木面（莎音梭，《海药》）

【校正】自木部移入此。

【释名】欀木（音襄）。

时珍曰：莎字韵书不载，惟孙愐《唐韵》莎字注云：树似桄榔。则莎字当作莎衣之莎。其叶离披如莎衣之状，故谓之莎也。张勃《吴录·地理志》言，交趾欀木，皮中有白粉如米屑，干之捣末，以水淋过似面，可作饼食者，即此木也。后人讹欀为莎，音相近尔。杨慎《卮言》乃谓欀木即桄榔，误矣。按左思《吴都赋》云：面有桄榔。又曰：文、欀、桢、橿，既是一物，不应两用矣。

【集解】藏器曰：莎木生岭南山谷。大者木皮内出面数斛，色黄白。

时珍曰:按刘欣期《交州记》云:都勾树似棕榈,木中出屑如桄榔面,可作饼饵。恐此即榒木也。

莎面

【气味】甘,平、温,无毒。

【主治】补益虚冷,消食(李珣)。温补。久食不饥,长生(藏器)。

波罗蜜(《纲目》)

【释名】曩伽结。

时珍曰:波罗蜜,梵语也。因此果味甘,故借名之。安南人名曩枷结,波斯人名婆那娑,拂林人名阿萨弹,皆一物也。

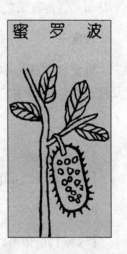

【集解】时珍曰:波罗蜜生交趾、南邦诸国,今岭南、滇南亦有之。树高五六丈,树类冬青而黑润倍之。叶极光净,冬夏不凋。树至斗大方结实,不花而实,出于枝间,多者十数枚,少者五六枚,大如冬瓜,外有厚皮裹之,若栗球,上有软刺礴砢。五、六月熟时,颗重五六斤,剥去外皮壳,内肉层叠如橘囊,食之味至甜美如蜜,香气满室。一实凡数百核,核大如枣。其中仁如栗黄,煮炒食之甚佳。果中之大者,惟此与椰子而已。

瓤

【气味】甘、香、微酸,平,无毒。

【主治】止渴解烦,醒酒益气,令人悦泽(时珍)。

核中仁

【气味】同瓤。

【主治】补中益气,令人不饥轻健(时珍)。

无花果(《食物》)

【释名】映日果(《便民图纂》)、优昙钵(《广州志》)、阿驵(音楚)。

时珍曰:无花果凡数种,此乃映日果也。即广中所谓优昙钵,及波斯所谓阿驵也。

【集解】时珍曰:无花果出扬州及云南,今吴、楚、闽、越人家,亦或折枝插成。枝柯如枇杷树,三月发叶如花构叶。五月内不花而实,实出枝间,状如木馒头,其内虚软。采以盐渍,压实令扁,晒干充果食。熟则紫色,软烂甘味如柿而无核也。按《方舆志》云:广西优昙钵不花而实,状如枇杷。又段成式《酉阳杂俎》云:阿驵出波斯、拂林人呼为底珍树。

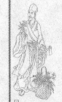

长丈余,枝叶繁茂,叶有五丫如蓖麻,无花而实,色赤类椑柿,一月而熟,味亦如柿。二书所说,皆即此果也。又有文光果、天仙果、古度子,皆无花之果,并附于下:

【附录】文光果

出景州。形如无花果,肉味如栗,五月成熟。

天仙果

出四川。树高八、九尺,叶似荔枝而小,无花而实,子如樱桃,累累缀枝间,六、七月熟,其味至甘。宋祁《方物赞》云:有子孙枝,不花而实。薄言采之,味埒蜂蜜。

古度子

出交、广诸州。树叶如栗,不花而实,枝柯间生子,大如石榴及楂子而色赤,味醋,煮以为粽食之。若数日不煮,则化作飞蚁,穿皮飞去也。

实

【气味】甘,平,无毒。

【主治】开胃,止泄痢(汪颖)。治五痔,咽喉痛(时珍)。

叶

【气味】甘、微辛,平,有小毒。

【主治】五痔肿痛,煎汤频熏洗之,取效(震亨)。

阿勒勃(拾遗)

【校正】自木部移入此。

【释名】婆罗门皂荚(拾遗)波斯皂荚

时珍曰:婆罗门,西域国名;波斯,西南国名也。

【集解】藏器曰:阿勒勃生拂林国。状似皂荚而圆长,味甘好吃。

时珍曰:此即波斯皂荚也。按段成式西阳杂俎云:波斯皂荚,彼人呼为忽野檐,拂林人呼为阿梨去伐。树长三四丈,围四五尺。叶似枸橼而短小,经寒不凋。不花而宝,荚长二尺,中有隔。隔内各有一子,大如指头,赤色至坚硬,中黑如墨,味甘如饴可食,亦入药也。

子

【气味】苦,大寒,无毒。

【主治】心膈间热风,心黄,骨蒸寒热,杀三虫(藏器)。炙黄入药,治热病,下痰,通经络,疗小儿疳气(李珣)。

【附录】罗望子

时珍曰:按桂海志云:出广西。壳长数寸,如肥皂及刀豆,色正丹,内有二三子,煨食甘美。

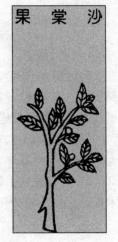

果棠沙

沙棠果(《纲目》)

【集解】时珍曰:按《吕氏春秋》云:果之美者,沙棠之实。今岭外宁乡、泷水、罗浮山中皆有之。木状如棠,黄花赤实,其味如李而无核。

实

【气味】甘,平,无毒。

【主治】食之,却水病(时珍。《山海经》)。

楤子(音蟾。《拾遗》)

【集解】藏器曰:楤子似梨,生江南,左思《吴都赋》"楤、留御霜"是也。

时珍曰:楤、留,二果名。按薛莹《荆阳以南异物志》云:楤子树,南越、丹阳诸郡山中皆有之。其实如梨,冬熟味酢。刘子树生交广、武平、兴古诸郡山中。三月着花,结实如梨,七八月熟,色黄,味甘、酢,而核甚坚。

实

【气味】甘,涩,平,无毒。

【主治】生食之,止水痢。熟和蜜食之,去嗽(藏器)。

麂目(《拾遗》)

【校正】自木部移入此。

【释名】鬼目。

藏器曰:此出岭南,状如麂目,故名。陶氏注豆蔻引麂目小冷,即此也。后人讹为鬼目。

【集解】时珍曰:鬼目有草木三种:此乃木生者,其草鬼目别见草部白英下,又羊蹄菜亦名鬼目,并物异名同。按刘欣期《交州记》云:鬼目出交趾、九真、武平、兴古诸处。树高大似棠梨,叶似楮而皮白,二月生花,仍连着子,大者如木瓜,小者如梅李,而小斜不周正。

七八月熟，色黄味酸，以蜜浸食之佳。

【气味】酸、甘，小冷，无毒。多食，发冷痰（藏器）。

都桷子（《拾遗》）

【释名】构子。

时珍曰：桷音角。《太平御览》作桶子（音同上声），盖传写之讹也。亦与楮构之构，名同实异。陈祈畅《异物志赞》云：构子之树，枝叶四布。名同种异，实味甜酢。果而无核，里面如素。析酒止酲，更为遗略。

【解集】珣曰：按徐表《南州记》云：都桷子生广南山谷。树高丈余，二月开花，连着实，大如鸡卵，七月熟。

时珍曰：按魏王《花木志》云：都桷树出九真、交趾，野生。二、三月开花，赤色。子似木瓜，八、九月熟，俚民取食之，味酢，以盐、酸沤食，或蜜藏皆可。一云状如青梅。

实

【气味】酸、涩，平，无毒。

【主治】久食，益气止泄（藏器）。安神温肠，治痔。久服无损（李珣）。解酒，止烦渴（时珍）。

都念子（《拾遗》）

【释名】倒捻子（详下文）。

【集解】藏器曰：杜宝《拾遗录》云：都念子生岭南。隋炀帝时进百株，植于西苑。树高丈余，叶如白杨，枝柯长细。花心金色，花赤如蜀葵而大。子如小枣，蜜渍食之，甘美益人。

时珍曰：按刘恂《岭表录异》云：倒捻子窠丛不大，叶如苦李。花似蜀葵，小而深紫，南中妇女多用染色。子如软柿，外紫内赤，无核，头上有四叶如柿蒂。食之必捻其蒂。故谓之倒捻子，讹而为都念子也。味甚甘软。

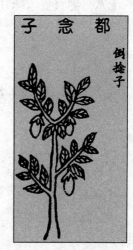

实

【气味】甘、酸，小温，无毒。

【主治】痰嗽哕气（藏器）。暖腹脏，益肌肉（时珍。《岭表录异》）。

都咸子(《拾遗》)

【校正】自木部移入此。

【集解】藏器曰:都咸子生广南山谷。按徐表《南州记》云:其树如李,子大如指。取子及皮、叶曝干,作饮极香美也。

时珍曰:按嵇含《南方草木状》云:都咸树出日南。三月生花,仍连着实,大如指,长三寸,七八月熟,其色正黑。

子及皮、叶

【气味】甘,平,无毒。

【主治】火干作饮,止渴润肺,去烦除痰(藏器)。去伤寒清涕,咳逆上气,宜煎服之(李珣)。

摩厨子(《拾遗》)

【集解】珣曰:摩厨二月开花,四五月结实,如瓜状。

时珍曰:又有齐墩果、德庆果,亦其类也。今附于下:

【附录】齐墩果

《酉阳杂俎》云:齐墩树生波斯及拂林国。高二三丈,皮青白,花似柚极香。子似杨桃,五月熟,西域人压为油以煎饼果,如中国之用巨胜也。

德庆果

《一统志》云:广之德庆州出之。其树冬荣,子大如杯,炙而食之,味如猪肉也。

实

【气味】甘,香,平,无毒。

【主治】益气,润五脏。久服令人肥健(藏器)。安神养血生肌,久报轻健(李珣)。

韶子(《拾遗》)

【集解】藏器曰:韶子生岭南。按裴渊《广州记》云:韶叶如栗,赤色。子大如栗,有棘刺。破其皮,内有肉如猪肪,着核不离,味甘酢,核如荔枝。

时珍曰:按范成大《虞衡志》云:广南有山韶子,夏熟,色红,肉如荔枝。又有藤韶子,秋熟,大如鸭卵柿也。

实

【气味】甘,温,无毒。

【主治】暴痢,心腹冷气(藏器)。

马槟榔(《会编》)

【释名】马金囊(《云南志》)、马金南(《记事珠》)、紫槟榔(《纲目》)。

【集解】时珍曰:马槟榔生滇南金齿、沅江诸夷地,蔓生。结实大如葡萄,紫色味甘。内有核,颇似大风子而壳稍薄,团长斜扁不等。核内有仁,亦甜。

实

【气味】甘,寒,无毒。

核仁

【气味】苦、甘,寒,无毒

机曰:凡嚼之者,以冷水一口送下,其甜如蜜,亦不伤人也。

【主治】产难,临时细嚼数枚,井华水送下,须臾立产。再以四枚去壳,两手各握二枚,恶水自下也。欲断产者,常嚼二枚,水下。久则子宫冷,自不孕矣(汪机)。伤寒热病,食数枚,冷水下。又治恶疮肿毒,内食一枚,冷水下;外嚼涂之,即无所伤(时珍)。

枳椇(音止矩。《唐本草》)

【校正】自木部移入此,并入《拾遗》木蜜。

【释名】蜜枳椇(音止矩)、蜜屈律(《广记》)、木蜜(《拾遗》)、木饧(同上)、木珊瑚(《广志》)、鸡距子(苏文)、鸡爪子(俗名),木名白石木(《唐注》)、金钩木(《地志》)、枅栱(音鸡拱)、交加枝

时珍曰:枳椇徐锴注《说文》作枳椇,又作枳枸,皆屈曲不伸之意。此树多枝而曲,其子亦券曲,故以名之。曰蜜、曰饧,因其味也。曰珊瑚、曰鸡距、曰鸡爪,象其形也。曰交加、曰枅栱棋,言其实之纽屈也。枅栱,枋梁之名。按《雷公炮炙》序云:弊算淡卤,如酒沾交。注云:交加枝,即蜜枳椇也。又《诗话》云:子生枝端,横折歧出,状若枅栱,故土人谓之枅栱也。珍谓:枅栱及俗称鸡矩,蜀人之称桔枸、棘枸,滇人之称鸡橘子,巴人之称金钩,广人之称结留子,散见书记者,皆枳栱、鸡距之字,方音转异尔。俗又讹鸡爪为曹公爪,或谓之梨枣树,或谓之癫汉指头,崔豹《古今注》一名树蜜,一名木石,皆一物也。

实

【气味】甘,平,无毒。

诜曰:多食发蛔虫。

【主治】头风,小腹拘急(《唐本》)。止渴除烦,去膈上热,润五脏,利大小便,功用同蜂蜜。枝、叶煎膏亦同(藏器)。止呕逆,解酒毒,辟虫毒(时珍)。

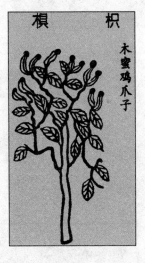

枳 椇

木蜜鸡爪子

木汁

【气味】同枳椇。

【附方】新一。腋下狐气:用桔枸树凿孔,取汁一二碗,用青木香、东桃、西柳、七姓妇人乳,一处煎一二沸。就热,于五月五日鸡叫时洗了,将水放在十字路口,速回勿顾,即愈。只是他人先遇者,必带去也。桔枸树即梨枣树也。(胡濙《卫生易简方》)

木皮

【气味】甘,温,无毒。

【主治】五痔,和五脏(《唐本》)。

本草纲目果部第三十二卷

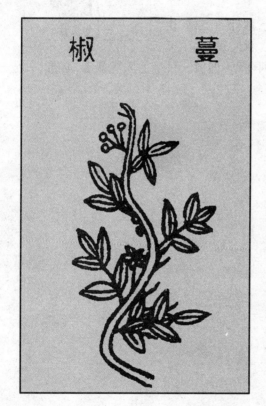

蔓椒

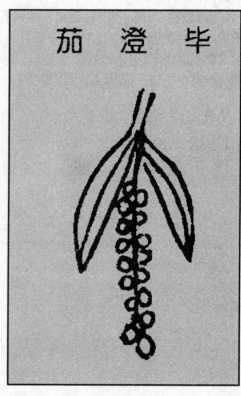

毕澄茄

本草纲目果部第三十二卷

秦椒(《本经》中品)

【校正】自木部移入此。

【释名】大椒(《尔雅》)、樾(毁)、花椒。

【集解】《别录》曰:秦椒生泰山山谷及秦岭上,或琅琊。八月、九月采实。

时珍曰:秦椒,花椒也。始产于秦,今处处可种,最易蕃衍。其叶对生,尖而有刺。四月生细花。五月结实,生青熟红,大于蜀椒,其目亦不及蜀椒目光黑也。《范子计然》云:蜀椒出武都,赤色者善;秦椒出陇西天水,粒细者善。苏颂谓其秋初生花,盖不然也。

【修治】同蜀椒。

椒红

【气味】辛,温,有毒。

《别录》曰:生温、熟寒,有毒。

权曰:苦、辛。

之才曰:恶栝蒌、防葵,畏雌黄。

【主治】除风邪气,温中,去寒痹,坚齿发,明目。久服,轻身好颜色,耐老增年通神(《本经》)。疗喉痹吐逆疝瘕,去老血,产后余疾腹痛,出汗,利五脏(《别录》)。上气咳嗽,久风湿痹(孟诜)。治恶风遍身,四肢瘰痹,口齿浮肿摇动,女人月闭不通,产后恶血痢,多年痢,疗腹中冷痛,生毛发,灭瘢(甄权)。能下肿湿气(震亨)。

【附方】旧六。膏瘅尿多,其人饮少:用秦椒一分(出汗),瓜蒂二分,为末。水服方寸匕,日三服。(《伤寒类要》)手足心肿,乃风也:椒、盐末等分,醋和敷之,良。(《肘后方》)损疮中风:以面作馄饨,包秦椒,于灰中烧之令热,断使开口,封于疮上,冷即易之。(孟诜《食疗》)久患口疮:大椒,去闭口者,水洗面拌,煮作粥,空腹吞之,以饭压下。重者可再服,以瘥为度。(《食疗本草》)牙齿风痛:秦椒煎醋含漱。(孟诜《食疗》)百虫入耳:椒末一钱,醋半盏,浸良久,稍稍滴入,自出。(《续十全方》)

蜀椒（《本经》下品）

【校正】自木部移入此。

【释名】巴椒（《别录》）、汉椒（《日华》）、川椒（《纲目》）、南椒（《炮炙论》）、蓎藙（唐毅）、点椒。

时珍曰：蜀，古国名。汉，水名。今川西成都、广汉、潼川诸处是矣。巴亦国名，又水名。今川东重庆、夔州、顺庆、阆中诸处是矣。川则巴蜀之总称，因岷、沱、黑、白四大水，分东、西、南、北为四川也。

【集解】《别录》曰：蜀椒生武都山谷及巴郡。八月采实，阳干。

时珍曰：蜀椒肉厚皮皱，其子光黑，如人之瞳仁，故谓之椒目。他椒了虽光黑，亦不似之。若土椒，则子无光彩矣。

【修治】敩曰：凡使南椒须去目及闭口者，以酒拌湿蒸，从巳至午，放冷密盖，无气后取出，便入瓷器中，勿令伤风也。

宗奭曰：凡用秦椒、蜀椒，并微炒使出汗，乘热入竹筒中，以梗捣去里面黄壳，取红用，未尽再捣。或只炒热，隔纸铺地上，以碗覆，待冷碾取红用。

椒红

【气味】辛，温，有毒。

《别录》曰：大热。多食，令人乏气喘促。口闭者杀人。

之才曰：杏仁为之使，得盐味佳，畏款冬花、防风、附子、雄黄。可收水银。中其毒者，凉水、麻仁浆解之。

【主治】邪气咳逆，温中，逐骨节皮肤死肌，寒湿痹痛，下气。久服头不白，轻身增年（《本经》）。除六腑寒冷，伤寒温疟大风汗不出，心腹留饮宿食，肠澼下痢，泄精，女子字乳余疾，散风邪瘕结，水肿黄疸，鬼疰蛊毒，杀虫、鱼毒。久服开腠理，通血脉，坚齿发，明目，调关节，耐寒暑，可作膏药（《别录》）。治头风下泪，腰脚不遂，虚损留结，破血，下诸石水，治咳嗽，腹内冷痛，除齿痛（甄权）。破癥结开胸，治天行时气，产后宿血，壮阳，疗阴汗，暖腰膝，缩小便，止呕逆（大明）。通神去老，益血，利五脏，下乳汁，灭瘢，生毛发（孟诜）。散寒除湿，解郁结，消宿食，通三焦，温脾胃，补右肾命门，杀蛔虫，止泄泻（时珍）。

【附方】旧十二，新二十三。椒红丸：治元脏伤惫，目暗耳聋。服此百日，觉身轻少睡，足有力，是其效也。服及三年，心智爽悟，目明倍常，面色红悦，髭发光黑。用蜀椒去目及合口者，炒出汗，曝干，捣取红一斤。以生地黄捣自然汁，入铜器中煎至一升，候稀稠得所，和椒末丸梧桐子大。每空心暖酒下三十丸。合药时勿令妇人、鸡、犬见。诗云：其椒应五行，其仁通六义。欲知先有功，夜间无梦寐。四时去烦劳，五脏调元气。明目腰不痛，身轻心健记。别更有异能，三年精自秘。回老返婴童，康强不思睡。九虫顿消亡，三尸自逃避。若能久饵之，神仙应可冀。补益心肾：《仙方》椒苓丸：补益心肾，明目驻颜，顺气祛风延年。真川椒一斤(炒去汗),白茯苓十两(去皮)。为末,炼蜜丸梧桐子大。每服五十丸,空心盐汤下。忌铁器。(邵真人《经验方》)虚冷短气:川椒三两,去目并合口者,以生绢袋盛,浸无灰酒五升中三日,随性饮之。腹内虚冷:用生椒择去不拆者,用四十粒,以浆水浸一宿,令合口,空心新汲水吞下。久服暖脏腑,驻颜黑发、明目,令人思饮食。(《斗门方》)心腹冷痛:以布裹椒安痛处,用熨斗熨令椒出汗,即止。(孙真人方)冷虫心痛:川椒四两,炒出汗,酒一碗淋之,服酒。(《寿域神方》)阴冷入腹:有人阴冷,渐渐冷气入阴囊肿满,日夜疼闷欲死。以布裹椒包囊下,热气大通,日再易之,以消为度。(《千金》)呃噫不止:川椒四两,炒研,面糊丸梧桐子大。每服十丸,醋汤下,神效。(邵以正《经验方》)传尸劳疰:最杀劳虫。用真川椒红色者,去子及合口,以黄草纸二重隔之,炒出汗,取放地上,以砂盆盖定,以火灰密遮四旁,约一时许,为细末,去壳,以老酒浸白糕和,丸梧子大。每服四十丸,食前盐汤下。服至二斤,其疾自愈。此药兼治诸痹,用肉桂煎汤下;腰痛,用茴香汤下;肾冷,用盐汤下。昔有一人病此,遇异人授是方,服至二斤,吐出一虫如蛇而安,遂名神授丸。(陈言《三因方》)历节风痛:白虎历节风,痛甚,肉理枯虚,生虫游走痒痛,兼治痹疾,半身不遂。即上治劳疰神授丸方。(《世医得效方》)

椒目

【气味】苦,寒,无毒。

权曰:苦、辛,有小毒。

【主治】水腹胀满,利小便(苏恭)。治十二种水气,及肾虚耳猝鸣聋,膀胱急(甄权)。止气喘(震亨)。

【发明】权曰:椒气下达,故椒目能治肾虚耳鸣。用巴豆、菖蒲同碾细,以松脂、黄蜡溶和为挺,纳耳中抽之。治肾气虚,耳中如风水鸣,或如打钟磬之声,猝暴聋者。一日一易,神验。

时珍曰:椒目下达,能行渗道,不行谷道,所以能下水燥湿、定喘消蛊也

【附方】新六。水气肿满:椒目炒,捣如膏,每酒服方寸匕。(《千金方》)留饮腹痛:椒目二两,巴豆一两(去皮心)。熬捣,以枣膏和丸麻子大。每服二丸,吞下其痛即止。又方:椒目十四枚,巴豆一枚,豉十六枚,合捣为二丸。服之,取吐利。(《肘后方》)痔漏肿痛:椒目一撮,碾细。空心水服三钱,如神。(《海上方》)崩中带下:椒目炒碾细,每温酒服一勺。(《金匮钩玄》)眼生黑花:年久不可治者。椒目(炒)一两,苍术(炒)一两。为末,醋糊丸梧桐子大。每服二十丸,醋汤下。(《本事方》)

叶

【气味】辛,热,无毒。

【主治】奔豚、伏梁气,及内外肾钓,并霍乱转筋,和艾及葱碾,以醋拌罨之(大明)。杀虫,洗脚气及漆疮(时珍)。

根

【气味】辛,热,微毒。

【主治】肾与膀胱虚冷,血淋色瘀者,煎汤细饮。色鲜者勿服(时珍。出《证治要诀》)。

崖椒(宋《图经》)

【释名】野椒。

【集解】颂曰:施州一种崖椒,叶大于蜀椒,彼土人四季采皮入药。

时珍曰:此即俗名野椒也。不甚香,而子灰色不黑,无光。野人用炒鸡、鸭食。

椒红

【气味】辛,热,无毒。

忌盐。

时珍曰:有毒。

【主治】肺气上喘,兼咳嗽。并野姜为末,酒服一钱匕(苏颂)。

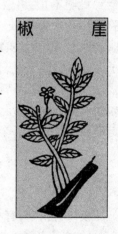

蔓椒(《本经》下品)

【校正】自木部移入此。

【释名】猪椒(《别录》)、豕椒(《本经》)、彘椒(《别录》)、豨椒(弘景)、狗椒(《别录》)、金椒(《图经》)。

时珍曰:此椒蔓生,气臭如狗、彘,故得诸名。

【集解】《别录》曰:蔓椒生云中川谷及丘冢间。采茎根,煮酿酒。

弘景曰:山野处处有之,俗呼为樛子。似椒、榄而小,不香,一名豨椒。可以蒸病出汗。

时珍曰:蔓椒野生林箐间,枝软如蔓,子、叶皆似椒,山人亦食之。《尔雅》云:椒椴丑梂,谓其子丛生也。陶氏所谓樛子,当作梂子,诸椒之通称,非独蔓椒也。

实、根、茎

【气味】苦,温,无毒。

【主治】风寒湿痹,历节疼,除四肢厥气,膝痛,煎汤蒸浴,取汗(《本经》)。根主痔,烧末服,并煮汁浸之(藏器)。贼风挛急(孟诜)。通身水肿,用枝叶煎汁,熬如饧状,每空心服一匙,日三服(时珍。出《千金》)。

地椒(宋《嘉祐》)

【校正】自草部移入此。

【集解】禹锡曰:地椒出上党郡。其苗覆地蔓生,茎、叶甚细,花作小朵,色紫白,因旧茎而生。

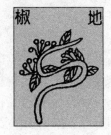

时珍曰:地椒出北地,即蔓椒之小者。贴地生叶,形小,味微辛。土人以煮羊肉食,香美。

实

【气味】辛,温,有小毒。

【主治】淋滗肿痛。可作杀蛀虫药(《嘉祐》)。

【附方】新一。牙痛:地花椒、川芎劳尖等分。为末,擦之。(《海上名方》)

胡椒(《唐本草》)

【校正】自木部移入此。

【释名】昧履支。

时珍曰:胡椒,因其辛辣似椒,故得椒名,实非椒也。

【集解】恭曰:胡椒生西戎。形如鼠李子,调食用之,味甚辛辣。

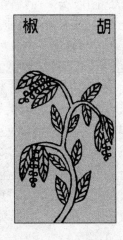

慎微曰:按段成式《酉阳杂俎》云:胡椒出摩伽陀国,呼为昧履支。其苗蔓生,茎极柔弱,叶长寸半。有细条与叶齐,条条结子,两两相对。其叶晨开暮合,合则裹其子于叶中。形似汉椒,至辛辣,六月采,今食料用之。

时珍曰:胡椒,今南番诸国及交趾、滇南、海南诸地皆有之。蔓生附树及作棚引之。叶如扁豆、山药辈。正月开黄白花,结椒累累,缠藤而生,状如梧桐子,亦无核,生青熟红,青者更辣。四月熟,五月采收,曝干乃皱。今遍中国食品,为日用之物也。

实

【气味】辛,大温,无毒。

时珍曰:辛热纯阳,走气助火,昏目发疮。

珣曰:多食损肺,令人吐血。

【主治】下气温中去痰,除脏腑中风冷(《唐本》)。去胃口虚冷气,宿食不消.霍乱气逆,心腹猝痛,冷气上冲(李珣)。调五脏,壮肾气,治冷痢,杀一切鱼、肉、鳖、蕈毒(大明)。去胃寒吐水,大肠寒滑(宗奭)。暖肠胃,除寒湿,反胃虚胀,冷积阴毒,牙齿浮热作痛(时珍)。

【发明】宗奭曰:胡椒去胃中寒痰,食已则吐水甚验。大肠寒滑亦可用,须以他药佐之,过剂则走气也。

时珍曰:胡椒大辛热,纯阳之物,肠胃寒湿者宜之。热病人食之,动火伤气,阴受其害。时珍自少嗜之,岁岁病目,而不疑及也。后渐知其弊,遂痛绝之,目病亦止。才食一二粒,即便昏涩。此乃昔人所未试者。盖辛走气,热助火,此物气味俱厚故也。病咽喉口齿者,亦宜忌之。近医每以绿豆同用,治病有效。盖豆寒椒热,阴阳配合得宜,且以豆制椒毒也。按张从正《儒门事亲》云:噎膈之病,或因酒得,或因气得,或因胃火。医氏不察,火里烧姜,汤中煮桂;丁香未已,豆蔻继之;荜茇未已,胡椒继之。虽曰和胃,胃本不寒;虽曰补胃,胃本不虚。况三阳既结,食必上潮,只宜汤丸小小润之可也。时珍窃谓此说虽是,然亦有食入反出、无火之证,又有痰气郁结、得辛热暂开之证,不可执一也。

【附方】旧二,新二十二。心腹冷痛:胡椒三七枚,清酒吞之。或云一岁一粒。(孟诜《食疗》)心下大痛:《寿域方》:用椒四十九粒,乳香一钱,研匀。男用生姜、女用当归酒下。又方:用椒五分,没药三钱,研细。分二服,温酒下。又方:胡椒、绿豆各四十九粒研烂,酒下神效。霍乱吐泻:孙真人:用胡椒三十粒,以饮吞之。《直指方》:用胡椒四十九粒,绿豆一百四十九粒。研匀,木瓜汤服一钱。反胃吐食:戴原礼方:用胡椒醋浸,晒干,如此七次,为末,酒糊丸梧桐子大。每服三、四十丸,醋汤下。《圣惠方》:用胡椒七钱半,煨姜一两,水煎,分二服。《是斋百一方》:用胡椒、半夏(汤泡)等分,为末,姜汁糊丸梧桐子大。每姜汤下三十丸。夏月冷泻及霍乱:用胡椒碾末,饭丸梧桐子大。每米饮下四十丸。(《卫生易简方》)赤白下痢:胡椒、绿豆各一岁一粒,为末,糊丸梧桐子大。红用生姜、白用米汤下。(《集简方》)大小便闭,关格不通,胀闷二三日则杀人:胡椒二十一粒,打碎,水一盏,煎六分,去滓,入芒硝半两,煎化服。(《总录》)小儿虚胀:塌气丸:用胡椒一两,蝎尾半两。为末,面糊丸粟米大。每服五七丸,陈米饮下。一加莱菔子半两。(钱乙方)虚寒积癖在背膜之外,流于两胁,气逆喘急,久则营卫凝滞,溃为痈疽,多致不救:用胡椒二百五十粒,蝎尾四个,生木香二钱半,为末,粟米饭丸绿豆大。每服二十丸,橘皮汤下。名磨积丸。(《济生方》)房劳阴毒:胡椒七粒,葱心二寸半,麝香一分,捣烂,以黄蜡溶和,做成条子,插入阴内,少顷汗出即愈。(孙氏《集效方》)惊风内钓:胡椒、木鳖子仁等分。为末,醋调黑豆末,和杵,丸绿豆大。每服三四十丸,荆芥汤下。(《圣惠》)发散寒邪:胡椒、丁香各七粒。碾碎,以葱白捣膏,和涂两手心,合掌握定,夹于大腿内侧,温覆取汗则愈。(《伤寒蕴要》)伤寒咳逆,日夜不止,寒气攻胃也:胡椒三十粒(打碎),麝香半钱,酒一钟,煎半钟,热服。(《圣惠方》)风虫牙痛:《卫生易简方》:用胡椒、荜茇等分,为末,蜡丸麻子大。每用一丸,塞蛀孔中。《韩氏医通》:治风、虫、客寒,三般牙痛,呻吟不止。用胡椒九粒,绿豆十一粒,布裹捶碎,以丝绵包作一粒,患处咬定,涎出吐去,立愈。《普济方》:用胡椒一钱半,以羊脂拌打四十丸,擦之追涎。阿伽陀丸:治妇人血崩。用胡椒、紫檀香、郁金、茜根、小柏皮等分。为末,水丸梧桐子大。每服二十丸,阿胶汤下。时珍曰:按《酉阳杂俎》:胡椒出摩伽陀国。此方之名,因此而讹者也。沙石淋痛:胡椒、朴硝等分。为末。每服用二钱,白汤下,日二。名二拗散。(《普济方》)蜈蚣咬伤:胡椒,嚼封之,即不痛。(《多能鄙事》)

毕澄茄(宋《开宝》)

【校正】自草部移入此。

【释名】毗陵茄子。

时珍曰:皆番语也。

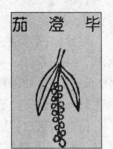

【集解】藏器曰:毕澄茄生佛誓国。状似梧桐子及蔓荆子而微大。

珣曰:胡椒生南海诸国。向阴者为澄茄,向阳者为胡椒。按顾微《广州志》云:澄茄生诸海国,乃嫩胡椒也。青时就树采摘,柄粗而蒂圆。

颂曰:今广州亦有之。春夏生叶,青滑可爱。结实似梧桐子,微大。八月、九月采之。

时珍曰:海南诸番皆有之。蔓生,春开白花,夏结黑实,与胡椒一类二种,正如大腹之与槟榔相近耳。

【修治】敩曰:凡采得,去柄及皱皮了,用酒浸蒸之,从巳至酉,杵细晒干,入药用。

实

【气味】辛,温,无毒。

珣曰:辛、苦,微温。

【主治】下气消食,去皮肤风,心腹间气胀,令人能食,疗鬼气。能染发及香身(藏器)。治一切冷气痰澼,并霍乱吐泻,肚腹痛,肾气膀胱冷(大明)。暖脾胃,止呕吐哕逆(时珍)。

【附方】旧一,新五。脾胃虚弱,胸膈不快,不进饮食:用荜澄茄为末,姜汁打神曲糊,丸梧桐子大。每姜汤下七十丸,日二服。(《济生方》)噎食不纳:荜澄茄、白豆蔻等分。为末。干舐之。(《寿域神方》)反胃吐食,吐出黑汁,治不愈者:用荜澄茄为末,米糊丸梧桐子大。每姜汤下三、四十丸,日一服。愈后服平胃散三百帖。(《永类钤方》)伤寒咳逆呃噎,日夜不定者:用荜澄茄、高良姜各等分,为末。每服二钱,水六分,煎十沸,入酢少许,服之。(苏颂《图经》)痘疮入目,羞明生翳:荜澄茄末,吹少许入鼻中,三五次效。(《飞鸿集》)鼻塞不通,肺气上攻而致者:荜澄茄丸:用荜澄茄半两,薄荷叶三钱,荆芥穗一钱半,为末,蜜丸芡子大。时时含咽。(《御药院方》)

【附录】山胡椒(《唐本草》)

恭曰:所在有之。似胡椒,色黑,颗粒大如黑豆。味辛,大热,无毒。主心腹冷痛,破滞气,俗用有效。

吴茱萸(《本经》中品)

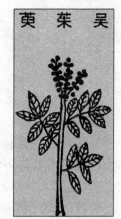

萸茱吴

【校正】自木部移入此。

【释名】藏器曰:茱萸南北总有,入药以吴地者为好,所以有吴之名也。

时珍曰:茱萸二字义未详。萸有俞、由二音。

【集解】《别录》曰:吴茱萸生上谷川谷及冤句。九月九日采,阴干。陈久者良。

时珍曰:茱萸枝柔而肥,叶长而皱,其实结于梢头,累累成簇而无核,与椒不同。一种粒大,一种粒小,小者入药为胜。《淮南万毕术》云:井上宜种茱萸,叶落井中,人饮其水,无瘟疫。悬其子于屋,辟鬼魅。《五行志》云:舍东种白杨、茱萸,增年除害。

【修治】斅曰:凡使去叶梗,每十两以盐二两投东流水四斗中,分作一百度洗之,自然无涎,晒干入丸散用之。若用醋煮者,每十两用醋一镒,煮三十沸后,入茱萸熬干用。

宗奭曰:凡用吴茱萸,须深汤中浸去苦烈汁七次,始可焙用。

【气味】辛,温,有小毒。

权曰:辛、苦,大热,有毒。

时珍曰:辛热,走气动火,昏目发疮。

之才曰:蓼实为之使。恶丹参、硝石、白垩,畏紫石英。

【主治】温中下气,止痛,除湿血痹,逐风邪,开腠理,咳逆寒热(《本经》)。利五脏,去痰冷逆气,饮食不消,心腹诸冷绞痛,中恶,心腹痛(《别录》)。霍乱转筋,胃冷吐泻腹痛,产后心痛,治遍身瘰痹刺痛,腰脚软弱,利大肠壅气,肠风痔疾,杀三虫(甄权)。杀恶虫毒,牙齿虫䘌,鬼魅疰气(藏器)。下产后余血,治肾气、脚气水肿,通关节,起阳健脾(大明)。主痢,止泻,厚肠胃,肥健人(孟诜)。治痞满塞胸,咽膈不通,润肝燥脾(好古)。开郁化滞,治吞酸,厥阴痰涎头痛,阴毒腹痛,疝气血痢,喉舌口疮(时珍)。

【发明】宗奭曰:此物下气最速,肠虚人服之愈甚。

时珍曰:茱萸辛热,能散能温;苦热,能燥能坚。故其所治之症,皆取其散寒温中、燥湿解郁之功而已。案《朱氏集验方》云:中丞常子正苦痰饮,每食饱或阴晴节变率同,十日一发,头疼背寒,呕吐酸汁,即数日伏枕不食,服药罔效。宣和初为顺昌司禄,于太守蔡达道席上,得吴仙丹方服之,遂不再作。每遇饮食过多腹满,服五七十丸便已。少顷小便作茱萸气,酒饮皆随小水而去。前后痰药甚众,无及此者。用吴茱萸(汤泡七次)、茯苓等分,为末,炼蜜丸梧桐子大。每熟水下五十丸。梅杨卿方:只用茱萸酒浸三宿,以茯苓末拌之,晒干。每吞百粒,温酒下。又咽喉口舌生疮者,以茱萸末醋调贴两足心,移夜便愈。其性虽热,而能引热下行,盖亦从治之义;而谓茱萸之性上行不下者,似不然也。有人治小儿痘疮口噤者,啮茱萸一二粒,抹之即开,亦取其辛散耳。

【附方】旧二十四，新二十二。风瘑痒痹：茱萸一升，酒五升，煮取一升半，温洗之，立止。（孟诜《食疗》）贼风口偏，不能语者：茱萸一升，姜豉三升，清酒五升，和煎五沸，待冷服半升，一日三服，得少汗即瘥。（同上）冬月感寒：吴茱萸五钱。煎汤服之，取汗。头风作痛：茱萸煎浓汤，以绵染，频拭发根良。（《千金翼方》）呕涎头痛：吴茱萸汤：用茱萸一升，枣二十枚，生姜一大两，人参一两，以水五升，煎取三升，每服七合，日三服。（仲景方）呕而胸满：方同上。脚气冲心：吴茱萸、生姜擂汁饮，甚良。（孟诜方）肾气上哕：肾气自腹中起，上筑于咽喉，逆气连属而不能出，或至数十声，上下不得喘息。此由寒伤胃脘，肾虚气逆，上乘于胃，与气相并。《难经》谓之哕。《素问》云：病深者，其声哕。宜服此方。如不止，灸期门、关元、肾俞穴。用吴茱萸（醋炒热）、橘皮、附子（去皮）各一两，为末，面糊丸梧桐子大。每姜汤下七十丸。（孙氏《仁存方》）阴毒伤寒，四肢逆冷：用茱萸一升，酒拌湿，绢袋二个，包蒸极热，更互熨足心。候气透，痛亦即止，累有效。（《至惠方》）中恶心痛：吴莱萸五合。酒三升，煮沸，分三服。（杨氏《产乳》）心腹冷痛：方同上。（《千金》）冷气腹痛：吴茱萸二钱擂烂，以酒一钟调之。用香油一杯，入锅煎热，倾茱萸酒入锅，煎一滚，取服立止。（唐瑶《经验方》）脾元气痛，发歇不可忍：用茱萸一两，桃仁一两。和炒茱萸焦，去茱萸，取桃仁去皮尖，研细，葱白三茎，煨熟，酒浸温服。（《经验方》）寒疝往来：吴茱萸一两，生姜半两，清酒一升，煎温分服。（《肘后方》）小肠疝气：夺命丹：治远年近日，小肠疝气，偏坠掣疼，脐下撮痛，以致闷乱，及外肾肿硬，日渐滋长，及阴间湿痒成疮。用吴茱萸（去梗）一斤，分作四分：四两酒浸，四两醋浸，四两汤浸，四两童子小便浸一宿，同焙干，泽泻二两，为末，酒糊丸梧桐子大。每服五十丸，空心盐汤或酒吞下。《如宜方》名星斗丸。（《和剂局方》）小儿肾缩乃初生受寒所致：用吴茱萸、硫黄各半两。同大蒜研，涂其腹；仍以蛇床子烟熏之。（《圣惠方》）妇人阴寒十年无子者：用吴茱萸、川椒各一升。为末，炼蜜丸弹子大。绵裹纳阴中，日再易之。但子宫开，即有子也。（《经心录》）子肠脱出：茱萸三升，酒五升，煎二升，分三服。（《兵部手集》）醋心上攻如浓醋：用茱萸一合，水三盏，煎七分，顿服。近有人心如蜇破，服此，二十年不发也。累用有效。（同上）食已吞酸，胃气虚冷者：吴茱萸（汤泡七次焙）、干姜（炮）等分。为末，汤服一钱。（《圣惠方》）转筋入腹：茱萸（炒）二两，酒二盏，煎一盏，分二服。得下即安。（《圣济录》）霍乱干呕不止：吴茱萸（泡、炒）、干姜（炮）等分，水煎服之。（同上）多年脾泄：老人多此，谓之水土同化。吴茱萸三钱泡过，入水煎汁，入盐少许，通口服。盖茱萸能暖膀胱，水道既清，大肠自固。他药虽热，不能分解清浊也。（孙氏《仁存方》）脏寒泄泻，倦怠减食：吴茱萸（汤泡过，炒），猪脏半条，去脂洗净，装满扎定，文火煮熟，捣丸梧桐子大。每服五十丸，米饮下，日二服。（《普济》）

叶

【气味】辛、苦，热，无毒。

【主治】霍乱下气，止心腹痛冷气。内外肾钓痛，盐碾罨之，神验，干即易。转筋者同艾捣，以醋和罨之（大明）。治大寒犯脑，头痛，以酒拌叶，袋盛蒸熟，更互枕熨之，痛止为度（时珍）。

枝

【主治】大小便卒关格不通,取南行枝,如手第二指中节,含之立下(苏颂。出姚僧垣《集验方》)。

根及白皮

【气味】同叶。

【主治】杀三虫(《本经》)。蛲虫。治喉痹咳逆,止泄注,食不消,女子经产余血,疗白癣(《别录》)。杀牙齿虫。止痛(藏器)。治中恶腹中刺痛。下痢不禁,疗漆疮(甄权)。

【附方】旧二,新二。寸白虫:茱萸东北阴细根(大如指者勿用,洗去土)四两,切,以水、酒各一升渍一宿,平旦分再服,当取虫下。(《千金方》)肝劳生虫,眼中赤脉:吴茱萸根(为末)一两半,粳米半合,鸡子白三个,化蜡一两半。和丸小豆大。每米汤下三十丸,当取虫下。脾劳发热,有虫在脾中为病,令人好呕者:取东行茱萸根(大者)一尺。大麻子八升,橘皮二两,三物吹咀,以酒一斗,浸一宿,微火薄暖之,绞去滓,平旦空腹服一升,取虫下,或死或半烂,或下黄汁。凡作药时,切忌言语。(《删繁方》)肾热肢肿拘急:茱萸根一合半,桑白皮三合,酒二升,煮一升,日二服。(《普济方》)

食茱萸(《唐本草》)

【校正】自木部移入此,并入《拾遗》榝子。

【释名】樾(音杀)、藙(音毅),艾子(《图经》)、越椒(《博雅》)、榝子(《拾遗》)、辣子。

弘景曰:《礼记》名藙,而俗中呼为榝子,当是不识藙字也。

时珍曰:此即榝子也。蜀人呼为艾子,楚人呼为辣子,古人谓之藙及榝子。因其辛辣,蜇口惨腹,使人有杀毅党然之状,故有诸名。苏恭谓茱萸之开口者为食茱萸。孟诜谓茱萸之闭口者为榝子。马志谓粒大、色黄黑者为食茱萸,粒紧小、色青绿者为吴茱萸。陈藏器谓吴、食二茱萸是一物,入药以吴地者为良,不当重出此条,只可言汉与吴,不可言食与不食。时珍窃谓数说皆因茱萸二字相混致误耳。不知吴茱、食茱乃一类二种。茱萸取吴地者入药,故名吴茱萸。榝子则形味似茱萸,惟可食用,故名食茱萸也。陈藏器不知食茱萸即榝子,重出榝子一条,正自误矣。按曹宪《博雅》云:榝子、越椒,茱萸也。郑樵《通志》云:榝子,一名食茱萸,以别吴茱萸。《礼记·三牲》用藙,是食茱萸也。二说足证诸人之谬。

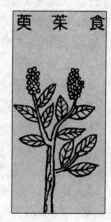

【集解】颂曰:榝子出闽中、江东。其木高大似樗,茎间有刺。其子辛辣如椒,南人淹藏作果品,或以寄远。《吴越春秋》云:越以甘蜜丸榝报吴增封之礼,则榝之相赠尚矣。

时珍曰：食茱萸、榝子、辣子，一物也。高木长叶，黄花绿子，丛簇枝上。味辛而苦，土人八月采，捣滤取汁，入石灰搅成，名曰艾油，亦曰辣米油，始辛辣蜇口，入食物中用。《周处风土记》以椒、榝、姜为三香，则自古尚之矣，而今贵人罕用之。

实

【气味】辛、苦，大热，无毒。

时珍曰：有小毒，动脾火，病目者忌之。

颖曰：发疮痔、浮肿、虚恚。

之才曰：畏紫石英。

【主治】功同吴茱萸，力稍劣尔。疗水气用之佳（苏恭）。心腹冷气痛，中恶，除咳逆，去脏腑冷，温中，甚良（孟诜）。疗蛊毒飞尸着喉口者，刺破，以子揩之，令血出，当下涎沫。煮汁服之，去暴冷腹痛，食不消，杀腥物（藏器）。治冷痢带下，暖胃燥湿（时珍）。

【附方】新二。赤白带下：榝子、石菖蒲等分，为末。每旦盐、酒温服二钱。（《经验方》）久泻虚痢腹痛者：榝子丸治之。榝子、肉豆蔻各一两，陈米一两半。以米一分同二味炒黄为末；一分生碾为末，粟米粥丸梧桐子大。每陈米饮下五十丸，日三服。（《普济方》）

盐麸子（《开宝》）

【校正】自木部移入此。

【释名】五楂楮（音倍）、盐肤子（《纲目》）、盐梾子（同）、盐椒子（同）、木盐（《通志》）、天盐（《灵草篇》）、叛奴盐（《拾遗》）、酸桶（《拾遗》）

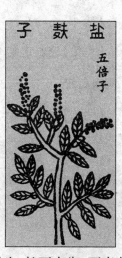

子 麸 盐

五倍子

藏器曰：蜀人谓之酸桶，亦曰酢桶。吴人谓之盐麸。戎人谓之木盐。

时珍曰：其味酸、咸，故有诸名。《山海经》云：橐山多楮木。郭璞注云：楮木出蜀中，七、八月吐穗，成时如有盐粉，可以酢羹。即此也。后人讹为五倍矣。

【集解】藏器曰：盐麸子生吴、蜀山谷。树状如椿。七月子成穗，粒如小豆。上有盐似雪，可为羹用。岭南人取子为末食之，酸成止渴，将以防瘴。

时珍曰：肤木即楮木，东南山原甚多。木状如椿。其叶两两对生，长而有齿，面青背白，有细毛，味酸。正叶之下，节节两边，有直叶贴茎，如箭羽状。五六月开花，青黄色成穗，一枝累累。七月结子，大如细豆而扁，生青，熟微紫色。其核淡绿，状如肾形。核外薄皮上有薄盐，小儿食之，滇、蜀人采为木盐。叶上有虫，结成五倍子，八月取之。详见虫部。《后魏书》云：勿吉国，水气咸凝，盐生树上。即此物也。别有咸平树、咸草、酸角，皆其类也。附见于下：

【附录】咸平树

真腊国人,不能为酸,但用咸平树叶及荚与子为之。

酸角

云南、临安诸处有之。状如猪牙皂荚,浸水和羹,酸美如醋。

咸草

扶桑东有女国,产咸草。叶似邪蒿,而气香味咸,彼人食之。

子

【气味】酸、咸、微寒,无毒。盐霜制汞、硫。

【主治】除痰饮瘅疟,喉中热结喉痹,止渴,解酒毒黄疸,飞尸蛊毒,天行寒热,痰嗽,变白,生毛发,去头上白屑,捣末服之(藏器)。生津,降火化痰,润肺滋肾,消毒止痢收汗,治风湿眼病(时珍)。

【发明】时珍曰:盐麸于气寒味酸而咸,阴中之阴也。咸能软而润,故降火化痰消毒;酸能收而涩,故生津润肺止痢。肾主五液:入肺为痰,入脾为涎,入心为汗,入肝为泪,自入为唾,其本皆水也。盐麸、五倍先走肾、肝,有救水之功。所以痰涎、盗汗、风湿、下泪、涕唾之证,皆宜用之。

树白皮

【主治】破血止血,蛊毒血痢,杀蛔虫,并煎服之(《开宝》)。

根白皮

【主治】酒疸,捣碎,米泔浸一宿,平旦空腹温服一二升(《开宝》)。诸骨鲠,以醋煎浓汁,时呷之(时珍)。

【发明】时珍曰:按《本草集议》云:盐麸子根能软鸡骨。岑公云:有人被鸡骨鲠,项肿可畏。用此根煎醋,啜至三碗,便吐出也。又彭医官治骨鲠,以此根捣烂,入盐少许,绵裹,以线系定吞之,牵引上下,亦钓出骨也。

醋林子(《图经》)

【校正】自外类移入此。

【释名】时珍曰:以味得名。

【集解】颂曰:醋林子,生四川邛州山野林箐中。木高丈余,枝叶繁茂。三月开白花,四出。九月、十月子熟,累累数十枚成朵,生青熟赤,略类樱桃而蒂短。熟时采之阴干,连核用。土人以盐、醋收藏,充果食。其叶味酸,夷獠人采得,入盐和鱼脍食,云胜用醋也。

实

【气味】酸,温,无毒。

【主治】久痢不瘥,及痔漏下血,蛔咬心痛,小儿疳蛔,心腹胀满黄瘦,下寸白虫,单捣为末,酒调一钱匕服之甚效。盐、醋藏者,食之生津液,醒酒止渴。多食,令人口舌粗拆也(苏颂)。

皋芦(《拾遗》)

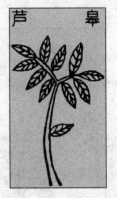

【校正】自木部移入此。

【释名】瓜芦(弘景)、苦蓉。

藏器曰:《南越志》云:龙川县有皋芦,一名瓜芦,叶似茗。土人谓之过罗,或曰物罗,皆夷语也。

【集解】弘景《苦菜注》曰:南方有瓜芦,亦似茗。若摘取其叶,作屑煮饮,即通夜不睡。煮盐人惟资此饮,而交、广最所重,客来先设,乃加以香芼之物。

时珍曰:皋芦叶状如茗,而大如手掌。挼碎泡饮,最苦而色浊,风味比茶不及远矣。今广人用之,名曰苦蓉。

叶

【气味】苦,平,无毒。

时珍曰:寒。胃冷者不可用。

【主治】煮饮,止渴明目除烦,令人不睡,消痰利水(藏器)。通小肠,治淋,止头痛烦热(李珣)。噙咽,清上膈,利咽喉(时珍)。

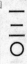

本草纲目果部第三十三卷

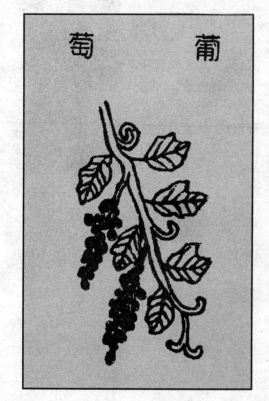

萄 葡

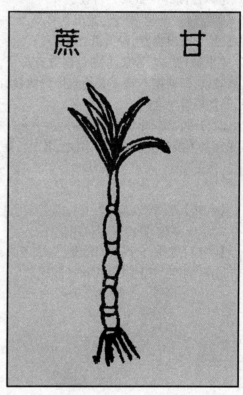

蔗 甘

本草纲目果部第三十三卷

甜瓜（宋《嘉祐》）

【校正】自菜部移入此。并入《本经》瓜蒂。

【释名】甘瓜（《唐本》）、果瓜。

时珍曰：瓜字篆文，象瓜在须蔓间之形。甜瓜之味甜于诸瓜，故独得甘、甜之称。旧列菜部，误矣。按王祯云：瓜类不同，其用有二：供果者为果瓜，甜瓜、西瓜是也；供菜者为菜瓜，胡瓜、越瓜是也。在木曰果，在地曰蓏。大曰瓜，小曰瓞。其子曰㼎，其肉曰瓤。其蒂曰环，谓脱花处也；其蒂曰，谓系蔓处也。《礼记》为天子削瓜及瓜祭，皆指果瓜也。本草瓜蒂，亦此瓜之蒂也。

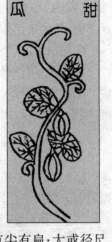

【集解】《别录》曰：瓜蒂生嵩高平泽，七月七日采，阴干。

颂曰：瓜蒂即甜瓜蒂也，处处有之。园圃所莳，有青、白二种，子色皆黄。入药当用早青瓜蒂为良。

时珍曰：甜瓜，北土、中州种莳甚多。二、三月下种，延蔓而生，叶大数寸，五、六月花开黄色，六、七月瓜熟。其类甚繁：有团有长，有尖有扁；大或径尺，小或一捻；其棱或有或无；其色或青或绿，或黄斑、糁斑，或白路、黄路；其瓤或白或红，其子或黄或赤，或白或黑。按王祯《农书》云：瓜品甚多，不可枚举。以状得名，则有龙肝、虎掌、兔头、狸首、羊髓、蜜筒之称；以色得名，则有乌瓜、白团、黄觚、白觚、小青、大斑之别。然其味，不出乎甘香而已。《广志》惟以辽东、敦煌、庐江之瓜为胜。然瓜州之大瓜，阳城之御瓜，西蜀之温瓜，永嘉之寒瓜，未可以优劣论也。甘肃甜瓜，皮、瓤皆甘胜糖蜜，其皮曝干犹美。浙中一种阴瓜，种于阴处，熟则色黄如金，肤皮稍厚，藏之至春，食之如新。此皆种蓻之功，不必拘于土地也。甜瓜子曝裂取仁，可充果食。凡瓜最畏麝气，触之甚至一蒂不收。

瓜瓤

【气味】甘，寒，滑，有小毒。

大明曰：无毒。

思邈曰：多食，发黄疸，令人虚羸多忘，解药力。病后食多，或反胃。脚气人食之，患永不除也。

诜曰:多食,令人阴下湿痒生疮,动宿冷瘕癖病,破腹,发虚热,令人惙惙气弱,脚手无力。少食则可。《龙鱼河图》云:凡瓜有两鼻、两蒂者,杀人。五月瓜沉水者,食之得冷病,终身不瘥。九月被霜者,食之冬病寒热。与油饼同食,发病。多食瓜作胀者,食盐花即化。

弘景曰:食瓜多,即入水自渍,便消。

时珍曰:张华《博物志》言:人以冷水渍至膝,可顿啖瓜至数十枚;渍至项,其啖转多,水皆作瓜气也。则水浸消瓜,亦物性也。瓜最忌麝与酒,凡食瓜过多,但饮酒及水服麝香,尤胜于食盐、渍水也。

【主治】止渴,除烦热,利小便,通三焦间壅塞气,治口鼻疮(《嘉祐》)。暑月食之,永不中暑(宗奭)。

【发明】宗奭曰:甜瓜虽解暑气,而性冷,消损阳气,多食未有不下利者。贫下多食,深秋作痢,最为难治。惟以皮蜜浸收之良,皮亦可作羹食。

弘景曰:凡瓜皆冷利,早青者尤甚。熟瓜除瓤食之,不害人。

时珍曰:瓜性最寒,曝而食之尤冷。故《稽圣赋》云:瓜寒于曝,油冷于煎,此物性之异也。王冀《洛都赋》云:瓜则消暑荡愠,解渴疗饥。又《奇效良方》云:昔有男子病脓血恶痢,痛不可忍。以水浸甜瓜食数枚,即愈。此亦消暑之验也。

瓜子仁

【修治】敩曰:凡收得曝干杵细,马尾筛筛过成粉,以纸三重裹压去油用。不去油,其力短也。西瓜子仁同。

【气味】甘,寒,无毒。

【主治】腹内结聚,破溃脓血,最为肠胃脾内壅要药(《别录》)。止月经太过,研末去油,水调服(藏器。《炮炙论序》曰:血泛经过,饮调瓜子)。炒食,补中宜人(孟诜)。清肺润肠,和中止渴(时珍)。

【附方】旧一,新二。口臭:用甜瓜子杵末,蜜和为丸。每旦漱口后含一九。亦可贴齿。(《千金》)腰腿疼痛:甜瓜子三两,酒浸十日,为末。每服三钱,空心酒下,日三。(《寿域神方》)肠痈已成:小腹肿痛,小便似淋,或大便难涩下胀。用甜瓜子一合,当归(炒)一两,蛇蜕皮一条,㕮咀。每服四钱,水一盏半,煎一盏,食前服,利下恶物为妙。(《圣惠》)

瓜蒂(《本经》上品)

【释名】瓜丁(《千金》)、苦丁香(象形)。

【修治】敩曰:凡使勿用白瓜蒂,要取青绿色瓜,气足时,其蒂自然落在蔓上。采得,系屋东有风处,吹干用。

宗奭曰:此甜瓜蒂也。去瓜皮用蒂,约半寸许,曝极干,临时研用。

时珍曰：按唐瑶云：甜瓜蒂以团而短瓜、团瓜者良。若香甜瓜及长如瓠子者，皆供菜之瓜，其蒂不可用也。

【气味】苦，寒，有毒。

大明曰：无毒。

【主治】大水，身面四肢浮肿，下水杀蛊毒，咳逆上气，及食诸果，病在胸腹中，皆吐下之（《本经》）。去鼻中息肉，疗黄疸（《别录》）。治脑塞热齆，眼昏吐痰（《大明》）。吐风热痰涎，治风眩头痛，癫痫喉痹，头目有湿气（时珍）。得麝香、细辛，治鼻不闻香臭（好古）。

【附方】旧七，新十五。瓜蒂散：治证见上。其方用瓜蒂二钱半（熬黄），赤小豆二钱半，为末。每用一钱，以香豉一合，热汤七合，煮糜去滓，和服。稍稍加之，快吐乃止。（仲景《伤寒论》）太阳中暍：身热头痛而脉微弱，此夏月伤冷水，水行皮中所致。瓜蒂二七个，水一升，煮五合，顿服取吐。（《金匮要略》）风涎暴作，气塞倒仆：用瓜蒂为末。每用一二钱，腻粉一钱匕，以水半合调灌，良久涎自出。不出，含沙糖一块，下咽即涎出也。（寇氏《衍义》）诸风诸痫：诸风膈痰，诸痫涎涌。用瓜蒂炒黄为末，量人以酸齑水一盏，调下取吐。风痫，加蝎梢半钱。湿气肿满，加赤小豆末一钱；有虫，加狗油五、七点，雄黄一钱，甚则加芫花半钱，立吐虫出。（东垣《活法机要》）风痫喉风：咳嗽，及遍身风疹，急中涎潮等症，不拘大人、小儿。此药不大吐逆，只出涎水。瓜蒂为末，壮年服一字，老少半字，早晨井华水下。一食顷，含沙糖一块。良久涎如水出，年深者出墨涎，有块布水上也。涎尽食粥一两日。如吐多，人困甚，即以麝香泡汤一盏饮之，即止。（《经验后方》）急黄喘息，心上坚硬，欲得水吃者：瓜蒂二小合，赤小豆一合，研末。暖浆水五合，服方寸匕。一炊久当吐，不吐再服。吹鼻取水亦可。（《伤寒类要》）遍身如金：瓜蒂四十九枚，丁香四十九枚，甘锅内烧存性，为末。每用一字，吹鼻取出黄水。亦可揩牙追涎。（《经验方》）热病发黄：瓜蒂为末，以大豆许吹鼻中。轻则半日，重则一日，流取黄水乃愈。（《千金翼》）黄疸猵黄：并取瓜蒂、丁香、赤小豆各七枚，为末。吹豆许入鼻，少时黄水流出。隔日一用，瘥乃止。（孟诜《食疗》）身面浮肿：方同上。十种蛊气：苦丁香为末，枣肉和，丸梧桐子大。每服三十丸，枣汤下，甚效。（《瑞竹堂方》）湿家头痛：瓜蒂末一字，嗜入鼻中，口含冷水，取出黄水愈。（《活人书》）疟疾寒热：瓜蒂二枚，水半盏，浸一宿，顿服，取吐愈。（《千金》）发狂欲走：瓜蒂末，井水服一钱，取吐即愈。（《圣惠方》）大便不通：瓜蒂七枚，研末，绵裹，塞入下部即通。（《必效方》）鼻中息肉：《圣惠》：用陈瓜蒂末，吹之，日三次，瘥乃已。又方：瓜蒂末、白矾末各半钱，绵裹塞之，或以猪脂和挺子塞之。日一换。又方：青甜瓜蒂二枚，雄黄、麝香半分，为末。先抓破，后贴之，日三次。《汤液》：用瓜蒂十四个，丁香一个，黍米四十九粒，研末。口中含水，嗜鼻，取下乃止。风热牙痛：瓜蒂七枚（炒研），麝香少许和之，绵裹咬定，流涎。（《圣济总录》）鸡屎白秃：甜瓜蔓连蒂不拘多少，以水浸一夜，砂锅熬取苦汁，去滓再熬如饧盛收。每剃去痂疕，洗净，以膏一盏，加半夏末二钱，姜汁一匙，狗胆汁一枚，和匀涂之，不过三上。忌食动风之物。（《儒门事亲》）齁喘痰气：苦丁香三个，为末。水调服，吐痰即止。（《朱氏集验方》）

蔓(阴干)

【主治】女人月经断绝,同使君子各半两,甘草六钱,为末,每酒服二钱。

花

【主治】心痛咳逆(《别录》)。

叶

【主治】人无发,捣汁涂之即生(《嘉祐》)。补中,治小儿疳,及打伤损折,为末酒服,去瘀血(孟诜)。

【附方】新一。面上黡子:七月七日午时,取生瓜叶七枚,直入北堂中,向南立,逐枚拭黡,即灭去也。(《淮南万毕术》)

西瓜(《日用》)

【释名】寒瓜(见下)。

【集解】瑞曰:契丹破回纥,始得此种,以牛粪覆而种之。结实如斗大,而圆如匏,色如青玉,子如金色,或黑麻色。北地多有之。

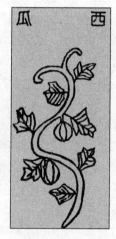

时珍曰:按胡峤《陷虏记》言:峤征回纥,得此种归,名曰西瓜。则西瓜自五代时始入中国,今则南北皆有,而南方者味稍不及,亦甜瓜之类也。二月下种,蔓生,花、叶皆如甜瓜。七、八月实熟,有围及径尺者,长至二尺者。其棱或有或无,其色或青或绿,其瓤或白或红,红者味尤胜。其子或黄或红,或黑或白,白者味更劣。其味有甘、有淡、有酸,酸者为下。陶弘景注瓜蒂言,永嘉有寒瓜甚大,可藏至春者,即此也。盖五代之先,瓜种已入浙东,但无西瓜之名,未遍中国尔。其瓜子曝裂取仁,生食、炒熟俱佳。皮不堪啖,亦可蜜煎、酱藏。

颂曰:一种杨溪瓜,秋生冬熟,形略长扁而大,瓤色如胭脂,味胜。可留至次年,云是异人所遗之种也。

瓜瓤

【气味】甘、淡,寒,无毒。

瑞曰:有小毒。多食作吐利,胃弱者不可食。同油饼食,损脾。

时珍曰:按《延寿书》云:北人禀厚,食之犹惯;南人禀薄,多食易至霍乱,冷病终身也。又按《相感志》云:食西瓜后食其子,即不噫瓜气。以瓜划破,曝日中,少顷食,即冷如水也。得酒气、近糯米,即易烂。猫踏之,即易沙。

【主治】消烦止渴，解暑热（吴瑞）。疗喉痹（汪颖）。宽中下气，利小水，治血痢，解酒毒（宁原）。含汁，治口疮（震亨）。

【发明】颖曰：西瓜性寒解热，有天生白虎汤之号。然亦不宜多食。

时珍曰：西瓜、甜瓜皆属生冷。世俗以为醍醐灌顶，甘露洒心，取其一时之快，不知其伤脾助湿之害也。《真西山卫生歌》云："瓜桃生冷宜少飡，免致秋来成疟痢。"是矣。又李鹏飞《延寿书》云：防州太守陈逢原，避暑食瓜过多，至秋忽腰腿痛，不能举动。遇商助教疗之，乃愈。此皆食瓜之患也，故集书于此，以为鉴戒云。又洪忠宣《松漠纪闻》言：有人苦目病。或令以西瓜切片曝干，日日服之，遂愈。由其性冷降火故也。

皮

【气味】甘，凉，无毒。

【主治】口、舌、唇内生疮，烧研噙之（震亨）。

【附方】新二。闪挫腰痛：西瓜青皮，阴干为末，盐酒调服三钱。（《摄生众妙方》）食瓜过伤：瓜皮煎汤解之。诸瓜皆同。（《事林广记》）

瓜子仁

【气味】甘，寒，无毒。

【主治】与甜瓜仁同（时珍）。

葡萄（《本经》上品）

【释名】蒲桃（古字）、草龙珠。

时珍曰：葡萄，《汉书》作蒲桃，可以造酒，人醉饮之，则陶然而醉，故有是名。其圆者名草龙珠，长者名马乳葡萄，白者名水晶葡萄，黑者名紫葡萄。《汉书》言：张骞使西域还，始得此种，而《神农本草》已有葡萄，则汉前陇西旧有，但未入关耳。

【集解】《别录》曰：葡萄生陇西、五原、敦煌山谷。

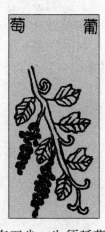

弘景曰：魏国使人多赍来南方。状如五味子而甘美，可作酒，云用藤汁殊美。北人多肥健耐寒，盖食斯乎？不植淮南，亦如橘之变于河北也。人说即是此间蘡薁，恐亦如枳之与橘耶？

恭曰：蘡薁即山葡萄，苗、叶相似，亦堪作酒。葡萄取子汁酿酒，陶云用藤汁，谬矣。

时珍曰：葡萄，折藤压之最易生。春月萌苞生叶，颇似栝蒌叶而有五尖。生须延蔓，引数十丈。三月开小花成穗，黄白色。仍连着实，星编珠聚，七、八月熟，有紫、白二色。西人及太原、平阳皆作葡萄干，货之四方。蜀中有绿葡萄，熟时色绿。云南所出者，大如枣，味尤长。西边有琐琐葡萄，大如五味子而无核。按《物类相感志》云：甘草作钉，针葡萄,立死。以麝香入葡萄皮内,则葡萄尽作香气。其爱憎异于他草如此。又言:其藤穿过枣树,则实味更美也。《三元延寿书》言:葡萄架下不可饮酒,恐虫屎伤人。

实

【气味】甘,平,涩,无毒。

诜曰:甘、酸,温。多食,令人猝烦闷、眼暗。

【主治】筋骨湿痹,益气倍力强志,令人肥健,耐饥忍风寒。久食,轻身不老延年。可作酒(《本经》)。逐水,利小便(《别录》)。除肠间水,调中治淋(甄权)。时气痘疮不出,食之,或研酒饮,甚效(苏颂)。

【发明】颂曰:按魏文帝诏群臣曰:蒲桃当夏末涉秋,尚有余暑,醉酒宿醒,掩露而食。甘而不饴,酸而不酢,冷而不寒,味长汁多,除烦解渴。又酿为酒,甘于曲蘖,善醉而易醒。他方之果,宁有匹之者乎?

震亨曰:葡萄属土,有水与木火。东南人食之多病热,西北人食之无恙。盖能下走渗道,西北人禀气厚故耳。

【附方】新三。除烦止渴:生葡萄捣滤取汁,以瓦器熬稠,入熟蜜少许同收。点汤饮甚良。(《居家必用》)热淋涩痛:葡萄(捣取自然汁)、生藕(捣取自然汁)、生地黄(捣取自然汁)、白沙蜜各五合。每服一盏,石器温服。(《圣惠方》)胎上冲心:葡萄,煎汤饮之,即下。(《圣惠方》)

根及藤、叶

【气味】同实。

【主治】煮浓汁细饮,止呕哕及霍乱后恶心,孕妇子上冲心,饮之即下,胎安(孟诜)。治腰脚肢腿痛,煎汤淋洗之良。又饮其汁,利小便,通小肠,消肿满(时珍)。

【附方】新一。水肿:葡萄嫩心十四个,蝼蛄七个(去头尾),同研,露七日,曝干为末。每服半钱,淡酒调下。暑月尤佳。(洁古《保命集》)

蘡薁(音婴郁。《纲目》)

【校正】原附葡萄下,今分出。

【释名】燕薁(《毛诗》)、婴舌(《广雅》)、山葡萄(《唐注》)、野葡萄(俗名),藤名木龙。

时珍曰:名义未详。

【集解】恭曰:蘡薁蔓生。苗、叶与葡萄相似而小,亦有茎大如碗者。冬月惟叶凋而藤不死。藤汁味甘,子味甘酸,即千岁蘽也。

颂曰:蘡薁子生江东,实似葡萄,细而味酸,亦堪为酒。

时珍曰:蘡薁野生林墅间,亦可插植。蔓、叶、花、实,与葡萄无异。其实小而圆,色不甚紫也。《诗》云"六月食薁"即此。其茎吹之，气出有汁，如通草也。

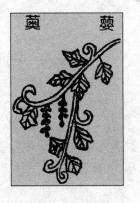

奠 薁

【正误】藏器曰：苏恭注千岁薁即是蘡薁，妄言也。千岁薁藤如葛，而叶背白，子赤可食。蘡薁藤斫断通气，更无甘汁。详见草部千岁薁下。

时珍曰：苏恭所说蘡薁，形状甚是，但以为千岁薁则非矣。

实

【气味】甘、酸，平，无毒。

【主治】止渴，悦色益气（苏恭）。

藤

【气味】甘，平，无毒。

【主治】哕逆，伤寒后呕哕，捣汁饮之良（苏恭）。止渴，利小便（时珍）。

【附方】新三。呕哕厥逆：蘡薁藤煎汁，呷之。（《肘后方》）目中障翳：蘡薁藤，以水浸过，吹气取汁，滴入目中，去热翳，赤、白障。（《拾遗本草》）五淋血淋：木龙汤。用木龙（即野葡萄藤也）、竹园荽、淡竹叶、麦门冬（连根苗）、红枣肉、灯心草、乌梅、当归各等分，煎汤代茶饮。（《百一选方》）

根

【气味】同藤。

【主治】下焦热痛淋秘，消肿毒（时珍）。

【附方】新四。男妇热淋：野葡萄根七钱，葛根三钱，水一钟，煎七分，入童子小便三分，空心温服。（《乾坤秘韫》）女人腹痛：方同上。一切肿毒：赤龙散：用野葡萄根，晒研为末，水调涂之，即消也。（《儒门事亲》方）赤游风肿：忽然肿痒，不治则杀人。用野葡萄根捣如泥，涂之即消。（《通变要法》）

猕猴桃（宋《开宝》）

【释名】猕猴梨（《开宝》）、藤梨（同上）、阳桃（《日用》）、木子。

时珍曰：其形如梨，其色如桃，而猕猴喜食，故有诸名。闽人呼为阳桃。

【集解】志曰：生山谷中。藤着树生，叶圆有毛。其实形似鸡卵大，其皮褐色，经霜始甘美可食。皮堪作纸。

宗奭曰：今陕西永兴军南山甚多。枝条柔弱，高二三丈，多附木而生。其子十月烂熟，色淡绿，生则极酸。子繁细，其色如芥子。浅山傍道则有存者，深山则多为猴所食矣。

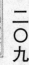

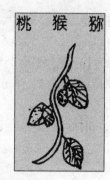

实

【气味】酸、甘,寒,无毒。

藏器曰:咸、酸,无毒。多食冷脾胃,动泄澼。

宗奭曰:有实热者宜食之。太过,则令人脏寒作泄。

【主治】止暴渴,解烦热,压丹石,下石淋(《开宝》)。诜曰:并宜取瓤和蜜作煎食)。调中下气,主骨节风,瘫缓不随,长年白发,野鸡内痔病(藏器)。

藤中汁

【气味】甘,滑,寒,无毒。

【主治】热壅反胃,和生姜汁服之。又下石淋(藏器)。

枝、叶

【主治】杀虫。煮汁饲狗,疗病疥(《开宝》)。

甘蔗（音柘,《别录》中品）

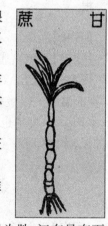

【释名】竿蔗(《草木状》)、薯(音遮)。

时珍曰:按《野史》云:吕惠卿言:凡草皆正生嫡出,惟蔗侧种,根上庶出,故字从庶也。稽含作竿蔗,谓其茎如竹竿也。《离骚》、《汉书》皆作柘字,通用也。薯字出许慎《说文》,盖蔗音之转也。

【集解】弘景曰:蔗出江东为胜,庐陵亦有好者。广州一种,数年生皆大如竹,长丈余,取汁为沙糖,甚益人。又有荻蔗,节疏而细,亦可啖也。

颂曰:今江浙、闽广、湖南、蜀川所生,大者亦高丈许。有二种:荻蔗其叶似荻,茎细短而节疏,但堪生啖,亦可煎稀糖;竹蔗茎粗而长,可榨汁为沙糖,泉、福、吉、广诸州多作之。炼沙糖和牛乳为乳糖,惟蜀川作之。南人贩至北地者,荻蔗多而竹蔗少也。

诜曰:蔗有赤色者名昆仑蔗;白色者名荻蔗。竹蔗以蜀及岭南者为胜,江东虽有而劣于蜀产。会稽所作乳糖,殆胜于蜀。

时珍曰:蔗皆畦种,丛生,最困地力。茎似竹而内实,大者围数寸,长六七尺,根下节密,以渐而疏。抽叶如芦叶而大,长三四尺,扶疏四垂。八、九月收茎,可留过春充果食。按王灼《糖霜谱》云:蔗有四色:曰杜蔗,即竹蔗也,绿嫩薄皮,味极醇厚,专用作霜;曰西蔗,作霜色浅;曰芳蔗,亦名蜡蔗,即荻蔗也,亦可作沙糖;曰红蔗,亦名紫蔗,即昆仑蔗也,止可生啖,不堪作糖。凡蔗榨浆饮固佳,又不若咀嚼之,味隽永也。

蔗

【气味】甘,平,涩,无毒。

大明曰:冷。

诜曰:共酒食,发痰。

瑞曰:多食,发虚热,动衄血。《相感志》云:同榧子食,则渣软。

【主治】下气和中,助脾气,利大肠(《别录》)。利大小肠,消痰止渴,除心胸烦热,解酒毒(《大明》)。止呕哕反胃,宽胸膈(时珍)。

【发明】时珍曰:蔗,脾之果也。其浆甘寒,能泻火热,《素问》所谓甘温除大热之意。煎炼成糖,则甘温而助湿热,所谓积温成热也。蔗浆消渴解酒,自古称之。故《汉书·郊祀歌》云:百末旨酒布兰生,泰尊柘浆析朝酲。唐王维《樱桃诗》云:饱食不须愁内热,大官还有蔗浆寒。是矣。而孟诜乃谓共酒食发痰者,岂不知其有解酒除热之功耶?日华子大明又谓沙糖能解酒毒,则不知既经煎炼,便能助酒为热,与生浆之性异矣。按晁氏《客话》云:甘草遇火则热,麻油遇火则冷,甘蔗煎饴则热,水成汤则冷。此物性之异,医者可不知乎?又《野史》云:卢绛中病痁疾疲瘵,忽梦白衣妇人云:食蔗可愈。及旦买蔗数挺食之,翌日疾愈。此亦助脾和中之验欤?

【附方】旧三,新四。发热口干,小便赤涩:取甘蔗去皮,嚼汁咽之。饮浆亦可。(《外台秘要》)痰喘气急:方见山药。反胃吐食,朝食暮吐,暮食朝吐,旋旋吐者:用甘蔗汁七升,生姜汁一升,和匀,日日细呷之。(《梅师方》)干呕不息:蔗汁,温服半升,日三次。入姜汁更佳。(《肘后方》)痁疟疲瘵:见前。眼暴赤肿,碜涩疼痛:甘蔗汁二合,黄连半两,入铜器内慢火养浓,去滓,点之。(《普济》)虚热咳嗽,口干涕唾:用甘蔗汁一升半,青粱米四合,煮粥,日食二次,极润心肺。(董氏方)小儿口疳:蔗皮烧研,掺之。(《简便方》)

滓

【主治】烧存性,研末,乌桕油调,涂小儿头疮白秃,频涂取瘥。烧烟勿令入人目,能使暗明(时珍)。

沙糖(《唐本草》)

【集解】恭曰:沙糖,蜀地、西戎、江东并有之。榨甘蔗汁煎成,紫色。

瑞曰:稀者为蔗糖,干者为沙糖,球者为球糖,饼者为糖饼。沙糖中凝结如石,破之如沙,透明白者,为糖霜。

时珍曰:此紫沙糖也。法出西域,唐太宗始遣人传其法入中国。以蔗汁过樟木槽,取而煎成。清者为蔗糖,凝结有沙者为沙糖。漆瓮造成,如石、如霜、如冰者,为石蜜、为糖霜、为冰糖也。紫糖亦可煎化,印成鸟兽果物之状,以充席献。今之货者,又多杂以米饧诸物,不可不知。

【气味】甘,寒,无毒。

诜曰:性温不冷。多食令人心痛,生长虫,消肌肉,损齿,发疳䘌。与鲫鱼同食,成疳虫;与葵同食,生流澼;与笋同食,不消成症,身重不能行。

【主治】心腹热胀,口干渴(《唐本》)。润心肺大小肠热,解酒毒。腊月瓶封窖粪坑中,患天行热狂者,绞汁服,甚良(大明)。和中助脾,缓肝气(时珍)。

【发明】宗奭曰:蔗汁清,故费煎炼致紫黑色。今医家治暴热,多用为先导;兼啖驼、马,解热。小儿多食则损齿生虫者,土制水,倮虫属土,得甘即生也。

震亨曰:糖生胃火,乃湿土生热,故能损齿生虫,与食枣病齿同意,非土制水也。

时珍曰:沙糖性温,殊于蔗浆,故不宜多食。与鱼、笋之类同食,皆不益人。今人每用为调和,徒取其适口,而不知阴受其害也。但其性能和脾缓肝,故治脾胃及泻肝药用为先导。本草言其性寒,苏恭谓其冷利,皆昧此理。

【附方】旧一,新五。下痢禁口:沙糖半斤,乌梅一个,水二碗,煎一碗,时时饮之。(《摘玄方》)腹中紧胀:白糖以酒三升,煮服之。不过再服。(《子母秘录》)痘不落痂:沙糖,调新汲水一杯服之(白汤调亦可),日二服。(刘提点方)虎伤人疮:水化沙糖一碗服,并涂之。(《摘玄方》)上气喘嗽,烦热,食即吐逆:用沙糖、姜汁等分,相和,慢煎二十沸,每咽半匙,取效。食韭口臭:沙糖解之。(《摘要方》)

石蜜(《唐本草》)

【释名】白沙糖。

恭曰:石蜜即乳糖也,与虫部石蜜同名。

时珍曰:按万震《凉州异物志》云:石蜜非石类,假石之名也。实乃甘蔗汁煎而曝之,则凝如石而体甚轻,故谓之石蜜也。

【气味】甘,寒,冷利,无毒。

【主治】心腹热胀,口干渴(《唐本》)。治目中热膜,明目。和枣肉、巨胜末为丸噙之,润肺气,助五脏,生津(孟诜)。润心肺燥热,治嗽消痰,解酒和中,助脾气,缓肝气(时珍)。

【发明】震亨曰:石蜜甘喜入脾,食多则害必生于脾。西北地高多燥,得之有益;东北地下多湿,得之未有不病者,亦兼气之厚薄不同耳。

时珍曰:石蜜、糖霜、冰糖,比之紫沙糖性稍平,功用相同,入药胜之。然不冷利,若久食则助热、损齿、生虫之害同也。

刺蜜(《拾遗》)

【校正】自草部移入此。

【释名】草蜜(《拾遗》)、给敦罗。

【气味】甘,平,无毒。

【主治】骨蒸发热痰嗽，暴痢下血，开胃止渴除烦（藏器）。

莲藕（《本经》上品）

【释名】其根藕（《尔雅》），其实莲（同上），其茎叶荷。

韩保升曰：藕生水中，其叶名荷。按《尔雅》云：荷，芙蕖。其茎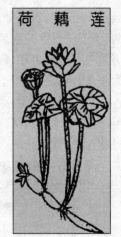茄，其叶蕸，其本蔤，其华菡萏，其实莲，其根藕，其中菂，菂中薏。邢昺注云：芙蕖，总名也，别名芙蓉，江东人呼为荷。菡萏，莲花也。菂，莲实也。薏，菂中青心也。郭璞注云：蔤，乃茎下白蒻在泥中者。莲，乃房也；菂，乃子也；薏，乃中心苦薏也。江东人呼荷花为芙蓉，北人以藕为荷，亦以莲为荷，蜀人以藕为茄，此皆习俗传误也。陆机《诗疏》云：其茎为荷。其花未发为菡萏，已发为芙蕖。其实莲，莲之皮青里白。其子菂，菂之壳青肉白。菂内青心二三分，为苦薏也。

时珍曰：《尔雅》以荷为根名，韩氏以荷为叶名，陆机以荷为茎名。按茎乃负叶者也，有负荷之义，当从陆说。蔤乃嫩蒻，如竹之行鞭者。节生二茎，一为叶，一为花，尽处乃生藕，为花、叶、根、实之本。显仁藏用，功成不居，可谓退藏于密矣，故谓之蔤。花叶常偶生，不偶不生，故根曰藕。或云藕善耕泥，故字从耦，耦者耕也。茄音加，加于蔤上也。蕸音遐，远于密也。菡萏，函合未发之意。芙蓉，敷布容艳之意。莲者连也，花实相连而出也。菂者的也，子在房中点点如的也。的乃凡物点注之名。薏，犹意也，含苦在内也。古诗云：食子心无弃，苦心生意存。是矣。

莲实

【释名】藕实（《本经》）、菂（《尔雅》）、薂（音吸，同上）、石莲子（《别录》）、水芝（《本经》）、泽芝（《古今注》）。

【修治】弘景曰：藕实即莲子，八、九月采黑坚如石者，干捣破之。

颂曰：其菂至秋黑而沉水，为石莲子，可磨为饭食。

时珍曰：石莲剁去黑壳，谓之莲肉。以水浸去赤皮、青心，生食甚佳。入药须蒸熟去心，或晒或焙干用。亦有每一斤，用獖猪肚一个盛贮，煮熟捣焙用者。今药肆一种石莲子，状如土石而味苦，不知何物也？

【气味】甘，平，涩，无毒。

《别录》曰：寒。

大明曰：莲子、石莲，性俱温。

时珍曰：嫩菂性平，石莲性温。得茯苓、山药、白术、枸杞子良。

诜曰：生食过多，微动冷气胀人。蒸食甚良。大便燥涩者，不可食。

【主治】补中养神，益气力，除百疾。久服，轻身耐老，不饥延年（《本经》）。主五脏不足,伤中气绝,益十二经脉血气(孟诜)。止渴去热,安心止痢,治腰痛及泄精。多食令人欢喜(大明)。交心肾,厚肠胃,固精气,强筋骨,补虚损,利耳目,除寒湿,止脾泄久痢,赤白浊,女人带下崩中诸血病(时珍)。捣碎和米作粥饭食,轻身益气,令人强健(苏颂。出《诗疏》)。安靖上下君相火邪(《嘉谟》)。

【发明】时珍曰:莲产于淤泥而不为泥染;居于水中而不为水没。根茎花实,凡品难同;清净济用,群美兼得。自蕅蔤而节节生茎,生叶,生花,生藕;由菡萏而生蕊,生莲,生菂,生薏。其莲菂则始而黄,黄而青,青而绿,绿而黑,中含白肉,内隐青心。石莲坚刚,可历永久。薏藏生意,藕复萌芽,展转生生,造化不息。故释氏用为引譬,妙理具存;医家取为服食,百病可却。盖莲之味甘气温而性啬,禀清芳之气,得稼穑之味,乃脾之果也。脾者,黄宫,所以交媾水、火,会合木、金者也。土为元气之母,母气既和,津液相成,神乃自生,久视耐老,此其权舆也。昔人治心肾不交,劳伤白浊,有清心莲子饮;补心肾,益精血,有瑞莲丸,皆得此理。

藏器曰:经秋正黑,名石莲子,入水必沉,惟煎盐卤能浮之。此物居山海间,经百年不坏,人得食之,令发黑不老。

诜曰:诸鸟、猿猴取得不食,藏之石室内,人得三百年者,食之永不老也。又雁食之,粪于田野山岩之中,不逢阴雨,经久不坏。人得之,每旦空腹食十枚,身轻能登高涉远也。

【附方】旧四,新十。服食不饥:诜曰:石莲肉蒸熟去心,为末,炼蜜丸梧桐子大。日服三十丸。此仙家方也。清心宁神:宗奭曰:用莲蓬中干石莲子肉,干砂盆中擦去赤皮,留心。同为末,入龙脑,点汤服之。补中强志,益耳目聪明:用莲实半两去皮心,研末,水煮熟,以粳米三合作粥,入末搅匀食。(《圣惠方》)补虚益损:水芝丹:用莲实半升。酒浸二宿,以牙猪肚一个洗净,入莲在内,缝定煮熟,取出晒干为末,酒煮米糊丸梧桐子大。每服五十丸,食前温酒送下。(《医学发明》)小便频数,下焦真气虚弱者:用上方,醋糊丸,服。白浊遗精:石莲肉、龙骨、益智仁等分。为末。每服二钱,空心米饮下。《普济》:用莲肉、白茯苓等分,为末。白汤调服。心虚赤浊:莲子六一汤:用石莲肉六两,炙甘草一两,为末。每服一钱,灯心汤下。(《直指方》)久痢禁口:石莲肉炒为末。每服二钱,陈仓米汤调下,便觉思食,甚妙。加入香连丸,尤妙。(《丹溪心法》)脾泄肠滑:方同上。哕逆不止:石莲肉六枚,炒赤黄色,研末。冷熟水半盏和服,便止。(苏颂《图经》)产后咳逆、呕吐,心忡目晕:用石莲子两半,白茯苓一两,丁香五钱。为末。每米饮服二钱。(《良方补遗》)眼赤作痛:莲实(去皮研末)一盏,粳米半升,以水煮粥,常食。(《普济方》)小儿热渴:莲实二十枚(炒),浮萍二钱半,生姜少许,水煎,分三服。(《圣济总录》)反胃吐食:石莲肉为末,入少肉豆蔻末,米汤调服之。(《直指方》)

藕

【气味】甘,平,无毒。

大明曰:温。

时珍曰:《相感志》云:藕以盐水共食,则不损口;同油炸面米果食,则无渣。煮忌铁器。

【主治】热渴，散留血，生肌。久服令人心欢（《别录》）。止怒止泄，消食解酒毒，及病后干渴（藏器）。捣汁服，止闷除烦开胃，治霍乱，破产后血闷，捣膏，罨金疮并伤折，止暴痛。蒸煮食之，大能开胃（大明）。生食，治霍乱后虚渴。蒸食，甚补五脏，实下焦。同蜜食，令人腹脏肥，不生诸虫，亦可休粮（孟诜）。汁：解射罔毒、蟹毒（徐之才）。捣浸澄粉服食，轻身益年（瞿仙）。

【发明】弘景曰：根入神仙家。宋时太官作血䈶（音勘），庖人削藕皮误落血中，遂散涣不凝。故医家用以破血多效也。䈶者，血羹也。

诜曰：产后忌生冷物，独藕不同生冷者，为能破血也。

时珍曰：白花藕大而孔扁者，生食味甘，煮食不美；红花及野藕，生食味涩，煮蒸则佳。夫藕生于卑污，而洁白自若。质柔而穿坚，居下而有节。孔窍玲珑，丝纶内隐。生于嫩蒻，而发为茎、叶、花、实，又复生芽，以续生生之脉。四时可食，令人心欢，可谓灵根矣。故其所主者，皆心脾血分之疾，与莲之功稍不同云。

【附方】旧四，新八。时气烦渴：生藕汁一盏，生蜜一合，和匀，细服。（《圣惠》）伤寒口干：生藕汁、生地黄汁、童子小便各半盏。煎温，服之。（庞安时《伤寒论》）霍乱烦渴：藕汁一钟，姜汁半钟。和匀饮。（《圣济总录》）霍乱吐利：生藕，捣汁服。（《圣惠》）上焦痰热：藕汁、梨汁各半盏。和服。（《简便》）产后闷乱，血气上冲，口干腹痛：《梅师方》：用生藕汁三升，饮之。庞安时：用藕汁、生地黄汁、童子小便等分，煎服。小便热淋：生藕汁、生地黄汁、葡萄汁各等分。每服口盏，入蜜温服。坠马血瘀，积在胸腹，唾血无数者：干藕根为末。酒服方寸匕，日二次。（《千金方》）食蟹中毒：生藕汁饮之。（《圣惠》）冻脚裂坼：蒸熟藕，捣烂涂之。尘芒入目：大藕洗捣，绵裹，滴汁入目中，即出也。（《普济方》）

藕蔤

【释名】藕丝菜（五、六月嫩时，采为蔬茹，老则为藕梢，味不堪矣）。

【气味】甘，平，无毒。

【主治】生食，主霍乱后虚渴烦闷不能食，解酒食毒（苏颂）。功与藕同（时珍）。解烦毒，下瘀血（汪颖）。

藕节

【气味】涩，平，无毒。

大明曰：冷。伏硫黄。

【主治】捣汁饮，主吐血不止，及口鼻出血（甄权）。消瘀血，解热毒。产后血闷，和地黄研汁，入热酒、小便饮（大明）。能止咳血唾血，血淋溺血，下血血痢血崩（时珍）。

【发明】时珍曰：一男子病血淋，痛胀祈死。予以藕汁调发灰，每服二钱，服三日而血止痛除。按赵滂《养疴漫笔》云：宋孝宗患痢，众医不效。高宗偶见一小药肆，召而问之。其人问得病之由，乃食湖蟹所致。遂诊脉，曰：此冷痢也。乃用新采藕节捣烂，热酒调下，数服即愈。高宗大喜,就以捣药金杵臼赐之,人遂称为金杵臼严防御家,可谓不世之遇也。大抵藕能消瘀血,解热开胃,而又解蟹毒故也。

【附方】新五。鼻衄不止:藕节捣汁饮,并滴鼻中。猝暴吐血:双荷散:用藕节、荷蒂各七个,以蜜少许擂烂,用水二钟,煎八分,去滓,温服。或为末丸服亦可。(《圣惠》)大便下血:藕节晒干研末,人参、白蜜煎汤,调服二钱,日二服。(《全幼心鉴》)遗精白浊,心虚不宁:金锁玉关丸:用藕节、莲花须、莲子肉、芡实肉、山药、白茯苓、白茯神各二两,为末。用金樱子二斤捶碎,以水一斗,熬八分,去滓,再熬成膏,入少面和药,丸梧桐子大。每服七十丸,米饮下。鼻渊脑泻:藕节、芎䓖,焙研为末。每服二钱,米饮下。(《普济》)

莲薏(即莲子中青心也)

【释名】苦薏。

【气味】苦,寒,无毒。

藏器曰:食莲子不去心,令人作吐。

【主治】血渴,产后渴,生研末,米饮服二钱,立愈(士良)。止霍乱(大明)。清心去热(时珍。出《统旨》)。

【附方】新二。劳心吐血:莲子心七个,糯米二十一粒,为末,酒服。此临安张上舍方也。(《是斋百一方》)小便遗精:莲子心一撮。为末,入辰砂一分。每服一钱,白汤下,日二。(《医林集要》)

莲蕊须

【释名】佛座须(花开时采取,阴干,亦可充果食)。

【气味】甘,涩,温,无毒。

大明曰:忌地黄、葱、蒜。

【主治】清心通肾,固精气,乌须发,悦颜色,益血,止血崩、吐血(时珍)。

【发明】时珍曰:莲须本草不收,而《三因》诸方、固真丸、巨胜子丸各补益方中,往往用之。其功大抵与莲子同也。

【附方】新一。久近痔漏三十年者:三服除根。用莲花蕊、黑牵牛头末各一两半,当归五钱,为末。每空心酒服二钱。忌热物。五日见效。(孙氏《集效方》)

莲花

【释名】芙蓉(《古今注》)、芙蕖(同上)、水华。

【气味】苦、甘,温,无毒。

忌地黄、葱、蒜。

【主治】镇心益色。驻颜轻身(大明)。

弘景曰:花入神仙家用,入香尤妙。

【附方】旧二,新二。服食驻颜:七月七日采莲花七分,八月八日采根八分,九月九日采实九分,阴干捣筛。每服方寸匕,温酒调服。(《太清草木方》)天疱湿疮:荷花贴之。(《简便方》)难产催生:莲花一瓣,书人字,吞之,即易产。(《肘后方》)坠损呕血:坠跌积血心胃,呕血不止。用干荷花为末.每酒服方寸匕,其效如神。(杨拱《医方摘要》)

莲房

【释名】莲蓬壳(陈久者良)。

【气味】苦,涩,温,无毒。

【主治】破血(孟诜)。治血胀腹痛,及产后胎衣不下,酒煮服之。水煮服之,解野菌毒(藏器)。止血崩、下血、溺血(时珍)。

【发明】时珍曰:莲房入厥阴血分,消瘀散血,与荷叶同功,亦急则治标之意也。

【附方】新六。经血不止:瑞莲散:用陈莲蓬壳烧存性,研末。每服二钱,热酒下。(《妇人经验方》)血崩不止,不拘冷热:用莲蓬壳、荆芥穗各(烧存性)等分为末。每服二钱,米饮下。(《圣惠方》)产后血崩:莲蓬壳五个,香附二两,各烧存性,为末。每服二钱,米饮下,日二。(《妇人良方》)漏胎下血:莲房烧研,面糊丸梧桐子大。每服百丸,汤、酒任下,日二。(《朱氏集验方》)小便血淋:莲房烧存性,为末,入麝香少许。每服二钱半,米饮调下,日二。(《经验方》)天疱湿疮:莲蓬壳烧存性,研末,井泥调涂,神效。(《海上方》)

荷叶

【释名】嫩者荷钱(象形)。贴水者藕荷(生藕者)。出水者芰荷(生花者)。蒂名荷鼻。

【修治】大明曰:入药并炙用。

【气味】苦,平,无毒。

时珍曰:畏桐油。伏白银,伏硫黄。

【主治】止渴,落胞破血,治产后口干,心肺躁烦(大明)。治血胀腹痛,产后胎衣不下,酒煮服之。荷鼻:安胎,去恶血,留好血,止血痢,杀菌蕈毒,并煮水服(藏器)。生发元气,裨助脾胃,涩精滑,散瘀血,消水肿痈肿,发痘疮,治吐血咯血衄血,下血溺血血淋,崩中产后恶血,损伤败血(时珍)。

【发明】杲曰:洁古张先生口授枳术丸方,用荷叶烧饭为丸。当时未悟其理,老年味之始得。夫震者动也,人感之生足少阳甲胆,是属风木,为生化万物之根蒂。人之饮食入胃,营气上行,即少阳甲胆之气,与手少阳三焦元气,同为生发之气。《素问》云:履端于始,序则不愆。荷叶生于水土之下,污秽之中,挺然独立。其色青,其形仰,其中空,象震卦之体。食药感此气之化,胃气何由不升乎?用此为引,可谓远识合道矣。更以烧饭和药,与白术协力滋养,补令胃厚,不致内伤,其利广矣大矣。世之用巴豆、牵牛者,岂足语此?

时珍曰:烧饭见谷部饭下。按《东垣试效方》云:雷头风症,头面疙瘩肿痛,憎寒发热,状如伤寒,病在三阳,不可过用寒药重剂,诛伐无过。一人病此,诸药不效,余处清震汤治之而愈。用荷叶一枚,升麻五钱,苍术五钱,水煎温服。盖震为雷,而荷叶之形象震体,其色又青,乃涉类象形之义也。又案闻人规《痘疹八十一论》云:痘疮已出,复为风寒外袭,则窍闭血凝,其点不长,或变黑色,此为倒靥,必身痛,四肢微厥。但温肌散邪,则热气复行,而斑自出也。宜紫背荷叶散治之。盖荷叶能升发阳气,散瘀血,留好血,僵蚕能解结滞之气故也。此药易得,而活人甚多,胜于人牙、龙脑也。又戴原礼《证治要诀》云:荷叶服之,令人瘦劣,故单服可以消阳水浮肿之气。

【附方】旧四,新二十三。阳水浮肿:败荷叶,烧存性,研末。每服二钱,米饮调下,日三服。(《证治要诀》)脚膝浮肿:荷叶心、藁本等分,煎汤,淋洗之。(《永类方》)痘疮倒靥:紫背荷叶散,又名南金散:治风寒外袭倒靥势危者,万无一失。用霜后荷叶(贴水紫背者,炙干)、白僵蚕直者炒去丝等分为末。每服半钱,用胡荽汤或温酒调下。(闻人规《痘疹论》)诸般痈肿,拔毒止痛:荷叶中心蒂如钱者,不拘多少,煎汤淋洗,拭干,以飞过寒水石,同腊猪脂涂之。又治痈肿,柞木饮方中亦用之。(《本事方》)打扑损伤,恶血攻心,闷乱疼痛者:以干荷叶五片,烧存性,为末。每服三钱,童子热尿一盏,食前调下,日三服,利下恶物为度。(《圣惠方》)产后心痛,恶血不尽也:荷叶炒香为末。每服方寸匕,沸汤或童子小便调下。或烧灰、或煎汁皆可。(《救急方》)胎衣不下:方同上。伤寒产后,血晕欲死:用荷叶、红花、姜黄等分,炒研末。童子小便调服二钱。(庞安常《伤寒论》)孕妇伤寒:大热烦渴,恐伤胎气。用嫩卷荷叶(焙)半两,蚌粉二钱半。为末。每服三钱,新汲水入蜜调服,并涂腹上。名罩胎散。(郑氏方)妊娠胎动,已见黄水者:干荷蒂一枚炙,研为末。糯米淘汁一钟,调服即安。(唐氏《经验方》)吐血不止:嫩荷叶七个,擂水服之,甚佳。又方:干荷叶、生蒲黄等分,为末。每服三钱,桑白皮煎汤调下。《肘后方》:用经霜败荷烧存性,研末。新水服二钱。吐血咯血:《经验后方》:荷叶焙干,为末。米汤调服二钱,一日二服,以知为度。《圣济总录》:用败荷叶、蒲黄各一两,为末。每服二钱,麦门冬汤下。吐血衄血:阳乘于阴,血热妄行,宜服四生丸。陈日华云:屡用得效。用生荷叶、生艾叶、生柏叶、生地黄等分,捣烂,丸鸡子大。每服一丸,水三盏,煎一盏,去滓服。(《济生方》)崩中下血:荷叶(烧研)半两,蒲黄、黄芩各一两,为末。每空心酒服三钱。血痢不止:荷叶蒂,水煮汁,服之。(《普济方》)下痢赤白:荷叶烧研。每服二钱,红痢蜜;白痢沙糖汤下。脱肛不收:贴水荷叶焙研,酒服二钱,仍以荷叶盛末坐之。(《经验良方》)牙齿疼痛:青荷叶剪取钱蒂七个,以浓米醋一盏,煎半盏,去滓,熬成膏,时时抹之妙。(唐氏《经验方》)赤游火丹:新生荷叶,捣烂,入盐涂之。(《摘玄方》)漆疮作痒:干荷叶,煎汤,洗之,良。(《集验方》)遍身风疠:荷叶三十枚,石灰一斗。淋汁合煮,渍之,半日乃出。数日一作,良。(《圣惠方》)偏头风痛:升麻、苍术各一两,荷叶一个,水二钟,煎一钟,食后温服。或烧荷叶一个,为末,以煎汁调服。(《简便方》)刀斧伤疮:荷叶烧研,搽之。(《集简方》)阴肿痛痒:荷叶、浮萍、蛇床等分。煎水,日洗之。(《医垒元戎》)

红白莲花(《拾遗》)

【校正】自草部移入此。

【集解】藏器曰：红莲花、白莲花，生西国，胡人将来也。

时珍曰：此不知即莲花否？而功与莲同，以类相从，姑移入此。

【气味】甘，平，无毒。

【主治】久服，令人好颜色，变白却老(藏器)。

芰实(音妓。《别录》上品)

【释名】菱(《别录》)、水栗(风俗通)、沙角。

时珍曰：其叶支散，故字从支。其角棱峭，故谓之菱，而俗呼为菱角也。昔人多不分别，惟伍安贫《武陵记》以三角、四角者为芰，两角者为菱。《左传》屈到嗜芰，即此物也。《尔雅》谓之厥攗(音眉)又许慎《说文》云：菱，楚谓之芰，秦谓之薢茩。杨氏《丹铅录》以芰为鸡头，引《离骚》缉芰荷以为衣，言菱叶不可缉衣，皆误矣。案《尔雅》薢茩乃决明之名，非厥攗也。又《埤雅》芰荷乃藕上出水生花之茎，非鸡头也。与菱同名异物。许、杨二氏失于详考，故正之。

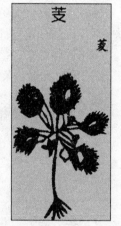

【气味】甘，平，无毒。

诜曰：生食，性冷利。多食，伤人脏腑，损阳气，痿茎，生蛲虫。水族中此物最不治病。若过食腹胀者，可暖姜酒服之即消，亦可含吴茱萸咽津。

时珍曰：《仇池笔记》言：菱花开背日，芡花开向日，故菱寒而芡暖。《别录》言芰实性平，岂生者性冷，而干者则性平欤？

【主治】安中补五脏，不饥轻身(《别录》)。蒸曝，和蜜饵之，断谷长生(弘景)。解丹石毒(苏颂)。鲜者，解伤寒积热，止消渴，解酒毒，射罔毒(时珍)。捣烂澄粉食，补中延年(瞿仙)。

芰花

【气味】涩。

【主治】入染须发方(时珍)。

乌菱壳

【主治】入染须发方，亦止泄痢(时珍)。

芡实（音俭。《本经》上品）

【释名】鸡头（《本经》）、雁喙（同）、雁头（《古今注》）、鸿头（韩退之）、鸡雍（《庄子》）、卯菱（《管子》）、芳子（音唯）、水流黄。

弘景曰：此即今芳子也。茎上花似鸡冠，故名鸡头。

颂曰：其苞形类鸡、雁头，故有诸名。

时珍曰：芡可济俭歉，故谓之芡。鸡雍见《庄子·徐无鬼篇》。卯菱见《管子·五行篇》。扬雄《方言》云：南楚谓之鸡头，幽燕谓之雁头，徐、青、淮、泗谓之芡子。其茎谓之芳，亦曰莜。郑樵《通志》以钩芡为芡，误矣。钩芡，陆生草也，其茎可食。水流黄见下。

芡
鸡头

【集解】《别录》曰：鸡头实生雷泽池泽。八月采之。

保升曰：苗生水中，叶大如荷，皱而有刺。花子若拳大，形似鸡头。实若石榴，其皮青黑，肉白如菱米也。

颂曰：处处有之，生水泽中。其叶俗名鸡头盘，花下结实。其茎嫩者名芳蔌，亦名莜菜，人采为蔬茹。

宗奭曰：天下皆有之。临水居人，采子去皮，捣仁为粉，蒸炸作饼，可以代粮。

时珍曰：芡茎三月生叶贴水，大于荷叶，皱纹如縠，蹙衄如沸，面青背紫，茎、叶皆有刺。其茎长至丈余，中亦有孔有丝，嫩者剥皮可食。五六月生紫花，花开向日结苞，外有青刺，如猬刺及栗球之形。花在苞顶，亦如鸡喙及猬喙。剥开内有斑驳软肉裹子，累累如珠玑。壳内白米，状如鱼目。深秋老时，泽农广收，烂取芡子，藏至囷石，以备歉荒。其根状如三棱，煮食如芋。

【修治】诜曰：凡用蒸熟，烈日晒裂取仁，亦可春取粉用。

时珍曰：新者煮食良。入涩精药，连壳用亦可。案：刘跂《暇日记》云：芡实一斗，以防风四两煎汤浸过用，且经久不坏。

【气味】甘，平，涩，无毒。

弘景曰：小儿多食，令不长。

诜曰：生食多，动风冷气。

宗奭曰：食多，不益脾胃，兼难消化。

【主治】湿痹，腰脊膝痛，补中，除暴疾，益精气，强志，令耳目聪明。久服，轻身不饥，耐老神仙（《本经》）。开胃助气（《日华》）。止渴益肾，治小便不禁，遗精白浊带下（时珍）。

【发明】弘景曰：《仙方》取此合莲实饵之，甚益人。

恭曰：作粉食，益人胜于菱也。

颂曰：取其实及中子，捣烂曝干，再捣筛末，熬金樱子煎和丸服之，云补下益人，谓之水陆丹。

时珍曰:案孙升《谈圃》云:芡本不益人,而俗谓之水流黄何也? 盖人之食芡,必咀嚼之,终日嗫嗫。而芡味甘平,腴而不腻。食之者能使华液流通,转相灌溉,其功胜于乳石也。《淮南子》云:狸头愈瘕,鸡头已瘘。注者云:即芡实也。

【附方】旧一,新三。鸡头粥:益精气,强志意,利耳目。鸡头实三合(煮熟去壳),粳米一合煮粥,日日空心食。(《经验后方》)玉锁丹:治精气虚滑。用芡实、莲茎(方见藕节下)四精丸:治思虑、色欲过度,损伤心气,小便数,遗精。用秋石、白茯苓、芡实、莲肉各二两,为末,蒸枣和丸梧桐子大。每服三十丸,空心盐汤送下。(《永类方》)分清丸:治浊病。用芡实粉、白茯苓粉,黄蜡化蜜和,丸梧桐子大。每服百丸,盐汤下。(《摘玄方》)

鸡头菜即葰菜(芡茎也)

【气味】咸、甘、平,无毒。

【主治】止烦渴,除虚热,生熟皆宜(时珍)。

根

【气味】同茎。

【主治】小腹结气痛,煮食之(士良)。

【附方】新一。偏坠气块:鸡头根切片煮熟,盐、醋食之。(《法天生意》)

乌芋(《别录》中品)

【释名】凫茈(音疵)、凫茨(音瓷)、荸荠(《衍义》)、黑三棱(《博济方》)、芍(音晓)。地栗(郑樵《通志》)。

时珍曰:乌芋,其根如芋而色乌也。凫喜食之,故《尔雅》名凫茈,后遂讹为凫茨,又讹为荸荠。盖切韵凫、荸同一字母,音相近也。三棱、地栗,皆形似也。

瑞曰:小者名凫茈,大者名地栗。

根

【气味】甘,微寒,滑,无毒。

诜曰:性冷。先有冷气人不可食,令人腹胀气满。小儿秋月食多,脐下结痛也。

【主治】消渴痹热,温中益气(《别录》)。下丹石,消风毒,除胸中实热气。可作粉食,明耳目,消黄疸(孟诜)。开胃下食(大明)。作粉食,厚人肠胃,不饥,能解毒,服金石人宜之(苏颂)。疗五种膈气,消宿食,饭后宜食之。治误吞铜物(汪机)。主血痢下血血崩,辟蛊毒(时珍)。

【发明】机曰:乌芋善毁铜,合铜钱嚼之,则钱化,可见其为消坚削积之物。故能化五种膈疾,而消宿食,治误吞铜也。

时珍曰:按王氏《博济方》:治五积、冷气攻心、变为五膈诸病,金锁丸中用黑三棱。注

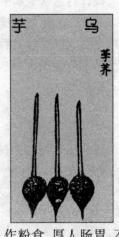

云：即凫茈干者。则汪氏所谓消坚之说，盖本于此。又董炳《集验方》云：地栗晒干为末，白汤每服二钱，能辟蛊毒。传闻下蛊之家，知有此物，便不敢下。此亦前人所未知者。

【附方】新五。大便下血：荸荠捣汁大半钟，好酒半钟，空心温服。三日见效。（《神秘方》）下痢赤白：午日午时取完好荸荠，洗净拭干，勿令损破，于瓶内入好烧酒浸之，黄泥密封收贮。遇有患者，取二枚细嚼，空心用原酒送下。（唐瑶《经验方》）妇人血崩：凫茈一岁一个，烧存性，研末，酒服之。（李氏方）小儿口疮：用荸荠烧存性，研末，掺之。（杨起《简便方》）误吞铜钱：生凫茈，研汁，细细呷之，自然消化成水。（王璆《百一选方》）

慈菇（《日华》）

【校正】原混乌芋下，今分出。仍并入《图经》外类剪刀草。

【释名】借姑（《别录》）、水萍（《别录》）、河凫茈（《图经》）、白地栗（同上），苗名剪刀草（《图经》）、箭搭草（《救荒》）、槎丫草（苏恭）、燕尾草（大明）。

时珍曰：慈菇，一根岁生十二子，如慈菇之乳诸子，故以名之。作茨菰者非矣。河凫茈、白地栗，所以别乌芋之凫茈、地栗也。剪刀、箭搭、槎丫、燕尾，并象叶形也。

【集解】《别录》曰：借姑，三月三日采根，曝干。

弘景曰：借姑生水田中。叶有丫，状如泽泻。其根黄，似芋子而小，煮之可啖。

恭曰：慈菇生水中。叶似鄌箭之镞，泽泻之类也。

时珍曰：慈姑生浅水中，人亦种之。三月生苗，青茎中空，其外有棱。叶如燕尾，前尖后歧。霜后叶枯，根乃练结，冬及春初，掘以为果，须灰汤煮熟，去皮食，乃不麻涩戟人咽也。嫩茎亦可炸食。又取汁，可制粉霜、雌黄。又有山慈菇，名同实异，见草部。

根

【气味】苦、甘、微寒，无毒。

大明曰：冷，有毒。多食，发虚热，及肠风痔漏，崩中带下，疮疖。以生姜同煮佳。怀孕人不可食。

诜曰：吴人常食之，令人发脚气瘫缓风，损齿失颜色，皮肉干燥。猝食之，使人干呕也。

【主治】百毒，产后血闷，攻心欲死，产难胞衣不出，捣汁服一升。又下石淋（苏恭）。

叶

【主治】诸恶疮肿，小儿游瘤丹毒，捣烂涂之，即便消退，甚佳（苏颂）。治蛇、虫咬，捣烂封之（大明）。调蚌粉，涂瘑痱（时珍）。

附录诸果(《纲目》二十一种,《拾遗》一种)

时珍曰:方册所记诸果,名品甚多,不能详其性、味、状。既列于果,则养生者不可不知,因略采附以俟。

津符子

时珍曰:孙真人《千金方》云:味苦,平,滑。多食令人口爽,不知五味。

必思答

又曰:忽思慧《饮膳正要》云:味甘,无毒。调中顺气。出回回田地。

甘剑子

又曰:范成大《桂海志》云:状似巴榄子,仁附肉,有白膴,不可食,发人病。北人呼为海胡桃是也。

杨摇子

又曰:沈莹《临海异物志》云:生闽越。其子生树皮中,其体有脊,形甚异而味甘无奇,色青黄,长四、五寸。

海梧子

又曰:嵇含《南方草木状》云:出林邑。树似梧桐,色白。叶似青桐。其子如大栗,肥甘可食。

木竹子

又曰:《桂海志》云:皮色形状全似大枇杷,肉味甘美,秋冬实熟。出广西。

橹罟子

又曰:《桂海志》云:大如半升碗,数十房攒聚成球,每房有缝。冬生青,至夏红。破其瓣食之,微甘。出广西。

罗晃子

又曰:《桂海志》云:状如橄榄,其皮七重。出广西。顾玠《海槎录》云:横州出九层皮果,至九层方见肉也。夏熟,味如栗。

柈子

又曰:徐表《南州记》云:出九真、交趾。树生子如桃实,长寸余。二月开花,连着子,五月熟,色黄。盐藏食之,味酸似梅。

夫编子

又曰:《南州记》云:树生交趾山谷。三月开花,仍连着子,五、六月熟。入鸡、鱼、猪、鸭羹中,味美,亦可盐藏。

白缘子

又曰:刘欣期《交州记》云:出交趾。树高丈余,实味甘美如胡桃。

系弥子

又曰:郭义恭《广志》云;状圆而细,赤如软枣。其味初苦后甘,可食。

人面子

又曰:《草木状》云:出南海。树似含桃。子如桃实,无味,以蜜渍可食。其核正如人面,可玩。祝穆《方舆胜览》云:出广中。大如梅李。春花、夏实、秋熟,蜜煎甘酸可食。其核两边似人面,口、目、鼻皆具。

黄皮果

又曰:《海槎录》云:出广西横州。状如楝子及小枣而味酸。

四味果

又曰:段成式《酉阳杂俎》云:出祁连山。木生如枣。剖以竹刀则甘,铁刀则苦,木刀则酸,芦刀则辛。行旅得之,能止饥渴。

千岁子

又曰:《草木状》云:出交趾。蔓生。子在根下,须绿色,交加如织。一苞恒二百余颗,皮壳青黄色。壳中有肉如栗,味亦如之。干则壳肉相离,撼之有声。《桂海志》云:状似青黄李,味甘。

侯骚子

又曰:《酉阳杂俎》云:蔓生,子大如鸡卵,既甘且冷,消酒轻身。王太仆曾献之。

酒杯藤子

又曰:崔豹《古今注》云:出西域。藤大如臂。花坚硬,可以酌酒,文章映澈。实大如指,味如豆蔻,食之消酒。张骞得其种于大宛。

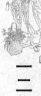

简(音间)子

又曰：贾思勰《齐民要术》云：藤，生交趾、合浦。缘树木，正二、月花，四、五月熟，实如梨，赤如鸡冠，核如鱼鳞。生食，味淡泊。

山枣

又曰：《寰宇志》云：出广西肇庆府。叶似梅，果似荔枝，九月熟，可食。

隈支

又曰：宋祁《益州方物图》云：生邛州山谷中。树高丈余，枝修而弱。开白花。实大若雀卵，状似荔枝，肉黄肤甘。

灵床上果子(《拾遗》)

藏器云：入夜谵语，食之即止。

诸果有毒(《拾遗》)

凡果未成核者，食之令人发痈疖及寒热。
凡果落地有恶虫缘过者，食之令人患九漏。
凡果双仁者，有毒杀人。
凡瓜双蒂者，有毒杀人；沉水者，杀人。
凡果忽有异常者，根下必有毒蛇，食之杀人。

本草纲目木部第三十四卷

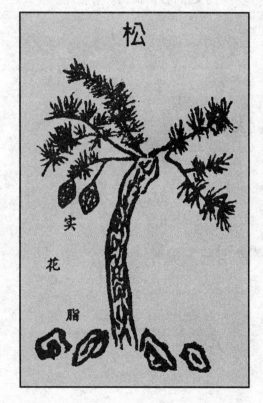

松

实

花

脂

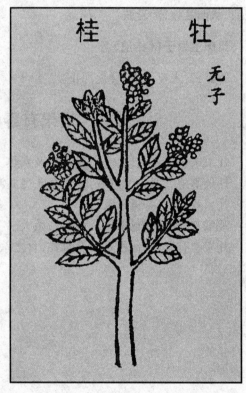

桂　牡

无子

本草纲目木部第三十四卷

柏（《本经》上品）

【释名】椈（音菊）、侧柏。

李时珍曰：按魏子才《六书精蕴》云：万木皆向阳，而柏独西指，盖阴木而有贞德者，故字从白。白者，西方也。陆佃《埤雅》云：柏之指西，犹针之指南也。柏有数种，入药惟取叶扁而侧生者，故曰侧柏。

寇宗奭曰：予官陕西，登高望柏，千万株皆一一西指。盖此木至坚，不畏霜雪，得木之正气，他木不及。所以受金之正气所制，一一西指也。

【集解】《别录》曰：柏实生太山山谷，柏叶尤良。四时各依方面采，阴干。

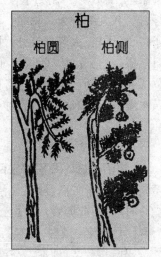

陈承曰：陶隐居说柏忌冢墓上者，而今乾州者皆是乾陵所出，他处皆无大者，但取其州土所宜，子实气味丰美可也。其柏异于他处，木之纹理，大者多为菩萨云气、人物鸟兽，状极分明可观。有盗得一株径尺者，值万钱，宜其子实为贵也。

时珍曰：《史记》言：松柏为百木之长。其树耸直，其皮薄，其肌腻。其花细琐，其实成梂，简状如小铃，霜后四裂，中有数子，大如麦粒，芬香可爱。柏叶松身者，桧也。其叶尖硬，亦谓之栝。今人名圆柏，以别侧柏。松叶柏身者，枞也。松桧相半者，桧柏也。峨眉山中一种竹叶柏身者，谓之竹柏。

柏实

【修治】敩曰：凡使先以酒浸一宿，至明漉出，晒干，用黄精自然汁于日中煎之，缓火煮成煎为度。每煎柏子仁三两，用酒五两浸。

时珍曰：此法是服食家用者。寻常用，只蒸熟曝烈，舂簸取仁，炒研入药。

【气味】甘，平，无毒。

甄权曰：甘、辛。畏菊花、羊蹄草。

徐之才曰：见叶下。

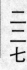

【主治】惊悸益气,除风湿,安五脏。久服,令人润泽美色,耳目聪明,不饥不老,轻身延年(《本经》)。疗恍惚,虚损吸吸,历节腰中重痛,益血止汗(《别录》)。治头风,腰肾中冷,膀胱冷脓宿水,兴阳道,益寿,去百邪鬼魅,小儿惊痫(甄权)。润肝(好古)。养心气,润肾燥,安魂定魄。益智宁神。烧沥,泽头发,治疥癣(时珍)。

【发明】王好古曰:柏子仁,肝经气分药也。又润肾,古方十精丸用之。

时珍曰:柏子仁性平而不寒不燥,味甘而补,辛而能润,其气清香,能透心肾,益脾胃,盖仙家上品药也,宜乎滋养之剂用之。《列仙传》云:赤松子食柏实,齿落更生,行及奔马。谅非虚语也。

【附方】旧二,新六。服柏实法:八月连房取实曝收,去壳研末。每服二钱,温酒下,一日三服。渴即饮水,令人悦泽。一方:加松子仁等分,以松脂和丸。一方:加菊花等分,蜜丸服。《奇效方》:用柏子仁二斤(为末,酒浸为膏),枣肉三斤,白蜜、白术末、地黄末各一斤,捣匀,丸弹子大。每嚼一丸,一日三服。百日,百病愈;久服,延年壮神。老人虚秘:柏子仁、松子仁、大麻仁等分。同研,溶蜜蜡丸梧桐子大。以少黄丹汤,食前调服二三十丸,日二服。(寇宗奭)肠风下血:柏子十四个。捶碎,囊贮浸好酒三盏,煎八分服,立止。(《普济方》)小儿躯啼,惊痫腹满,大便青白色:用柏子仁末,温水调服一钱。(《圣惠方》)黄水湿疮:真柏油二两,香油二两。熬稠搽之,如神。(陆氏《积德堂方》)

柏叶

【修治】敩曰:凡用揉去两畔并心枝丫,用糯泔浸七日,以酒拌蒸一伏时。每一斤,用黄精自然汁十二两浸焙(又浸又焙),待汁干用之。

时珍曰:此服食治法也。常用或生或炒,各从本方。

【气味】苦,微温,无毒。

权曰:苦、辛,性涩。与酒相宜。

颂曰:性寒。

之才曰:瓜子、牡蛎、桂为之使。畏菊花、羊蹄、诸石及面曲。伏砒、硝。

弘景曰:柏之叶、实,服饵所重。此云恶曲,而人以酿酒无妨。恐酒米相和,异单用也。

【主治】吐血、衄血、痢血、崩中、赤白,轻身益气,令人耐寒暑,去湿痹,止饥(《别录》)。治冷风历节疼痛。止尿血(甄权)。炙,罨冻疮。烧取汁涂头,黑润鬓发(大明)。敷汤火伤。止痛灭瘢。服之,疗蛊痢。作汤常服,杀五脏虫,益人(苏颂)。

【发明】震亨曰:柏属阴与金,善守。故采其叶,随月建方,取其多得月令之气。此补阴之要药,其性多燥,久得之大益脾土,以滋其肺。

时珍曰:柏性后凋而耐久,禀坚凝之质,乃多寿之木,所以可入服食。道家以之点汤常饮,元旦以之浸酒辟邪,皆有取于此。麞食之而体香,毛女食之而体轻,亦其证验矣。毛女者,秦王宫人。关东贼至,惊走入山,饥无所食。有一老公教吃松柏叶,初时苦涩,久乃相宜,遂不复饥,冬不寒,夏不热。至汉成帝时,猎者于终南山见一人,无衣服,身生黑毛，跳坑越涧如飞，乃密围获之，去秦时二百余载矣。事出葛洪《抱朴子》书中。

【附方】旧十，新十一。服松柏法：孙真人《枕中记》云：尝以三月、四月采新生松叶，长三四寸许，并花蕊阴干；又于深山岩谷中，采当年新生柏叶，长二三寸者，阴干，为末，白蜜丸如小豆大。常以日未出时，烧香东向，手持八十一丸，以酒下。服一年，延十年命；服二年，延二十年命。欲得长肌肉，加大麻、巨胜；欲心力壮健者，加茯苓、人参。此药除百病，益元气，滋五脏六腑，清明耳目，强壮不衰老，延年益寿，神验。用七月七日露水丸之，更佳。服时仍祝曰：神仙真药，体合自然。服药入腹，天地同年。祝毕服药。断诸杂肉、五辛。神仙服饵：五月五日，采五方侧柏叶三斤，远志（去心）二斤，白茯苓（去皮）一斤，为末，炼蜜和丸梧桐子大。每以仙灵脾酒下三十丸，日再服。并无所忌。勿示非人。中风不省，涎潮口禁，语言不出，手足亸曳：得病之日，便进此药，可使风退气和，不成废人。柏叶一握（去枝），葱白一握（连根研如泥），无灰酒一升，煎一二十沸，温服。如不饮酒，分作四、五服，方进他药。（《杨氏家藏方》）时气瘴疫：社中西南柏树东南枝，取曝干研末。每服一钱，新水调下，日三、四服。（《圣惠方》）霍乱转筋：柏叶捣烂，裹脚上，及煎汁淋之。（《圣惠方》）吐血不止：张仲景柏叶汤：用青柏叶一把，干姜二片，阿胶一挺（炙），三味，以水二升，煮一升，去滓，别绞马通汁一升，合煎取一升，绵滤，一服尽之。《圣惠方》：用柏叶，米饮服二钱。或蜜丸、或水煎服，并良。忧恚呕血，烦满少气，胸中疼痛：柏叶为散，米饮调服二方寸匕。（《圣惠方》）衄血不止：柏叶、榴花研末，吹之。（《普济方》）小便尿血：柏叶、黄连焙研，酒服三钱。（《济急方》）大肠下血：随四时方向，采侧柏叶，烧研。每米饮服二钱。王涣之舒州病此，陈宜父大夫传方，二服愈。（《百一选方》）酒毒下血或下痢：嫩柏叶（九蒸九晒）二两，陈槐花（炒焦）一两，为末，蜜丸梧桐子大。每空心温酒下四十丸。（《普济方》）蛊痢下血：男子、妇人、小儿大腹，下黑血茶脚色，或脓血如淀色。柏叶焙干为末，与黄连同煎为汁，服之。（《本草图经》）小儿洞痢：柏叶煮汁，代茶饮之。（《经验后方》）月水不断：侧柏叶（炙）、芍药等分。每用三钱，水、酒各半，煎服。室女用侧柏叶、木贼（炒微焦）等分，为末。每服二钱，米饮下。（《圣济总录》）汤火烧灼：柏叶生捣涂之，系定二三日，止痛灭瘢。（《本草图经》）鼠瘘核痛：未成脓，以柏叶捣涂，熬盐熨之，令热气下即消。（姚僧坦《集验方》）大风疠疾，眉发不生：侧柏叶九蒸九晒，为末，炼蜜丸梧桐子大。每服五丸至十丸，日三、夜一服。百日即生。（《圣惠方》）头发不生：侧柏叶阴干，作末。和麻油涂之。（孙真人《食忌》）头发黄赤：生柏叶末一升，猪膏一斤。和丸弹子大。每以布裹一丸，纳泔汁中化开，沐之。一月，色黑而润矣。（《圣惠方》）

枝节

【主治】煮汁酿酒，去风痹、历节风。烧取脂油，疗㾦疥及虫癞良（苏恭）。

【附方】旧二，新一。霍乱转筋：以暖物裹脚，后以柏木片煮汤淋之。（《经验后方》）齿𧏾肿痛：柏枝烧热，拄孔中。须臾虫缘枝出。（《圣惠》）恶疮有虫：久不愈者，以柏枝节烧沥取油，敷之。三五次无不愈。亦治牛马疥。（陈承《本草别说》）

脂

【主治】身面疣目,同松脂研匀涂之,数夕自失(《圣惠》)。

根白皮

【气味】苦,平,无毒。

【主治】火灼烂疮,长毛发(《别录》)。

【附方】旧一。热油灼伤:柏白皮,以腊猪脂煎油,涂疮上。(《肘后方》)

松(《别录》上品)

【释名】时珍曰:按王安石《字说》云:松柏为百木之长。松犹公也,柏犹伯也。故松从公,柏从白。

【集解】《别录》曰:松脂生太山山谷。六月采。

时珍曰:松树磥砢修耸多节,其皮粗厚有鳞形,其叶后凋。二、三月抽蕤生花,长四五寸,采其花蕊为松黄。结实状如猪心,叠成鳞砌,秋老则子长鳞裂。然叶有二针、三针、五针之别。三针者为栝子松,五针者为松子松。其子大如柏子,惟辽海及云南者,子大如巴豆可食,谓之海松子,详见果部。孙思邈云:松脂以衡山者为良。衡山东五百里,满谷所出者,与天下不同。苏轼云:镇定松脂亦良。《抱朴子》云:凡老松皮内自然聚脂为第一,胜于凿取及煮成者。其根下有伤处,不见日月者为阴脂,尤佳。老松余气结为茯苓。千年松脂化为琥珀。《玉策记》云:千年松树四边枝起,上秒不长如偃盖。其精化为青牛、青羊、青犬、青人、伏龟,其寿皆千岁。

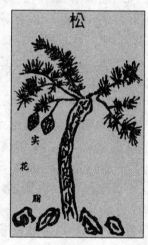

松脂

【别名】松膏(《本经》)、松肪(同)、松胶(《纲目》),松香(同)、沥青。

【修治】弘景曰:采炼松脂法,并在服食方中。以桑灰汁或酒煮软,援纳寒水中数十过,白滑则可用。

颂曰:凡用松脂,先须炼治。用大釜加水置甑,用白茅借甑底,又加黄砂于茅上,厚寸许,然后布松脂于上,炊以桑薪,汤减频添热水。候松脂尽入釜中,乃出之,投于冷水,既凝又蒸,如此三过,其白如玉,然后入用。

【气味】苦、甘,温,无毒。

权曰:甘,平。

震亨曰:松脂属阳金,伏汞。

【主治】痈疽恶疮，头疡白秃，疥瘙风气，安五脏，除热。久服，轻身不老延年（《本经》）。除胃中伏热，咽干消渴，风痹死肌。炼之令白。其赤者，主恶痹（《别录》）。煎膏，生肌止痛，排脓抽风。贴诸疮脓血瘘烂。塞牙孔，杀虫（甄权）。除邪下气，润心肺，治耳聋。古方多用辟谷（大明）。强筋骨，利耳目，治崩带（时珍）。

【发明】弘景曰：松、柏皆有脂润，凌冬不凋，理为佳物，服食多用，但人多轻忽之尔。

颂曰：道人服饵，或合茯苓、松柏实、菊花作丸，亦可单服。

时珍曰：松叶、松实，服饵所须；松节、松心，耐久不朽。松脂则又树之津液精华也。在土不朽；流脂日久，变为琥珀，宜其可以辟谷延龄。葛洪《抱朴子》云：上党赵瞿病癞历年，垂死，其家弃之，送置山穴中。瞿怨泣经月，有仙人见而哀之，以一囊药与之。瞿服百余日，其疮都愈，颜色丰悦，肌肤玉泽。仙人再过之，瞿谢活命之恩，乞求其方。仙人曰：此是松脂，山中便多。此物汝炼服之，可以长生不死。瞿乃归家长服，身体转轻，气力百倍，登危涉险，终日不困。年百余岁，齿不坠，发不白。夜卧忽见屋间有光，大如镜，久而一室尽明如昼。又见面上有采女一人，戏于口鼻之间。后入抱犊山成地仙。于时人闻瞿服此脂，皆竞服之，车运驴负，积之盈室。不过一月，未觉大益，皆辄止焉。志之不坚如此。张杲《医说》有服松丹之法。

【附方】旧七，新十七。服食辟谷：《千金方》：用松脂十斤，以桑薪灰汁一石，煮五七沸，漉出，冷水中凝，复煮之，凡十遍乃白，细研为散。每服一二钱，粥饮调下，日三服。服至十两以上，不饥，饥再服之。一年以后，夜视目明。久服，延年益寿。又法：百炼松脂治下筛，蜜和纳筒中，勿见风日。每服一团，一日三服。服至百日，耐寒暑；二百日，五脏补益；五年，即见西王母。伏虎禅师服法：用松脂十斤，炼之五度，令苦味尽。每一斤，入茯苓末四两。每旦水服一刀圭，能令不食，而复延龄，身轻清爽。强筋补益：四圣不老丹：用明松脂一斤，以无灰酒沙锅内桑柴火煮数沸，竹枝搅稠，乃住火，倾入水内结块，复以酒煮九遍，其脂如玉，不苦不涩乃止，为细末。用十二两，入白茯苓末半斤，黄菊花末半斤，柏子仁（去油取霜）半斤，炼蜜丸如梧桐子大。每空心好酒送下七十二丸。须择吉日修合，勿令妇人、鸡、犬见之。松梅丸：用松脂以长流水桑柴煮拔三次，再以桑灰滴汁煮七次扯拔，更以好酒煮二次，仍以长流水煮二次，色白不苦为度。每一斤，入九蒸地黄末十两，乌梅末六两，炼蜜丸梧桐子大。每服七十丸，空心盐、米汤下。健阳补中，强筋润肌，大能益人。（白飞霞《方外奇方》）揩齿固牙：松脂（出镇定者佳），稀布盛，入沸汤煮，取浮水面者投冷水中（不出者不用），研末，入白茯苓末和匀。日用揩齿漱口，亦可咽之，固牙驻颜。（苏东坡《仇池笔记》）历节诸风，百节酸痛不可忍：松脂三十斤，炼五十遍。以炼酥三升，和松脂三升，搅令极稠。每旦空心酒服方寸匕，日三服。数食面粥为佳，慎血腥、生冷、酢物、果子，一百日瘥。（《外台秘要》）肝虚目泪：炼成松脂一斤，酿米二斗。水七斗，曲二斗，造酒。频饮之。妇人白带：松香五两，酒二升，煮干，木臼杵细，酒糊丸如梧桐子大。每服百丸，温酒下。（《摘玄方》）小儿秃疮：《简便方》：用松香五钱，猪油一两熬，搽，一日数次，数日即愈。《卫生宝鉴》：用沥青二两，黄蜡一两半，铜绿一钱半，麻油一两半，文武熬收。每摊贴之，神效。小儿紧唇：松脂炙化，贴之。（《圣惠方》）风虫牙痛：刮松上脂，滚水泡化,一漱即止,已试验。(《集简方》)龋齿有孔:松脂纴塞,须臾虫从脂出也。(《梅师方》)久聋不听:炼松脂三两,巴豆一两。和捣成丸。薄绵裹塞,一日二度。(《梅师方》)一切瘘疮:炼成松脂末,填令满,日三、四度。(《圣惠方》)一切肿毒:松香八两,铜青二钱,蓖麻仁五钱。同捣作膏,摊贴甚妙。(李楼《奇方》)软疖频发:翠玉膏:用通明沥青八两,铜绿二两,麻油三钱,雄猪胆汁三个。先溶沥青,乃下油、胆,倾入水中扯拔,器盛。每用,绯帛摊贴,不须再换。小金丝膏:治一切疮疖肿毒。沥青、白胶香各二两,乳香二钱,没药一两,黄蜡三钱,又以香油三钱,同熬至滴下不散,倾入水中,扯千遍收贮。每捻作饼,贴之。疥癣湿疮:松胶香研细,稍入轻粉。先以油涂疮,糁末在上,一日便干。顽者三二度愈。(《刘涓子鬼遗方》)阴囊湿痒欲溃者:用板儿松香为末,纸卷作筒。每根入花椒三粒,浸灯盏内三宿,取出点烧,淋下油搽之。先以米泔洗过。(《简便方》)金疮出血:沥青末,稍加生铜屑末,糁之,立愈。(唐瑶《经验方》)猪啮成疮:松脂炼作饼,贴之。(《千金》)刺入肉中,百理不瘥:松脂流出如乳头香者,敷上以帛裹。三五日当有根出,不痛不痒,不觉自安。(《兵部手集》)

松节

【气味】苦,温,无毒。

【主治】百节久风,风虚脚痹疼痛(《别录》)。酿酒,主脚弱,骨节风(弘景)。炒焦,治筋骨间病,能燥血中之湿(震亨)。治风蛀牙痛,煎水含漱,或烧灰日揩,有效(时珍)。

【发明】时珍曰:松节,松之骨也。质坚气劲,久亦不朽,故筋骨间风湿诸病宜之。

【附方】旧二,新五。历节风痛,四肢如解脱:松节酒:用二十斤,酒五斗,浸三七日。每服一合,日五六服。(《外台》)转筋挛急:松节一两(剉如米大),乳香一钱,银石器慢火炒焦,存一二分性,出火毒,研末。每服一二钱,热木瓜酒调下。一应筋病皆治之。(孙用和《秘宝方》)风热牙痛:《圣惠方》:用油松节如枣大一块(碎切),胡椒七颗,入烧酒,须二三盏,乘热入飞过白矾少许,噙漱三五口,立瘥。又用松节二两,槐白皮、地骨皮各一两,浆水煎汤。热漱冷吐,瘥乃止。反胃吐食:松节煎酒,细饮之。(《百一方》)阴毒腹痛:油松木七块炒焦,冲酒二钟,热服。(《集简方》)颠扑伤损:松节煎酒服。(谈野翁方)

松涒(音诣。火烧松枝取液也)

【主治】疮疥及马牛疮(苏恭)。

松叶

【别名】松毛。

【气味】苦,温,无毒。

【主治】风湿疮,生毛发,安五脏,守中,不饥延年(《别录》)。细切,以水及面饮服之,或捣屑丸服,可断谷及治恶疾(弘景)。炙,罯冻疮风湿疮,佳(大明)。去风痛脚痹,杀米虫(时珍)。

【附方】旧六，新三。服食松叶：松叶细切更研，每日食前以酒调下二钱，亦可煮汁作粥食。初服稍难，久则自便矣。令人不老，身生绿毛，轻身益气。久服不已，绝谷不饥不渴。(《圣惠方》)天行温疫：松叶，细切，酒服方寸匕，日三服。能辟五年瘟。(《伤寒类要》)中风口喎：青松叶一斤捣汁，清酒一斗，浸二宿，近火一宿。初服半升，渐至一升，头面汗出即止。(《千金方》)三年中风：松叶一斤。细切，以酒一斗，煮取三升。顿服，汗出立瘥。(《千金方》)历节风痛：松叶(捣汁)一升。以酒三升，浸七日。服一合，日三服。(《千金方》)脚气风痹：松叶酒：治十二风痹不能行，服更生散数剂，及众疗不得力，服此一剂，便能行远，不过两剂。松叶六十斤细剉，以水四石，煮取四斗九升，以米五斗，酿如常法。别煮松叶汁以渍米并馈饭，泥酿封头，七日发，澄饮之取醉。得此酒力者甚众。(《千金方》)风牙肿痛：松叶一握，盐一合，酒二升煎漱。(《圣惠方》)大风恶疮：猪鬃松叶二斤，麻黄(去节)五两。剉，以生绢袋盛，清酒二斗浸之，春夏五日，秋冬七日。每温服一小盏，常令醺醺，以效为度。(《圣惠方》)阴囊湿痒：松毛煎汤，频洗。(《简便方》)

松花

【别名】松黄。

【气味】甘，温，无毒。

震亨曰：多食，发上焦热病。

【主治】润心肺，益气，除风止血。亦可酿酒(时珍)。

【发明】颂曰：花上黄粉，山人及时拂取，作汤点之甚佳。但不堪停久，故鲜用寄远。

时珍曰：今人收黄和白沙糖印为饼膏，充果饼食之，且难久收，恐轻身疗病之功，未必胜脂、叶也。

【附方】旧一，新一。头旋脑肿：三月收松花并苔(五六寸如鼠尾者，蒸切)一升，以生绢囊贮，浸三升酒中五日。空心暖饮五合。(《普济方》)产后壮热，头痛颊赤，口干唇焦，烦渴昏闷：用松花、蒲黄、川芎、当归、石膏等分，为末。每服二钱，水二合，红花二捻，同煎七分，细呷。(《本草衍义》)

根白皮

【气味】苦，温。无毒。

【主治】辟谷不饥(《别录》)。补五劳，益气(大明)。

木皮

【别名】赤龙皮。

【主治】痈疽疮口不合，生肌止血，治白秃、杖疮、汤火疮(时珍)。

【附方】新四。肠风下血：松木皮，去粗皮，取里白者，切、晒，焙研为末。每服一钱，腊茶汤下。(《杨氏家藏方》)三十年痢：赤松上苍皮一斗，为末。面粥和服一升，日三。不过一斗，救人。(《圣惠方》)金疮杖疮：赤龙鳞(即古松皮)，煅存性，研末。搽之，最止痛。

（《水类钤方》）小儿头疮浸湿,名胎风疮:古松上自有赤厚皮,入豆豉少许,瓦上炒存性,研末,入轻粉、香油调,涂之。(《经验良方》)

松实

见果部。

艾纳

见草部苔类桑花下。

松蕈

见菜部香蕈下。

杉(《别录》下品)

【释名】黏(音杉)、沙木(《纲目》)、檠木(音敬)。

【集解】颂曰:杉材旧不著所出州土,今南中深山多有之。木类松而劲直,叶附枝生,若刺针。郭璞注《尔雅》云:黏似松,生江南。可以为船及棺材,作柱埋之不腐。又人家常用作桶板,甚耐水。

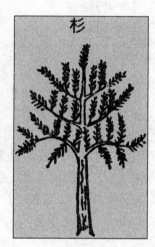

杉

宗奭曰:杉干端直,大抵如松,冬不凋,但叶阔成枝也。今处处有之,入药须用油杉及臭者良。

时珍曰:杉木叶硬,微扁如刺,结实如枫实。江南人以惊蛰前后取枝插种,出倭国者,谓之倭木,并不及蜀、黔诸峒所产者尤良。其木有赤、白二种:赤杉实而多油,白杉虚而干燥。有斑纹如雉者,谓之野鸡斑,作棺尤贵。其木不生白蚁,烧灰最发火药。

杉材

【气味】辛,微温,无毒。

【主治】漆疮,煮汤洗之,无不瘥(《别录》)。煮水,浸捋脚气肿满。服之,治心腹胀痛,去恶气(苏恭)。治风毒奔豚,霍乱上气,并煎汤服(大明)。

【发明】震亨曰:杉屑属金有火。其节煮汁浸捋脚气肿满,尤效。

颂曰:唐柳柳州纂《救三死方》云:元和十二年二月得脚气,夜半痞绝,胁有块,大如石,且死,困不知人,搐搦上视,三日,家人号哭。荥阳郑洵美传杉木汤,服半食顷大下,三行气通块散。方用杉木节一大升,橘叶(切)一大升(无叶则以皮代之),大腹槟榔七枚(连子碎之),童子小便三大升,共煮取一大升半,分为两服。若一服得快,即停后服。此乃死病,会有教者,乃得不死。恐人不幸病此,故传之云。

【附方】新四。肺壅痰滞,上焦不利,猝然咳嗽:杉木屑一两,皂角(去皮酥炙)三两,为末,蜜丸梧桐子大。每米饮下十丸,一日四服。(《圣惠方》)小儿阴肿赤痛,日夜啼叫,数日退皮,愈而复作:用老杉木烧灰,入腻粉,清油调敷,效。(危氏《得效方》)肺壅失音:杉木烧炭入碗中,以小碗覆之,用汤淋下,去碗饮水。不愈再作,音出乃止。(《集简方》)臁疮黑烂:多年老杉木节,烧灰,麻油调,隔箬叶贴之,绢帛包定,数贴而愈。(《救急方》)

皮

【主治】金疮血出,及汤火伤灼,取老树皮烧存性,研敷之。或入鸡子清调敷。一二日愈(时珍)。

叶

【主治】风、虫牙痛,同芎䓖、细辛煎酒含漱(时珍)。

子

【主治】疝气痛,一岁一粒,烧研酒服(时珍)。

杉菌

见菜部。

【附录】丹桎木皮(桎,音直)

藏器曰:生江南深山。似杉木,皮,主治疬疡风。取一握,去上黑,打碎,煎如糖,日日涂之。

桂(《别录》上品)、牡桂(《本经》上品)

【释名】梫(音寝)。

时珍曰:按范成大《桂海志》云:凡木叶心皆一纵理,独桂有两道如圭形,故字从圭。陆佃《埤雅》云:桂犹圭也。宣导百药,为之先聘通使,如执圭之使也。《尔雅》谓之梫者,能侵害他木也。故《吕氏春秋》云:桂枝之下无杂木。《雷公炮炙论》云:桂钉木根,其木即死,是也。桂即牡桂之厚而辛烈者,牡桂即桂之薄而味淡者,《别录》不当重出。今并为一,而分目于下。

【集解】《别录》曰:桂生桂阳,牡桂生南海山谷。二月、八月、十月采皮,阴干。

弘景曰:南海即是广州。《神农本经》惟有牡桂、菌桂。俗用牡桂,扁广殊薄,皮黄,脂肉甚少,气如木兰,味亦类桂,不知是别树,是桂之老宿者?菌桂正圆如竹,三重者良,俗中不见,惟以嫩枝破卷成圆者用之,非真菌桂也,并宜研访。今俗又以半卷多脂者,单名为桂,入药最多,是桂有三种矣。此桂广州出者好;交州、桂州者,形段小而多脂肉,亦好;

湘州、始兴、桂阳县者，即是小桂，不如广州者。《经》云：桂，叶如柏叶泽黑，皮黄心赤。齐武帝时，湘州送树，植芳林苑中。今东山有桂皮，气粗相类，而叶乖异，亦能凌冬，恐是牡桂。人多呼为丹桂，正谓皮赤尔。北方重此，每食辄须之，盖《礼》所云姜桂以为芬芳也。

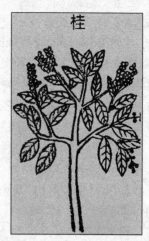

桂

时珍曰：桂有数种，以今参访：牡桂，叶长如枇杷叶，坚硬有毛及锯齿，其花白色，其皮多脂。菌桂，叶如柿叶，而尖狭光净，有三纵纹而无锯齿，其花有黄有白，其皮薄而卷。今商人所货，皆此二桂。但以卷者为菌桂，半卷及板者为牡桂，即自明白。苏恭所说，正合医家见今用者。陈藏器、陈承断菌、牡为一物者，非矣。陶弘景复以单字桂为叶似柏者，亦非也。柏叶之桂，乃服食家所云，非此治病之桂也。苏颂所说稍明，亦不当以钦州者为单字之桂也。按《尸子》云：春花秋英曰桂。嵇含《南方草木状》云：桂生合浦、交趾，生必高山之巅，冬夏常青。其类自为林，更无杂树。有三种：皮赤者为丹桂，叶似柿叶者为菌桂，叶似枇杷叶者为牡桂。其说甚明，足破诸家之辩矣。又有岩桂，乃菌桂之类，详菌桂下。韩众《采药诗》云：暗河之桂，实大如枣。得而食之，后天而老。此又一种也。暗河不知在何处？

【正误】好古曰：寇氏《衍义》言：官桂不知缘何立名？予考《图经》，今观、宾、宜诸州出者佳。世人以观字画多，故写作官也。

时珍曰：此误。《图经今观》乃今视之意。岭南无观州。曰官桂者，乃上等供官之桂也。

桂（《别录》）

时珍曰：此即肉桂也。厚而辛烈，去粗皮用。其去内外皮者，即为桂心。

【气味】甘、辛，大热，有小毒。

权曰：桂心：苦、辛，无毒。

元素曰：肉桂：气热，味大辛，纯阳也。

杲曰：桂，辛，热，有毒。阳中之阳，浮也。气之薄者，桂枝也；气之厚者，桂肉也。气薄则发泄，桂枝上行而发表；气厚则发热，桂肉下行而补肾。此天地亲上亲下之道也。

好古曰：桂枝入足太阳经，桂心入手少阴经血分，桂肉入足少阴、太阴经血分。细薄者为枝为嫩，厚脂者为肉为老。去其皮与里，当其中者为桂心。《别录》言：有小毒，又云：久服神仙不老。虽有小毒，亦从类化。与黄芩、黄连为使，小毒何施？与乌头、附子为使，全取其热性而已。与巴豆、硇砂、干漆、穿山甲、水蛭等同用，则小毒化为大毒。与人参、麦门冬、甘草同用，则调中益气，便可久服也。

之才曰：桂得人参、甘草、麦门冬、大黄、黄芩，调中益气。得柴胡、紫石英、干地黄，疗吐逆。忌生葱、石脂。

【主治】利肝肺气,心腹寒热冷疾,霍乱转筋,头痛腰痛出汗,止烦止唾,咳嗽鼻齆,堕胎,温中,坚筋骨,通血脉,理疏不足,宣导百药,无所畏。久服,神仙不老(《别录》)。补下焦不足,治沉寒痼冷之病,渗泄止渴,去营卫中风寒,表虚自汗。春夏为禁药,秋冬下部腹痛,非此不能止(元素)。补命门不足,益火消阴(好古)。治寒痹风喑,阴盛失血,泻痢惊痫(时珍)。

桂心(《药性论》)

斅曰:用紫色厚者,去上粗皮并内薄皮,取心中味辛者用。中土只有桂草,以煮丹阳木皮,伪充桂心也。

时珍曰:按《酉阳杂俎》云:丹阳山中有山桂,叶如麻,开细黄花。此即雷氏所谓丹阳木皮也。

【气味】苦、辛,无毒。详前桂下。

【主治】九种心痛,腹内冷气痛不可忍,咳逆结气壅痹,脚痹不仁,止下痢,杀三虫,治鼻中息肉,破血,通利月闭,胞衣不下(甄权)。治一切风气,补五劳七伤,通九窍,利关节,益精明目,暖腰膝,治风痹骨节挛缩,续筋骨,生肌肉,消瘀血,破痃癖癥瘕,杀草木毒(大明)。治风僻失音喉痹,阳虚失血,内托痈疽痘疮,能引血化汗,化脓,解蛇蝮毒(时珍)。

牡桂(《本经》)

时珍曰:此即木桂也。薄而味淡,去粗皮用。其最薄者为桂枝,枝之嫩小者为柳桂。

【气味】辛,温,无毒。

权曰:甘、辛。

元素曰:桂枝味辛、甘,气微热,气味俱薄,体轻而上行,浮而升,阳也。余见前单桂下。

【主治】上气咳逆结气,喉痹吐吸,利关节,补中益气。久服通神,轻身不老(《本经》)。心痛胁痛胁风,温筋通脉,止烦出汗(《别录》)。去冷风疼痛(甄权)。去伤风头痛,开腠理,解表发汗,去皮肤风湿(元素)。泄奔豚,散下焦畜血,利肺气(成无己)。横行手臂,治痛风(震亨)。

【发明】宗奭曰:桂甘、辛,大热。《素问》云:辛甘发散为阳。故汉张仲景桂枝汤治伤寒表虚,皆须此药,正合辛甘发散之意。本草三种之桂,不用牡桂、菌桂者,此二种性只于温,不可以治风寒之病也。然《本经》只言桂,仲景又言桂枝者,取枝上皮也。

时珍曰:麻黄遍彻皮毛,故专于发汗而寒邪散,肺主皮毛,辛走肺也。桂枝透达营卫,故能解肌而风邪去,脾主营,肺主卫,甘走脾,辛走肺也。肉桂下行,益火之原,此东垣所谓肾苦燥,急食辛以润之,开腠理,致津液,通其气者也。《圣惠方》言:桂心入心,引血化汗化脓。盖手少阴君火、厥阴相火，与命门同气者也。《别录》云"桂通血脉"是矣。曾世荣言：小儿惊风及泄泻，并宜用五苓散以泻丙火，渗土湿。内有桂，能抑肝风而扶脾土。又《医余录》云：有人患赤眼肿痛，脾虚不能饮食，肝脉盛，脾脉弱。用凉药治肝则脾愈虚，用暖药治脾则肝愈盛。但于温平药中倍加肉桂，杀肝而益脾，故一治两得之。传云"木得桂而枯"是也。此皆与《别录》桂利肝肺气，牡桂治胁痛胁风之义相符。人所不知者，今为拈出。又桂性辛散，能通子宫而破血，故《别录》言其堕胎，庞安时乃云炒过则不损胎也。又丁香、官桂治痘疮灰塌，能温托化脓，详见丁香下。

【附方】旧二十，新十三。阴痹熨法：寒痹者，留而不去，时痛而皮不仁。刺布衣者，以火焠之；刺大人者，以药熨之。熨法：用醇酒二十斤，蜀椒一斤，干姜一斤，桂心一斤。凡四物，㕮咀渍酒中。用棉絮一斤，细白布四丈，并纳酒中，置马矢煴中，封涂勿使泄气。五日五夜，出布、絮曝干，复渍以尽其汁；每渍必晬其日，乃出干之。并用滓与絮复布为复巾，长六七尺，为六七巾。每用一巾，生桑炭火炙巾，以熨寒痹所刺之处，令热入至病所。寒则复炙巾以熨之，三十遍而止。汗出以巾拭身，亦三十遍而止。起步内中，无见风。每刺必熨，如此病已矣。（《灵枢经》）足躄筋急：桂末，白酒和涂之，一日一上。（皇甫谧《甲乙经》）中风口㖞，面目相引，偏僻颊急，舌不可转：桂心酒煮取汁，故布蘸拓病上，㖞即止。左㖞拓右，右㖞拓左。常用大效。（《千金方》）中风逆冷，吐清水，宛转啼呼：桂一两，水一升半，煎半升，冷服。（《肘后方》）中风失音：桂着舌下，咽汁。又方：桂末三钱，水二盏，煎一盏服，取汗。（《千金方》）喉痹不语：方同上。偏正头风，天阴风雨即发：桂心末一两，酒调如膏，涂敷额角及顶上。（《圣惠方》）暑月解毒：桂苓丸：用肉桂（去粗皮，不见火）、茯苓（去皮）等分，为细末，炼蜜丸龙眼大。每新汲水化服一丸。（《和剂方》）桂浆渴水：夏月饮之，解烦渴，益气消痰。桂末一大两，白蜜一升，以水二斗，先煎取一斗，待冷，入新瓷瓶中，乃下二物，搅二三百转。先以油纸一重覆上，加七重封之。每日去纸一重，七日开之，气香味美，格韵绝高，今人多作之。（《图经本草》）九种心痛：《圣惠方》：用桂心二钱半。为末。酒一盏半，煎半盏饮，立效。《外台秘要》：桂末，酒服方寸匕，须臾六七次。心腹胀痛，气短欲绝：桂二两。水一升二合，煮八合，顿服之。（《肘后方》）中恶心痛：方同上。（《千金》）寒疝心痛：四肢逆冷，全不饮食。桂心研末一钱，热酒调下取效。（《圣惠方》）产后心痛：恶血冲心，气闷欲绝。桂心三两为末，狗胆汁丸芡子大。每热酒服一丸。（《圣惠》）产后瘕痛：桂末，酒服方寸匕，取效。（《肘后》）死胎不下：桂末二钱，待痛紧时，童子小便温热调下。名观音救生散，亦治难产横生。加麝香少许，酒下，比之水银等药，不损人。（何氏方）血崩不止：桂心不拘多少，砂锅内煅存性，为末。每米饮空腹服一二钱。名神应散。（《妇人良方》）反腰血痛：桂末，和苦酒涂之，干再上。（《肘后方》）吐血下血：《肘后》：用桂心为末，水服方寸匕。王璆曰：此阴乘阳之症也，不可服凉药。南阳赵宣德暴吐血，服二次而止。其甥亦以二服而安。小儿久痢赤白：用桂（去皮，以姜汁炙紫）、黄连（以茱萸炒过）等分，为末。紫苏、木瓜煎汤服之。名金锁散。（《全幼心鉴》）小儿遗尿：桂末、雄鸡肝等分。捣丸小豆大。温水调下，日二服。（《外台》）婴儿脐肿：多因伤湿。桂心炙热熨之，日四五次。（姚和众方）外肾偏肿：桂末，水调方寸匕，涂之。（《梅师方》)食果腹胀，不拘老小：用桂末，饭和丸绿豆大。吞五六丸，白汤下。未消再服。（《经验方》）打扑伤损，瘀血溷闷，身体疼痛：辣桂为末，酒服二钱。（《直指方》）乳痈肿痛：桂心、甘草各二分，乌头一分（炮）。为末，和苦酒涂之，纸覆住。脓化为水，神效。（《肘后方》）重舌鹅口：桂末，和姜汁涂之。（汤氏《宝书》）诸蛇伤毒：桂心、栝蒌等分。为末，竹筒密塞。遇毒蛇伤，即敷之。塞不密，即不中用也。闭口椒毒：气欲绝，或出白沫，身体冷。急煎桂汁服之，多饮新汲水一二升。（《梅师方》）中钩吻毒、解芫青毒：并煮桂汁服。

叶

【主治】捣碎浸水，洗发，去垢除风（时珍）。

菌桂（音窘。《本经》上品）

【释名】筒桂（《唐本》）、小桂。

恭曰：箘者，竹名。此桂嫩而易卷如筒，即古所用筒桂也。筒似箘字，后人误书为箘，习而成俗，亦复因循也。

时珍曰：今本草又作从草之菌，愈误矣。牡桂为大桂，故此称小桂。

【集解】《别录》曰：箘桂生交趾、桂林山谷岩崖间。无骨，正圆如竹，立秋采之。

弘景曰：交趾属交州，桂林属广州。《蜀都赋》云“箘桂临岩”是矣。俗中不见正圆如竹者，惟嫩枝破卷成圆，犹依桂用，非真箘桂也。《仙经》用箘桂，云三重者良，则明非今桂矣。别是一物，应更研访。

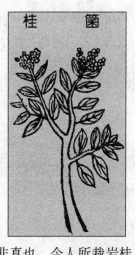

时珍曰：箘桂，叶似柿叶者是。详前桂下。《别录》所谓正圆如竹者，谓皮卷如竹筒。陶氏误疑是木形如竹，反谓卷成圆者非真也。今人所栽岩桂，亦是箘桂之类而稍异。其叶不似柿叶，亦有锯齿如枇杷叶而粗涩者，有无锯齿如栀子叶而光洁者。丛生岩岭间，谓之岩桂，俗呼为木犀。其花有白者名银桂，黄者名金桂，红者名丹桂。有秋花者，春花者，四季花者，逐月花者。其皮薄而不辣，不堪入药。惟花可收茗、浸酒、盐渍，及作香搽、发泽之类耳。

【发明】见前桂下。

时珍曰：箘桂主治，与桂心、牡桂迥然不同。昔人所服食者，盖此类耳。

【正误】弘景曰：《仙经》服食桂，以葱涕合和云母蒸化为水服之。

慎微曰：《抱朴子》云：桂可合竹沥饵之，亦可以龟脑和服之。七年能步行水上，长生不死。赵佗子服桂二十年，足下生毛，日行五百里，力举千斤。《列仙传》云：范蠡好食桂，饮水卖药，世人见之。又桂父，象林人，常服桂皮叶，以龟脑和之。

时珍曰:方士谬言,类多如此,唐氏收入本草,恐误后人,故详记。

皮(三月、七月采)

【气味】辛,温,无毒。

【主治】百病,养精神,和颜色,为诸药先聘通使。久服轻身不老,面生光华,媚好常如童子(《本经》)。

木犀花

【气味】辛,温,无毒。

【主治】同百药煎、孩儿茶作膏饼噙,生津辟臭化痰,治风虫牙痛。同麻油蒸熟,润发,及作面脂(时珍)。

天竺桂(《海药》)

【集解】珣曰:天竺桂生南海山谷,功用似桂。其皮薄,不甚辛烈。

宗奭曰:皮与牡桂相同,但薄耳。

时珍曰:此即今闽、粤、浙中山桂也,而台州天竺最多,故名。大树繁花,结实如莲子状。天竺僧人称为月桂是矣。详月桂下。

皮

【气味】辛,温,无毒。

【主治】腹内诸冷,血气胀痛(藏器)。破产后恶血,治血痢肠风,补暖腰脚,功与桂心同,方家少用(珣)。

月桂(《拾遗》)

【集解】藏器曰:今江东诸处,每至四、五月后晦,多于衢路间得月桂子,大于狸豆,破之辛香,古者相传是月中下也。余杭灵隐寺僧种得一株,近代诗人多所论述。《洞冥记》云:有远飞鸡,朝往夕还,常衔桂实归于南土。南土月路也,故北方无之。山桂犹堪为药,况月桂乎?

时珍曰:吴刚伐月桂之说,起于隋唐小说。月桂落子之说,起于武后之时。相传有梵僧自天竺鹫岭飞来,故八月常有桂子落于天竺。《唐书》亦云:垂拱四年三月,有月桂子降于台州,十余日乃止。宋仁宗天圣丁卯八月十五日夜,月明天净,杭州灵隐寺月桂子降,其繁如雨,其大如豆,其圆如珠,其色有白者、黄者、黑者,壳如芡实,味辛。拾以进呈,寺僧种之,得二十五株,慈云式公有序记之。张君房宿钱塘月轮寺,亦见桂子纷如烟雾,回旋成穗,坠如牵牛子,黄白相间,咀之无味。据此,则月中真若有树矣。窃谓月乃阴魄,其中婆娑者,山河之影尔。月既无桂,则空中所坠者何物耶?泛观群史,有雨尘沙土石,雨金铅钱汞,雨絮帛谷粟,雨草木花药,雨毛血鱼肉之类甚众。则桂子之雨,亦妖怪所致,非月中有桂也。桂生南方,故惟南方有之。《宋史》云:元丰三年六月,饶州雨木子数亩,状类山芋子,味辛而香,即此类也。《道经》月桂谓之不时花,不可供献。

子

【气味】辛,温,无毒。

【主治】小儿耳后月蚀疮,研碎敷之(藏器)。

木兰(《本经》上品)

【释名】杜兰(《别录》)、林兰(《本经》)、木莲(《纲目》)、黄心。

时珍曰:其香如兰,其花如莲,故名。其木心黄,故曰黄心。

【集解】《别录》曰:木兰生零陵山谷及太山。皮似桂而香。十二月采皮,阴干。

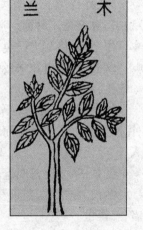

弘景曰:零陵诸处皆有之。状如楠树,皮甚薄而味辛香。今益州者皮厚,状如厚朴,而气味为胜。今东人皆以山桂皮当之,亦相类。道家用合香亦好。

保升曰:所在皆有。树高数仞。叶似菌桂叶,有三道纵纹,其叶辛香不及桂也。皮如板桂,有纵横纹。三月、四月采皮,阴干。

颂曰:今湖、岭、蜀川诸州皆有之。此与桂全别,而韶州所上,乃云与桂同是一种。取外皮为木兰,中肉为桂心。盖是桂中之一种尔。十一月、十二月采,阴干。任昉《述异记》云:木兰川,在浔阳江中,多木兰。又七里洲中有鲁班刻木兰舟,至今在洲中。今诗家云木兰舟,出于此。

时珍曰:木兰枝叶俱疏。其花内白外紫,亦有四季开者。深山生者尤大,可以为舟。按《白乐天集》云:木莲生巴峡山谷间,民呼为黄心树。大者高五、六丈,涉冬不凋。身如青杨,有白纹。叶如桂而厚大,无脊。花如莲花,香色艳腻皆同,独房蕊有异。四月初始开,二十日即谢,不结实。此说乃真木兰也。其花有红、黄、白数色。其木肌细而心黄,梓人所重。苏颂所言韶州者,是牡桂,非木兰也。或云木兰树虽去皮,亦不死。罗愿言其冬花、实如小柿甘美者,恐不然也。

皮

【气味】苦,寒,无毒。

【主治】身大热在皮肤中,去面热赤疱酒渣,恶风癫疾,阴下痒湿,明耳目(《本经》)。疗中风伤寒,及痈疽水肿,去臭气(《别录》)。治酒疸,利小便,疗重舌(时珍)。

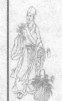

【附方】旧二,新二。小儿重舌:木兰皮一尺,广四寸,削去粗皮,入醋一升,渍汁噙之。(《子母秘录》)面上齄疱黯黵:用木兰皮一斤细切,以三年酢浆渍之百日,晒干捣末。每浆水服方寸匕,日三服。《肘后》用酒渍之,栀子仁一斤。(《古今录验》方)酒疸发斑:赤黑黄色,心下懊痛,足胫肿满,小便黄,由大醉当风,入水所致。用木兰皮一两,黄芪二两,为末。酒服方寸匕,日三服。(《肘后方》)

花

【主治】鱼哽骨哽,化铁丹用之(时珍)。

辛夷(《本经》上品)

【释名】辛雉(《本经》)、侯桃(同)、房木(同)、木笔(《拾遗》)、迎春。

时珍曰:夷者萐也。其苞初生如萐而味辛也。扬雄《甘泉赋》云:列辛雉于林薄。服虔注云:即辛夷。雉、夷声相近也。今本草作辛矧,传写之误矣。

藏器曰:辛夷花未发时,苞如小桃子,有毛,故名侯桃。初发如笔头,北人呼为木笔。其花最早,南人呼为迎春。

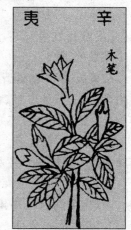

【集解】《别录》曰:辛夷生汉中、魏兴、梁州川谷。其树似杜仲,高丈余。子似冬桃而小。九月采实,曝干,去心及外毛。毛射人肺,令人咳。

弘景曰:今出丹阳近道。形如桃子,小时气味辛香。

恭曰:此是树,花未开时收之。正月、二月好采。云九月采实者,恐误也。

保升曰:其树大连合抱,高数仞。叶似柿叶而狭长。正月、二月花,似有毛小桃,色白而带紫。花落而无子。夏杪复着花,如小笔。又有一种,花、叶皆同,但三月花开,四月花落,子赤似相思子。二种所在山谷皆有。

禹锡曰:今苑中有树,高三四丈,其枝繁茂。正、二月花开,紫白色。花落乃生叶,夏初复生花。经秋历冬,叶花渐大,如有毛小桃,至来年正、二月始开。初是兴元府进来,树才三四尺,有花无子,经二十余年方结实。盖年浅者无子,非有二种也。其花开早晚,各随方土节气尔。

宗奭曰:辛夷,处处有之,人家园亭亦多种植。先花后叶,即木笔花也。其花未开时,苞上有毛,尖长如笔,故取象而名。花有桃红、紫色二种,入药当用紫者,须未开时收之,已开者不佳。

时珍曰:辛夷花,初出枝头,苞长半寸,而尖锐俨如笔头,重重有青黄茸毛顺铺,长半分许。及开则似莲花而小如盏,紫苞红焰,作莲及兰花香。亦有白色者,人呼为玉兰。又有千叶者。诸家言苞似小桃者,比类欠当。

【修治】敩曰：凡用辛夷，拭去赤肉毛了，以芭蕉水浸一宿，用浆水煮之，从巳至未，取出焙干用。若治眼目中患，即一时去皮，用向里实者。

大明曰：入药微炙。

【气味】辛，温，无毒。

时珍曰：气味俱薄，浮而散，阳也。入手太阴、足阳明经。

之才曰：芎藭为之使。恶五石脂，畏菖蒲、蒲黄、黄连、石膏、黄环。

【主治】五脏身体寒热，风头脑痛面皯。久服下气，轻身明目，增年耐老（《本经》）。温中解肌，利九窍，通鼻塞涕出，治面肿引齿痛，眩冒身兀兀如在车船之上者，生须发，去白虫（《别录》）。通关脉，治头痛憎寒，体噤瘙痒。入面脂，生光泽（大明）。鼻渊鼻鼽，鼻窒鼻疮，及痘后鼻疮，并用研末，入麝香少许，葱白蘸入数次，甚良（时珍）。

【发明】时珍曰：鼻气通于天。天者，头也、肺也。肺开窍于鼻，而阳明胃脉环鼻而上行。脑为元神之府，而鼻为命门之窍。人之中气不足，清阳不升，则头为之倾，九窍为之不利。辛夷之辛温走气而入肺，其体轻浮，能助胃中清阳上行通于天。所以能温中，治头面目鼻九窍之病。轩岐之后，能达此理者，东垣李杲一人而已。

沉香（《别录》上品）

【释名】沉水香（《纲目》）、蜜香。

时珍曰：木之心节置水则沉，故名沉水，亦曰水沉。半沉者为栈香，不沉者为黄熟香。《南越志》言：交州人称为蜜香，谓其气如蜜脾也。梵书名阿迦嚧香。

【集解】藏器曰：沉香，枝、叶并似椿。云似橘者，恐未是也。其枝节不朽，沉水者为沉香；其肌理有黑脉，浮者为煎香。鸡骨、马蹄皆是煎香，并无别功，止可熏衣去臭。

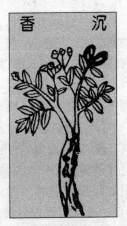

颂曰：沉香、青桂等香，出海南诸国及交、广、崖州。沈怀远《南越志》云：交趾蜜香树，彼人取之，先断其积年老木根，经年其外皮干俱朽烂，木心与枝节不坏，坚黑沉水者，即沉香也。半浮半沉与水面平者，为鸡骨香。细枝紧实未烂者，为青桂香。其干为栈香。其根为黄熟香。其根节轻而大者，为马蹄香。此六物同出一树，有精粗之异尔，并采无时。刘恂《岭表录异》云：广管罗州多栈香树，身似柜柳，其花白而繁，其叶如橘。其皮堪作纸，名香皮纸，灰白色，有纹如鱼子，沾水即烂，不及楮纸，亦无香气。沉香、鸡骨、黄熟、栈香虽是一树，而根、干、枝、节，各有分别也。又丁谓《天香传》云：此香奇品最多。四香凡四名十二状，出于一本。木体如白杨，叶如冬青而小。海北窦、化、高、雷皆出香之地，比海南者优劣不侔。既所禀不同，复售者多而取者速，其香不待稍成，乃趋利戕贼之深也。非同琼管黎人，非时不妄剪伐，故木无夭札之患，得必异香焉。

宗奭曰：岭南诸郡悉有，傍海处尤多。交干连枝，冈岭相接，千里不绝。叶如冬青，大者数抱，木性虚柔。山民以构茅庐，或为桥梁，为饭甑，为狗槽，有香者百无一二。盖木得水方结，多在折枝枯干中，或为沉，或为煎，或为黄熟。自枯死者，谓之水盘香。南恩、高、窦等州，惟产生结香。盖山民入山，以刀斫曲干斜枝成坎，经年得雨水浸渍，遂结成香。乃锯取之，刮去白木，其香结为斑点，名鹧鸪斑，燔之极清烈。香之良者，惟在琼、崖等州，俗谓之角沉、黄沉，乃枯木得者，宜入药用。依木皮而结者，谓之青桂，气尤清。在土中岁久，不待刊剔而成薄片者，谓之龙鳞。削之自卷，咀之柔韧者，谓之黄蜡沉，尤难得也。

【正误】时珍曰：按李珣《海药本草》谓沉者为沉香，浮者为檀香。梁元帝《金楼子》谓一木五香：根为檀，节为沉，花为鸡舌，胶为熏陆，叶为藿香。并误也。五香各是一种。所谓五香一本者，即前苏恭所言，沉、栈、青桂、马蹄、鸡骨者是矣。

【修治】敩曰：凡使沉香，须要不枯，如觜角硬重沉于水下者为上，半沉者次之。不可见火。

时珍曰：欲入丸散，以纸裹置怀中，待燥研之。或入乳钵以水磨粉，晒干亦可。若入煎剂，惟磨汁临时入之。

【气味】辛，微温，无毒。

珣曰：苦，温。

大明曰：辛，热。

元素曰：阳也。有升有降。

时珍曰：咀嚼香甜者性平，辛辣者性热。

【主治】风水毒肿，去恶气（《别录》）。主心腹痛，霍乱中恶，邪鬼疰气，清入神，并宜酒煮服之。诸疮肿，宜入膏中（李珣）。调中，补五脏，益精壮阳，暖腰膝。止转筋、吐泻冷气，破癥癖，冷风麻痹，骨节不任，风湿皮肤瘙痒，气痢（大明）。补右肾命门（元素）。补脾胃，及痰涎、血出于脾（李杲）。益气和神（刘完素）。治上热下寒，气逆喘急，大肠虚闭，小便气淋。男子精冷（时珍）。

【附方】新七。诸虚寒热，冷痰虚热：冷香汤：用沉香、附子（炮）等分，水一盏，煎七分，露一夜，空心温服。（王好古《医垒元戎》）胃冷久呃：沉香、紫苏、白豆蔻仁各一钱。为末。每柿蒂汤服五七分。（吴球《活人心统》）心神不足，火不降。水不升，健忘惊悸：朱雀丸：用沉香五钱，茯神二两，为末，炼蜜和丸小豆大。每食后人参汤服三十丸，日二服。（王璆《百一选方》）肾虚目黑，暖水脏：用沉香一两，蜀椒（去目，炒出汗）四两，为末，酒糊丸梧桐子大。每服三十丸，空心，盐汤下。（《普济方》）胞转不通：非小肠、膀胱、厥阴受病，乃强忍房事，或过忍小便所致，当治其气则愈，非利药可通也。沉香、木香各二钱，为末。白汤空腹服之，以通为度。（《医垒元戎》）大肠虚闭，因汗多，津液耗涸者：沉香一两，肉苁蓉（酒浸焙）二两，各研末，以麻仁研汁作糊，丸梧桐子大。每服一百丸，蜜汤下。（严子礼《济生方》）痘疮黑陷：沉香、檀香、乳香等分，蒸于盆内。抱儿于上熏之，即起。（鲜于枢《钩玄》）

蜜香(《拾遗》)

【释名】木蜜(《内典》)、没香(《纲目》)、多香木(同)、阿魋(音挫)。【气味】辛,温,无毒。

【主治】去臭,除鬼气(藏器)。辟恶,去邪鬼尸注心气(李珣)。

丁香(宋《开宝》)

【校正】并入《别录》鸡舌香。

【释名】丁子香(《嘉祐》)、鸡舌香。

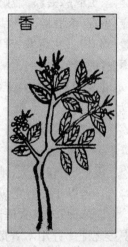

藏器曰:鸡舌香与丁香同种,花实丛生,其中心最大者为鸡舌(击破有顺理而解为两向,如鸡舌,故名),乃是母丁香也。

禹锡曰:按《齐民要术》云:鸡舌香,俗人以其似丁子,故呼为丁子香。

时珍曰:宋《嘉祐本草》重出鸡舌,今并为一。

【集解】恭曰:鸡舌香树叶及皮并似栗,花如梅花,子似枣核,此雌树也,不入香用。其雄树虽花不实,采花酿之以成香。出昆仑及交州、爱州以南。

珣曰:丁香生东海及昆仑国。二月、三月花开,紫白色。至七月方始成实,小者为丁香,大者(如巴豆)为母丁香。

志曰:丁香生交、广、南番。按《广州图》上丁香,树高丈余,木类桂,叶似栎叶。花圆细,黄色,凌冬不凋。其子出枝蕊上如钉,长三四分,紫色。其中有粗大如山茱萸者,俗呼为母丁香。二月、八月采子及根。一云:盛冬生花,子,至次年春采之。

承曰:《嘉事占补注》及苏颂《图经》引诸书,以鸡舌为丁香。《抱朴子》言可注眼。但丁香恐不宜入眼,含之口中热臭不可近。乳香中所拣者,虽无气味,却无臭气,有淡利九窍之理。诸方用治小儿惊痫,亦欲其达九窍也。

斅曰:丁香有雌、雄。雄者颗小;雌者大如山茱萸,更名母丁香,入药最胜。

时珍曰:雄为丁香,雌为鸡舌,诸说甚明,独陈承所言甚为谬妄不知乳香中所拣者,乃番枣核也,即无漏子之核,见果部。前人不知丁香即鸡舌,误以此物充之尔。干姜、焰硝尚可点眼,草果、阿魏番人以作食料,则丁香之点眼、噙口,又何害哉?

鸡舌香(《别录》)

【气味】辛,微温,无毒。

时珍曰:辛,温。

【主治】风水毒肿,霍乱心痛,去恶气(《别录》)。吹鼻,杀脑疳。入诸香中,令人身香

(甄权)。同姜汁,涂拔去白须孔中,即生异常黑者(藏器)。

丁香(《开宝》)

【气味】辛,温,无毒。

时珍曰:辛,热。

好古曰:纯阳。入手太阴、足少阴、阳明经。

斅曰:方中多用雌者,力大。膏煎中若用雄,须去丁,盖乳子发人背痈也。不可见火。畏郁金。

【主治】温脾胃,止霍乱拥胀,风毒诸肿,齿疳䘌。能发诸香(《开宝》)。风疳䘌骨槽劳臭,杀虫辟恶去邪,治奶头花,止五色毒痢、疗五痔(李珣)。治口气、冷气、冷劳反胃、鬼疰、蛊毒,杀酒毒,消疯癖,疗肾气、奔豚气、阴痛、腹痛,壮阳,暖腰膝(大明)。疗呕逆,甚验(保升)。去胃寒,理元气。气血盛者勿服(元素)。治虚哕,小儿吐泻,痘疮胃虚,灰白不发(时珍)。

【发明】好古曰:丁香与五味子、广术同用,治奔豚之气。亦能泄肺,能补胃,大能疗肾。

宗奭曰:《日华子》言丁香治口气,此正是御史所含之香也。治脾胃冷气不和甚良。母丁香气味尤佳。

震亨曰:口居上,地气出焉。脾有郁火,溢入肺中,失其清和之意,而浊气上行,发为口气。若以丁香治之,是扬汤止沸尔。惟香薷治之甚捷。

时珍曰:宋末太医陈文中,治小儿痘疮不光泽,不起发,或胀或泻,或渴或气促,表里俱虚之证。并用木香散、异攻散,倍加丁香、官桂。甚者丁香三五十枚,官桂一二钱。亦有服之而愈者。此丹溪朱氏所谓立方之时,必运气在寒水司天之际,又值严冬郁遏阳气,故用大辛热之剂发之者也。若不分气血虚实寒热经络,一概骤用,其杀人也必矣。葛洪《抱朴子》云:凡百病在目者,以鸡舌香、黄连、乳汁煎注之,皆愈。此得辛散苦降养阴之妙。陈承言不可点眼者,盖不知此理也。

【附方】旧九,新十七。暴心气痛:鸡舌香末,酒服一钱。(《肘后方》)干霍乱痛,不吐不下:丁香十四枚,研末,以沸汤一升和之,顿服。不瘥更作。(思邈《千金方》)小儿吐泻:丁香、橘红等分,炼蜜丸黄豆大。米汤化下。(刘氏《小儿方》)小儿呕吐不止:丁香、生半夏各一钱,姜汁浸一夜,晒干为末,姜汁打面糊丸黍米大。量大小,用姜汤下。(《全幼心鉴》)婴儿吐乳:小儿百日晬内吐乳,或粪青色。用年少妇人乳汁一盏,入丁香十枚,陈皮(去白)一钱,石器煎一二十沸,细细与服。(陈文中《小儿方》)小儿冷疳。面黄腹大,食即吐者:母丁香七枚,为末,乳汁和蒸三次,姜汤服之。(《卫生易简方》)胃冷呕逆,气厥不通:母丁香三个,陈橘皮一块(去白焙),水煎,热服。(《十便良方》)反胃吐食:《袖珍方》:用母丁香一两为末,以盐梅肉捣和,丸芡子大。每噙一丸。《圣惠方》:用母丁香、神曲(炒)等分,为末。米饮服一钱。朝食暮吐:丁香十五个研末,甘蔗汁、姜汁和,丸莲子大。噙咽之。(《摘玄方》)反胃关格,气噎不通:丁香、木香各一两。每服四钱,水一盏半,煎一盏。先以黄泥做成碗,滤药汁于内,食前服。此方乃掾史吴安之传于都事盖耘夫有效,试之果然。土碗取其助脾也。(《德生堂经验方》)伤寒呃逆及哕逆不定:丁香一两,干柿蒂(焙)一两,为末。每服一钱,煎人参汤下。(《简要济众方》)毒肿入腹:鸡舌香、青木香、薰陆香、麝香各一两,水四升,煮二升,分二服。(《肘后方》)食蟹致伤:丁香末,姜汤服五分。(《证治要诀》)妇人崩中昼夜不止:丁香二两。酒二升,煎一升,分服。(《梅师方》)妇人难产:母丁香三十六粒,滴乳香三钱六分,为末,同活兔胆和杵千下,丸作三十六丸。每服一丸,好酒化下,立验。名如意丹。(《颐真堂经验方》)妇人阴冷:母丁香末,纱囊盛如指大,纳入阴中,病即已。(《本草衍义》)鼻中息肉:丁香绵裹纳之。(《圣惠方》)风牙宣露,发歇口气:鸡舌香、射干各一两,麝香一分,为末,日揩。(《圣济总录》)龋齿黑臭:鸡舌香煮汁,含之。(《外台秘要》)唇舌生疮:鸡舌香末,绵裹含之。(《外台》)乳头裂破:丁香末,敷之。(《梅师方》)妒乳乳痈:丁香末,水服方寸匕。(《梅师方》)痈疽恶肉:丁香末,敷之,外以膏药护之。(《怪证奇方》)桑蝎螫人:丁香末,蜜调涂。(《圣惠方》)香衣辟汗:丁香一两为末,川椒六十粒和之。绢袋盛佩,绝无汗气。(《多能鄙事》)

丁皮

时珍曰:即树皮也。似桂皮而厚。

【气味】同香。

【主治】齿痛(李珣)。心腹冷气诸病。方家用代丁香(时珍)。

枝

【主治】一切冷气,心腹胀满,恶心,泄泻虚滑,水谷不消(用枝杖七斤,肉豆蔻(面煨)八斤,白面(炒)六斤,甘草(炒)十一斤,炒盐中三斤),为末。日日点服。出《御药院方》)。

根

【气味】辛,热,有毒。

【主治】风热毒肿。不入心腹之用(《开宝》)。

檀香(《别录》下品)

【释名】旃檀(《纲目》)、真檀。

时珍曰:檀,善木也,故字从宜。亶,善也。释氏呼为旃檀,以为汤沐,犹言离垢也。番人讹为真檀。云南人呼紫檀为胜沉香,即赤檀也。

【集解】藏器曰:白檀出海南。树如檀。

恭曰:紫真檀出昆仑盘盘国。虽不生中华,人间遍有之。

颂曰:檀香有数种,黄、白、紫之异,今人盛用之。江淮、河朔所生檀木,即其类,但不香尔。

时珍曰:按《大明一统志》云:檀香出广东、云南,及占城、真腊、爪哇、渤泥、暹罗、三佛齐、回回等国,今岭南诸地亦皆有之。树、叶皆似荔枝,皮青色而滑泽。叶廷珪《香谱》云:皮实而色黄者为黄檀,皮洁而色白者为白檀,皮腐而色紫者为紫檀。其木并坚重清香,而白檀尤良。宜以纸封收,则不泄气。王佐《格古论》云:紫檀诸溪峒出之。性坚。新者色红,旧者色紫,有蟹爪文。新者以水浸之,可染物。真者揩壁上色紫,故有紫檀名。黄檀最香。俱可作带胯、扇骨等物。

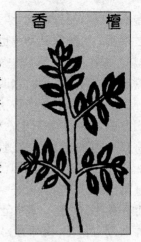

白旃檀

【气味】辛,温,无毒。

大明曰:热。

元素曰:阳中微阴。入手太阴、足少阴,通行阳明经。

【主治】消风热肿毒(弘景)。治中恶鬼气,杀虫(藏器)。煎服,止心腹痛,霍乱肾气痛。水磨,涂外肾并腰肾痛处(大明)。散冷气,引胃气上升,进饮食(元素)。噎膈吐食。又面生黑子,每夜以浆水洗拭令赤,磨汁涂之,甚良(时珍)。

【发明】杲曰:白檀调气,引芳香之物,上至极高之分。最宜橙、橘之属,佐以姜、枣,辅以葛根、缩砂、益智、豆蔻,通行阳明之经,在胸膈之上,处咽嗌之间,为理气要药。

时珍曰:《楞严经》云:白旃檀涂身,能除一切热恼。今西南诸番酋,皆用诸香涂身,取此义也。杜宝《大业录》云:隋有寿禅师妙医术,作五香饮济人。沉香饮、檀香饮、丁香饮、泽兰饮、甘松饮,皆以香为主,更加别药,有味而止渴,兼补益人也。道书檀香谓之浴香,不可烧供上真。

紫檀

【气味】咸,微寒,无毒。

【主治】摩涂恶毒风毒(《别录》)。刮末敷金疮,止血止痛。疗淋(弘景)。醋磨,敷一切猝肿(千金)。

【发明】时珍曰:白檀辛温,气分之药也。故能理卫气而调脾肺,利胸膈。紫檀咸寒,血分之药也。故能和营气而消肿毒,治金疮。

降真香(《证类》)

【释名】紫藤香(《纲目》)、鸡骨香。

珣曰:《仙传》:拌和诸香,烧烟直上,感引鹤降。醮星辰,烧此香为第一,度箓功力极验。降真之名以此。

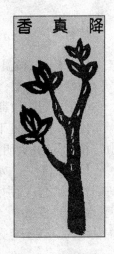

香真降

时珍曰：俗呼船上来者为番降，亦名鸡骨，与沉香同名。

【集解】慎微曰：降真香出黔南。

珣曰：生南海山中及大秦国。其香似苏方木，烧之初不甚香，得诸香和之则特美。入药以番降紫而润者为良。

时珍曰：今广东、广西、云南、汉中、施州、永顺、保靖，及占城、安南、暹罗、渤泥、琉球诸地皆有之。朱辅《溪蛮丛笑》云：鸡骨香即降香，本出海南。今溪峒僻处所出者，似是而非，劲瘦不甚香。周达观《真腊记》云：降香生丛林中，番人颇费砍斫之功，乃树心也。其外白皮，厚八、九寸，或五、六寸。焚之气劲而远。又嵇含《草木状》云：紫藤香，长茎细叶，根极坚实，重重有皮，花白子黑。其茎截置烟炱中，经久成紫香，可降神。按嵇氏所说，与前说稍异，岂即朱氏所谓似是而非者乎？抑中国者与番降不同乎？

【气味】辛，温，无毒。

【主治】烧之，辟天行时气，宅舍怪异。小儿带之，辟邪恶气（李珣）。疗折伤金疮，止血定痛，消肿生肌（时珍）。

【发明】时珍曰：降香，唐、宋本草失收。唐慎微始增入之，而不著其功用。今折伤金疮家多用其节，云可代没药、血竭。按《名医录》云：周密被海寇刃伤，血出不止，筋如断，骨如折，用花蕊石散不效。军士李高用紫金散掩之，血止痛定。明日结痂如铁，遂愈，且无瘢痕。叩其方，则用紫藤香瓷瓦刮下研末尔。云即降之最佳者，曾救万人。罗天益《卫生宝鉴》亦取此方，云甚效也。

【附方】新二。金疮出血：降真香、五倍子、铜花等分为末，敷之。（《医林集要》）痈疽恶毒：番降末、枫、乳香，等分为丸，熏之，去恶气甚妙。（《集简方》）

楠（《别录》下品）

（校正）并入《海药》栅木皮，《拾遗》枏木枝叶。

【释名】枏（与楠字同）。

时珍曰：南方之木，故字从南。《海药本草》栅木皮，即枏字之误，今正之。

【集解】藏器曰：枏木高大，叶如桑，出南方山中。

宗奭曰：楠材，今江南造船皆用之，其木性坚而善居水。久则当中空，为白蛾所穴。

时珍曰：楠木生南方，而黔、蜀诸山尤多。其树直上，童童若幢盖之状，枝叶不相碍。叶似豫章，而大如牛耳，一头尖，经岁不凋，新陈相换。其花赤黄色。实似丁香，色青，不可食。干甚端伟，高者十余丈，巨者数十围，气甚芬芳，为梁栋器物皆佳，盖良材也。色赤者坚，白者脆。其近根年深向阳者，结成草木山水之状，俗呼为骰柏楠，宜作器。

楠材

【气味】辛,微温,无毒。

藏器曰:苦,温,无毒。

大明曰:热,微毒。

【主治】霍乱吐下不止,煮汁服(《别录》)。煎汤洗转筋及足肿。枝叶同功(大明)。

【附方】新三。水肿自足起:削楠木、桐木煮汁渍足,并饮少许,日日为之。(《肘后方》)心胀腹痛,未得吐下:取楠木削三、四两,水三升,煮三沸,饮之。(《肘后方》)聤耳出脓:楠木烧研,以棉杖缴入。(《圣惠方》)

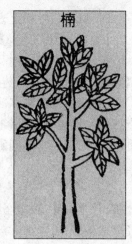

楠

皮

【气味】苦,温,无毒。

【主治】霍乱吐泻。小儿吐乳,暖胃正气,并宜煎服(李珣)。

樟(《拾遗》)

【释名】时珍曰:其木理多纹章,故谓之樟。

【集解】藏器曰:江东舟同船多用樟木。县名豫章,因木得名。

时珍曰:西南处处山谷有之。木高丈余。小叶似楠而尖长,背有黄赤茸毛,四时不凋。夏开细花,结小子。木大者数抱,肌理细而错纵有纹,宜于雕刻,气甚芬烈。豫、章乃二木名,一类二种也。豫即钓樟,见下条。

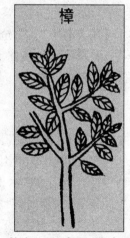

樟

樟材

【气味】辛,温,无毒。

【主治】恶气中恶,心腹痛鬼疰,霍乱腹胀,宿食不消,常吐酸臭水,酒煮服,无药处用之。煎汤,浴脚气、疥癣风痒。作履,除脚气(藏器)。

【发明】时珍曰:霍乱及干霍乱须吐者。以樟木屑煎浓汁吐之,甚良。又中恶、鬼气猝死者,以樟木烧烟熏之,待苏乃用药。此物辛烈香窜,能去湿气、辟邪恶故也。

【附方】新一。手足痛风,冷痛如虎咬者:用樟木屑一斗,急流水一石,煎极滚泡之,乘热安足于桶上熏之。以草荐围住,勿令汤气入目。其功甚捷,此家传经验方也。(虞抟《医学正传》)

瘿节

【主治】风疰鬼邪(时珍)。

【附方】新一。三木节散:治风劳,面色青白,肢节沉重,膂间痛,或寒或热,或躁或嗔,思食不能食,被虫侵蚀,症状多端。天灵盖(酥炙,研)二两,牛黄、人中白(焙)各半两,麝香二钱,为末。别以樟木瘤节、皂荚木瘤节、槐木瘤节各为末五两,每以三钱,水一盏,煎半盏,去滓,调前末一钱,五更顿服,取下虫物为妙。(《圣惠方》)

钓樟(《别录》下品)

【校正】并入《拾遗》枕材。

【释名】乌樟(弘景)、枪(音纶)、枕(音沈)、豫(《纲目》)。

时珍曰:樟有大、小二种。紫、淡二色。此即樟之小者。按郑樵《通志》云:钓樟亦樟之类,即《尔雅》所谓枪,"无疵"是也。又相如赋云:梗、楠、豫、章。颜师古注云:豫即枕木,章即樟木。二木生至七年,乃可分别。观此,则豫即《别录》所谓钓樟者也。根似乌药香,故又名乌樟。

【集解】弘景曰:钓樟出桂阳、邵陵诸处,亦呼作乌樟,方家少用,而俗人多识。

炳曰:根似乌药香。

藏器曰:枕生南海山谷。作舸船,次于樟木。

根皮

【气味】辛,温,无毒。

【主治】金疮止血,刮屑敷之,甚验(《别录》)。磨服,治霍乱(萧炳)。治奔豚脚气水肿,煎汤服。亦可浴疮痍疥癣风瘙,并研末敷之(大明)。

茎叶

【主治】置门上,辟天行时气(萧炳)。

乌药(宋《开宝》)

【释名】旁其(《拾遗》)、鳑魮(《纲目》)、矮樟。

时珍曰:乌以色名。其叶状似鳑魮鱼,故俗呼为鳑魮树。《拾遗》作旁其,方音讹也。南人亦呼为矮樟,其气似樟也。

【集解】藏器曰:乌药生岭南。邕州、容州及江南。树生似茶,高丈余。一叶三丫,叶青阴白。根状似山芍药及乌樟,根色黑褐,作车毂纹,横生,八月采根。其直根者不堪用。

颂曰:今台州、雷州、衡州皆有之,以天台者为胜。木似茶槚,高五七尺。叶微圆而

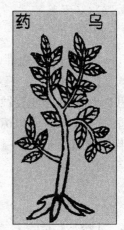
尖,面青背白,有纹。四、五月开细花,黄白色。六月结实。根有极大者,又似钓樟根。然根有二种:岭南者黑褐色而坚硬,天台者白而虚软,并以八月采。根如车毂纹、形如连珠者佳。或云:天台者香白可爱,而不及海南者力大。

承曰:世称天台者为胜。今比之洪州、衡州者,天台香味为劣,入药功效亦不及。但肉色颇赤,而差细小尔。

时珍曰:吴、楚山中极多,人以为薪。根、叶皆有香气,但根不甚大,才如芍药尔。嫩者肉白,老者肉褐色。其子如冬青子,生青熟紫,核壳极薄。其仁亦香而苦。

根

【气味】辛,温,无毒。

好古曰:气厚于味,阳也。入足阳明、少阴经。

【主治】中恶心腹痛,蛊毒疰忤鬼气,宿食不消,天行疫瘴,膀胱肾间冷气攻冲背膂,妇人血气,小儿腹中诸虫(藏器)。治一切气除一切冷,霍乱、反胃吐食泻痢,痈疖疥疠,并解冷热,其功不可悉载。猫、犬百病,并可磨服(大明)。理元气(好古)。中气脚气疝气,气厥头痛,肿胀喘急,止小便频数及白浊(时珍)。

【发明】宗奭曰:乌药性和,来气少,走泄多,但不甚刚猛。与沉香同磨作汤点服,治胸腹冷气甚稳当。

时珍曰:乌药辛温香窜,能散诸气。故《惠民和剂局方》治中风中气诸证,用乌药顺气散者,先疏其气,气顺则风散也。严用和《济生方》治七情郁结,上气喘急,用四磨汤者,降中兼升,泻中带补也。其方以人参、乌药、沉香、槟榔各磨浓汁七分,合煎,细细咽之。《朱氏集验方》治虚寒小便频数,缩泉丸,用同益智子等分为丸服者,取其通阳明、少阴经也,方见草部益智子下。

【附方】新十一。乌沉汤:治一切气,一切冷,补五脏,调中壮阳,暖腰膝,去邪气,冷风麻痹,膀胱、肾间冷气,攻冲背膂,俯仰不利,风水毒肿,吐泻转筋,癥癖刺痛,中恶心腹痛,鬼气疰忤,天行瘴疫,妇人血气痛。用天台乌药一百两,沉香五十两,人参三两,甘草(爁)四两,为末。每服半钱,姜盐汤空心点服。(《和剂局方》)一切气痛:不拘男女,冷气、血气、肥气、息贲气、伏梁气、奔豚气,抢心切痛,冷汗,喘息欲绝。天台乌药(小者,酒浸一夜,炒)、茴香(炒)、青橘皮(去白,炒)、良姜(炒)等分,为末。温酒、童便调下。(《卫生家宝方》)男妇诸病:香乌散:用香附、乌药等分,为末。每服一二钱。饮食不进,姜、枣汤下;疟疾,干姜、白盐汤下;腹中有虫,槟榔汤下;头风虚肿,茶汤下;妇人冷气,米饮下;产后血攻心脾痛,童便下;妇人血海痛、男子疝气,茴香汤下。(《乾坤秘韫》)小肠疝气:乌药一两,升麻八钱。水二钟,煎一钟,露一宿,空心热服。(孙天仁《集效方》)脚气掣痛:乡村无药。初发时即取土乌药,不犯铁器,布揩去土,瓷瓦刮屑,好酒浸一宿。次早空心温服,溏泄即愈。入麝少许,尤佳。痛入腹者,以乌药同鸡子瓦罐中水煮一日,取鸡子,切片蘸食,以汤送下,甚效。(《永类钤方》)血痢泻血:乌药,烧存性,研,陈米饭丸梧桐子大。每米饮下三十丸。(《普济方》)小儿慢惊:昏沉或搐。乌药磨水,灌之。(《济急方》)气厥头痛:不拘多少,及产后头痛。天台乌药、川芎䓖等分,为末。每服二钱,腊茶清调下。产后,铁锤烧红淬酒调下。(《济生方》)咽喉闭痛:生乌药(即矮樟根),以酸醋二盏,煎一盏,先嚼后咽,吐出痰涎为愈。(《经验方》)孕中有痈:洪州乌药(软白香辣者)五钱,水一盏,牛皮胶一片,同煎至七分,温服。乃龚彦德方也。(《妇人良方》)心腹气痛:乌药(水磨浓汁)一盏,入橘皮一片,苏一叶,煎服。(《集简方》)

嫩叶

【主治】炙碾煎饮代茗,补中益气,止小便滑数(藏器)。

【发明】时珍曰:乌药,下通少阴肾经,上理脾胃元气。故丹溪朱氏补阴丸药中,往往加乌药叶也。

子

【主治】阴毒伤寒,腹痛欲死。取一合炒起黑烟,投水中,煎三五沸,服一大盏,汗出阳回即瘥(《斗门方》)。

【附录】研药

珣曰:生南海诸州小树,叶如椒,根如乌药而圆小。根味苦,温,无毒。主霍乱,下痢赤白,中恶蛊毒,腹内不调者。剉,水煎服。

櫰香(音怀。《纲目》)

【释名】兜娄婆香。

【集解】时珍曰:櫰香,江淮、湖岭山中有之。木大者近丈许,小者多被樵采。叶青而长,有锯齿,状如小蓟叶而香,对节生。其根状如枸杞根而大,煨之甚香。《楞严经》云:坛前安一小炉,以兜娄婆香煎取香水,沐浴其炭,即此香也。

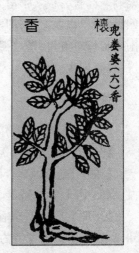

根

【气味】苦,涩,平,无毒。

【主治】头疖肿毒。碾末,麻脂调涂,七日腐落(时珍)

必栗香(《拾遗》)

【释名】花木香、詹香。

【集解】藏器曰:必栗香生高山中。叶如老椿,捣置上流,鱼悉暴腮而死。木为书轴,白鱼不损书也。

【气味】辛,温,无毒。

【主治】鬼疰心气,断一切恶气,煮汁服之。烧为香,杀虫、鱼(藏器)。

枫香脂(《唐本草》)

【释名】白胶香。

时珍曰:枫树枝弱善摇,故字从风。俗呼香枫。《金光明经》谓其香为须萨折罗婆香。

【集解】恭曰:枫香脂,所在大山中皆有之。

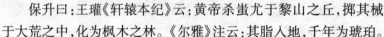

颂曰:今南方及关陕甚多。树甚高大,似白杨。叶圆而作歧,有三角而香。二月有花,白色。乃连着实,大如鸭卵。八月、九月熟时,曝干可烧。《南方草木状》云:枫实惟九真有之。用之有神,乃难得之物。其脂为白胶香,五月斫为坎,十一月采之。《说文解字》云:枫木,厚叶弱枝善摇。汉宫殿中多植之,至霜后叶丹可爱,故称枫宸。任昉《述异记》云:南中有枫子鬼。木之老者为人形,亦呼为灵枫,盖瘤瘿也。至今越巫有得之者,以雕刻鬼神,可致灵异。

保升曰:王瓘《轩辕本纪》云:黄帝杀蚩尤于黎山之丘,掷其械于大荒之中,化为枫木之林。《尔雅》注云:其脂入地,千年为琥珀。

时珍曰:枫木枝干修耸,大者连数围。其木甚坚,有赤有白,白者细腻。其实成球,有柔刺。稽含言枫实惟出九真者,不知即此枫否?孙炎《尔雅正义》云:枫子鬼乃椴,高三、四尺,天旱以泥涂之,即雨也。荀伯子《临川记》云:岭南枫木,岁久生瘤如人形,遇暴雷骤雨则暗长三五尺,谓之枫人。《宋齐丘化书》云:老枫化为羽人。数说不同,大抵瘿瘤之说,犹有理也。

香脂

【修治】时珍曰:凡用以莤水煮二十沸,入冷水中,揉扯数十次,晒干用。

【气味】辛、苦,平,无毒。

【主治】癍疹风痒浮肿,煮水浴之。又主齿痛(《唐本》)。一切痈疽疮疥,金疮吐衄咯血,活血生肌,止痛解毒。烧过揩牙,永无牙疾(时珍)。

【发明】震亨曰:枫香属金,有水与火。其性疏通故木易有虫穴,为外科要药。近世不知,误以松脂之清莹者为之,甚谬。

宗奭曰:枫香、松脂,皆可乱乳香。但枫香微白黄色,烧之可见真伪。

时珍曰:枫香、松脂皆可乱乳香,其功虽次于乳香,而亦仿佛不远。

【附方】旧一,新十五。吐血不止:白胶香为散。每服二钱,新汲水调下。(《简要济众》)吐血衄血:白胶香、蛤粉等分,为末。姜汁调服。(王璆《百一选方》)吐血咯血:《澹寮方》:用白胶香、铜青各一钱,为末。入干柿内,纸包煨熟,食之。《圣惠方》:用白胶香(切片,炙黄)一两,新绵一两(烧灰),为末。每服一钱,米饮下。金疮断筋:枫香末敷之。(危氏方)便痈脓血:白胶香一两。为末。入麝香、轻粉少许,掺之。(《袖珍方》)小儿奶疳生面上:用枫香为膏,摊贴之。(《活幼全书》)瘰疬软疖:白胶香一两(化开),以蓖麻子六十四粒研入,待成膏,摊贴。(《儒门事亲》)诸疮不合:白胶香、轻粉各二钱,猪脂和涂。(《直指方》)一切恶疮:水沉金丝膏:用白胶香、沥青各一两,以麻油、黄蜡各二钱半,同熔化,入冷水中扯千遍,摊贴之。(《儒门事亲》)恶疮疼痛:枫香、腻粉等分。为末。浆水洗净,贴之。(《寿亲养老书》)久近胫疮:白胶香为末,以酒瓶上箬叶夹末,贴之。(《袖珍方》)小儿疥癣:白胶香、黄柏、轻粉等分,为末。羊骨髓和,敷之。(《儒门事亲》)大便不通:白胶香半枣大,鼠粪二枚,研匀,水和作挺。纳入肛内,良久自通。(《普济方》)年久牙痛:枫香脂为末。以香炉内灰和匀,每旦揩擦。(危氏《得效方》)鱼骨哽咽:白胶香细细吞之。(《圣惠方》)

木皮

【气味】辛,平,有小毒(苏恭)。

【主治】水肿,下水气,煮汁用之(苏恭)。煎饮,止水痢为最(藏器)。止霍乱刺风冷风,煎汤浴之(大明)。

【正误】藏器曰:枫皮性涩,能止水痢。苏云下水肿,水肿非涩药所疗,又云有毒,明见其谬。

【附方】新一。大风疮:枫子木(烧存性,研)、轻粉等分,麻油调搽,极妙。章贡有鼓角匠病此,一道人传方,遂愈。(《经验良方》)

根叶

【主治】痈疽已成,擂酒饮,以滓贴之(时珍)。

菌

【气味】有毒,食之令人笑不止,地浆解之(弘景)。

薰陆香(乳香)(《别录》上品)

【释名】马尾香(《海药》)、天泽香(《内典》)、摩勒香(《纲目》)、多伽罗香。

宗奭曰:薰陆即乳香,为其垂滴如乳头也。熔塌在地者为塌香,皆一也。

时珍曰:佛书谓之天泽香,言其润泽也。又谓之多伽罗香,又曰杜噜香。李珣言薰陆是树皮,乳是树脂。陈藏器言乳是薰陆之类。寇宗奭言是一物。陈承言薰陆是总名,乳是薰陆之乳头也。今考《香谱》言乳有十余品,则乳乃薰陆中似乳头之一品尔。陈承之说为近理。二物原附沉香下,宋《嘉祐本草》分出二条,今据诸说,合并为一。

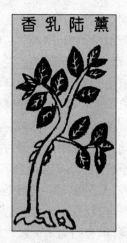

香乳陆薰

【集解】恭曰：薰陆香形似白胶香，出天竺者色白，出单于者夹绿色，香亦不甚。

珣曰：按《广志》云：薰陆香是树皮鳞甲，采之复生。乳头香生南海，是波斯松树脂也，紫赤如樱桃，透明者为上。

时珍曰：乳香今人多以枫香杂之，惟烧之可辨。南番诸国皆有。《宋史》言乳香有一十三等。按叶廷珪《香录》云：乳香一名薰陆香，出大食国南，其树类松。以斤斫树，脂溢于外，结而成香，聚而成块。上品为拣香，圆大如乳头，透明，俗呼滴乳。次曰明乳，其色亚于拣香。又次为瓶香，以瓶收者。又次曰袋香，言收时只置袋中。次为乳塌，杂沙石者。次为黑塌，色黑。次为水湿塌，水渍色败气变者。次为斫削，杂碎不堪。次为缠末，播扬为尘者。观此则乳有自流出者，有斫树溢出者。诸说皆言其树类松。寇氏言类棠梨，恐亦传闻，当从前说。道书乳香、檀香谓之浴香，不可烧祀上真。

【修治】颂曰：乳性至粘难碾。用时以缯袋挂于窗隙间，良久取研，乃不粘也。

大明曰：入丸散，微炒杀毒，则不粘。

时珍曰：或言乳香入丸药，以少酒研如泥，以水飞过，晒干用。或言以灯心同研则易细。或言以糯米数粒同研，或言以人指甲二三片同研，或言以乳钵坐热水中乳之，皆易细。《外丹本草》云：乳香以韭实、葱、蒜煅伏成汁，最柔五金。《丹房镜源》云：乳香哑铜。

【气味】微温，无毒。

大明曰：乳香：辛，热，微毒。

元素曰：苦、辛，纯阳。

震亨曰：善窜，入手少阴经。

【主治】薰陆：主风水毒肿，去恶气伏尸，癜疹痒毒。乳香同功（《别录》）。乳香：治耳聋，中风口噤不语，妇人血气，止大肠泄澼，疗诸疮，令内消，能发酒，理风冷（藏器）。下气益精，补腰膝，治肾气，止霍乱，冲恶中邪气，心腹痛疰气。煎膏，止痛长肉（大明）。治不眠（之才）。补肾，定诸经之痛（元素）。仙方用以辟谷（李珣）。消痈疽诸毒，托里护心，活血定痛伸筋，治妇人难产折伤（时珍）。

【发明】时珍曰：乳香香窜，能入心经，活血定痛，故为痈疽疮疡、心腹痛要药。《素问》云诸痛痒疮疡皆属心火是矣。产科诸方多用之，亦取其活血之功尔。陈自明《妇人良方》云：知蕲州施少卿，得神寝丸方于蕲州徐太丞，云妇人临产月服之，令胎滑易生，极有效验。用通明乳香半两，枳壳一两，为末，炼蜜丸梧桐子大，每空心酒服三十丸。李嗣立治痈疽初起，内托护心散，云：香彻疮孔中，能使毒气外出，不致内攻也。方见谷部绿豆下。按葛洪《抱朴子》云：浮炎洲在南海中，出薰陆香，乃树有伤穿，木胶流堕。夷人采之，恒患猛猱兽唠之。此兽斫刺不死，以杖打之皮不伤，而骨碎乃死。观此，则乳香之治折伤，虽能活血止痛，亦其性然也。杨清叟云：凡人筋不伸者，敷药宜加乳香，其性能伸筋。

【附方】旧四，新二十七。口目㖞斜：乳香烧烟熏之，以顺其血脉。（《证治要诀》）袪风益颜:真乳香二斤,白蜜三斤。瓷器合煎如饧。每旦服二匙。(《奇效方》)急慢惊风:乳香半两,甘遂半两。同研末。每服半钱,用乳香汤下,小便亦可。(王氏《博济方》)小儿内钓腹痛:用乳香、没药、木香等分,水煎服之。(阮氏《小儿方》)小儿夜啼:乳香一钱,灯花七枚,为末。每服半字,乳汁下。(《圣惠方》)心气疼痛不可忍:用乳香三两,真茶四两,为末,以腊月鹿血和,丸弹子大。每温醋化一丸,服之。(《瑞竹堂经验方》)冷心气痛:乳香一粒,胡椒四十九粒。研,入姜汁,热酒调服。(潘氏《经验方》)阴症呃逆:乳香同硫黄烧烟,嗅之。(《伤寒蕴要》)辟禳瘟疫:每腊月二十四日五更,取第一汲井水浸乳香。至元旦五更温热,从小至大,每人以乳一块,饮水三呷,则一年无时灾。孔平仲云:此乃宣圣之方,孔氏七十余代用之也。梦寐遗精:乳香一块,拇指大,卧时细嚼,含至三更咽下,三、五服即效。(《医林集要》)淋癃溺血:取乳香中夹石者,研细,米饮服一钱。(危氏《得效方》)难产催生:《简要济众方》:用黄明乳香五钱。为末,母猪血和丸梧桐子大。每酒服五丸。《经验方》:用乳香,以五月五日午时,令一人在壁内奉乳钵,一童子在壁外,以笔管自壁缝中逐粒递过,放钵内研细,水丸芡子大。每服一丸,无灰酒下。《圣惠方》:用明乳香一豆大,为末,新汲水一盏,入醋少许。令产妇两手捉石燕,念虑药三遍乃饮之。略行数步即下。《海上方》:用乳香、朱砂等分,为末。麝香酒服一钱,良久自下。咽喉骨哽:乳香一钱。水研服之。(《卫生易简方》)香口辟臭:滴乳噙之。(《摘玄方》)风虫牙痛不可忍者:《梅师方》:用薰陆香嚼,咽其汁,立瘥。《朱氏集验方》:用乳香豆许安孔中,烧烟箸烙化立止。又方:乳香、川椒末各一钱,为末,化蜡和作丸。塞孔中。《直指方》:用乳香、巴豆等分,研和蜡丸,塞之。《圣惠方》:用乳香、枯矾等分,蜡丸。塞之。大风疠疾:摩勒香一斤(即乳头内光明者)细研,入牛乳五升,甘草末四两,瓷盒盛之,安桌子上,置中庭,安剑一口。夜于北极下祝祷,去盒子盖,露一夜。次日入甑中蒸,炊三斗米熟即止。夜间依前祝露又蒸,如此三次乃止。每服一茶匙,空心及晚食前温酒调服。服后当有恶物出,至三日三夜乃愈也。(《圣惠方》)漏疮脓血:白乳香二钱,牡蛎粉一钱。为末,雪糕丸麻子大。每姜汤服三十丸。(《直指方》)斑痘不快:乳香研细,猪心血和,丸芡子大。每温水化服一丸。(闻人规《痘疹论》)痈疽寒颤:乳香半两,熟水研服。颤发于脾,乳香能入脾故也。(《仁斋直指方》)甲疽弩肉:脓血疼痛不愈:用乳香(为末)、胆矾(烧研)等分,敷之,内消即愈。(《灵苑方》)玉茎作肿:乳香、葱白等分,捣敷。(《山居四要》)野火丹毒自两足起:乳香末,羊脂调涂。(《幼幼新书》)疬疡风驳:薰陆香、白蔹同研,日日揩之。并作末,水服。(《千金方》)杖疮溃烂:乳香煎油,搽疮口。(《永类钤方》)

没药(宋《开宝》)

【释名】末药。

时珍曰:没、末皆梵言。

【集解】志曰:没药生波斯国。其块大小不定,黑色,似安息香。

珣曰:按徐表《南州记》云:是波斯松脂也。状如神香,赤黑色。

时珍曰:按《一统志》云:没药树高大如松,皮厚一二寸。采时掘树下为坎,用斧伐其皮,脂流于坎,旬余方取之。李珣言乳香是波斯松脂,此又言没药亦是松脂,盖出传闻之误尔。所谓神香者,不知何物也?

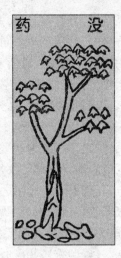

【修治】同乳香。

【气味】苦,平,无毒。

【主治】破血止痛,疗金疮杖疮,诸恶疮痔漏,猝下血,目中翳晕痛肤赤(《开宝》)。破癥瘕宿血,损伤瘀血,消肿痛(大明)。心胆虚,肝血不足(好古)。堕胎,及产后心腹血气痛,并入丸散服(李珣)。散血消肿,定痛生肌(时珍)。

【发明】权曰:凡金刃所伤,打损踠跌、坠马,筋骨疼痛,心腹血瘀者,并宜研烂热酒调服。推陈致新,能生好血。

宗奭曰:没药,大概通滞血。血滞则气壅瘀,气壅瘀则经络满急,经络满急故痛且肿。凡打扑踠跌,皆伤经络,气血不行,瘀壅作肿痛也。

时珍曰:乳香活血,没药散血,皆能止痛消肿生肌。故二药每每相兼而用。

【附方】旧三,新六。历节诸风,骨节疼痛,昼夜不止:没药末半两,虎胫骨(酥炙,为末)三两。每服二钱,温酒调下。(《图经本草》)筋骨损伤:米粉四两(炒黄),入没药、乳香末各半两,酒调成膏,摊贴之。(《御药院方》)金刃所伤未透膜者:乳香、没药各一钱,以童子小便半盏,酒半盏,温化服之。为末亦可。(《奇效良方》)小儿盘肠气痛:没药、乳香等分。为末。以木香磨水煎沸,调一钱服,立效。(汤氏《婴孩宝书》)妇人腹痛,内伤疞刺:没药末一钱,酒服便止。(《图经本草》)妇人血晕:方同上。血气心痛:没药末二钱,水一盏,酒一盏,煎服。(《医林集要》)产后恶血:没药、血竭末各一钱,童子小便、温酒各半盏,煎沸服,良久再服。恶血自下,更不生痛。(《妇人良方》)女人异疾:女人月事退出,皆作禽兽之形,欲来伤人。先将绵塞阴户,乃顿服没药末一两,白汤调下,即愈。(危氏方)

麒麟竭(《唐本草》)

【释名】血竭。

时珍曰:麒麟亦马名也。此物如干血,故谓之血竭。曰麒麟者,隐之也。旧与紫铆同条,紫铆乃此树上虫所造成,今分入虫部。

【集解】恭曰:麒麟竭树名渴留,紫铆树名渴廪,二物大同小异。

志曰:二物同条,功效全别。紫铆色赤而黑,其叶大如盘,铆从叶上出。麒麟竭色黄而赤,从木中出,如松脂。

珣曰:按《南越志》云:麒麟竭,是紫铆树之脂也。欲验真伪,但嚼之不烂如蜡者为上。

敩曰:凡使勿用海母血,真相似,只是味咸并腥气。麒麟竭味微咸、甘,似栀子气也。

时珍曰:麒麟竭是树脂,紫铆是虫造。按《一统志》云:血竭树略如没药树,其肌赤色。

采法亦于树下掘坎,斧伐其树,脂流于坎,旬日取之。多出大食诸国。今人试之,以透指甲者为真。独孤滔《丹房镜源》云:此物出于西胡,禀荧惑之气而结。以火烧之,有赤汁涌出,久而灰不变本色者,为真也。

【修治】敩曰:凡使先研作粉,筛过入丸、散中用。若同众药捣,则化作尘飞也。

【气味】甘、咸,平,无毒。

大明曰:得密陀僧良。

【主治】心腹猝痛,金疮血出,破积血,止痛生肉,去五脏邪气(《唐本》)。打伤折损,一切疼痛,血气搅刺,内伤血聚,补虚,并宜酒服(李珣)。补心包络、肝血不足(好古)。益阳精,消阴滞气(《太清修炼法》)。敷一切恶疮疥癣,久不合。性急,不可多使,却引脓(大明)。散滞血诸痛,妇人血气,小儿瘰疬(时珍)。

【发明】时珍曰:麒麟竭,木之脂液,如人之膏血,其味甘咸而走血,盖手、足厥阴药也。肝与心包皆主血故尔。河间刘氏云:血竭除血痛,为和血之圣药,是矣。乳香、没药虽主血病,而兼入气分,此则专于血分者也。

【附方】旧二,新十。白虎风痛走注,两膝热肿:用骐骥竭、硫黄末各一两,每温酒服一钱。(《圣惠方》)新久脚气:血竭、乳香等分,同研,以木瓜一个,剜孔入药在内,以面厚裹,砂锅煮烂,连面捣,丸梧桐子大。每温酒服三十丸。忌生冷。(《奇效方》)慢惊瘰疬:定魄安魂,益气。用血竭半两,乳香二钱半,同捣成剂,火炙熔丸梧桐子大。每服一丸,薄荷煎汤化下。夏月用人参汤。(《御药院方》)鼻出衄血:血竭、蒲黄等分为末,吹之。(《医林集要》)血痔肠风:血竭末,敷之。(《直指方》)金疮出血:麒麟竭末,敷之立止。(《广利方》)产后血冲,心胸满喘,命在须臾:用血竭、没药各一钱,研细,童便和酒调服。(《医林集要》)产后血晕,不知人及狂语:用麒麟竭一两,研末。每服二钱,温酒调下。(《太平圣惠方》)收敛疮口:血竭末一字,麝香少许,大枣(烧灰)半钱,同研。津调涂之。(究原方)臁疮不合:血竭末敷之,以干为度。(《济急仙方》)嵌甲疼痛:血竭末,敷之。(《医林集要》)腹中血块:血竭、没药各一两,滑石(牡丹皮同煮过)一两,为末,醋糊丸梧桐子大,服之。(《摘玄方》)

质汗(宋《开宝》)

【释名】时珍曰:汗音寒,番语也。

【集解】藏器曰:质汗出西番,煎柽乳、松泪、甘草、地黄并热血成之。番人试药,以小儿断一足,以药纳口中,将足踏之,当时能走者良。

【气味】甘,温,无毒。

【主治】金疮伤折,瘀血内损,补筋肉,消恶血,下血气,妇人产后诸血结,腹痛内冷不下食。并以酒消服之,亦敷病处(藏器)。

【附方】新一。室女经闭,血结成块,心腹攻痛:质汗、姜黄、川大黄(炒)各半两,为末。每服一钱,温水下。(《圣济总录》)

安息香(《唐本草》)

【释名】时珍曰:此香辟恶,安息诸邪,故名。或云:安息,国名也。梵书谓之拙贝罗香。

【集解】珣曰:生南海波斯国,树中脂也,状若桃胶,秋月采之。

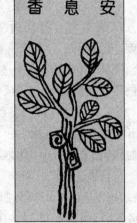

禹锡曰:按段成式《酉阳杂俎》云:安息香树出波斯国,呼为辟邪树。长二三丈,皮色黄黑。叶有四角,经寒不凋。二月开花黄色,花心微碧。不结实。刻其树皮,其胶如饴,名安息香,六、七月坚凝乃取之。烧之,通神明,辟众恶。

时珍曰:今安南、三佛齐诸地皆有之。《一统志》云:树如苦楝,大而且直。叶似羊桃而长。木心有脂作香。叶廷珪《香录》云:此乃树脂,形色类胡桃瓤。不宜于烧,而能发众香,故人取以和香。今人和香有如饧者,谓之安息油。

机曰:或言烧之能集鼠者为真。

【气味】辛、苦,平,无毒。

【主治】心腹恶气,鬼疰(《唐本》)。邪气魍魉,鬼胎血邪,辟蛊毒,霍乱风痛,男子遗精,暖肾气,妇人血噤,并产后血晕(大明)。妇人夜梦鬼交,同臭黄合为丸,烧熏丹穴,永断(李珣)。烧之,去鬼来神(萧炳)。治中恶魔寐,劳瘵传尸(时珍)。

【附方】新四。猝然心痛或经年频发:安息香研末,沸汤服半钱。(危氏《得效方》)小儿肚痛,曲脚而啼:安息香丸:用安息香(酒蒸成膏)、沉香、木香、丁香、藿香、八角茴香各三钱,香附子、缩砂仁、炙甘草各五钱,为末。以膏和,炼蜜丸芡子大。每服一丸,紫苏汤化下。(《全幼心鉴》)小儿惊邪:安息香一豆许,烧之自除。(《奇效良方》)历节风痛:用精猪肉四两切片,裹安息香二两,以瓶盛灰,大火上着一铜版片隔之,安香于上烧之,以瓶口对痛处熏之,勿令透气。(《圣惠方》)

詹糖香(《别录》上品)

【释名】时珍曰:詹言其粘,糖言其状也。

【集解】弘景曰:出晋安、岑州。上真淳者难得,多以其皮及蠹虫屎杂之,惟软者为佳。皆合香家要用,不正入药。

恭曰:詹糖树似橘。煎枝叶为香,似沙糖而黑。出交广以南,生晋安。近方多用之。

时珍曰:其花亦香,如茉莉花香气。

【气味】苦,微温,无毒。

【主治】风水毒肿,去恶气伏尸(《别录》)。治恶核恶疮(弘景)。和胡桃、青皮捣,涂发令黑如漆(时珍)。

【附录】结杀

藏器曰:结杀生西国,树之花也,极香。同胡桃仁入膏,和香油涂头,去头风白屑,生发。

笃耨香(《纲目》)

【释名】

【集解】时珍曰:笃耨香出真腊国,树之脂也。树如松形,其香老则溢出,色白而透明者名白笃耨,盛夏不融,香气清远。土人取后,夏月以火炙树,令脂液再溢,至冬乃凝,复收之。其香夏融冬结,以瓠瓢盛,置阴凉处,乃得不融。杂以树皮者则色黑,名黑笃耨,为下品。

【气味】缺

【主治】面䵠黚黯。同白附子、冬瓜子、白芨、石榴皮等分,为末,酒浸三日,洗面后敷之。久则面莹如玉(时珍)。

【附录】胆八香

时珍曰:胆八树生交趾、南番诸国。树如稚木犀。叶鲜红,色类霜枫。其实压油和诸香爇之,辟恶气。

龙脑香(《唐本草》)

【释名】片脑(《纲目》)、羯婆罗香(《衍义》),膏名婆律香。

时珍曰:龙脑者,因其状加贵重之称也。以白莹如冰,及作梅花片者为良,故俗呼为冰片脑,或云梅花脑。番中又有米脑、速脑、金脚脑、苍龙脑等称,皆因形色命名,不及冰片、梅花者也。清者名脑油,《金光明经》谓之羯婆罗香。

恭曰:龙脑是树根中干脂。婆律香是根下清脂。旧出婆律国,因以为名也。

【集解】珣曰:是西海波律国波律树中脂也,状如白胶香。其龙脑油本出佛誓国,从树取之。

宗奭曰:《西域记》云:西方秣罗矩吒国,在南印度境。有羯布罗香树,干如松株而叶异,花果亦异。湿时无香,木干之后,循理析之,中有香,状类云母,色如冰雪,即龙脑香也。

时珍曰:龙脑香,南番诸国皆有之。叶廷珪《香录》云:乃深山穷谷中千年老杉树,其

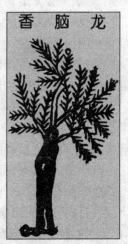

龙脑香

枝干不曾损动者,则有香。若损动,则气泄无脑矣。土人解作板,板缝有脑出,乃劈取之。大者成片如花瓣,清者名脑油。《江南异闻录》云:南唐保大中贡龙脑浆,云以缣囊贮龙脑,悬于琉璃瓶中,少顷滴沥成水,香气馥烈,大补益元气。按此浆与脑油稍异,盖亦其类尔。《宋史》熙宁九年,英州雷震,一山梓树尽枯,中皆化为龙脑。此虽怪异,可见龙脑亦有变成者也。

【修治】恭曰:龙脑香合糯米炭、相思子贮之,则不耗。

时珍曰:或言以鸡毛、相思子,同入小瓷罐密收之佳。《相感志》言以杉木炭养之更良,不耗。今人多以樟脑升打乱之,不可不辨也。相思子见本条。

【气味】辛、苦,微寒,无毒。

珣曰:苦、辛,温,无毒。

元素曰:热。阳中之阳。

【主治】妇人难产,研末少许,新汲水服,立下(《别录》)。心腹邪气,风湿积聚,耳聋,明目,去目赤肤翳(《唐本》)。内外障眼,镇心秘精,治三虫五痔(李珣)。散心盛有热(好古)。入骨,治骨痛(李杲)。治大肠脱(元素)。疗喉痹脑痛,鼻息齿痛,伤寒舌出,小儿痘陷,通诸窍,散郁火(时珍)。

苍龙脑

【主治】风疮鼾黯,入膏煎良。不可点眼,伤人(李珣)。

婆律香膏

【主治】耳聋,摩一切风(苏恭)。

【发明】宗奭曰:此物大通利关隔热塞,大人、小儿风涎闭塞,及暴得惊热,甚为济用。然非常服之药,独行则势弱,佐使则有功。于茶亦相宜,多则掩茶气。味甚清香,为百药之先,万物中香无出其右者。

震亨曰:龙脑属火。世知其寒而通利,然未达其热而轻浮飞越,喜其香而贵细,动辄与麝同用为桂附之助。然人之阳易动,阴易亏,不可不思。

杲曰:龙脑入骨,风病在骨髓者宜用之。若风在血脉肌肉,辄用脑、麝,反引风入骨髓,如油入面,莫之能出也。

王纶曰:龙脑大辛善走,故能散热,通利结气。目痛、喉痹、下疳诸方多用之者,取其辛散也。人欲死者吞之,为气散尽也。世人误以为寒,不知其辛散之性似乎凉尔。诸香皆属阳,岂有香之至者而性反寒乎?

时珍曰:古方眼科、小儿科皆言龙脑辛凉,能入心经,故治目病、惊风方多用之。痘疮心热血瘀倒靥者,用引猪血直入心窍,使毒气宣散于外,则血活痘发。其说皆似是而实未当也。目病、惊病、痘病,皆火病也。火郁则发之,从治之法,辛主发散故尔。其气先入肺,传于心脾,能走能散,使壅塞通利,则经络条达,而惊热自平,疮毒能出。用猪心血能引龙脑入心经,非龙脑能入心也。沈存中《良方》云:痘疮稠密,盛则变黑者。用生猯猪血一橡斗,龙脑半分,温酒和服。潘氏云:一女病发热,腹痛,手足厥逆,渐加昏闷,形症极恶,疑是痘候。时暑月,急取屠家败血,倍用龙脑和服。得睡,须臾一身疮出而安。若非此方,则横夭矣。又宋。文天祥、贾似道皆服脑子求死不得,惟廖莹中以热酒服数撮,九窍流血而死。此非脑子有毒,乃热酒引其辛香,散溢经络,气血沸乱而然尔。

【附方】旧二,新十二。目生肤翳:龙脑末一两,日点三五度。(《圣济总录》)目赤目膜:龙脑、雄雀屎各八分。为末,以人乳汁一合调成膏。日日点之,无有不验。(《圣惠方》)头目风热上攻:用龙脑末半两,南硼砂末一两,频嗜两鼻。(《御药院方》)头脑疼痛:片脑一钱,纸卷作捻,烧烟熏鼻,吐出痰涎即愈。(《寿域方》)风热喉痹:灯心一钱,黄柏五分(并烧存性),白矾七分(煅过),冰片脑三分,为末。每以一二分吹患处。此陆一峰家传绝妙方也。(《濒湖集简方》)鼻中息肉垂下者:用片脑点之,自入。(《集简方》)伤寒舌出过寸者:梅花片脑半分。为末。掺之,随手即愈。(洪迈《夷坚志》)中风牙噤:无门下药者,开关散揩之。五月五日午时,用龙脑、天南星等分,为末。每以一字揩齿二三十遍,其口自开。牙齿疼痛:梅花脑、朱砂末各少许。揩之立止。(《集简方》)痘疮狂躁,心烦气喘,妄语或见鬼神,疮色赤未透者:《经验后方》:用龙脑一钱细研,旋以猪心血丸芡子大。每服一丸,紫草汤下。少时心神便定,得睡疮发。《总微论》:用獭猪第二番血清半杯,酒半杯,和匀,入龙脑一分,温服。良久利下瘀血一二行,疮即红活。此治痘疮黑黡候恶,医所不治者,百发百中。内外痔疮:片脑一二分,葱汁化,搽之。(《简便方》)酒齄鼻赤:脑子、真酥,频搽。(《普济方》)梦漏口疮:经络中火邪,梦漏恍惚,口疮咽燥。龙脑三钱,黄柏三两,为末,蜜丸梧桐子大。每麦门冬汤下十丸。(《摘玄方》)

子

【气味】辛,温。气似龙脑。

【主治】下恶气,消食,散胀满,香人口(苏恭)。

【附录】元慈勒

藏器曰:出波斯国。状似龙脑香,乃树中脂也。味甘,平,无毒。主心病流血,合金疮,去腹内恶血,血痢下血,妇人带下,明目,去翳障、风泪、弩肉。

樟脑(《纲目》)

【释名】韶脑。

【集解】时珍曰:樟脑出韶州、漳州。状似龙脑,白色如雪,樟树脂膏也。胡演升《炼方》云:煎樟脑法:用樟木新者切片,以井水浸三日三夜,入锅煎之,柳木频搅。待汁减半,柳上有白霜,即滤去滓,倾汁入瓦盆内。经宿,自然结成块也。他处虽有樟木,不解取脑。又炼樟脑法:用铜盆,以陈壁土为粉糁之,却糁樟脑一重,又糁壁土,如此四、五重。荷安土上,再用一盆覆之,黄泥封固,于火上款款炙之。须以意度之,不可太过、不及。勿令走气。候冷取出,则脑皆升于上盆,如此升两、三次,可充片脑也。

【修治】时珍曰：凡用，每一两以二碗合住，湿纸糊口，文武火煨之。半时许取出，冷定用。又法：每一两，用黄连、薄荷六钱，白芷、细辛四钱，荆芥、密蒙花二钱，当归、槐花一钱。以新土碗铺杉木片于底，安药在上，入水半盏，洒脑于上，再以一碗合住，糊口，安火煨之。待水干取开，其脑自升于上。以翎扫下，形似松脂，可入风热眼药。人亦多以乱片脑，不可不辨。

【气味】辛，热，无毒。

【主治】通关窍，利滞气，治中恶邪气，霍乱心腹痛，寒湿脚气，疥癣风瘙，龋齿，杀虫辟蠹。着鞋中，去脚气（时珍）。

【发明】时珍曰：樟脑纯阳，与焰硝同性，水中生火，其焰益炽。今丹炉及烟火家多用之。辛热香窜，禀龙火之气，去湿杀虫，此其所长。故烧烟熏衣笥席簟，能辟壁虱、虫蛀。李石《续博物志》云：脚弱病人，用杉木为桶濯足，排樟脑于两股间，用帛绷定，月余甚妙。王玺《医林集要》方：治脚气肿痛。用樟脑二两，乌头三两，为末。醋糊丸强子大。每置一丸于足心踏之，下以微火烘之，衣被围覆，汗出如涎为效。

【附方】新三。小儿秃疮：韶脑一钱，花椒二钱，芝麻二两，为末。以退猪汤洗后，搽之。（《简便方》）牙齿虫痛：《普济方》：用韶脑、朱砂等分，擦之神效。余居士《选奇方》：用樟脑、黄丹、肥皂（去皮核）等分，研匀蜜丸。塞孔中。

阿魏（《唐本草》）

【校正】自草部移入此。

【释名】阿虞（《纲目》）、熏渠（《唐本》）、哈昔泥。

时珍曰：夷人自称曰阿，此物极臭，阿之所畏也。波斯国呼为阿虞，天竺国呼为形虞，《涅槃经》谓之央匮。蒙古人谓之哈昔泥，元时食用以和料。其根名稳展，云淹羊肉甚香美，功同阿魏。见《饮膳正要》。

【集解】恂曰：按《广志》云：生昆仑国。是木津液，如桃胶状。其色黑者不堪，其状黄散者为上。云南长河中亦有，与舶上来者滋味相似一般，只无黄色。

颂曰：今惟广州有之，云是木膏液滴酿结成，与苏恭所说不同。按段成式《酉阳杂俎》云：阿魏木，生波斯国及伽阇那国（即北天竺也）。木长八、九尺，皮色青黄。三月生叶，似鼠耳。无花实。断其枝，汁出如饴，久乃坚凝，名阿魏。摩伽陀僧言：取其汁和米、豆屑合酿而成。其说与广州所生者相近。

承曰：阿魏合在木部。今二浙人家亦种之，枝叶香气皆同而□薄，但无汁膏尔。

时珍曰：阿魏有草、木二种。草者出西域，可晒可煎，苏恭所说是也。木者出南番，取其脂汁，李恂、苏颂、陈承所说是也。按《一统志》所载有此二种。

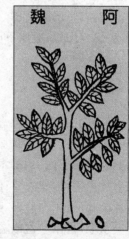

阿魏

云出火州及沙鹿、海牙国者，草高尺许，根株独立，枝叶如盖，臭气逼人，生取其汁熬作膏，名阿魏。出三佛齐及暹逻国者，树不甚高，土人纳竹筒于树内，脂满其中，冬月破筒取之。或云其脂最毒，人不敢近。每采时，以羊系于树下，自远射之。脂之毒着羊，羊毙即为阿魏。观此，则其有二种明矣。盖其树低小如枸杞、牡荆之类，西南风土不同，故或如草如木也。系羊射脂之说，俗亦相传，但无实据。谚云：黄芩无假，阿魏无真。以其多伪也。刘纯诗云：阿魏无真却有真，臭而止臭乃为珍。

炳曰：人多言煎蒜白为假者。

敩曰：验法有三：第一，以半铢安熟铜器中一宿，至明沾阿魏处白如银，永无赤色；第二将一铢置于五斗草自然汁中一夜，至明如鲜血色；第三将一铢安于柚树上，树立干，便是真者。凡用，乳钵研细，热酒器上裹过，入药。

【气味】辛，平，无毒。

【主治】杀诸小虫，去臭气，破癥积，下恶气，除邪鬼蛊毒（《唐本》）。治风邪鬼疰，心腹中冷（李珣）。传尸冷气，辟瘟治疟，主霍乱心腹痛，肾气瘟瘴，御一切蕈、菜毒（大明）。解自死牛、羊、马肉诸毒（汪机）。消肉积（震亨）。

【发明】炳曰：阿魏下细虫，极效。

时珍曰：阿魏消肉积，杀小虫，故能解毒辟邪，治疟、痢、疳、劳、尸注、冷痛诸症。按王璆《百一选方》云：夔州谭逵病疟半年。故人窦藏叟授方：用真阿魏、好丹砂各一两，研匀，米糊和，丸皂子大。每空心人参汤化服一丸，即愈。世人治疟，惟用常山、砒霜毒物，多有所损。此方平易，人所不知。《草窗》周密云：此方治疟以无根水下，治痢以黄连、木香汤下，疟、痢亦多起于积滞故尔。

【附方】新十。辟鬼除邪：阿魏枣许为末，以牛乳或肉汁煎五六沸服之。至暮，以乳服安息香枣许。久者不过十日。忌一切菜。孙侍郎用之有效。（唐崔行功《纂要》）恶疰腹痛不可忍者：阿魏末，热酒服一二钱，立止。（《永类钤方》）尸疰中恶：近死尸，恶气入腹，终身不愈。用阿魏三两。每用二钱，拌面裹作馄饨十余枚，煮熟食之，日三。服至三、七日，永除。忌五辛、油物。（《圣惠方》）癫疝疼痛：败精恶血，结在阴囊所致。用阿魏二两（醋和荞麦面作饼裹之煨熟），大槟榔二枚钻孔，溶乳香填满，亦以荞面裹之煨熟，入硇砂末一钱，赤芍药末一两，糊丸梧桐子大。每食前，酒下三十丸。（危氏《得效方》）小儿盘肠内吊，腹痛不止：用阿魏为末，大蒜半瓣炮熟研烂和丸麻子大。每艾汤服五丸。（《总微论》）脾积结块：鸡子五个，阿魏五分，黄蜡一两，同煎化，分作十服。每空心细嚼，温水送下。诸物不忌，腹痛无妨。十日后大便下血，乃积化也。（《保寿堂经验方》）痞块有积：阿魏五钱，五灵脂（炒烟尽）五钱，为末，以黄雄狗胆汁和，丸黍米大。空心唾津送下三十丸。忌羊肉、醋、面。（《扶寿精方》）五噎膈气：方同上。痎疟寒热：阿魏、胭脂各一豆大，研匀，以蒜膏和，覆虎口上，男左女右。（《圣济总录》）牙齿虫痛：阿魏、臭黄等分，为末，糊丸绿豆大。每棉裹一丸，随左右插入耳中，立效。（《圣惠方》）

芦荟(宋《开宝》)

【校正】自草部移入此。

【释名】奴会(《开宝》)、讷会(《拾遗》)、象胆。

时珍曰:名义未详。

藏器曰:俗呼为象胆,以其味苦如胆也。

【集解】珣曰:芦荟生波斯国。状似黑饧,乃树脂也。

时珍曰:芦荟原在草部。《药谱》及《图经》所状,皆言是木脂。而《一统志》云:爪哇、三佛齐诸国所出者,乃草属,状如鲨尾,采之以玉器捣成膏。与前说不同,何哉?岂亦木质草形乎?

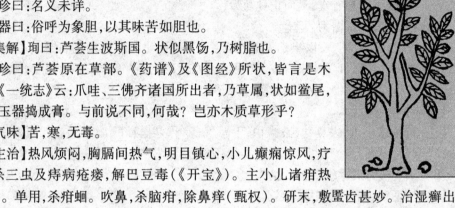

【气味】苦,寒,无毒。

【主治】热风烦闷,胸膈间热气,明目镇心,小儿癫痫惊风,疗五痔,杀三虫及痔病疮瘘,解巴豆毒(《开宝》)。主小儿诸疳热(李珣)。单用,杀疳蛔。吹鼻,杀脑疳,除鼻痒(甄权)。研末,敷齼齿甚妙。治湿癣出黄汁(苏颂)。

【发明】时珍曰:芦荟,乃厥阴经药也,其功专于杀虫清热。以上诸病,皆热与虫所生故也。

颂曰:唐刘禹锡《传信方》云:予少年曾患癣,初在颈项问,后延上左耳,遂成湿疮浸淫。用斑蝥、狗胆、桃根诸药,徒令蜇蠚,其疮转盛。偶于楚州,卖药人教用芦荟一两,炙甘草半两,研末,先以温浆水洗癣,拭净敷之,立干便瘥。真神奇也。

【附方】新一。小儿脾疳:芦荟、使君子等分,为末。每米饮服一二钱。(《卫生易简方》)

胡桐泪(《唐本草》)

【校正】自草部移入此。

【释名】胡桐碱(《纲目》)、胡桐律。

询曰:胡桐泪,是胡桐树脂也,故名泪。作律字者非也,律、泪声讹尔。

时珍曰:《西域传》云:车师国多胡桐。颜师古注云:胡桐似桐,不似桑,故名胡桐。虫食其树而汁出下流者,俗名胡桐泪,言似眼泪也。其入土石成缺如卤碱者,为胡桐碱(音减)。或云:律当作沥,非讹也,犹松脂名沥青之义。亦通。

【集解】恭曰:胡桐泪,出肃州以西平泽及山谷中。形似黄矾而坚实。有夹烂木者,云是胡桐树脂沦入土石碱卤地者。其树高大,皮叶似白杨、青桐、桑辈,故名胡桐木,堪器用。

保升曰:凉州以西有之。初生似柳,大则似桑、桐。其津下入地,与土石相染,状如姜石，极成苦，得水便消，若矾石、硝石之类。冬月采之。

大明曰：此有二般：木律不中入药；惟用石律，石上采之，形如小石片子，黄土色者为上。

颂曰：今西番亦有商人货之。

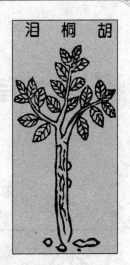

时珍曰：木泪乃树脂流出者，其状如膏油。石泪乃脂入土石间者，其状成块，以其得卤斥之气，故入药为胜。

【气味】咸、苦，大寒。无毒。

恭曰：伏砒石。可为金银焊药。

【主治】大毒热，心腹烦满，水和服之，取吐。牛马急黄黑汗，水研三二两灌之，立瘥（《唐本》）。主风虫牙齿痛，杀火毒、面毒（大明）。风疳䘌齿，骨槽风劳。能软一切物。多服令人吐（李珣）。瘰疬非此不能除（元素）。咽喉热痛，水磨扫之，取涎（时珍）。

【发明】颂曰：古方稀用。今治口齿家多用，为最要之物。

时珍曰：石泪入地受卤气，故其性寒能除热，其味咸能入骨软坚。

【附方】新六。湿热牙疼，喜吸风：胡桐泪，入麝香掺之。牙疼出血：胡桐泪半两，研木，夜夜贴之。或入麝香少许。（《圣惠方》）走马牙疳：胡桐碱、黄丹等分为末，掺之。（《医林集要》）牙疳宣露，脓血臭气者：胡桐泪一两，枸杞根一升。每用五钱，煎水热漱。又方：胡桐泪、葶苈等分。研掺。（《圣惠方》）牙齿蚀黑：乃肾虚也。胡桐泪一两，丹砂半两，麝香一分，为末，掺之。（《圣济总录》）

返魂香（《海药》）

【集解】珣曰：按《汉书》云：武帝时，西国进返魂香。

《内传》云：西海聚窟州有返魂树，状如枫、柏，花、叶香闻百里。采其根于釜中水煮取汁，炼之如漆，乃香成也。其名有六：曰返魂、惊精、回生、振灵、马精、却死。凡有疫死者，烧豆许熏之再活，故曰返魂。

时珍曰：张华《博物志》云：武帝时，西域月氏国，度弱水贡此香三枚，大如燕卵，黑如桑椹。值长安大疫，西使请烧一枚辟之，宫中病者闻之即起，香闻百里，数日不歇。疫死未三日者，熏之皆活，乃返生神药也。此说虽涉诡怪，然理外之事，容或有之，未可便指为谬也。

【附录】兜木香

藏器曰：《汉武故事》云：西王母降，烧兜木香末，乃兜渠国所进，如大豆。涂宫门，香闻百里。关中大疫，死者相枕，闻此香，疫皆止，死者皆起。此乃灵香，非常物也。

本草纲目木部第三十五卷

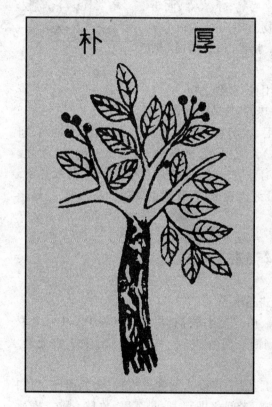

厚朴

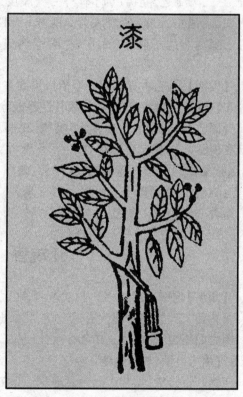

漆

本草纲目木部第三十五卷

柏木（《本经》上品）

【释名】黄檗（《别录》），根名檀桓。

时珍曰：檗木名义未详。《本经》言檗木及根，不言檗皮，岂古时木与皮通用乎？俗作黄柏者，省写之谬也。

【集解】《别录》曰：柏木生汉中山谷及永昌。

弘景曰：今出邵陵者，轻薄色深为胜。出东山者，厚而色浅。其根于道家入木芝品，今人不知取服。又有一种小树，状如石榴，其皮黄而苦，俗呼为子柏，亦主口疮。又一种小树，多刺，皮亦黄色，亦主口疮。

恭曰：于相亦名山石榴，子似女贞，皮白不黄，亦名小柏，所在有之。今云皮黄，谬矣。按今俗用子柏皆多刺小树，名刺柏，非小柏也。

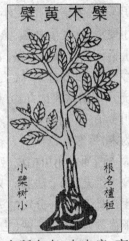
檗黄木檗
小檗树小　根名檀桓

禹锡曰：按《蜀本图经》云：黄柏树高数丈。叶似吴茱萸，亦如紫椿，经冬不凋。皮外白，里深黄色。其根结块，如松下茯苓。今所在有，本出房、商、合等州山谷中。皮紧，厚二三分，鲜黄者上。二月、五月采皮，晒干。

机曰：房、商者，治里、治下用之；邵陵者，治表、治上用之。各适其宜尔。

颂曰：处处有之，以蜀中出者肉厚色深为佳。

【修治】斅曰：凡使柏皮，削去粗皮，用生蜜水浸半日，漉出晒干，用蜜涂，文武火炙，令蜜尽为度。每五两，用蜜三两。

元素曰：二制治上焦，单制治中焦，不制治下焦也。

时珍曰：黄柏性寒而沉，生用则降实火，熟用则不伤胃，酒制则治上，盐制则治下，蜜制则治中。

【气味】苦，寒，无毒。

元素曰：性寒味苦，气味俱厚，沉而降，阴也。又云：苦厚微辛，阴中之阳，入足少阴经，为足太阳引经药。

好古曰：黄芩、栀子入肺，黄连入心，黄柏入肾，燥湿所归，各从其类也。故《活人书》四味解毒汤，乃上下内外通治之药。

之才曰：恶干漆，伏硫黄。

【主治】五脏肠胃中结热，黄疸肠痔，止泄痢，女子漏下赤白，阴伤蚀疮（《本经》）。疗惊气在皮间，肌肤热赤起，目热赤痛，口疮。久服通神（《别录》）。热疮疱起，虫疮血痢，止消渴，杀蛀虫（藏器）。男子阴痿，及敷茎上疮，治下血如鸡鸭肝片（甄权）。安心除劳，治骨蒸，洗肝明目，多泪，口干心热，杀疳虫，治蛔心痛，鼻衄，肠风下血，后分急热肿痛（大明）。泻膀胱相火，补肾水不足，坚肾壮骨髓，疗下焦虚，诸痿瘫痪，利下窍，除热（元素）。泻伏火，救肾水，治冲脉气逆，不渴而小便不通，诸疮痛不可忍（李杲）。得知母，滋阴降火。得苍术，除湿清热，为治痿要药。得细辛，泻膀胱火，治口舌生疮（震亨）。敷小儿头疮（时珍）。

【附方】旧十三，新三十。阴火为病：大补丸：用黄柏去皮，盐、酒炒褐为末，水丸梧子大。血虚，四物汤下；气虚，四君子汤下。（丹溪方）男女诸虚：孙氏《集效方》：坎离丸：治男子、妇人诸虚百损，小便淋漓，遗精白浊等症。黄柏（去皮，切）二斤，熟糯米一升（童子小便浸之，九浸九晒，蒸过晒研）。为末，酒煮面糊丸梧桐子大。每服一百丸，温酒送下。上盛下虚。水火偏盛，消中等症：黄柏一斤（分作四分，用醇酒、蜜汤、盐水、童尿浸洗），晒炒为末，以知母一斤（去毛，切）捣熬膏，和丸梧桐子大。每服七十丸，白汤下。（《活人心统》）四治坎离诸丸：方见草部苍术下。脏毒痔漏，下血不止：孙探玄《集效方》柏皮丸：用川黄柏皮（刮净）一斤（分作四分，三分用酒、醋、童尿各浸七日，洗晒焙，一分生炒黑色）。为末，炼蜜丸梧桐子大。每空心温酒下五十丸，久服除根。杨诚《经验方》百补丸：专治诸虚赤白浊。用川柏皮（刮净）一斤（分作四分，用酒、蜜、人乳、糯米泔各浸透）。炙干切研，糜米饭丸：如上法服。又陆一峰柏皮丸：黄柏一斤（分作四分，三分用醇酒、盐汤、童尿各浸二日焙研，一分用酥炙研末）。以猪脏一条去膜，入药在内扎，煮熟捣丸。如上法服之。下血数升：黄柏一两（去皮，鸡子白涂炙）。为末，水丸绿豆大。每服七丸，温水下。名金虎丸。（《普济方》）小儿下血或血痢：黄柏半两，赤芍药四钱，为末，饭丸麻子大。每服一二十丸，食前米饮下。（阎孝忠《集效方》）妊娠下痢白色，昼夜三、五十行：根黄厚者，蜜炒令焦为末，大蒜煨熟，去皮捣烂作膏和丸梧桐子大。每空心，米饮下三五十丸，日三服。神妙不可述。（《妇人良方》）小儿热泻：黄柏削皮，焙为末，用米汤和，丸粟米大。每服一二十丸，米汤下。（《十全博救方》）赤白浊淫及梦泄精滑：真珠粉丸：黄柏（炒）、真蛤粉各一斤，为末，滴水丸梧桐子大。每服一百丸，空心温酒下。黄柏苦而降火，蛤粉咸而补肾也。又方：加知母（炒）、牡蛎粉（煅）、山药（炒）等分为末，糊丸梧桐子大。每服八十丸，盐汤下。（《洁古家珍》）

檀桓（《拾遗》）

【集解】藏器曰：檀桓乃百岁柏之根，如天门冬，长三四尺，别在一旁，以小根缀之。一名檀桓芝。出《灵宝方》。

时珍曰：《本经》但言黄柏根名檀桓。陈氏所说乃柏旁所生檀桓芝也，与陶弘景所说同。

【气味】苦,寒,无毒。

【主治】心腹百病,安魂魄,不饥渴。久服,轻身延年通神(《别录》)。长生神仙,去万病。为散,饮服方寸匕,尽一枚有验(藏器)。

小柏(《唐本草》)

【释名】子柏(弘景)、山石榴。

时珍曰:此与金樱子、杜鹃花并名山石榴,非一物也。

【集解】弘景曰:子柏树小,状如石榴,其皮黄而苦。又一种多刺,皮亦黄。并主口疮。

恭曰:小柏生山石间,所在皆有,襄阳岘山东者为良。一名山石榴,其树枝叶与石榴无别,但花异,子细黑圆如牛李子及女贞子尔。其树皮白,陶云皮黄,恐谬矣。今太常所贮,乃小树多刺而叶细者,名刺柏,非小柏也。

藏器曰:凡是柏木皆皮黄。今既不黄,非柏也。小柏如石榴,皮黄,子赤如枸杞子,两头尖。人剉枝以染黄。若云子黑而圆,恐是别物,非小柏也。

时珍曰:小柏山间时有之,小树也。其皮外白里黄,状如柏皮而薄小。

【气味】苦,大寒,无毒。

【主治】口疮疳𧏾,杀诸虫,去心腹中热气(《唐本》)。治血崩(时珍。《妇人良方》治血崩,阿茄陀丸方中用之)。

黄栌(宋《嘉祐》)

【集解】藏器曰:黄栌生商洛山谷,四川界甚有之。叶圆木黄,可染黄色。

木

【气味】苦,寒,无毒。

【主治】除烦热,解酒疸目黄,水煮服之(藏器)。洗赤眼及汤火、漆疮(时珍)。

【附方】新一。大风癞疾:黄栌木五两(剉,用新汲水一斗浸二七日,焙研),苏方木五两,乌麻子一斗(九蒸九曝),天麻二两,丁香、乳香各一两,为末。以赤黍米一升淘净,用浸黄栌水煮米粥捣和,丸梧桐子大。每服二三十丸,食后浆水下,日二、夜一。(《圣济总录》)

厚朴(《本经》中品)

【校正】并入有名未用逐折。

【释名】烈朴(《日华》)、赤朴(《别录》)、厚皮(同)、重皮(《广雅》),树名榛(《别录》），子名逐折（《别录》）。

时珍曰：其木质朴而皮厚，味辛烈而色紫赤，故有厚朴、烈、赤诸名。

颂曰：《广雅》谓之重皮，方书或作厚皮也。

【集解】《别录》曰：厚朴生交趾、冤句。三月、九月、十月采皮，阴干。

弘景曰：今出建平、宜都。极厚、肉紫色为好，壳薄而白者不佳。俗方多用，道家不须也。

颂曰：今洛阳、陕西、江淮、湖南、蜀川山谷中往往有之，而以梓州、龙州者为上。木高三四丈，径一二尺。春生叶如槲叶，四季不凋。红花而青实。皮极鳞皱而厚，紫色多润者佳，薄而白者不堪。

宗奭曰：今伊阳县及商州亦有，但薄而色淡，不如梓州者厚而紫色有油。

时珍曰：朴树肤白肉紫，叶如槲叶。五、六月开细花，结实如冬青子，生青熟赤，有核。七、八月采之，味甘美。

皮

【修治】敩曰：凡使要紫色味辛者为好，刮去粗皮。入丸散，每一斤用酥四两炙熟用。若入汤饮，用自然姜汁八两炙尽为度。

大明曰：凡入药去粗皮，用姜汁炙，或浸炒用。

宗奭曰：味苦。不以姜制，则棘人喉舌。

【气味】苦，温，无毒。

《别录》曰：大温。

吴普曰：神农、岐伯、雷公：苦，无毒；李当之：小温。

权曰：苦、辛，大热。

元素曰：气温，味苦、辛。气味俱厚，体重浊而微降，阴中阳也。

杲曰：可升可降。

之才曰：干姜为之使。恶泽泻、硝石、寒水石。忌豆，食之动气。

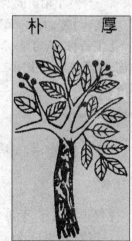

【主治】中风伤寒，头痛寒热惊悸，气血痹，死肌，去三虫（《本经》）。温中益气，消痰下气，疗霍乱及腹痛胀满，胃中冷逆，胸中呕不止，泄痢淋露，除惊，去留热心烦满，厚肠胃（《别录》）。健脾，治反胃，霍乱转筋，冷热气，泻膀胱及五脏一切气，妇人产前产后腹脏不安，杀肠中虫，明耳目，调关节（大明）。治积年冷气，腹内雷鸣虚吼，宿食不消，去结水，破宿血，化水谷，止吐酸水，大温胃气，治冷痛，主病人虚而尿白（甄权）。主肺气胀满，膨而喘咳（好古）。

【附方】旧九，新五。厚朴煎丸：孙兆云：补肾不如补脾。脾胃气壮，则能饮食。饮食既进，则益营卫，养精血，滋骨髓。是以《素问》云：精不足者补之以味；形不足者，补之以气。此药大补脾胃虚损，温中降气，化痰进食，去冷饮、呕吐、泄泻等症。用厚朴（去皮剉片），用生姜二斤（连皮切片），以水五升同煮干，去姜，焙朴。以干姜四两，甘草二两，再同厚朴以水五升煮干，去草，焙姜、朴为末。用枣肉、生姜同煮熟，去姜，捣枣和，丸梧子大。每服五十丸，米饮下。一方加熟附子。（王璆《百一选方》）痰壅呕逆，心胸满闷，不下饮食：厚朴一两，姜汁炙黄为末。非时米饮调下二钱匕。（《圣惠方》）腹胀脉数：厚朴三物汤：用厚朴半斤，枳实五枚，以水一斗二升，煎取五升，入大黄四两，再煎三升。温服一升，转动更服，不动勿服。（张仲景《金匮要略》）腹痛胀满：厚朴七物汤：用厚朴半斤（制），甘草、大黄各三两，枣十枚，大枳实五枚，桂二两，生姜五两，以水一斗，煎取四升。温服八合，日三。呕者，加半夏五合。（《金匮要略》）男女气胀心闷，饮食不下，冷热相攻，久患不愈：厚朴（姜汁炙焦黑）为末。以陈米饮调服二钱匕，日三服。（《斗门方》）反胃止泻：方同上。中满洞泻：厚朴、干姜等分为末，蜜丸梧桐子大。每服五十丸，米饮下。（鲍氏方）小儿吐泻，胃虚及有痰惊：梓朴散：用梓州厚朴一两，半夏（汤泡七次，姜汁浸半日，晒干）一钱，以米泔三升同浸一百刻，水尽为度。如未尽，少加火熬干。去厚朴，只研半夏。每服半钱或一字。薄荷汤调下。（钱乙《小儿直诀》）霍乱腹痛：厚朴汤：用厚朴（炙）四两，桂心二两，枳实五枚，生姜二两，水六升，煎取二升，分三服。此陶隐居方也。唐·石泉公王方庆《广南方》云：此方不惟治霍乱，凡诸病皆治。《圣惠方》：用厚朴（姜汁炙），研末。新汲水服二钱，如神。下痢水谷久不瘥者：厚朴三两，黄连三两，水三升，煎一升，空心细服。（《梅师方》）大肠干结：厚朴生研，猪脏（煮）捣和，丸梧桐子大。每姜水下三十丸。（《十便良方》）

逐折

【气味】甘，温，无毒。

【主治】疗鼠瘘，明目益气（《别录》）。

【正误】《别录》有名未用曰：逐折杀鼠，益气明目。一名百合，一名厚实，生木间，茎黄。七月实，黑如大豆。

弘景曰：杜仲子，亦名逐折。《别录》厚朴条下，已言子名逐折；而有名未用中复出逐折，主治相同，惟鼠瘘、杀鼠字误，未知孰是尔？所云厚实，乃厚朴实也，故皮谓之厚皮。陶氏不知，援引杜仲为注，皆误矣。今正之。

【附录】浮烂罗勒

藏器曰：生康国。皮似厚朴，味酸，平，无毒。主一切风气，开胃补心，除冷痹，调脏腑。

杜仲（《本经》上品）

【释名】思仲（《别录》）、思仙（《本经》）、木绵（《吴普》）、檰。

时珍曰：昔有杜仲服此得道，因以名之。思仲、思仙，皆由此义。其皮中有银丝如绵，故曰木绵。其子名逐折，与厚朴子同名。

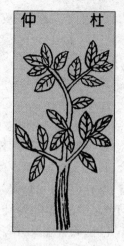

仲 杜

【集解】《别录》曰：杜仲生上虞山谷及上党、汉中。二月、五月、六月、九月采皮。

弘景曰：上虞在豫州，虞、虢之虞，非会稽上虞县也。今用出建平、宜都者。状如厚朴，折之多白丝者为佳。

保升曰：生深山大谷，所在有之。树高数丈，叶似辛夷。

皮

【修治】敩曰：凡使削去粗皮。每一斤，用酥一两，蜜三两，和涂火炙，以尽为度。细剉用。

【气味】辛，平，无毒。

《别录》曰：甘，温。

权曰：苦，暖。

元素曰：性温，味辛、甘。气味俱薄，沉而降，阴也。

杲曰：阳也，降也。

好古曰：肝经气分药也。

之才曰：恶玄参、蛇蜕皮。

【主治】腰膝痛，补中益精气，坚筋骨，强志，除阴下痒湿，小便余沥。久服，轻身耐老（《本经》）。脚中酸疼，不欲践地（《别录》）。治肾劳，腰脊挛（大明）。肾冷，臀腰痛。人虚而身强直，风也。腰不利，加而用之（甄权）。能使筋骨相着（李杲）。润肝燥，补肝经风虚（好古）。

【发明】时珍曰：杜仲古方只知滋肾，惟王好古言是肝经气分药，润肝燥，补肝虚，发昔人所未发也。盖肝主筋，肾主骨。肾充则骨强，肝充则筋健。屈伸利用，皆属于筋。杜仲色紫而润，味甘微辛，其气温平。甘温能补，微辛能润。故能入肝而补肾，子能令母实也。按庞元英《谈薮》：一少年新娶，后得脚软病，且疼甚。医作脚气治不效。路钤孙琳诊之。用杜仲一味，寸断片拆。每以一两，用半酒、半水一大盏煎服。三日能行，又三日痊愈。琳曰：此乃肾虚，非脚气也。杜仲能治腰膝痛，以酒行之，则为效容易矣。

【附方】旧六，新三。青娥丸：方见补骨脂下。肾虚腰痛：崔元亮《海上集验方》：用杜仲去皮炙黄一大斤，分作十剂。每夜取一剂，以水一大升，浸至五更，煎三分减一，取汁，以羊肾三四枚切下，再煮三五沸，如作羹法，和以椒、盐，空腹顿服。《圣惠方》：入薤白七茎。箧中方：加五味子半斤。风冷伤肾，腰背虚痛：杜仲一斤切炒，酒二升，渍十日，日服三合。此陶隐居得效方也。《三因方》：为末，每旦以温酒服二钱。病后虚汗及目中流汁：杜仲、牡蛎等分，为末。卧时水服五匕，不止更服。（《肘后方》）频惯堕胎或三、四月即堕者：于两月前，以杜仲八两（糯米煎汤浸透，炒去丝），续断二两（酒浸焙干）。为末，以山药五六两，为末作糊，丸梧桐子大。每服五十丸，空心米饮下。《肘后方》：用杜仲焙研，枣肉为丸。糯米饮下。（杨起《简便方》）产后诸疾及胎脏不安：杜仲去皮，瓦上焙干，木臼捣末，煮枣肉和，丸弹子大。每服一丸，糯米饮下，日二服。（《胜金方》）

椿芽

【气味】缺。

【主治】作蔬,去风毒脚气,久积风冷,肠痔下血。亦可煎汤(苏颂)。

椿樗(《唐本草》)

【校正】并入《嘉祐》椿荚。

【释名】香者名椿(《集韵》作櫄,《夏书》作杶,《左传》作
橁),臭者名樗(音丑居切。亦作㯉),山樗名栲(音考)、虎目树
(《拾遗》)、大眼桐。

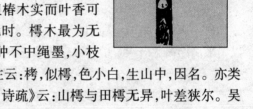

时珍曰:椿樗易长而多寿考,故有椿、栲之称。《庄子》言"大
椿以八千岁为春秋"是矣。椿香而樗臭,故椿字义作櫄,其气黑
也。㯉子从虖,其气臭,人呵嘑之也。樗亦椿音之转尔。

藏器曰:俗呼椿为猪椿,北人呼樗为山椿,江东呼为虎目树,
亦名虎眼。谓叶脱处有痕,如虎之眼目,又如樗蒲子,故得此名。

【集解】恭曰:椿、樗二树形相似,但樗木疏、椿木实为别也。

颂曰:二木南北皆有之。形干大抵相类,但椿木实而叶香可
啖,樗木疏而气臭,膳夫亦能熬去其气,并采无时。樗木最为无
用,《庄子》所谓"吾有大木,人谓之樗,其本拥肿不中绳墨,小枝
曲拳不中规矩"者。《尔雅》云:栲山樗。郭璞注云:栲,似樗,
色小白,生山中,因名。亦类
漆树。俗语云:櫄、樗、栲、漆,相似如一。陆机《诗疏》云:山樗与田樗无异,叶差狭尔。吴
人以叶为茗。

宗奭曰:椿、樗皆臭,但一种有花结子,一种无花不实。世以无花而木身大,其干端直
者为椿,椿木用叶。其有花、荚而木身小,干多迂矮者为樗,樗用根及荚、叶。又虫部有樗
鸡,不言椿鸡,以显有鸡者为樗,无鸡者为椿。古人命名其义甚明。

禹锡曰:樗之有花者无荚,有荚者无花。其荚夏月常生臭樗上,未见椿上有荚者。然
世俗不辨椿、樗之异,故呼樗荚为椿荚尔。

时珍曰:椿、樗、栲,乃一木三种也。椿木皮细肌实而赤,嫩叶香甘可茹。樗木皮粗肌
虚而白,其叶臭恶,歉年人或采食。栲木即樗之生山中者,木亦虚大,梓人亦或用之。然
爪之如腐朽,故古人以为不材之木,不似椿木坚实,可入栋梁也。

叶

【气味】苦,温,有小毒。

诜曰:椿芽多食动风,熏十二经脉、五脏六腑,令人神昏血气微。若和猪肉、热面频食
则中满,盖壅经络也。

时珍曰:椿叶无毒,樗叶有小毒。

【主治】煮水,洗疮疥风疽。樗木根、叶尤良(《唐本》)。白秃不生发,取椿、桃、楸叶心捣汁,频涂之(时珍)。嫩芽瀹食,消风祛毒(《生生编》)。

自皮及根皮

【修治】敩曰:凡使椿根,不近西头者为上。采出拌生葱蒸半日,剉细,以袋盛挂屋南畔,阴干用。

时珍曰:椿、樗木皮、根皮,并刮去粗皮,阴干,临时切焙入用。

【气味】苦,温,无毒。

权曰:微热。

震亨曰:凉而燥。

藏器曰:樗根有小毒。

时珍曰:樗根制硫黄、砒石、黄金。

【主治】疳䘌,樗根尤良(《唐本》)。去口鼻疳虫,杀蛔虫疥䘌,鬼疰传尸,蛊毒下血,及赤白久痢(藏器)。得地榆,止疳痢(萧炳)。止女子血崩,产后血不止,赤带,肠风泻血不住,肠滑泻,缩小便。蜜炙用(大明)。利溺涩(雷敩)。治赤白浊,赤白带,湿气下痢,精滑梦遗,燥下湿,去肺胃陈积之痰(震亨)。

【附方】旧六,新十一。去鬼气:樗根皮一握细切,以童儿小便二升,豉一合,浸一宿,绞汁煎一沸。三五日一度,服之。(陈藏器《本草》)小儿疳疾:椿白皮(晒干)二两为末,以粟米淘净研浓汁和,丸梧桐子大。十岁三四丸,米饮下,量人加减。仍以一丸纳竹筒中,吹入鼻内,三度良。(《子母秘录》)小儿疳痢困重者:用樗白皮捣粉,以水和枣作大馄饨子。日晒少时,又捣,如此三遍,以水煮熟,空肚吞七枚。重者不过七服。忌油腻、热面、毒物。又方:用樗根浓汁一蚬壳,和粟米泔等分,灌下部。再度即瘥,其验如神。大人亦宜。(《外台秘要》)休息痢疾,日夜无度,腥臭不可近,脐腹撮痛:东垣《脾胃论》:用椿根白皮、诃黎勒各半两,母丁香三十个,为末,醋糊丸梧桐子大。每服五十丸,米饮下。唐瑶《经验方》:用椿根白皮东南行者,长流水内漂三日,去黄皮,焙为末。每一两加小香二钱,粳米饭为丸。每服一钱二分,空腹米饮下。水谷下利及每至立秋前后即患痢,兼腰痛:取樗根一大两捣筛,以好面捻作馄饨如皂子大,水煮熟。每日空心服十枚。并无禁忌,神良。(刘禹锡《传信方》)下利清血,腹中刺痛:椿根白皮洗刮晒研,醋糊丸梧桐子大。每空心米饮下三四十丸。一加苍术、枳壳减半。(《经验方》)脏毒下痢赤白:用香椿洗刮取皮,晒干为末。饮下一钱,立效。(《经验方》)脏毒下血:温白丸:用椿根白皮去粗皮,酒浸晒研,枣肉和,丸梧桐子大。每淡酒服五十丸,或酒糊丸亦可。(《儒门事亲》)下血经年:樗根三钱。水一盏,煎七分,入酒半盏服。或作丸服。虚者加人参等分。即虎眼树。(《仁存方》)血痢下血:腊月,日未出时,取背阴地北引樗根皮,东流水洗净,挂风处阴干为末。每二两入寒食面一两,新汲水丸梧子大,阴干。每服三十丸,水煮滚,倾出,温水送下。忌见日,则无效。名如神丸。(《普济方》)脾毒肠风:因营卫虚弱,风气袭之,热气乘之,血渗肠间,故大便下血。用臭椿根(刮去粗皮,焙干)四两,苍术(米泔浸焙)、枳壳(麸炒)各一两,为末,醋糊丸如梧桐子大。每服五十丸,米饮下,日三服。(《本事方》)产后肠脱不能收拾者:樗枝(取皮焙干)一握,水五升,连根葱五茎,汉椒一撮,同煎至三升,去滓倾盆内。乘热熏洗,冷则再热,一服可作五次用,洗后睡少时。忌盐、鲜、酱面、发风毒物,及用心劳力等事。年深者亦治之。(《妇人良方》)女人白带:椿根白皮、滑石等分。为末,粥丸梧桐子大。每空腹白汤下一百丸。又方:椿根白皮一两半,干姜(炒黑)、白芍药(炒黑)、黄柏(炒黑)各二钱,为末。如上法丸服。(丹溪方)男子白浊:方同上。

荚

【释名】凤眼草(象形)。

【主治】大便下血(《嘉祐》)。

【附方】新四。肠风泻血:椿荚半生半烧,为末。每服二钱,米饮下。(《普济方》)误吞鱼刺:《生生编》:用椿树子烧研,酒服二钱。《保寿堂方》:用香椿树子(阴干)半碗,擂碎,热酒冲服,良久连骨吐出。洗头明目:用凤眼草(即椿树上丛生荚也),烧灰淋水洗头,经一年眼如童子。加椿皮灰尤佳。正月七日、二月八日、三月四日、四月五日、五月二日、六月四日、七月七日、八月三日、九月二十日、十月二十三日、十一月二十九日、十二月十四日洗之。(《卫生易简方》)

漆(《本经》上品)

【释名】桼。

时珍曰:许慎《说文》云:漆本作桼,木汁可以髤物,其字象水滴而下之形也。

【集解】《别录》曰:干漆生汉中山谷。夏至后采,干之。

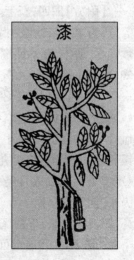

漆

弘景曰:今梁州漆最甚,益州亦有。广州漆性急易燥。其诸处漆桶中自然干者,状如蜂房孔孔隔者为佳。

时珍曰:漆树人多种之,春分前移栽易成,有利。其身如柿,其叶如椿。以金州者为佳,故世称金漆。人多以物乱之。试诀有云:微扇光如镜,悬丝急似钩。撼成琥珀色,打着有浮沤。今广浙中出一种漆树,似小榎而大。六月取汁漆物,黄泽如金,即《唐书》所谓黄漆者也。入药仍当用黑漆。广南漆作饴糖气,沾沾无力。

干漆

【修治】大明曰:干漆入药,须捣碎炒熟。不尔,损人肠胃。若是湿漆,煎干更好。亦有烧存性者。

【气味】辛,温,无毒。

权曰：辛、咸。

宗奭曰：苦。

元素曰：辛，平，有毒。降也，阳中阴也。

之才曰：半夏为之使。畏鸡子，忌油脂。

弘景曰：生漆毒烈，人以鸡子和服之去虫，犹自啮肠胃也。畏漆人乃致死者。外气亦能使身肉疮肿，自有疗法。

大明曰：毒发，饮铁浆并黄栌汁、甘豆汤、吃蟹，并可制之。

时珍曰：今人货漆多杂桐油，故多毒。《淮南子》云：蟹见漆而不干。《相感志》云：漆得蟹而成水。盖物性相制也。凡人畏漆者，嚼蜀椒涂口鼻则可免。生漆疮者，杉木汤、紫苏汤、漆姑草汤、蟹汤浴之，皆良。

【主治】绝伤，补中，续筋骨，填髓脑，安五脏。五缓六急，风寒湿痹。生漆：去长虫。久服，轻身耐老（《本经》）。干漆：疗咳嗽，消瘀血痞结腰痛，女子疝瘕，利小肠，去蛔虫（《别录》）。杀三虫，主女人经脉不通（甄权）。治传尸劳，除风（大明）。削年深坚结之积滞，破日久凝结之瘀血（元素）。

【发明】弘景曰：《仙方》用蟹消漆为水，炼服长生。《抱朴子》云：淳漆不粘者，服之通神长生。或以大蟹投其中，或以云母水，或以玉水合之服，九虫悉下，恶血从鼻出。服至一年，六甲、行厨至也。

震亨曰：漆属金，有水与火，性急而飞补。用为去积滞之药，中节则积滞去后，补性内行，人不知也。

时珍曰：漆性毒而杀虫，降而行血。所主诸症虽繁，其功只在二者而已。

【附方】旧四，新七。小儿虫病：胃寒危恶症，与痫相似者。干漆（捣烧烟尽）、白芜荑等分，为末。米饮服一字至一钱。（杜壬方）九种心痛及腹胁积聚滞气：筒内干漆一两，捣炒烟尽，研末，醋煮面糊丸梧桐子大。每服五丸至九丸，热酒下。（《简要济众》）女人血气：妇人不曾生长，血气疼痛不可忍，及治丈夫疝气、小肠气撮痛者，并宜服二圣丸。湿漆一两，熬一食顷，入干漆末一两，和丸梧桐子大。每服三四丸，温酒下。怕漆人不可服。（《经验方》）女人经闭：《指南方》：万应丸：治女人月经瘀闭不来，绕脐寒疝痛彻，及产后血气不调，诸癥瘕等病。用干漆一两（打碎，炒烟尽），牛膝末一两，以生地黄汁一升，入银、石器中慢熬，俟可丸，丸如梧桐子大。每服一丸，加至三五丸，酒、饮任下，以通为度。《产宝方》：治女人月经不利，血气上攻，欲呕，不得睡。用当归四钱，干漆三钱（炒烟尽），为末，炼蜜丸梧桐子大。每服十五丸，空心温酒下。《千金》：治女人月水不通，脐下坚如杯，时发热往来，下痢羸瘦，此为血瘕。若生肉症，不可治也。干漆一斤（烧研），生地黄二十斤（取汁）。和煎至可丸，丸梧桐子大。每服三丸，空心酒下。产后青肿疼痛，及血气水疾：干漆、大麦芽等分，为末，新瓦罐相间铺满，盐泥固济，锻赤，放冷研散。每服一二钱，热酒下。但是产后诸疾皆可服。（《妇人经验方》）五劳七伤：补益方：用干漆、柏子仁、山茱萸、酸枣仁各等分，为末，蜜丸梧桐子大。每服二七丸，温酒下，日二服。（《千金方》）喉痹欲绝不可针药者：干漆烧烟，以筒吸之。（《圣济总录》）解中蛊毒：平胃散末，以生漆和

丸梧桐子大。每空心温酒下七十九至百丸。(《直指方》)下部生疮:生漆涂之良。(《肘后方》)

漆叶

【气味】缺。

【主治】五尸劳疾,杀虫。曝干研末,日用酒服一钱匕(时珍)。

【发明】颂曰:《华佗传》载:彭城樊阿,少师事佗。佗授以漆叶青粘散方,云服之去三虫,利五脏,轻身益气,使人头不白。阿从其言,年五百余岁。漆叶所在有之。青粘生丰沛、彭城及朝歌。一名地节,一名黄芝。主理五脏,益精气。本出于迷人入山,见仙人服之,以告佗。佗以为佳,语阿。阿秘之。近者人见阿之寿而气力强盛,问之。因醉误说,人服多验。后无复有人识青粘,或云即黄精之正叶者也。

时珍曰:按葛洪《抱朴子》云:漆叶、青粘,凡薮之草也。樊阿服之,得寿二百岁,而耳目聪明,犹能持针治病。此近代之实事,良史所记注者也。洪说犹近于理,前言阿年五百岁者,误也。或云青粘即葳蕤。

漆子

【主治】下血(时珍)。

漆花

【主治】小儿解颅、腹胀、交胫不行方中用之(时珍)。

梓(《本经》下品)

【释名】木王。

时珍曰:梓,或作杍,其义未详。按陆佃《埤雅》云:梓为百木长,故呼梓为木王。盖木莫良于梓,故《书》以梓材名篇,《礼》以梓人名匠,朝廷以梓宫名棺也。罗愿云:屋室有此木,则余材皆不震。其为木王可知。

【集解】《别录》曰:梓白皮生河内山谷。

弘景曰:此即梓树之皮。梓有三种,当用朴素不腐者。

藏器曰:楸生山谷间,与梓树本同末异,或以为一物者误矣。

大明曰:梓有数般,惟楸梓皮入药佳,余皆不堪。

机曰:按《尔雅翼》云:《说文》言:椅,梓也。梓,楸也。槚,亦楸也。然则椅、梓、槚、楸,一物四名。而陆机《诗疏》以楸之疏理白色生子者为梓,梓实桐皮者为椅。贾思勰《齐民要术》又以白色有角者为梓,即角楸也,又名子楸。黄色无子者为椅楸,又名荆黄楸。但以子之有无为别。其

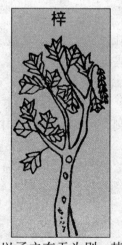

梓

角细长如箸,其长近尺,冬后叶落而角犹在树。其实亦名豫章。

时珍曰:梓木处处有之。有三种:木理白者为梓,赤者为楸,梓之美纹者为椅,楸之小者为榎。诸家疏注,殊欠分明。桐亦名椅,与此不同。此椅即尸子所"谓荆有长松、文椅"者也。

梓白皮

【气味】苦,寒,无毒。

【主治】热毒,去三虫(《本经》)。疗目中疾,主吐逆胃反。小儿热疮,身头热烦,蚀疮,煎汤浴之,并捣敷(《别录》)。煎汤洗小儿壮热,一切疮疥,皮肤瘙痒(大明)。治温病复感寒邪,变为胃晼,煮汁饮之(时珍)。

【附方】新一。时气温病,头痛壮热,初得一日:用生梓木削去黑皮,取里白者切一升,水二升五合煎汁。每服八合,取瘥。(《肘后方》)

叶

【主治】捣敷猪疮。饲猪,肥大三倍(《本经》)。疗手脚火烂疮(《别录》)。

弘景曰:桐叶、梓叶肥猪之法未见,应在商丘子《养猪经》中。

恭曰:二树花叶饲猪,并能肥大且易养,见李当之《本草》及《博物志》,然不云敷猪疮也。

【附方】新一。风癣疙瘩:梓叶、木绵子、羯羊屎、鼠屎等分,入瓶中合定,烧取汁涂之。(《试效录验方》)

楸(《拾遗》)

【释名】榎。

时珍曰:楸叶大而早脱,故谓之楸;榎叶小而早秀,故谓之榎。唐时立秋日,京师卖楸叶,妇女、儿童剪花戴之,取秋意也。《尔雅》云:叶小而皵,梗。叶大而皵,楸。皵,音鹊,皮粗也。

【集解】见梓下。

周定王曰:楸有二种。一种刺楸,其树高大,皮色苍白,上有黄白斑点,枝梗间多大刺。叶似楸而薄,味甘,嫩时炸熟,水淘过拌食。

时珍曰:楸有行列,茎干直耸可爱。至秋垂条如线,谓之楸线,其木湿时脆,燥则坚,故谓之良材,宜作棋枰,即梓之赤者也。

木白皮

【气味】苦,小寒,无毒。

珣曰:微温。

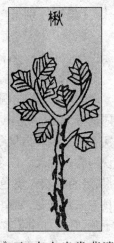

【主治】吐逆,杀三虫及皮肤虫。煎膏,粘敷恶疮疽瘘,痈肿疳痔。除脓血,生肌肤,长筋骨(藏器)。消食涩肠下气,治上气咳嗽。亦入面药(李珣)。口吻生疮,贴之,频易取效(时珍)。

【附方】旧一,新一。瘘疮:楸枝作煎,频洗取效。(《肘后方》)白癜风疮:楸白皮五斤,水五斗,煎五升,去滓,煎如稠膏。日三摩之。(《圣济总录》)

叶

【气味】同皮。

【主治】捣敷疮肿。煮汤,洗脓血。冬取干叶用之。诸痛肿溃及内有刺不出者,取叶十重贴之(藏器。出《范汪方》)。

【发明】时珍曰:楸乃外科要药,而近人少知。葛常之《韵语阳秋》云:有人患发背溃坏,肠胃可窥,百方不瘥。一医用立秋日太阳未升时,采楸树叶,熬之为膏,敷其外;内以云母膏作小丸服,尽四两,不累日而愈也。东晋范汪,名医也,亦称楸叶治疮肿之功。则楸有拔毒排脓之力可知。

【附方】旧七,新一。上气咳嗽,腹满。羸瘦者:楸叶三斗,水三斗,煮三十沸,去滓,煎至可,丸如枣大。以筒纳入下部中,立愈。(崔元亮《海上集验方》)一切毒肿不问硬软:取楸叶十重敷肿上,旧帛裹之,日三易。当重重有毒气为水,流在叶上。冬月取干叶,盐水浸软,或取根皮捣烂,敷之皆效。止痛消肿,食脓血,胜于众药。(《范汪东阳方》)瘰疬瘘疮:楸煎神方:秋分前后早晚,令人持袋摘楸叶,纳袋中。秤取十五斤,以水一石,净釜中煎取三斗,又换锅煎取七八升,又换锅煎取二升,乃纳不津器中。用时先取麻油半合,蜡一分,酥一栗子许,同消化。又取杏仁七粒,生姜少许,同研。米粉二钱,同入膏中搅匀。先涂疮上,经二日来乃拭却,即以篦子勻涂楸煎满疮上,仍以软帛裹之。且日一拭,更上新药。不过五六上,已破者即便生肌,未破者即内消。瘥后须将慎半年。采药及煎时,并禁孝子、妇人、僧道、鸡犬见之。(《箧中方》)灸疮不瘥:痒痛不瘥。楸叶及根皮为末,敷之。(《圣惠方》)头痒生疮:楸叶捣汁,频涂。(《圣惠方》)儿发不生:楸叶中心,捣汁频涂。(《千金翼》)小儿目瞖:嫩楸叶三两烂捣,纸包泥裹,烧干去泥,入水少许,绞汁,铜器慢熬如稀饧,瓷合收之。每旦点之。(《普济方》)小儿秃疮:楸叶捣汁,涂之。(《子母秘录》)

桐(《本经》下品)

【释名】白桐(弘景)、黄桐(《图经》)、泡桐(《纲目》)、椅桐(弘景)荣桐。

时珍曰:《本经》桐叶,即白桐也。桐华成筒,故谓之桐。其材轻虚,色白而有绮纹,故俗谓之白桐、泡桐,古谓之椅桐也。先花后叶,故《尔雅》谓之荣桐。或言其花而不实者,未之察也。陆机以椅为梧桐,郭璞以荣为梧桐,并误。

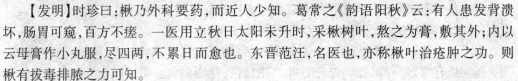

【集解】《别录》曰：桐叶生桐柏山谷。

弘景曰：桐树有四种：青桐，叶、皮青，似梧桐而无子；梧桐，皮白，叶似青桐而有子，子肥可食；白桐，一名椅桐，人家多植之，与冈桐无异，但有花、子，二月开花，黄紫色，《礼》云"三月桐始华"者也，堪作琴瑟；冈桐无子，是作琴瑟者。本草用桐华，应是白桐。

时珍曰：陶注桐有四种，以无子者为青桐、冈桐，有子者为梧桐、白桐。寇注言白桐、冈桐皆无子。苏注以冈桐为油桐。而贾思勰《齐民要术》言：实而皮青者为梧桐，华而不实者为白桐。白桐冬结似子者，乃是明年之华房，非子也。冈桐即油桐也，子大有油。其说与陶氏相反。以今咨访，互有是否。盖白桐即泡桐也。叶大径尺，最易生长。皮色粗白，其木轻虚，不生虫蛀，作器物、屋柱甚良。二月开花，如牵牛花而白色。结实大如巨枣，长寸余，壳内有子片，轻虚如榆荚、葵实之状，老则壳裂，随风飘扬。其花紫色者名冈桐。荏桐即油桐也。青桐即梧桐之无实者。按陈翥《桐谱》，分别白桐、冈桐甚明。云：白花桐，纹理粗而体性慢，喜生朝阳之地。因子而出者，一年可起三四尺；由根而出者，可五七尺。其叶圆大而尖长有角，光滑而毳。先花后叶。花白色，花心微红。其实大二三寸，内为两房，房内有肉，肉上有薄片，即其子也。紫花桐，纹理细而体性坚，亦生朝阳之地，不如白桐易长。其叶三角而圆，大如白桐，色青多毛而不光，且硬，微赤。亦先花后叶，花色

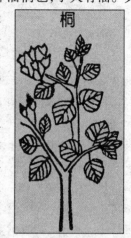

桐

紫。其实亦同白桐而微尖，状如诃子而粘，房中肉黄色。二桐皮色皆一，但花、叶小异，体性坚、慢不同尔。亦有冬月复花者。

桐叶

【气味】苦，寒，无毒。

【主治】恶蚀疮着阴（《本经》）。消肿毒，生发（时珍）。

【附方】新四。手足肿浮：桐叶煮汁渍之，并饮少许。或加小豆，尤妙。（《圣惠方》）痈疽发背大如盘，臭腐不可近：桐叶醋蒸贴上。退热止痛，渐渐生肉收口，极验秘方也。（《医林正宗》）发落不生：桐叶一把，麻子仁三升，米泔煮五、六沸，去滓。日日洗之则长。（《肘后方》）发白染黑：经霜桐叶及子，多收捣碎，以甑蒸之，生布绞汁，沐头。（《普济方》）

木皮

【主治】五痔，杀三虫（《本经》）。疗奔豚气病（《别录》）。五淋。沐发，去头风，生发滋润（甄权）。治恶疮，小儿丹毒，煎汁涂之（时珍）。

【附方】新三。肿从脚起：削桐木煮汁，渍之，并饮少许。（《肘后方》）伤寒发狂：六七日热极狂言，见鬼欲走。取桐皮（削去黑，擘断四寸）一束；以酒五合，水一升，煮半升，去滓顿服。当吐下青黄汁数升，即瘥。（《肘后方》）跌扑伤损：水桐树皮，去青留白，醋炒捣

敷。(《集简方》)

花

【主治】敷猪疮。饲猪,肥大三倍(《本经》)。

【附方】新一。眼见诸物:禽虫飞走,乃肝胆之疾。青桐子花、酸枣仁、玄明粉、羌活各一两,为末。每服二钱,水煎和滓,日三服。(《经验良方》)

梧桐(《纲目》)

【释名】榇。

时珍曰:梧桐名义未详。《尔雅》谓之榇,因其可为棺,《左传》所谓"桐棺三寸"是矣。旧附桐下,今别出条。

【集解】弘景曰:梧桐皮白,叶似青桐,而子肥可食。

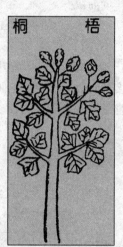

宗奭曰:梧桐四月开嫩黄小花,一如枣花。枝头出丝,堕地成油,沾渍衣履。五、六月结子,人收炒食,味如菱、芡。此是《月令》"清明桐始华"者。

时珍曰:梧桐处处有之。树似桐而皮青不皴,其木无节直生,理细而性紧。叶似桐而稍小,光滑有尖。其花细蕊,坠下如醭。其荚长三寸许,五片合成,老则裂开如箕,谓之囊鄂。其子缀于囊鄂上,多者五六,少或二三。子大如胡椒,其皮皱。罗愿《尔雅翼》云:梧桐多阴,青皮白骨,似青桐而多子。其木易生,鸟衔子堕辄生。但晚春生叶,早秋即凋。古称凤凰非梧桐不栖,岂亦食其实乎?《诗》云:梧桐生矣,于彼朝阳。《齐民要术》云:梧桐生山石间者,为乐器更鸣响也。

木白皮

【气味】缺。

【主治】烧研,和乳汁涂须发,变黄赤(时珍)。治肠痔(苏颂。《删繁方》治痔,青龙五生膏中用之)。

叶

【主治】发背,炙焦研末,蜜调敷,干即易(《肘后》)。

子

【气味】甘,平,无毒。

【主治】捣汁涂,拔去白发,根下必生黑者。又治小儿口疮,和鸡子烧存性,研掺(时珍)。

罂子桐(《拾遗》)

【释名】虎子桐(《拾遗》)、荏桐(《衍义》)、油桐。

时珍曰:罂子,因实状似罂也。虎子,以其毒也。荏者,言其油似荏油也。

【集解】藏器曰:罂子桐生山中。树似梧桐。

颂曰:南人作油者,乃冈桐也。有子大于梧子。

宗奭曰:荏桐,早春先开淡红花,状如鼓子花,成筒子。子可作桐油。

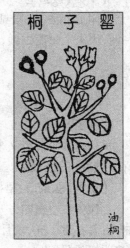

桐子罂

油桐

时珍曰:冈桐即白桐之紫花者。油桐枝、干、花、叶并类冈桐而小,树长亦迟,花亦微红。但其实大而圆,每实中有二子或四子,大如大风子。其肉白色,味甘而吐人。亦或谓之紫花桐。人多种莳收子,货之为油,入漆家及舱船用,为时所须。人多伪之,惟以篾圈蘸起如鼓面者为真。

桐子油

【气味】甘、微辛,寒,有大毒。

大明曰:冷,微毒。时珍曰:桐油吐人,得酒即解。

【主治】摩疥癣虫疮毒肿。毒鼠至死(藏器)。敷恶疮,及宣水肿,涂鼠咬处。能辟鼠(大明)。涂胫疮、汤火伤疮。吐风痰喉痹,及一切诸疾,以水和油,扫入喉中探吐;或以子研末,吹入喉中取吐。又点灯烧铜箸头,烙风热烂眼,亦妙(时珍)。

【附方】新七。痈肿初起:桐油点灯,入竹筒内熏之,得出黄水即消。(《医林正宗》)血风臁疮:胡粉煅过研,桐油调作隔纸膏,贴之。又方:用船上陈桐油石灰煅过,又以人发拌桐油炙干为末,仍以桐油调作膏,涂纸上,刺孔贴之。(杨起《简便方》)脚肚风疮如癞:桐油、人乳等分,扫之。数次即愈。(《集简方》)酒齄赤鼻:桐油入黄丹、雄黄,敷之。(《摘玄方》)冻疮皲裂:桐油一碗,发一握。熬化瓶收。每以温水洗令软,敷之即安。(《救急方》)解砒石毒:桐油二升,灌之。吐即毒解。(华佗危病方)

【附录】梛桐(音而郢切)

藏器曰:生山谷问。状似青桐,叶有丫。人取皮以沤丝。木皮味甘,温,无毒。治蚕咬毒气入腹,末服之。鸡犬食蚕欲死者,煎汁灌之,丝烂即愈。叶:主蛇、虫、蜘蛛咬毒,捣烂封之。

海桐(宋《开宝》)

【释名】刺桐。

珣曰:生南海山谷中,树似桐而皮黄白色,有刺,故以名之。

【集解1颂曰:海桐生南海及雷州,近海州郡亦有之。叶大如手,作三花尖。皮若梓白皮,而坚韧可作绳,入水不烂。不拘时月采之。又云:岭南有刺桐,叶如梧桐。其花附干而生,侧敷如掌,形若金凤,枝干有刺,花色深红。江南有赪桐,红花无实。

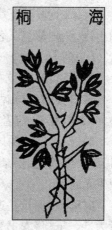

时珍曰:海桐皮有巨刺,如鼋甲之刺,或云即刺桐皮也。按嵇含《南方草木状》云:九真有刺桐,布叶繁密。三月开花,赤色照映,三五房凋,则三五复发。陈翥《桐谱》云:刺桐生山谷中。纹理细紧,而性喜拆裂。体有巨刺,如榄树。其叶如枫。赪桐身青,叶圆大而长。高三四尺,便有花成朵而繁,红色如火,为夏秋荣观。

木皮

【气味】苦,平,无毒。

大明曰:温。

【主治】霍乱中恶,赤白久痢,除疳匶疥癣,牙齿虫痛,并煮服及含之。水浸洗目,除肤赤(《开宝》)。主腰脚不遂,血脉顽痹,腿膝疼痛,赤白泻痢(李珣)。去风杀虫。煎汤,洗赤目(时珍)。

【发明】颂曰:古方多用浸酒治风蹷。南唐筠州刺史王绍颜撰《续传信方》云:顷年予在姑孰,得腰膝痛不可忍。医以肾脏风毒攻刺诸药莫疗。因览刘禹锡《传信方》备有此验。修服一剂,便减五分。其方用海桐皮二两,牛膝、芎劳、羌活、地骨皮、五加皮各一两,甘草半两,薏苡仁二两,生地黄十两,并净洗焙干细剉,以绵包裹,入无灰酒二斗浸之,冬二七,夏一七。空心饮一盏,每日早、午、晚各一次,长令醺醺。此方不得添减,禁毒食。

时珍曰:海桐皮能行经络,达病所。又入血分,及去风杀虫。

【附方】新三。风癣有虫:海桐皮、蛇床子等分,为末。以腊猪脂调,搽之。(艾元英《如宜方》)风虫牙痛:海桐皮煎水,漱之。(《圣惠方》)中恶霍乱:海桐皮,煮汁服之。(《圣济总录》)

刺桐花

【主治】止金疮血,殊效(苏颂)。

【附录】鸡桐

时珍曰:生岭南山间。其叶如楝。用叶煮汤,洗渫足膝风湿痹气。

楝(《本经》下品)

【释名】苦楝(《图经》),实名金铃子。

时珍曰:按罗愿《尔雅翼》云:楝叶可以练物,故谓之楝。其子如小铃,熟则黄色。名金铃,象形也。

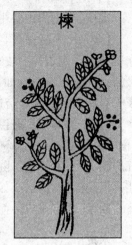

楝

【集解】《别录》曰:楝实生荆山山谷。

弘景曰:处处有之。俗人五月五日取叶佩之,云辟恶也。

恭曰:此有雌雄两种:雄者无子,根赤有毒,服之使人吐,不能止,时有至死者;雌者有子,根白微毒。入药当用雌者。

颂曰:楝实以蜀川者为佳。木高丈余,叶密如槐而长。三、四月开花,红紫色,芬香满庭。实如弹丸,生青熟黄,十二月采之。根采无时。

时珍曰:楝长甚速,三五年即可作椽。其子正如圆枣,以川中者为良。王祯《农书》言鹡鸰食其实。应劭《风俗通》言獬豸食其叶。宗懔《岁时记》言蛟龙畏楝,故端午以叶包粽,投江中祭屈原。

实

【修治】敦曰:凡采得晒干,酒拌令透,蒸待皮软,刮去皮,取肉去核用。凡使肉不使核,使核不使肉。如使核,捶碎,用浆水煮一伏时,晒干。其花落子,谓之石茱萸,不入药用。

嘉谟曰:石茱萸亦入外科用。

【气味】苦,寒,有小毒。

元素曰:酸、苦,平。阴中之阳。

时珍曰:得酒煮,乃寒因热用也。茴香为之使。

【主治】温疾伤寒,大热烦狂,杀三虫,疥疡,利小便水道(《本经》)。主中大热狂,失心躁闷,作汤浴,不入汤使(甄权)。入心及小肠,止上下部腹痛(李杲)。泻膀胱(好古)。治诸疝虫痔(时珍)。

【发明】元素曰:热厥暴痛,非此不能除。

时珍曰:楝实,导小肠、膀胱之热,因引心包相火下行,故心腹痛及疝气为要药。甄权乃言不入汤使,则《本经》何以有治热狂、利小便之文耶?近方治疝,有四治、五治、七治诸法,盖亦配合之巧耳。

【附方】旧三,新八。热厥心痛或发或止,身热足寒,久不愈者:先灸太溪、昆仑,引热下行。内服金铃散:用金铃子、玄胡索各一两,为末。每服三钱,温酒调下。(洁古《活法机要》)小儿冷疝气痛,肤囊浮肿:金铃子(去核)五钱,吴茱萸二钱半,为末,酒糊丸黍米大。每盐汤下二三十丸。(《全幼心鉴》)丈夫疝气:本脏气伤,膀胱连小肠等气。金铃子一百个(温汤浸过去皮），巴豆二百个（微打破），以面二升，同于铜铛内炒至金铃子赤为度。放冷取出，去核为末，巴、面不用。每服三钱，热酒或醋汤调服。一方：入盐炒茴香半两。（《经验方》）癞疝肿痛：《澹寮方》楝实丸：治钓肾偏坠，痛不可忍。用川楝子肉五两，分作五分：一两用破故纸二钱炒黄，一两用小茴香三钱、食盐半钱同炒，一两用莱菔子一钱同炒，一两用牵牛子三钱同炒，一两用斑蝥七枚（去头、足）同炒。拣去食盐、莱菔、牵牛、斑蝥，只留故纸、茴香，同研为末，以酒打面糊丸梧桐子大。每空心酒下五十丸。《得效方》楝实丸：治一切疝气肿痛，大有神效。用川楝子（酒润取肉）一斤，分作四分：四两用小麦一合，斑蝥四十九个，同炒熟，去蝥；四两用小麦一合，巴豆四十九枚，同炒熟，去豆；四两用小麦一合，巴戟肉一两，同炒熟，去戟；四两用小茴香一合，食盐一两，同炒熟，去盐。加破故纸（酒炒）一两，广木香（不见火）一两，为末，酒煮面糊丸梧桐子大。每服五十丸，盐汤空心下，日三服。《直指方》楝实丸：治外肾胀大，麻木痛破，及奔豚疝气。用川楝子四十九个，分七处切取肉：七个用小茴香五钱同炒，七个用破故纸二钱半同炒，七个用黑牵牛二钱半同炒，七个用食盐二钱同炒，七个用萝卜子二钱半同炒，七个用巴豆十四个同炒，七个用斑蝥十四个（去头、足）同炒。拣去萝卜子、巴豆、斑蝥三味不用。入青木香五钱，南木香、官桂各二钱半，为末，酒煮面糊丸梧桐子大。每服三十丸，食前用盐汤下，一日三服。脏毒下血：苦楝子炒黄为末，蜜丸梧桐子大。米饮每吞十丸至二十丸。（《经验方》）腹中长虫：楝实以淳苦酒渍一宿，绵裹，塞入谷道中三寸许，日二易之。（《外台秘要》）耳猝热肿：楝实五合，捣烂，绵裹塞之，频换。（《圣惠方》）肾消膏淋，病在下焦：苦楝子、茴香等分。炒为末。每温酒服一钱。（《圣惠方》）小儿五疳：川楝子肉、川芎劳等分，为末，猪胆汁丸。米饮下。（《摘玄方》）

根及木皮

【气味】苦，微寒，微毒。

大明曰：雄者根赤有毒，吐泻杀人，不可误服。雌者入服食，每一两可入糯米五十粒同煎，杀毒。若泻者，以冷粥止之。不泻者，以热葱粥发之。

【主治】蛔虫，利大肠（《别录》）。苦酒和，涂疥癣甚良（弘景）。治游风热毒，风疹恶疮疥癞，小儿壮热，并煎汤浸洗（大明）。

【附方】旧四，新六。消渴有虫：苦楝根白皮一握切焙，入麝香少许，水二碗，煎至一碗，空心饮之，虽困顿不妨。下虫如蛔而红色，其渴自止。消渴有虫，人所不知。（洪迈《夷坚志》）小儿蛔虫：楝木皮削去苍皮，水煮汁，量大小饮之。《斗门方》：用为末，米饮服二钱。《集简方》：用根皮，同鸡卵煮熟，空心食之。次日虫下。《经验方》抵圣散：用苦楝皮二两，白芜荑半两，为末。每以一二钱，水煎服之。《简便方》：用楝根白皮（去粗）二斤切，水一斗，煮取汁三升，沙锅熬成膏。五更初，温酒服一匙，以虫下为度。小儿诸疮：恶疮、秃疮、蟨蝼疮、浸淫疮，并宜楝树皮或枝烧灰敷之。干者猪脂调。（《千金方》）口中瘘疮：东行楝根细到，水煮浓汁，日日含漱，吐去勿咽。（《肘后方》）蜈蚣蜂伤：楝树枝、叶汁，涂之良。（杨起《简便方》）疥疮风虫：楝根皮、皂角（去皮、子）等分。为末。猪脂调涂。（《奇效方》）

花

【主治】热痱,焙末掺之。铺席下,杀蚤、虱(时珍)。

叶

【主治】疝入囊痛,临发时煎酒饮(时珍)。

槐(《本经》上品)

【校正】并入《嘉祐》槐花、槐胶。

【释名】櫰(音怀)。

时珍曰:按《周礼》外朝之法,面三槐,三公位焉。吴澄注云:槐之言怀也,怀来人于此也。王安石释云:槐华黄,中怀其美,故三公位之。《春秋元命包》云:槐之言归也。古者树槐,听讼其下,使情归实也。

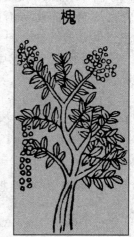

槐

【集解】《别录》曰:槐实生河南平泽。可作神烛。

时珍曰:槐之生也,季春五日而兔目,十日而鼠耳,更旬而始规,二旬而叶成。初生嫩芽可炸熟,水淘过食,亦可作饮代茶。或采槐子种畦中,采苗食之亦良。其木材坚重,有青黄白黑色。其花未开时,状如米粒,炒过煎水染黄甚鲜。其实作荚连珠,中有黑子,以子连多者为好。《周礼》:秋取槐、檀之火。《淮南子》:老槐生火。《天玄主物簿》云:老槐生丹。槐之神异如此。

藏器曰:子上房,七月收之,堪染皂。

槐实

【修治】敩曰:凡采得,去单子并五子者,只取两子、三子者,以铜锤捶破,用乌牛乳浸一宿,蒸过用。

【气味】苦,寒,无毒。

《别录》曰:酸、咸。

之才曰:景天为之使。

【主治】五内邪气热,止涎唾,补绝伤,火疮,妇人乳瘕,子藏急痛(《本经》)。久服,明目益气,头不白,延年。治五痔疮瘘,以七月七日取之,捣汁铜器盛之,日煎令可,丸如鼠屎,纳窍中,日三易乃愈。又堕胎(《别录》)。治大热难产(甄权)。杀虫去风。合房阴干煮饮,明目,除热泪,头脑心胸间热风烦闷,风眩欲倒,心头吐涎如醉,潎潎如船车上者(藏器)。治丈夫、女人阴疮湿痒。催生,吞七粒(大明)。疏导风热(宗奭)。治口齿风,凉大肠,润肝燥(李杲)。

【发明】好古曰：槐实纯阴，肝经气分药也。治证与桃仁同。

弘景曰：槐子，以十月巳日采相连多者，新盆盛，合泥百日，皮烂为水，核如大豆。服之令脑满，发不白而长生。

时珍曰：按《太清草木方》云：槐者虚星之精。十月上巳日采子服之，去百病，长生通神。《梁书》言：庾肩吾常服槐实，年七十余，发鬓皆黑，目看细字，亦其验也。古方以子入冬月牛胆中渍之，阴干百日，每食后吞一枚。云久服明目通神，白发还黑。有痔及下血者，尤宜服之。

【附方】旧一，新四。槐角丸：治五种肠风泻血。粪前有血名外痔，粪后有血名内痔，大肠不收名脱肛，谷道四面胬肉如奶名举痔，头上有孔名瘘疮，内有虫名虫痔，并皆治之。槐角（去梗，炒）一两，地榆、当归（酒焙）、防风、黄芩、枳壳（麸炒）各半两，为末，酒糊丸梧桐子大。每服五十丸，米饮下。（《和剂局方》）大肠脱肛：槐角、槐花各等分，炒为末。用羊血蘸药，炙熟食之，以酒送下。猪腰子（去皮）蘸炙亦可。（《百一选方》）内痔外痔：许仁则方：用槐角子一斗，捣汁晒稠，取地胆为末，同煎，丸梧桐子大。每饮服十丸。兼作挺子，纳下部。或以苦参末代地胆亦可。（《外台秘要》）目热昏暗：槐子、黄连（去须）各二两，为末，蜜丸梧桐子大。每浆水下二十丸，日二服。（《圣济总录》）大热心闷：槐子烧末，酒服方寸匕。（《伤寒类要》）

槐花

【修治】宗奭曰：未开时采收，陈久者良，入药炒用。染家以水煮一沸出之，其稠滓为饼，染色更鲜也。

【气味】苦，平，无毒。

元素曰：味厚气薄，纯阴也。

【主治】五痔，心痛眼赤，杀腹脏虫，及皮肤风热，肠风泻血，赤白痢，并炒研服（大明）。凉大肠（元素）。炒香频嚼，治失音及喉痹，又疗吐血衄血，崩中漏下（时珍）。

【发明】时珍曰：槐花味苦、色黄、气凉，阳明、厥阴血分药也。故所主之病，多属二经。

【附方】旧一，新二十。衄血不止：槐花、乌贼鱼骨等分，半生半炒为末，吹之。（《普济方》）舌衄出血：槐花末，敷之即止。（《朱氏集验》）吐血不止：槐花烧存性，入麝香少许，研匀，糯米饮下三钱。（《普济方》）咯血唾血：槐花炒研。每服三钱，糯米饮下，仰卧一时取效。（朱氏方）小便尿血：槐花（炒）、郁金（煨）各一两，为末。每服二钱，淡豉汤下，立效。（《篋中秘宝方》）大肠下血：《经验方》：用槐花、荆芥穗等分，为末。酒服一钱匕。《集简方》：用柏叶三钱，槐花六钱，煎汤日服。《袖珍》：用槐花、枳壳等分，炒存性为末。新汲水服二钱。暴热下血：生猪脏一条，洗净控干，以炒槐花末填满扎定，米醋沙锅内煮烂，擂丸弹子大，晒干。每服一丸，空心当归煎酒化下。（《永类钤方》）酒毒下血：槐花（半生半炒）一两，山栀子（焙）五钱，为末。新汲水服二服。（《经验良方》）脏毒下血：新槐花炒研，酒服三钱，日三服。或用槐白皮煎汤服。（《普济方》）妇人漏血不止：槐花烧存性，研。每服二三钱，食前温酒下。（《圣惠方》）血崩不止：槐花三两，黄芩二两，为末。每服半两,酒一碗,铜秤锤一枚,桑柴火烧红,浸入酒内,调服。忌口。(《乾坤秘韫》)中风失音:炒槐花,三更后仰卧嚼咽。(危氏《得效方》)痛疽发背:凡人中热毒,眼花头晕,口干舌苦,心惊背热,四肢麻木,觉有红晕在背后者。即取槐花子一大抄,铁杓炒褐色,以好酒一碗汗之。乘热饮酒,一汗即愈。如未退,再炒一服,极效。纵成脓者,亦无不愈。彭幸庵云:此方三十年屡效者。(刘松石《保寿堂方》)杨梅毒疮:乃阳明积热所生。槐花四两略炒,入酒二盏,煎十余沸,热服。胃虚寒者勿用。(《集简方》)外痔长寸:用槐花煎汤,频洗,并服之,数日自缩。(《集简方》)疔疮肿毒:一切痛疽发背,不问已成未成,但焮痛者皆治。槐花(微炒)、核桃仁二两,无灰酒一钟,煎十余沸,热服。未成者二三服,已成者一二服见效。(《医方摘要》)发背散血:槐花、绿豆粉各一升,同炒作象牙色,研末。用细茶一两,煎一碗,露一夜,调末三钱敷之,留头。勿犯妇女手。(《摄生众妙方》)下血血崩:槐花一两,棕灰五钱,盐一钱,水三钟,煎减半服。(《摘玄方》)自带不止:槐花(炒)、牡蛎(煅)等分。为末。每酒服三钱,取效。(同上)

叶

【气味】苦,平,无毒。

【主治】煎汤,治小儿惊痫壮热,疥癣及疔肿。皮、茎同用(大明)。邪气产难绝伤,及瘾疹牙齿诸风,采嫩叶食(孟诜)。

【附方】旧二,新一。霍乱烦闷:槐叶、桑叶各一钱,炙甘草三分,水煎服之。(《圣惠方》)肠风痔疾:用槐叶一斤,蒸熟晒干研末,煎饮代茶。久服明目。(《食医心镜》)鼻气窒塞:以水五升煮槐叶,取三升,下葱、豉调和再煎,饮。(《千金方》)

枝

【气味】同叶。

【主治】洗疮及阴囊下湿痒。八月断大枝,候生嫩蘖,煮汁酿酒,疗大风痿痹甚效(《别录》)。炮热,熨蝎毒(恭)。青枝烧沥,涂癣。煅黑,揩牙去虫。煎汤,洗痔核(颂)。烧灰,沐头长发(藏器)。治赤目、崩漏(时珍)。

【发明】颂曰:刘禹锡《传信方》著硖州王及郎中槐汤灸痔法甚详。以槐枝浓煎汤先洗痔,便以艾灸其上七壮,以知为度。王及素有痔疾,充西川安抚使判官,乘骡入骆谷,其痔大作,状如胡瓜,热气如火,至驿僵仆。邮吏用此法灸至三、五壮,忽觉热气一道入肠中,因大转泻,先血后秽,其痛甚楚。泻后遂失胡瓜所在,登骡而驰矣。

【附方】旧五,新一。风热牙痛:槐枝烧热烙之。(《圣惠方》)胎赤风眼:槐木枝如马鞭大,长二尺,作二段齐头。麻油一匙,置铜钵中。晨使童子一人,以其木研之,至暝乃止。令仰卧,以涂目,日三度瘥。九种心痛:当太岁上取新生槐枝一握,去两头,用水三大升,煎取一升,顿服。(《千金》)崩中赤白,不问远近:取槐枝烧灰,食前酒下方寸匕,日二服。(《梅师方》)胎动欲产,日月未足者:取槐树东引枝,令孕妇手把之,即易生。(《子母秘录》)阴疮湿痒:槐树北面不见日枝,煎水洗三五遍。冷再暖之。(孟诜《必效方》)

木皮、根白皮

【气味】苦,平,无毒。

【主治】烂疮,喉痹寒热(《别录》)。煮汁,淋阴囊坠肿气痛。煮浆水,漱口齿风疳罿血(甄权)。治中风皮肤不仁,浴男子阴疝卵肿,浸洗五痔,一切恶疮,妇人产门痒痛,及汤火疮。煎膏,止痛长肉,消痛肿(大明)。煮汁服,治下血(苏颂)。

【附方】旧四,新二。中风身直,不得屈伸反复者:取槐皮黄白者切之,以酒或水六升,煮取二升,稍稍服之。(《肘后方》)破伤中风:避阴槐枝上皮,旋刻一片,安伤处,用艾灸皮上百壮。不痛者灸至痛,痛者灸至不痛,用手摩之。(《普济》)风虫牙痛:槐树白皮一握切,以酪一升煮,去滓,入盐少许,含漱。(《广济方》)阴下湿痒:槐白皮炒,煎水日洗。(《生生方》)痔疮有虫作痒,或下脓血:多取槐白皮浓煮汁,先熏后洗。良久欲大便,当有虫出,不过三度即愈。仍以皮为末,绵裹纳下部中。(《梅师方》)。蟲蝼恶疮:槐白皮醋浸半日,洗之。(孙真人《千金翼》)

槐胶

【气味】苦,寒,无毒。

【主治】一切风,化涎,肝脏风,筋脉抽掣,及急风口噤,或四肢不收顽痹,或毒风周身如虫行,或破伤风,口眼偏斜,腰脊强硬。任作汤、散、丸、煎,杂诸药用之。亦可水煮和药为丸(《嘉祐》)。煨热,绵裹塞耳,治风热聋闭(时珍)。

槐耳

见菜部木耳。

檀(《拾遗》)

【释名】时珍曰:朱子云:檀,善木也。其字从亶以此。亶者善也。

【集解】藏器曰:按苏恭言:檀似秦皮。其叶堪为饮。树体细,堪作斧柯。至夏有不生者,忽然叶开,当有大水。农人候之以占水旱,号为水檀。又有一种叶如檀,高五、六尺,生高原,四月开花正紫,亦名檀树,其根如葛。

颂曰:江淮、河朔山中皆有之。亦檀香类,但不香尔。

时珍曰:檀有黄、白二种,叶皆如槐,皮青而泽,肌细而腻,体重而坚,状与梓榆、荚蒾相似。故俚语云:斫檀不谛得荚蒾,荚蒾尚可得驳马。驳马,梓榆也。又名六驳,皮色青白,多癣驳也。檀木宜杵、楤、锤器之用。

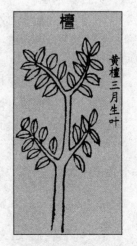

檀

黄檀三月生叶

皮及根皮

【气味】辛,平,有小毒。

【主治】皮和榆皮为粉食,可断谷救荒。根皮:涂疮疥,杀虫(藏器)。

莱蒾(《唐本草》)

【释名】系迷(《诗疏》)、羿先(同上)。

【集解】恭曰:莱蒾叶似木槿及榆,作小树,其子如溲疏,两两相并,四四相对,而色赤味甘。陆机《诗疏》云:檀、榆之类也。所在山谷有之。

藏器曰:生北土山林中。皮堪为索。

枝叶

【气味】甘、苦,平、无毒。

【主治】三虫,下气消谷。煮汁和米作粥,饲小儿甚美(《唐本》)。作粥,灌六畜疮中生蛆,立出(藏器)。

秦皮(《本经》中品)

【校正】并入(《拾遗》)枥木。

【释名】梣皮(音岑)、枥木(音寻)、石檀(《别录》)、樊槻(弘景)、盆桂(《日华》)、苦树(苏恭)、苦枥。

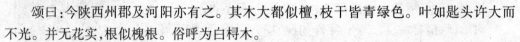

时珍曰:秦皮本作梣皮。其木小而岑高,故以为名。人讹为枥木,又讹为秦。或云本出秦地,故得秦名也。高诱注《淮南子》云:梣,苦枥木也。

恭曰:树叶似檀,故名石檀。俗因味苦,呼为苦树。

【集解】《别录》曰:秦皮生庐江川谷及冤句水边。二月、八月采皮,阴干。

弘景曰:俗云是樊槻皮,而水渍以和墨书,色不脱,微青。

恭曰:此树似檀,叶细,皮有白点而不粗错,取皮渍水便碧色,书纸看之皆青色者,是真。

颂曰:今陕西州郡及河阳亦有之。其木大都似檀,枝干皆青绿色。叶如匙头许大而不光。并无花实,根似槐根。俗呼为白枥木。

皮

【气味】苦,微寒,无毒。

《别录》曰：大寒。

普曰：神农、雷公、黄帝、岐伯：酸，无毒；李当之：小寒。

权曰：平。恶苦瓠、防葵。

之才曰：恶吴茱萸。大戟为之使。

【主治】风寒湿痹洗洗寒气，除热，目中青翳白膜。久服，头不白，轻身（《本经》）。疗男子少精，妇人带下，小儿痫，身热。可作洗目汤。久服，皮肤光泽，肥大有子（《别录》）。明目。去目中久热，两目赤肿疼痛，风泪不止。作汤，浴小儿身热。煎水澄清，洗赤目极效（甄权）。主热痢下重，下焦虚（好古）。同叶煮汤洗蛇咬，并研末敷之（藏器）。

【发明】弘景曰：秦皮俗方惟以疗目，道家亦有用处。

大明曰：秦皮之功，洗肝益精，明目退热。

元素曰：秦皮沉也，阴也。其用有四：治风寒湿邪成痹，青白幻翳遮睛，女子崩中带下，小儿风热惊痫。

好古曰：痢则下焦虚，故张仲景白头翁汤，以黄柏、黄连、秦皮同用，皆苦以坚之也。秦皮浸水青蓝色，与紫草同用，治目病以增光晕，尤佳。

时珍曰：梣皮，色青气寒，味苦性涩，乃是厥阴肝、少阳胆经药也。故治目病、惊痫，取其平木也。治下痢、崩带，取其收涩也。又能治男子少精，益精有子，皆取其涩而补也。故《老子》云：天道贵涩。此药乃服食及惊痫崩痢所宜，而人只知其治目一节，几于废弃，良为可惋。《淮南子》云：梣皮色青，治目之要药也。又《万毕术》云"梣皮止水"，谓其能收泪也。高诱解作致水，言能使水沸者，谬也。

【附方】旧三，新三。赤眼生翳：秦皮一两，水一升半，煮七合，澄清。日日温洗。一方加滑石、黄连等分。（《外台秘要》）眼暴肿痛：秦皮、黄连各一两，苦竹叶半升，水二升半，煮取八合，食后温服。此乃谢道人方也。（《外台秘要》）赤眼睛疮：秦皮一两。清水一升，白碗中浸，春夏一食顷以上，看碧色出，即以箸头缠绵，仰卧点令满眼，微痛勿畏，良久沥去热汁。日点十度以上，不过两日瘥也。（《外台秘要》）眼弦挑针：乃肝脾积热。剉秦皮，夹沙糖，水煎，调大黄末一钱，微利佳。（《仁斋直指方》）血痢连年：秦皮、鼠尾草、蔷薇根等分，以水煎取汁，铜器重釜煎成，丸如梧桐子大。每服五六丸，日二服。稍增，以知为度。亦可煎饮。（《千金方》）天蛇毒疮，似癞非癞：天蛇，乃草间黄花蜘蛛也。人被其螫，为露水所濡，乃成此疾。以秦皮煮汁一斗，饮之即瘥。

合欢（《本经》中品）

【释名】合昏（《唐本》）、夜合（《日华》）、青裳（《图经》）、萌葛（《纲目》）、乌赖树。

颂曰：崔豹《古今注》云：欲蠲人之忿，则赠以青裳。青裳，合欢也。植之庭除，使人不忿。故嵇康《养生论》云：合欢蠲忿，萱草忘忧。

藏器曰：其叶至暮即合，故云合昏。

时珍曰：按王璆《百一选方》云：夜合俗名萌葛，越人谓之乌赖树。又《金光明经》谓之尸利洒树。

【集解】《本经》曰:合欢生豫州河内山谷。树如狗骨树。

《别录》曰:生益州山谷。

弘景曰:俗间少识,当以其非疗病之功也。

颂曰:今汴洛间皆有之,人家多植于庭除间。木似梧桐,枝甚柔弱。叶似皂角,极细而繁密,互相交结。每一风来,辄自相解了,不相牵缀。采皮及叶用,不拘时月。

宗奭曰:合欢花,其色如今之醮晕线,上半自,下半肉红,散垂如丝,为花之异。其绿叶至夜则合也。嫩时炸熟水淘,亦可食。

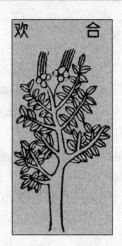

欢 合

木皮(去粗皮炒用)

【气味】甘,平,无毒。

【主治】安五脏,和心志,令人欢乐无忧。久服,轻身明目,得所欲(《本经》)。煎膏,消痈肿,续筋骨(大明)。杀虫。捣末,和铅下墨,生油调,涂蜘蛛咬疮。用叶,洗衣垢。(藏器)折伤疼痛,花研末,酒服二钱匕(宗奭)。和血消肿止痛(时珍)。

【发明】震亨曰:合欢属土,补阴之功甚捷。长肌肉,续筋骨,概可见矣。与白蜡同入膏用神效,而外科家未曾录用何也?

【附方】旧二,新三。肺痈唾浊,心胸甲错:取夜合皮一掌大,水三升,煮取一半,分二服。(韦宙《独行方》)。扑损折骨:夜合树皮(即合欢皮,去粗皮,炒黑色)四两,芥菜子(炒)一两,为末。每服二钱,温酒卧时服,以滓敷之,接骨甚妙。(王璆《百一选方》)发落不生:合欢木灰二合,墙衣五合,铁精一合,水萍末二合,研匀,生油调涂,一夜一次。(《普济方》)小儿撮口:夜合花枝浓煮汁,拭口中,并洗之。(《子母秘录》)中风挛缩:夜合枝酒:夜合枝、柏枝、槐枝、桑枝、石榴枝各五两(并生剉)。糯米五升,黑豆五升,羌活二两,防风五钱,细曲七斤半。先以水五斗煎五枝,取二斗五升,浸米、豆蒸熟,入曲与防风、羌活如常酿酒法,封三七日,压汁。每饮五合,勿过醉致吐,常令有酒气也。(《奇效良方》)

皂荚(《本经》下品)

【释名】皂角(《纲目》)、鸡栖子(《纲目》)、乌犀(《纲目》)、悬刀。

时珍曰:荚之树皂,故名。《广志》谓之鸡栖子,曾氏方谓之乌犀,《外丹本草》谓之悬刀。

【集解】《别录》曰:皂荚生雍州山谷及鲁。邹县,如猪牙者良。九月、十月采荚,阴干。

弘景曰:处处有之,长尺二者良。俗人见其有虫孔而未尝见虫形,皆言不可近,令人恶病,殊不尔也。其虫状如草叶上青虫,荚微黑便出,所以难见。

颂曰:所在有之,以怀、孟州者为胜。木极有高大者。《本经》用如猪牙者,陶用尺二者,苏用六寸圆厚者。今医家作疏风气丸、煎多用长皂荚;治齿及取积药多用牙皂荚,所用虽殊，性味不甚相远。其初生嫩芽，以为蔬茹，更益人。

时珍曰：皂树高大。叶如槐叶，瘦长而尖。枝间多刺。夏开细黄花。结实有三种：一种小如猪牙；一种长而肥厚，多脂而粘；一种长而瘦薄，枯燥不粘。以多脂者为佳。其树多刺难上，采时以蔑箍其树，一夜自落，亦一异也。有不结实者，树凿一孔，入生铁三五斤，泥封之，即结荚。人以铁砧捶皂荚，即自损。铁碾碾之，久则成孔。铁锅爨之，多爆片落。岂皂荚与铁有感召之情耶？

皂荚

【修治】斅曰：凡使，要赤肥并不蛀者，以新汲水浸一宿，用铜刀削去粗皮，以酥反复炙透，捶去子、弦用。每荚一两，用酥五钱。

好古曰：凡用有蜜炙、酥炙、绞汁、烧灰之异，各依方法。

【气味】辛、咸，温，有小毒。

好古曰：入厥阴经气分。

时珍曰：入手太阴、阳明经气分。

之才曰：柏实为之使。恶麦门冬，畏空青、人参、苦参。

机曰：伏丹砂、粉霜、硫黄、硇砂。

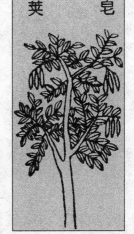

【主治】风痹死肌邪气。风头泪出，利九窍，杀精物（《本经》）。疗腹胀满，消谷，除咳嗽囊结，妇人胞不落，明目益精。可为沐药，不入汤（《别录》）。通关节，除头风，消痰杀虫，治骨蒸，开胃，中风口噤（大明）。破坚癥，腹中痛，能堕胎。又将浸酒中，取尽其精，煎成膏涂帛，贴一切肿痛（甄权）。溽暑久雨时，合苍术烧烟，辟瘟疫邪湿气（宗奭）。烧烟，熏久痢脱肛（汪机）。搜肝风，泻肝气（好古）。通肺及大肠气，治咽喉痹塞，痰气喘咳，风疠疥癣（时珍）。

【发明】好古曰：皂荚厥阴之药。《活人书》治阴毒正阳散内用皂荚，引入厥阴也。

【附方】旧二十，新三十七。中风口噤不开，涎潮壅上：皂角一挺（去皮），猪脂涂炙黄色，为末。每服一钱，温酒调下。气壮者二钱，以吐出风涎为度。（《简要济众方》）中风口喝：皂角五两，去皮为末，三年大醋和之，左喝涂右，右喝涂左，干更上之。（《外台秘要》）中暑不省：皂荚一两（烧存性），甘草一两（微炒），为末。温水调一钱，灌之。（《澹寮方》）鬼魇不寤：皂荚末刀圭，吹鼻中，能起死人。（《千金方》）自缢将绝：皂角末吹鼻中。（《外台方》）水溺猝死一宿者，尚可活：纸裹皂荚末纳下部，须臾出水即活。（《外台秘要》）急喉痹塞，逡巡不救：灵苑方：皂荚生研末。每以少许点患处，外以醋调厚封项下。须臾便破，出血即愈。或掭水灌之，亦良。《直指方》：用皂角肉半截剉细。米醋半盏，煎七分，破出脓血即愈。咽喉肿痛：牙皂一挺（去皮，米醋浸炙七次，勿令太焦），为末。每吹少许入咽，吐涎即止。（《圣济总录》）风痫诸痰：五痫膏：治诸风，取痰如神。大皂角半斤去皮、子，以蜜四两涂上，慢火炙透捶碎，以热水浸一时，揉取汁，慢火熬成膏。入麝香少许，摊

本草原典

在夹绵纸上，晒干，煎作纸花。每用三四片，入淡浆水一小盏中洗淋下，以筒吹汁入鼻内。待痰涎流尽，吃芝麻饼一个，涎尽即愈，立效。（《普济方》）风邪痫疾：皂荚（烧存性）四两，苍耳根、茎、叶（晒干）四两，密陀僧一两，为末，成丸梧桐子大，朱砂为衣。每服三四十丸，枣汤下，日二服。稍退，只服二十丸。名抵住丸。（《永类方》）一切痰气：皂荚（烧存性）、萝卜子（炒）等分，姜汁入炼蜜丸梧桐子大。每服五七十丸，白汤下。（《简便方》）胸中痰结：皂荚三十挺。去皮，切，水五升浸一夜，援取汁，慢熬至可丸，丸如梧桐子大。每食后，盐浆水下十丸。又钓痰膏：用半夏醋煮过，以皂角膏和匀，入明矾少许，以柿饼捣膏，丸如弹子，噙之。（《圣惠方》）咳逆上气，唾浊不得卧：皂荚丸：用皂荚炙，去皮、子，研末，蜜丸梧桐子大。每服一丸，枣膏汤下，日三、夜一服。（张仲景方）痰喘咳嗽：长皂荚三条（去皮、子）：一荚入巴豆十粒，一荚入半夏十粒，一荚入杏仁十粒。用姜汁制杏仁，麻油制巴豆，蜜制半夏，一处火炙黄色为末。每用一字安手心，临卧以姜汁调之，吃下神效。（余居士《选奇方》）猝寒咳嗽：皂荚烧研，豉汤服二钱。（《千金方》）牙病喘息，喉中水鸡鸣：用肥皂荚两挺酥炙，取肉为末，蜜丸豆大。每服一丸，取微利为度。不利更服，一日一服。（《必效方》）肿满入腹胀急：皂荚，去皮、子，炙黄为末。酒一斗，石器煮沸，服一升，日三服。（《肘后方》）二便关格：《千金方》：用皂荚烧研，粥饮下三钱，立通。《宣明方》铁脚丸：用皂荚炙，去皮、子，为末，酒面糊丸。每服五十丸，酒下。《圣惠方》：用皂荚烧烟于桶内，坐上熏之，即通。食气黄肿，气喘胸满：用不蛀皂角（去皮、子，醋涂炙焦为末）一钱，巴豆七枚（去油、膜）。以淡醋研好墨和，丸麻子大。每服三丸，食后陈橘皮汤下，日三服。隔一日增一丸，以愈为度。（《经验方》）胸腹胀满，欲令瘦者：猪牙皂角相续量长一尺，微火煨，去皮、子，捣筛，蜜丸大如梧桐子。服时先吃羊肉两脔，汁三两口，后以肉汁吞药十丸，以快利为度。觉得力，更服，以利清水即止药，瘥后一月，不得食肉及诸油腻。（崔元亮《海上集验方》）身面猝肿洪满：用皂荚去皮炙黄，剉三升，酒一斗，渍透煮沸。每服一升，一日三服。（《肘后方》）猝热劳疾：皂荚续成一尺以上，酥一大两微涂缓炙，酥尽捣筛，蜜丸梧桐子大。每日空腹饮下十五丸，渐增至二十九。重者不过两剂愈。（崔元亮《海上方》）急劳烦热体瘦：三皂丸：用皂荚、皂荚树皮、皂荚刺各一斤，同烧灰，以水三斗，淋汁再淋，如此三五度，煎之候少凝，入麝香末一分，以童子小便浸蒸饼，丸小豆大。每空心温水下七丸。（《圣惠方》）脚气肿痛：皂角、赤小豆为末，酒、醋调，贴肿处。（《永类方》）

子

【修治】敩曰：拣取圆满坚硬不蛀者，以瓶煮熟，剥去硬皮一重，取向里白肉两片，去黄，以铜刀切，晒用。其黄消人肾气。

【气味】辛，温，无毒。

【主治】炒，舂去赤皮，以水浸软，煮熟，糖渍食之，疏导五脏风热壅（宗奭）。核中自肉，入治肺药。核中黄心，嚼食，治膈痰吞酸（苏颂）。仁，和血润肠（李杲）。治风热大肠虚秘，瘰疬肿毒疮癣（时珍）。

【发明】机曰：皂角核烧存性，治大便燥结。其性得湿则滑，滑则燥结自通也。

时珍曰：皂荚味辛属金，能通大肠阳明燥金，乃辛以润之之义，非得湿则滑也。

【附方】旧三，新十一。腰脚风痛不能履地：皂角子一千二百个洗净，以少酥熬香为末，蜜丸梧子大。每空心以蒺藜子、酸枣仁汤下三十丸。（《千金方》）大肠虚秘：风人、虚人、脚气人，大肠或秘或利。用上方服至百丸，以通为度。下痢不止，诸药不效：服此三服，宿垢去尽，即变黄色，屡验。皂角子，瓦焙为末，米糊丸梧桐子大。每服四、五十丸，陈茶下。（《医方摘要》）肠风下血：皂荚子、槐实各一两，用粘谷糠炒香，去糠为末。陈粟米饮下一钱。名神效散。（《普济方》）里急后重：不蛀皂角子（米糠炒过）、枳壳（炒）等分，为末，饭丸梧桐子大。每米饮下三十丸。（《普济方》）小儿流涎，脾热有痰：皂荚子仁半两，半夏（姜汤泡七次）一钱二分，为末，姜汁丸麻子大。每温水下五丸。（《圣济总录》）恶水入口及皂荚水入口，热痛不止：以皂荚子（烧存性）一分，沙糖半两，和膏，含之。（《博济方》）妇人难产：皂角子二枚，吞之。（《千金方》）风虫牙痛：皂角子末，绵裹弹子大两颗，醋煮热，更互熨之，日三五度。（《圣惠方》）粉滓面䵟：皂角子、杏仁等分，研匀。夜以津和，涂之。（《圣惠方》）预免疮疖：凡小儿每年六月六日，照年岁吞皂荚子，可免疮疖之患。大人亦可吞七枚，或二十一枚。林静斋所传方也。（吴旻《扶寿方》）便痈初起：皂角子七个研末，水服效。一方：照年岁吞之。（《儒门事亲》方）一切疔肿：皂角子仁作末，敷之。五日愈。（《千金方》）年久瘰疬：阮氏《经验方》：用不蛀皂角子一百粒，米醋一升，硇砂二钱，同煮干，炒令酥。看疬子多少，如一个服一粒，十个服十粒，细嚼米汤下。酒浸煮服亦可。《圣济总录》言：虚人不可用硇砂也。

刺（一名天丁）

【气味】辛，温，无毒。

【主治】米醋熬嫩刺作煎，涂疮癣有奇效（苏颂）。治痈肿妒乳，风疠恶疮，胎衣不下，杀虫（时珍）。

【附方】新十二。小儿重舌：皂角刺灰，入朴硝或脑子少许，漱口，掺入舌下，涎出自消。（《普济方》）小便淋闭：皂角刺（烧存性）、破故纸等分，为末。无灰酒服。（《圣济总录》）肠风下血：便前近肾肝，便后近心肺。皂角刺灰二两，胡桃仁、破故纸（炒）、槐花（炒）各一两，为末。每服一钱，米饮下。（《普济方》）伤风下痢：风伤久不已，而下痢脓血，日数十度。用皂角刺、枳实（麸炒）、槐花（生用）各半两，为末，炼蜜丸梧桐子大。每服三十丸，米汤下，日二服。（《袖珍方》）胎衣不下：皂角棘烧为末。每服一钱，温酒调下。（熊氏《补遗》）妇人乳痈：皂角刺（烧存性）一两，蚌粉一钱，和研。每服一钱，温酒下。（《直指方》）乳汁结毒，产后乳汁不泄，结毒者：皂角刺、蔓荆子各（烧存性）等分为末。每温酒服二钱。（《袖珍方》）腹内生疮：在肠脏不可药治者。取皂角刺不拘多少，好酒一碗，煎至七分，温服。其脓血悉从小便中出，极效。不饮酒者，水煎亦可。（蔺氏《经验方》）疮肿无头：皂角刺烧灰，酒服三钱。嚼葵子三五粒。其处如针刺为效。（《儒门事亲》）癌瘰恶疮：皂角刺（烧存性，研），白芨少许，为末，敷之。（《直指方》）大风疠疮：《选奇方》：用黄柏末、皂角刺灰各三钱，研匀，空心酒服。取下虫物，并不损人。食白粥两、三日，服补气药数剂。名神效散。如四肢肿,用针刺出水再服。忌一切鱼、肉、发风之物。取下虫大小长短其色不一,约一二升,其病乃愈也。(《仁存方》)发背不溃:皂角刺(麦麸炒黄)一两,绵黄芪(焙)一两,甘草半两,为末。每服一大钱,酒一盏,乳香一块,煎七分,去滓温服。(《普济本事方》)

木皮、根皮

【气味】辛,温,无毒。

【主治】风热痰气,杀虫(时珍)。

【附方】新二。肺风恶疮瘙痒:用木乳(即皂荚根皮,秋冬采如罗纹者,阴干炙黄)、白蒺藜(炒)、黄芪、人参、枳壳(炒)、甘草(炙)等分为末。沸汤每服一钱。(《普济方》)产后肠脱不收:用皂角树皮半斤,皂角核一合,川楝树皮半斤,石莲子(炒,去心)一合,为粗末,以水煎汤,乘热以物围定,坐熏洗之。挹干,便吃补气丸药一服,仰睡。(《妇人良方》)

叶

【主治】入洗风疮渫用(时珍)。

【附录】鬼皂荚

藏器曰:生江南泽畔。状如皂荚,高一二尺。作汤浴,去风疮疥癣。挼叶,去衣垢,沐发令长。

肥皂荚(《纲目》)

【集解】时珍曰:肥皂荚生高山中。其树高大,叶如檀及皂荚叶。五、六月开白花,结荚长三四寸,状如云实之荚,而肥厚多肉。内有黑子数颗,大如指头,不正圆,其色如漆而甚坚。中有白仁如栗,煨熟可食。亦可种之。十月采荚煮熟,捣烂和白面及诸香作丸,澡身面,去垢而腻润,胜于皂荚也。《相感志》言:肥皂荚水,死金鱼,辟马蚁,麸见之则不就。亦物性然耳。

肥皂荚

荚

【气味】辛,温,微毒。

【主治】去风湿下痢便血,疮癣肿毒(时珍)。

【附方】新九。肠风下血:独子肥皂(烧存性),一片为末,糕糊丸;一片为末,米饮调,吞下。(《普济方》)下痢禁口:肥皂荚一枚,以盐实其内,烧存性,为末。以少许入白米粥内,食之即效。(《乾坤生意》)风虚牙肿:老人肾虚,或因凉药擦牙致痛。用独子肥皂,以青盐实之,烧存性,研末掺之。或入生樟脑十五文。(《卫生家宝方》)头耳诸疮,眉癣、燕窝疮:并用肥皂(煅存性)一钱,枯矾一分。研匀,香油调,涂之。(《摘玄方》)小儿头疮:因伤汤水成脓,出水不止。用肥皂烧存性,入腻粉,麻油调搽。(《海上方》)腊梨头疮,不拘大人、小儿:用独核肥皂(去核,填入沙糖,入巴豆二枚扎定,盐泥包,煅存性),入槟榔、轻粉五七分,研匀,香油调搽。先以灰汁洗过,温水再洗,拭干乃搽。一宿见效,不须再洗。(《普济方》)癣疮不愈:以川槿皮煎汤,用肥皂(去核及内膜)浸汤时时搽之。(杨起《简便方》)便毒初起:肥皂捣烂敷之,甚效。(《简便方》)玉茎湿痒:肥皂一个。烧存性,香油调搽即愈。(《摄生方》)

核

【气味】甘,腥,温,无毒。

【主治】除风气(时珍)。

无患子(宋《开宝》)

【释名】桓(《拾遗》)、木患子(《纲目》)、噤娄(《拾遗》)、肥珠子(《纲目》)、油珠子(《纲目》)、菩提子(《纲目》)、鬼见愁。

藏器曰:桓、患字,声讹也。崔豹《古今注》云:昔有神巫曰瑶贶能符劾百鬼,得鬼则以此木为棒,棒杀之。世人相传以此木为器用,以厌鬼魅,故号曰无患。人又讹为木患也。

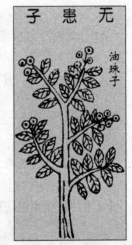

时珍曰:俗名为鬼见愁。道家禳解方中用之,缘此义也。释家取为数珠,故谓之菩提子,与薏苡同名。《纂文》言其木名卢鬼木。山人呼为肥珠子、油珠子,因其实如肥油而子圆如珠也。

【集解】藏器曰:无患子,高山大树也。子黑如漆珠。《博物志》云:桓叶似榉柳叶。核坚正黑如璺,可作香缨及浣垢。

宗奭曰:今释子取为念珠,以紫红色、小者佳。入药亦少。西洛亦有之。

时珍曰:生高山中。树甚高大,枝叶皆如椿,特其叶对生。五、六月开白花。结实大如弹丸,状如银杏及苦楝子,生青熟黄,老则纹皱。黄时肥如油炸之形,味辛气腥且硬。其蒂下有二小子,相粘承之。实中一核,坚黑似肥皂荚之核,而正圆如珠。壳中有仁如榛子仁,亦辛腥,可炒食。十月采实,煮熟去核,捣和麦面或豆面作澡药,去垢同于肥皂,用洗真珠甚妙。《山海经》云:秩周之山,其木多桓。郭璞注云:叶似柳,皮黄不错。子似楝,着酒中饮之,辟恶气,浣衣去垢,核坚正黑。即此也。今武当山中所出鬼见愁,亦是树荚之子,其形正如刀豆子而色褐,彼人亦以穿数珠。别又是一物,非无患也。

子皮（即核外肉也）

【气味】微苦，平，有小毒。

【主治】浣垢，去面皯。喉痹，研纳喉中，立开。又主飞尸（藏器）。

【附方】新二。洗头去风明目：用槵子皮、皂角、胡饼、菖蒲同捶碎，浆水调作弹子大。每用泡汤洗头良。（《多能鄙事》）洗面去皯：槵子肉皮，捣烂，入白面和，丸大丸。每日用洗面，去垢及皯甚良。（《集简方》）

子中仁

【气味】辛，平，无毒。

【主治】烧之，辟邪恶气（藏器）。煨食，辟恶，去口臭（时珍）。

【附方】新一。牙齿肿痛：肥珠子一两，大黄、香附各一两，青盐半两，泥固煅研。日用擦牙。（《普济方》）

栾华（《本经》下品）

【集解】《别录》曰：栾华生汉中川谷。五月采。

恭曰：此树叶似木槿而薄细。花黄似槐而稍长大。子壳似酸浆，其中有实如熟豌豆，圆黑坚硬，堪为数珠者，是也。五月、六月花可收，南人以染黄甚鲜明，又以疗目赤烂。

颂曰：今南方及汴中园圃间，或有之。

宗奭曰：长安山中亦有之。其子谓之木栾子，携至京都为数珠，未见入药。

华

【气味】苦，寒，无毒。

之才曰：决明为之使。

【主治】目痛泪出伤眦，消目肿（《本经》）。合黄连作煎，疗目赤烂（苏恭）。

无食子（《唐本草》）

【释名】没石子（《开宝》）、墨石子（《炮炙论》）、麻荼泽。

珣曰：波斯人，每食以代果，故番胡呼为没食子。梵书无与没同音。今人呼为墨石、没石，转传讹矣。

【集解】恭曰：无食子生西戎沙碛间。树似柽。

禹锡曰：按段成式《酉阳杂俎》云：无食子出波斯国，呼为摩泽树。高六七丈，围八九尺。叶似桃叶而长。三月开花白色，心微红。子圆如弹丸，初青，熟乃黄白。虫蚀成孔者入药用。其树一年生无食子。一年生拔屡子，大如指，长三寸，上有壳，中仁如栗黄可啖。

时珍曰：按《方舆志》云：大食国有树，一年生如栗子而长，名曰蒲卢子，可食。次年则生麻荼泽，即没石子也。间岁互生，一根异产如此。《一统志》云：没石子出大食诸地。树如樟，实如中国茅栗。

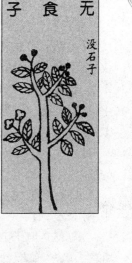

子食无

没石子

子

【修治】敩曰：凡使，勿犯铜铁，并被火惊。用颗小、无锨米者妙。用浆水于砂盆中研令尽，焙干再研，如乌犀色入药。

【气味】苦，温，无毒。

【主治】赤白痢，肠滑，生肌肉（《唐本》）。肠虚冷痢，益血生精，和气安神，乌髭发，治阴毒瘘，烧灰用（李珣）。温中，治阴疮阴汗，小儿疳蜃，冷滑不禁（马志）。

【发明】宗奭曰：没石子，合他药染须，造墨家亦用之。

珣曰：张仲景用治阴汗，烧灰，先以汤浴了，布裹灰扑之，甚良。

【附方】旧三，新五。血痢不止：没石子一两为末，饮丸小豆大。每食前米饮下五十丸。（《普济方》）小儿久痢：没石子二个，熬黄研末，作馄饨食之。（《宫气方》）产后下痢：没石子一个，烧存性，研末。冷即酒服，热即用饮下，日二。（《子母秘录》）牙齿疼痛：绵裹无食子末一钱咬之，涎出吐去。（《圣济总录》）鼻面酒齄：南方没石子有孔者，水磨成膏。夜夜涂之，甚妙。（危氏《得效方》）口鼻急疳：没石子末，吹下部，即瘥。（《千金方》）大小口疮：没石子（炮）三分，甘草一分。研末掺之。月内小儿生者，少许置乳上吮之，入口即啼，不过三次。（《圣惠方》）足趾肉刺：无食子三枚，肥皂荚一挺。烧存性，为末。醋和敷之，立效。（《奇效方》）

诃黎勒（《唐本草》）

【释名】诃子。

时珍曰：诃黎勒，梵言天主持来也。

【集解】恭曰：诃黎勒生交州、爱州。

萧炳曰：波斯舶上来者，六路黑色肉厚者良。六路即六棱也。

敩曰：凡使勿用毗黎勒，个个毗头也。若诃黎勒文只有六路。或多或少，并是杂路勒，皆圆而露，文或八路至十、三路，号曰榔精勒，涩不堪用。

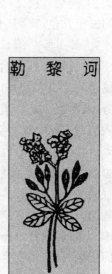

勒黎诃

【修治】敩曰：凡用诃黎勒，酒浸后蒸一伏时，刀削去路，取肉锉焙用。用核则去肉。

【气味】苦，温，无毒。

权曰：苦、甘。

炳曰：苦、酸。

珣曰：酸，涩，温。

好古曰：苦、酸，平。苦重酸轻，味厚，阴也，降也。

【主治】冷气，心腹胀满，下食（《唐本》）。破胸膈结气，通利津液，止水道，黑髭发（甄权）。下宿物，止肠澼久泄，赤白痢（萧炳）。消痰下气，化食开胃，除烦治水，调中，止呕吐霍乱，心腹虚痛，奔豚肾气，肺气喘急，五膈气，肠风泻血，崩中带下，怀孕漏胎，及胎动欲生，胀闷气喘。并患痢人肛门急痛，产妇阴痛，和蜡烧烟熏之，及煎汤熏洗（大明）。治痰嗽咽喉不利，含三数枚殊胜（苏颂）。实大肠，敛肺降火（震亨）。

【发明】宗奭曰：诃黎勒，气虚人亦宜缓缓煨熟少服。此物虽涩肠而又泄气，其味苦涩故尔。

杲曰：肺苦气上逆，急食苦以泄之，以酸补之。诃子苦重泻气，酸轻不能补肺，故嗽药中不用。

震亨曰：诃子下气，以其味苦而性急。肺苦急，急食苦以泻之，谓降而下走也，气实者宜之。若气虚者，似难轻服。又治肺气，因火伤极，遂郁遏胀满。其味酸苦，有收敛降火之功也。

时珍曰：诃子同乌梅、五倍子用则收敛，同橘皮、厚朴用则下气，同人参用则能补肺治咳嗽。东垣言嗽药不用者，非矣。但咳嗽未久者，不可骤用尔。嵇含《草木状》言作饮久服，令髭发白者变黑，亦取其涩也。

珣曰：诃黎皮主嗽，肉主眼涩痛。波斯人将诃黎勒、大腹等在舶上，用防不虞。或遇大鱼放涎滑水中数里，船不能通，乃煮此洗其涎滑，寻化为水，则其治气消痰功力可知矣。

【附方】旧十，新五。下气消食：诃黎一枚为末，瓦器中水一大升，煎三两沸，下药更煎三五沸，如曲尘色，入少盐，饮之。（《食医心镜》）一切气疾、宿食不消：诃黎一枚，入夜含之，至明嚼咽。又方：诃黎三枚，湿纸包，煨熟去核，细嚼，以牛乳下。（《千金方》）气嗽日久：生诃黎一枚，含之咽汁。瘥后几爽，不知食味，却煎槟榔汤一碗服，立便有味。此知连州成密方也。（《经验方》）呕逆不食：诃黎勒皮二两。炒研，糊丸梧桐子大。空心汤服二十丸，日三服。（《广济方》）风痰霍乱，食不消，大便涩：诃黎三枚，取皮为末。和酒顿服，三、五次妙。（《外台秘要》）小儿霍乱：诃黎一枚，为末。沸汤服一半，未止再服。（《子母秘录》）小儿风痰壅闭，语音不出，气促喘闷，手足动摇：诃子（半生半炮，去核）、大腹皮等分，水煎服。名二圣散。（《全幼心鉴》）风热冲顶、热闷：诃黎二枚（为末），芒硝一钱。同入醋中，搅令消，摩涂热处。（《外台秘要》）气痢水泻：诃黎勒十枚面裹，塘火煨熟，去核研末，粥饮顿服。亦可饭丸服。一加木香。又长服方：诃黎勒、陈橘皮、厚朴各三两，捣筛，蜜丸大如梧子。每服二三十丸，白汤下。（《图经本草》）水泻下痢：诃黎勒（炮）二分，肉豆蔻一分，为末。米饮每服二钱。（《圣惠方》）下痢转白：诃子三个，二炮一生，为末，沸汤调服。水痢，加甘草末一钱。（《普济方》）赤白下痢：诃子十二个，六生六煨，去核，焙为末。赤痢，生甘草汤下；白痢，炙甘草汤下。不过再服。（赵原阳《济急方》）妒精下疳：大诃子烧灰，入麝香少许，先以米泔水洗，后搽之。或以荆芥、黄柏、甘草、马鞭草、葱白煎汤洗亦可。昔方士周守真医唐靖烂茎一二寸，用此取效也。（洪迈《夷坚志》）

核

【主治】磨白蜜注目,去风赤涩痛,神良(苏颂)。止咳及痢(时珍)。

叶

【主治】下气消痰,止渴及泄痢,煎饮服,功同诃黎(时珍。唐·包佶有"病中谢李吏部惠诃黎勒叶"诗)。

婆罗得(宋《开宝》)

【释名】婆罗勒。
时珍曰:婆罗得,梵言重生果也。
【集解】珣曰:婆罗得生西海波斯国。树似中华柳树,子如蓖麻子,方家多用之。时珍曰:按王焘《外台秘要》:婆罗勒似蓖麻子,但以指甲爪之,即有汁出。即此物也。

子

【气味】辛,温,无毒。
【主治】冷气块,温中,补腰肾,破痃癖,可染髭发令黑(藏器)。
【附方】新一。拔白生黑:婆罗勒十颗(去皮,取汁),熊脂二两,白马鬐膏(炼过)一两,生姜(炒)一两,母丁香半两,二味为末,和匀。每拔白点之,揩令入肉,即生黑者。此严中丞所用方也。(孟诜《近效方》)

榉(《别录》下品)

【释名】榉柳(《衍义》)、鬼柳。
时珍曰:其树高举,其木如柳,故名。山人讹为鬼柳。郭璞注《尔雅》作柜柳,云似柳,皮可煮饮也。
【集解】弘景曰:榉树山中处处有之。皮似檀、槐,叶如栎、槲。人多识之。

宗奭曰:榉木,今人呼为榉柳。其叶谓柳非柳,谓槐非槐。最大者,木高五六丈,合二三人抱。湖南北甚多,然亦不材也,不堪为器,嫩皮取以缘栲栳及箕唇。

时珍曰:榉材红紫,作箱、案之类甚佳。郑樵《通志》云:榉乃榆类而铩烈,其实亦如榆钱之状。乡人采其叶为甜茶。

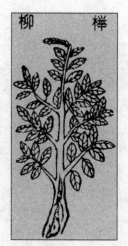

柳 榉

木皮

【修治】斅曰:凡使勿用三、四年者无力,用二十年以来者心空,其树只有半边,向西生者良。剥下去粗皮,细剉蒸之,从巳至未,出焙干用。

【气味】苦,大寒,无毒。

【主治】时行头痛,热结在肠胃(《别录》)。夏日煎饮,去热(弘景)。俗用煮汁服,疗水气,断痢(苏恭)。安胎,止妊妇腹痛。山樗皮,性平,治热毒风熻肿毒(大明)。

【附方】旧一,新四。通身水肿:樗树皮煮汁,日饮。(《圣惠方》)毒气攻腹,手足肿痛:樗树皮,和槲皮煮汁,煎如饴糖,以桦皮煮浓汁化饮。(《肘后方》)蛊毒下血:樗皮一尺,芦根五寸,水二升,煮一升,顿服。当下蛊出。(《千金方》)小儿痢血:梁州樗皮二十分(炙),犀角十二分,水三升,煮取一升,分三服取瘥。(《古今录验》方)飞血赤眼:樗皮(去粗皮,切):二两,古钱七文,水一升半,煎七合,去滓热洗,日二次。(《圣济总录》)

叶

【气味】苦,冷,无毒。

【主治】揳贴火烂疮,有效(苏恭)。治肿烂恶疮,盐捣罯之(大明)。

柳(《本经》下品)

【释名】小杨(《说文》)、杨柳。

弘景曰:柳,即今水杨柳也。

恭曰:柳与水杨全不相似。水杨叶圆阔而尖,枝条短硬。柳叶狭长而青绿,枝条长软。陶以柳为水杨,非也。

藏器曰:江东人通名杨柳,北人都不言杨。杨树枝叶短,柳树枝叶长。

时珍曰:杨枝硬而扬起,故谓之杨;柳枝弱而垂流,故谓之柳,盖一类二种也。苏恭所说为是。按《说文》云:杨,蒲柳也。从木,昜声。柳,小杨也。从木,丣声。昜音阳,丣音酉。又《尔雅》云:杨,蒲柳也。旄,泽柳也。柽,河柳也。观此,则杨可称柳,柳亦可称杨,故今南人犹并称杨柳。俞宗本《种树书》言:顺插为柳,倒插为杨。其说牵强,且失扬起之意。

宗奭曰:释家谓柳为尼俱律陀木。

【集解】《别录》曰:柳华生琅邪川泽。

颂曰:今处处有之,俗所谓杨柳者也。其类非一:蒲柳即水杨也,枝劲韧可为箭笴,多生河北。杞柳生水旁,叶粗而白,木理微赤,可为车毂。今人取其细条,火逼令柔,屈作箱篚,《孟子》所谓杞柳为桮棬者,鲁地及河朔尤多。柽柳见本条。

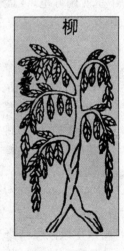
柳

时珍曰:杨柳,纵横倒顺插之皆生。春初生柔荑,即开黄蕊花。至春晚叶长成后,花中结细黑子,蕊落而絮出,如白绒,因风而飞。子着衣物能生虫,入池沼即化为浮萍。古者春取榆、柳之火。陶朱公言种柳千树,可足柴炭。其嫩芽可作饮汤。

柳华

【释名】柳絮(《本经》)。

【正误】见下。

【气味】苦,寒,无毒。

【主治】风水黄疸,面热黑(《本经》)。痂疥恶疮金疮。柳实:主溃痈,逐脓血。子汁:疗渴(《别录》)。华:主止血,治湿痹,四肢挛急,膝痛(甄权)。

【发明】弘景曰:柳华熟时,随风状如飞雪,当用其未舒时者。子亦随花飞止,应水渍汁尔。

藏器曰:《本经》以柳絮为花,其误甚矣。花即初发时黄蕊,其子乃飞絮也。

承曰:柳絮可以捍毡,代羊毛为茵褥,柔软性凉,宜与小儿卧尤佳。

宗奭曰:柳花黄蕊干时絮方出,收之贴灸疮良。絮之下连小黑子,因风而起,得水湿便生,如苦荬、地丁之花落结子成絮。古人以絮为花,谓花如雪者,皆误矣。藏器之说为是。又有实及子汁之文,诸家不解,今人亦不见用。

时珍曰:《本经》主治风水黄疸者,柳花也。《别录》主治恶疮金疮、溃痈逐脓血,《药性论》止血疗痹者,柳絮及实也。花乃嫩蕊,可捣汁服。子与絮连,难以分别,惟可贴疮止血裹痹之用。所谓子汁疗渴者,则连絮浸渍,研汁服之尔。又崔实《四民月令》言:三月三日及上除日,采絮愈疾,则入药多用絮也。

【附方】新六。吐血咯血:柳絮焙研,米饮服一钱。(《经验方》)金疮血出:柳絮封之。即止。(《外台秘要》)面上脓疮:柳絮、腻粉等分。以灯盏油调涂。(《普济方》)走马牙疳:杨花,烧存性,入麝香少许,搽。(《保幼大全》)大风疠疮:杨花(四两,捣成饼,贴壁上,待干取下,米泔水浸一时取起,瓦焙研末)二两,白花蛇、乌蛇各一条(去头尾,酒浸取肉),全蝎、蜈蚣、蟾酥、雄黄各五钱,苦参、天麻各一两,为末,水煎麻黄取汁熬膏,和丸梧桐子大,朱砂为衣。每服五十丸,温酒下。一日三服,以愈为度。(孙氏《集效良方》)脚多汗湿:杨花着鞋及袜内穿之。(《摘玄》)

叶

【气味】同华。

【主治】恶疥痂疮马疥,煎煮洗之,立愈。又疗心腹内血,止痛(《别录》)。煎水,洗漆疮(弘景)。天行热病,传尸骨蒸劳,下水气。煎膏,续筋骨,长肉止痛。主服金石人发大热闷,汤火疮毒入腹热闷,及疔疮(《日华》)。疗白浊,解丹毒(时珍)。

【附方】旧一,新五。小便白浊:清明柳叶煎汤代茶,以愈为度。(《集简方》)小儿丹烦:柳叶一斤。水一斗,煮取汁三升,拓洗赤处,日七、八度。(《子母秘录》)眉毛脱落:垂柳叶阴干为末,每姜汁于铁器中调,夜夜摩之。(《圣惠方》)猝得恶疮不可名识者:柳叶或皮,水煮汁,入少盐,频洗之。(《肘后方》)面上恶疮:方同上。痘烂生蛆:嫩柳叶铺席上卧之,蛆尽出而愈也。(李楼《奇方》)

枝及根白皮

【气味】同华。

【主治】痰热淋疾。可为浴汤,洗风肿瘙痒。煮酒,漱齿痛(苏恭)。小儿一日、五日寒热,煎枝浴之(藏器)。煎服,治黄疸白浊。酒煮,熨诸痛肿,去风止痛消肿(时珍)。

【发明】颂曰:柳枝、皮及根亦入药。葛洪《肘后方》:治痈疽、肿毒、妒乳等多用之。韦宙《独行方》:主疔疮及反花疮,并煎柳枝、叶作膏涂之。今人作浴汤、膏药、牙齿药,亦用其枝为最要之药。

时珍曰:柳枝去风消肿止痛。其嫩枝削为牙杖,涤齿甚妙。

【附方】旧十,新十。黄疸初起:柳枝,煮浓汁半升,顿服。(《外台秘要》)脾胃虚弱,不思饮食,食下不化,病似翻胃噎膈:清明日取柳枝一大把熬汤,煮小米作饭,洒面滚成珠子,晒干,袋悬风处。每用烧滚水随意下米,米沉住火,少时米浮,取看无硬心则熟,可顿食之。久则面散不粘矣,名曰络索米。(杨起《简便方》)走注气痛:气痛之病,忽有一处如打扑之状,不可忍,走注不定,静时,其处冷如霜雪,此皆暴寒伤之也。以白酒煮杨柳白皮,暖熨之。有赤点处,馋去血妙。凡诸猝肿急痛,熨之皆即止。(姚增垣《集验方》)风毒猝肿:方同上。阴猝肿痛:柳枝(三尺长)二十枚,细剉,水煮极热,以故帛裹包肿处,仍以热汤洗之。(《集验方》)项下瘿气:水涯露出柳根三十斤,水一斛,煮取五升,以糯米三斗,如常酿酒,日饮。(《范汪方》)齿龈肿痛:垂柳枝、槐白皮、桑白皮、白杨皮等分,煎水,热含冷吐。又方:柳枝、槐枝、桑枝煎水熬膏,入姜汁、细辛、芎䓖末,每用擦牙。(《圣惠方》)风虫牙痛:杨柳白皮卷如指大,含咀,以汁渍齿根,数过即愈。又方:柳枝一握剉,入少盐花,浆水煎,含甚验。又方:柳枝(剉)一升,大豆一升,合炒,豆熟,瓷器盛之,清酒三升,渍三日。频含漱涎,三日愈。(《古今录验》)耳痛有脓:柳根,细切,熟捣封之,燥即易之。(《斗门方》)漏疮肿痛:柳根红须,煎水日洗。《摘玄方》:用杨柳条罐内烧烟熏之,出水即效。乳痈妒乳,初起坚紫,众疗不瘥:柳根皮熟捣火温,帛裹熨之。冷更易,一宿消。(《肘后方》)反花恶疮,肉出如饭粒,根深脓溃:柳枝叶三斤,水五升,煎汁二升,熬如饧。日三涂之。(《圣惠方》)天灶丹毒,赤从背起:柳木灰,水调涂之。(《外台秘要》)汤火灼疮:柳皮烧灰,涂之。亦可以根白皮煎猪脂,频敷之。(《肘后方》)痔疮如瓜,肿痛如火:柳枝煎浓汤洗之,艾灸三、五壮。王及郎中病此,驿吏用此方灸之,觉热气入肠,大下血秽至痛,一顷遂消,驰马而去。(《本事方》)

柳胶

【主治】恶疮,及结砂子(时珍)。

柳寄生

见后寓木类。

柳耳

见菜部木耳。

柳蠹

见虫部。

柽柳（音侦。宋《开宝》）

【释名】赤柽（《日华》）、赤杨（《古今注》）、河柳（《尔雅》）、雨师（《诗疏》）、垂丝柳《纲目》、人柳（《纲目》），三眠柳（《衍义》）、观音柳。

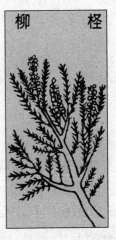

柳 柽

时珍曰：按罗愿《尔雅翼》云：天之将雨，柽先知之，起气以应，又负霜雪不凋，乃木之圣者也。故字从圣，又名雨师。或曰：得雨则垂垂如丝，当作雨丝。又《三辅故事》云：汉武帝苑中有柳，状如人，号曰人柳，一日三起三眠。则柽柳之圣，又不独知雨、负雪而已。今俗称长寿仙人柳，亦曰观音柳，谓观音用此洒水也。

宗奭曰：今人谓之三春柳，以其一年三秀故名。

【集解】志曰：赤柽木生河西沙地。皮赤色，细叶。

禹锡曰：《尔雅》：柽，河柳也。郭璞注云：今河旁赤茎小杨也。陆机《诗疏》云：生水旁，皮赤如绛，枝叶如松。

时珍曰：柽柳小干弱枝，插之易生。赤皮，细叶如丝，婀娜可爱。一年三次作花，花穗长三四寸，水红色如蓼花色。南齐时，益州献蜀柳，条长，状若丝缕者，即此柳也。段成式《酉阳杂俎》言：凉州有赤白柽，大者为炭，其灰汁可以煮铜为银。故沈炯赋云：柽似柏而香。王祯《农书》云：山柳赤而脆，河柳白而明。则柽又有白色者也。

宗奭：汴京甚多。河西戎人取滑枝为鞭。

木

【气味】甘、咸，温，无毒。

【主治】剥驴马血入肉毒，取木片火炙熨之，并煮汁浸之。（《开宝》）。枝叶：消痞，解酒毒，利小便（时珍）。

【附方】新三。腹中痞积：观音柳煎汤，露一夜，五更空心饮数次，痞自消。（《卫生易简方》）一切诸风，不问远近：柽叶半斤（切，枝亦可），荆芥半斤，水五升，煮二升，澄清，入

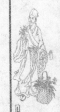

白蜜五合,竹沥五合,新瓶盛之,油纸封,入重汤煮一伏时。每服一小盏,日三服。(《普济方》)酒多致病:长寿仙人柳,晒干为末。每服一钱,温酒调下。(《卫生易简方》)

柽乳(即脂汁)

【主治】合质汗药,治金疮(《开宝》)。

水杨(《唐本草》)

【释名】青杨(《纲目》)、蒲柳(《尔雅》)、蒲杨(《古今注》)、蒲栘(音移)、栘柳(《古今注》)、萑苻(音丸蒲)。

时珍曰:杨枝硬而扬起,故谓之杨。多宜水涘蒲萑之地,故有水杨、蒲柳、萑苻之名。

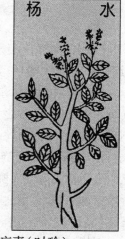

【集解】恭曰:水杨叶圆阔而尖,枝条短硬,与柳全别。柳叶狭长,枝条长软。

机曰:苏恭说水杨叶圆阔,崔豹说蒲杨似青杨,青杨叶长似不相类。

时珍曰:按陆机《诗疏》云:蒲柳有二种:一种皮正青,一种皮正白。可为矢,北土尤多,花与柳同。

枝叶

【气味】苦,平,无毒。

【主治】久痢赤白,捣汁一升服,日二,大效(《唐本》)。主痈肿痘毒(时珍)。

【发明】时珍曰:水杨根治痈肿,故近人用枝叶治痘疮。魏直《博爱心鉴》云:痘疮数日陷顶,浆滞不行,或风寒所阻者。宜用水杨枝叶(无叶用枝)五斤,流水一大釜,煎汤温浴之。如冷添汤,良久照见累起有晕丝者,浆行也。如不满,再浴之。力弱者,只洗头、面、手、足。如屡浴不起者,气血败矣,不可再浴。始出及痒塌者,皆不可浴。痘不行浆,乃气涩血滞,腠理固密,或风寒外阻而然。浴令暖气透达,和畅郁蒸,气血通彻,每随暖气而发,行浆贯满,功非浅也。若内服助气血药,借此升之,其效更速,风寒亦不得而阻之矣。直见一妪在村中用此有验,叩得其方,行之百发百中,慎勿易之,诚有燮理之妙也。盖黄钟一动而蛰虫启户,东风一吹而坚冰解释,同一春也。群书皆无此法,故详著之。

木白皮及根

【气味】同华。

【主治】金疮痛楚,乳痈诸肿,痘疮(时珍)。

【发明】时珍曰:按李仲南《永类钤方》云:有人治乳痈,持药一根,生搋贴疮,其热如火,再贴遂平。求其方,乃水杨柳根也。葛洪《肘后方》,治乳痈用柳根。则杨与柳性气不远,可通用也。

【附方】新一。金疮苦痛:杨木白皮,熬燥碾末,水服方寸匕,仍敷之,日三次。(《千金方》)

白杨(《唐本草》)

【释名】独摇。

宗奭曰:木身似杨微白,故曰白杨,非如粉之白也。

时珍曰:郑樵《通志》言:白杨,一名高飞,与梼杨同名。今俗通呼梼杨为白杨,且白杨亦因风独摇,故得同名也。

【集解】恭曰:白杨取叶圆大、蒂小、无风自动者。

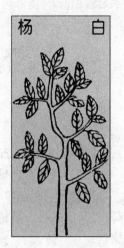

藏器曰:白杨,北土极多,人种墟墓间,树大皮白。其无风自动者,乃梼杨,非白杨也。

颂曰:今处处有之,北土尤多。株甚高大,叶圆如梨叶,皮白色,木似杨,采无时。崔豹《古今注》云:"白杨叶圆,青杨叶长",是也。

宗奭曰:陕西甚多,永、耀间居人修盖,多此木也。其根易生,斫木时碎札入土即生根,故易繁植,土地所宜尔。风才至,叶如大雨声。谓无风自动,则无此事。但风微时,其叶孤绝处,则往往独摇,以其蒂细长,叶重大,势使然也。

时珍曰:白杨木高大。叶圆似梨而肥大有尖,面青而光,背甚白色,有锯齿。木肌细白,性坚直,用为梁栱,终不挠曲。与梼杨乃一类二种也,治病之功,大抵仿佛。嫩叶亦可救荒,老叶可作酒曲料。

木皮

【修治】敩曰:凡使,铜刀刮去粗皮蒸之,从巳至未。以布袋盛,挂屋东角,待干用。

【气味】苦,寒,无毒。

大明曰:酸,冷。

【主治】毒风脚气肿,四肢缓弱不随,毒气游易在皮肤中,痰癖等,酒渍服之(《唐本》)。去风痹宿血,折伤,血沥在骨肉间,痛不可忍,及皮肤风瘙肿,杂五木为汤,浸损处(藏器)。治扑损瘀血,并煎酒服。煎膏,可续筋骨(大明)。煎汤日饮,止孕痢。煎醋含漱,止牙痛。煎浆水入盐含漱,治口疮。煎水酿酒,消瘿气(时珍)。

【附方】旧一,新一。妊娠下痢:白杨皮一斤,水一斗,煮取二升,分三服。(《千金方》)项下瘿气:秫米三斗炊熟,取圆叶白杨皮十两,勿令见风,切,水五升,煮取二升,渍曲末五两,如常酿酒。每旦一盏,日再服。(崔氏方)

枝

【主治】消腹痛,治吻疮(时珍)。

【附方】旧二,新一。口吻烂疮:白杨嫩枝,铁上烧灰,和脂敷之。(《外台秘要》)腹满癖坚如石,积年不损者:《必效方》:用白杨木东南枝(去粗皮,辟风细剉)五升。熬黄,以酒五升淋讫,用绢袋盛滓,还纳酒中,密封再宿。每服一合,日三服。(《外台秘要》)面色不白:白杨皮十八两,桃花一两,白瓜子仁三两,为末。每服方寸匕,日三服。五十日,面及手足皆白。(《圣济总录》)

叶

【主治】龋齿,煎水含漱。又治骨疽久发,骨从中出。频捣敷之(时珍)。

扶移（音夫移。《拾遗》）

【释名】移杨(《古今注》)、唐棣(《尔雅》)、高飞(崔豹)、独摇。

时珍曰:移乃白杨同类,故得杨名。按《尔雅》:唐棣,移也。

崔豹曰:移杨,江东呼为夫移。圆叶弱蒂,微风则大摇,故名高飞,又曰独摇。陆机以唐棣为郁李者,误矣。郁李乃常棣,非唐棣也。

【集解】藏器曰:扶移木生江南山谷。树大十数围,无风叶动,花反而后合,《诗》云:"棠棣之华,偏其反而",是也。

时珍曰:移杨与白杨是同类二种,今南人通呼为白杨,故俚人有"白杨叶,有风挚,无风挚"之语。其入药之功大抵相近。

木皮

【气味】苦,平,有小毒。

【主治】去风血脚气疼痹,跌损瘀血,痛不可忍,取白皮火炙,酒浸服之。和五木皮煮汤,捋脚气,杀瘃虫风瘙。烧作灰,置酒中,令味正,经时不败(藏器)。

【发明】时珍曰:白杨、移杨皮,并杂五木皮煮汤,浸捋损痹诸痛肿。所谓五木者,桑、槐、桃、楮、柳也。并去风和血。

【附方】新一。妇人白崩:扶杨皮半斤,牡丹皮四两,升麻、牡蛎(煅)各一两。每用一两,酒二钟,煎一钟,食前服。(《集简方》)

松杨（《拾遗》）

【校正】并入《唐本草》椋子木。

【释名】椋子木（音凉）。

时珍曰：其材如松，其身如杨，故名松杨。《尔雅》云：椋即来也。其阴可荫凉，故曰椋木。

藏器曰：江西人呼为凉木。松杨县以此得名。

【集解】藏器曰：松杨生江南林落间。大树，叶如梨。

志曰：椋子木，叶似柿，两叶相当。子细圆如牛李，生青熟黑。其木坚重，煮汁色赤。郭璞云：椋材中车辋。八月、九月采木，晒干用。

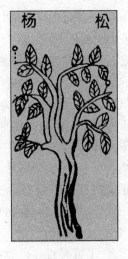

木

【气味】甘、咸，平，无毒。

【主治】折伤，破恶血，养好血，安胎止痛生肉（《唐本》）。

木皮

【气味】苦，平，无毒。

【主治】水痢不问冷热，浓煎令黑，服一升（藏器）。

榆（俞、由二音。《本经》上品）

【释名】零榆（《本经》），白者名扮。

时珍曰：按王安石《字说》云：榆沛俞柔，故谓之榆。其粉则有分之之道，故谓之扮。其荚飘零，故曰零榆。

白皮

【气味】甘，平，滑利，无毒。

【主治】大小便不通，利水道，除邪气。久服，断谷轻身不饥。其实尤良（《本经》）。疗肠胃邪热气，消肿，治小儿头疮痂疕（《别录》）。通经脉。捣涎，敷癣疮（大明）。滑胎，利五淋，治嗝喘，疗不眠（甄权）。生皮捣，和三年醋滓，封暴患赤肿，女人妒乳肿，日六七易，效（孟诜）。利窍，渗湿热，行津液，消痈肿（时珍）。

【发明】诜曰：高昌人多捣白皮为末，和菜菹食甚美，令人能食。仙家长服，服丹石人亦服之，取利关节故也。

时珍曰：榆皮、榆叶，性皆滑利下降，手足太阳、手阳明经药也。故人小便不通，五淋肿满，喘嗽不眠，经脉胎产诸症宜之。本草十剂云：滑可去着，冬葵子、榆白皮之属。盖亦取其利窍渗湿热，消留着有形之物尔。气盛而壅者宜之。若胃寒而虚者，久服渗利，恐泄真气。《本经》所谓久服轻身不饥，苏颂所谓榆粉多食不损人者，恐非确论也。

【附方】旧九,新九。断谷不饥:榆皮、檀皮为末,日服数合。(《救荒本草》)蠐喘不止:榆白皮,阴干,焙为末。每日旦夜用水五合,末二钱,煎如胶,服。(《药性论》)久嗽欲死:许明有效方:用厚榆皮削如指大,去黑,刻令如锯,长尺余,纳喉中频出入,当吐脓血而愈。(《古今录验》)虚劳白浊:榆白皮二升,水二斗,煮取五升,分五服。(《千金方》)小便气淋:榆枝、石燕子煎水,日服。(《普济方》)五淋涩痛:榆白皮,阴干,焙研。每以二钱,水五合,煎如胶,日二服。(《普济方》)渴而尿多,非淋也:用榆皮二斤,去黑皮,以水一斗,煮取五升,一服三合,日三服。(《外台秘要》)身体暴肿:榆皮捣末,同米作粥食之,小便利即消。(《备急方》)临月易产:榆皮焙为末。临月,日三服方寸匕,令产极易。(陈承《本草别说》)堕胎下血不止:榆白皮、当归(焙)各半两,入生姜,水煎服之。(《普济方》)胎死腹中或母病欲下胎:榆白皮煮汁,服二升。(《子母秘录》)身首生疮:榆白皮末,油和涂之,虫当出。(杨氏《产乳》)火灼烂疮:榆白皮,嚼涂之。(《千金髓》)五色丹毒:俗名游肿,犯者多死,不可轻视。以榆白皮末,鸡子白和,涂之。(《千金》)小儿虫疮:榆皮末和猪脂涂绵上,覆之。虫出立瘥。(《千金方》)痈疽发背:榆根白皮切,清水洗,捣极烂,和香油敷之,留头出气。燥则以苦茶频润,不粘更换新者。将愈,以桑叶嚼烂,随大小贴之,口合乃止。神效。(《救急方》)小儿瘰疬:榆白皮,生捣如泥,封之。频易。(《必效方》)小儿秃疮:醋和榆白皮末,涂之,虫当出。(《子母秘录》)

叶

【气味】同上。

【主治】嫩叶作羹及炸食,消水肿,利小便,下石淋,压丹石(藏器。时珍曰:曝干为末,淡盐水拌,或炙、或晒干,拌菜食之,亦辛滑下水气)。煎汁,洗酒齄鼻。同酸枣仁等分蜜丸,日服,治胆热虚劳不眠(时珍)。

花

【主治】小儿痫,小便不利,伤热(《别录》)。

荚仁

【气味】微辛,平,无毒。

【主治】作糜羹食,令人多睡(弘景)。主妇人带下,和牛肉作羹食(藏器)。子酱,似芜荑,能助肺,杀诸虫,下气,令人能食,消心腹间恶气,猝心痛,涂诸疮癣,以陈者良(孟诜)。

榆耳

见木耳。

朗榆(《拾遗》)

【集解】藏器曰:朗榆生山中,状如榆,其皮有滑汁,秋生荚,如大榆。

时珍曰:大榆,二月生荚,朗榆八月生荚,可分别。

皮

【气味】甘,寒,无毒。

【主治】下热淋,利水道,令人睡(藏器)。治小儿解颅(时珍)。

芜荑(《本经》中品)

【释名】蒩荑(《尔雅》)、无姑(《本经》)、䔰瑭(音殿唐),木名梗(音偏)。

时珍曰:按《说文》云:梗,山枌榆也。有刺,实为芜荑。《尔雅》云:无姑,其实荑。又云:蒩荑,茶蘼。则此物乃蒩树之荑,故名也。

恭曰:䔰瑭乃茶蘼二字之误。

【集解】《别录》曰:芜荑生晋山川谷。三月采实,阴干。

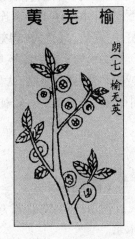

榆芜荑

朗(七)榆无荚

弘景曰:今惟出高丽,状如榆荚,气臭如犾,彼人皆以作酱食之。性杀虫,置物中亦辟蛀,但患其臭。

恭曰:今延州、同州者甚好。

志曰:河东、河西处处有之。

珣曰:按《广州记》云:生大秦国,是波斯芜荑也。

藏器曰:芜荑气膻者良,乃山榆仁也。

时珍曰:芜荑有大小两种:小者即榆荚也,揉取仁,酝为酱,味尤辛。人多以外物相和,不可不择去之。入药皆用大芜荑,别有种。

【气味】辛,平,无毒。

权曰:苦,平。

珣曰:辛,温。

诜曰:作酱甚香美,功尤胜于榆仁。可少食之,过多发热,为辛故也。秋月食之,尤宜人。

【主治】五内邪气,散皮肤骨节中淫淫温行毒,去三虫,化食(《本经》)。逐寸白,散肠中嗢嗢喘息(《别录》)。主积冷气,心腹症痛,除肌肤节中风淫淫如虫行(《甄权》)。五脏皮肤肢节邪气。长食,治五痔,杀中恶虫毒,诸病不生(孟诜)。治肠风痔瘘,恶疮疥癣(大明)。杀虫止痛,治妇人子宫风虚,孩子疳泻冷痢。得诃子、豆蔻良(李珣)。和猪胆捣,涂热疮。和蜜,治湿癣。和沙牛酪或马酪,治一切疮(孟诜)。

【附方】旧三,新七。脾胃有虫,食即作痛,面黄无色:以石州芜荑仁二两,和面炒黄色为末。非时米饮服二钱匕。(《千金方》)制杀诸虫:生芜荑、生槟榔各四两,为末,蒸饼丸梧子大。每服二十丸,白汤下。(《本事方》)疳热有虫,瘦悴,久服充肥:用榆仁一两,黄连一两,为末,猪胆汁七枚和,入碗内,饭上蒸之,一日蒸一次,九蒸乃入麝香半钱,汤浸蒸饼和,丸绿豆大。每服五、七丸至一二十丸,米饮下。(钱氏《小儿直诀》)小儿虫痛:胃寒虫上诸症,危恶与痫相似。用白芜荑、干漆(烧存性)等分,为末。米饮调服一字至一钱。(杜壬方)结阴下血:芜荑一两。捣烂,纸压去油,为末,以雄猪胆汁丸梧桐子大。每服九丸,甘草汤下,日五服。三日断根。(《普济方》)脾胃气泄,久患不止:芜荑五两。捣末,饭丸梧子大。每日空心、午饭前,陈米饮下三十丸。久服,去三尸,益神驻颜。此方得之章镣,曾用得力。(王绍颜《续传信方》)膀胱气急,宜下气:用芜荑捣和食盐末等分,以绵裹如枣大,纳下部,或下恶汁,并下气佳。(《外台秘要》)婴孩惊喑:风后失音不能言。肥儿丸:用芜荑(炒)、神曲(炒)、麦蘖(炒)、黄连(炒)各一钱,为末,猪胆汁打糊丸黍米大。每服十丸,木通汤下。黄连能去心窍恶血。(《全幼心鉴》)虫牙作痛:以芜荑仁安蛀孔中及缝中,甚效。(危氏《得效方》)腹中鳖瘕:平时嗜酒,血入于酒则为酒鳖;平时多气,血凝于气则为气鳖;虚劳痼冷,败血杂痰,则为血鳖。摇头掉尾,如虫之行,上侵人咽,下蚀人肛,或附胁背,或隐胸腹,大则如鳖,小或如钱。治法惟用芜荑(炒)煎服之,兼用暖胃益血理中之类,乃可杀之。若徒事雷丸、锡灰之类,无益也。(《仁斋直指方》)

苏方木(《唐本草》)

【释名】苏木。

时珍曰:海岛有苏方国,其地产此木,故名。今人省呼为苏木尔。

【集解】恭曰:苏方木自南海、昆仑来,而交州、爱州亦有之。树似庵罗,叶若榆叶而无涩,抽条长丈许,花黄,子生青熟黑。其木,人用染绛色。

珣曰:按徐表《南州记》云:生海畔。叶似绛,木若女贞。

时珍曰:按嵇含《南方草木状》云:苏方树类槐,黄花黑子,出九真。煎汁忌铁器,则色黯。其木蠹之粪名曰紫纳,亦可用。暹罗国人贱用如薪。

【修治】教曰:凡使去上粗皮并节。若得中心纹横如紫角者,号曰木中尊,其力倍常百等。须细到重捣,拌细梅树枝蒸之,从巳至申,阴干用。

【气味】甘、咸,平,无毒。

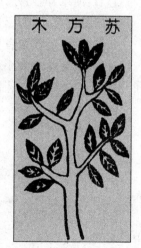

杲曰:甘、咸,凉。可升可降,阳中阴也。

好古曰:味甘而微酸、辛,其性平。

【主治】破血。产后血胀闷欲死者,水煮五两,取浓汁服(《唐本》)。妇人血气心腹痛,月候不调及蓐痨,排脓止痛,消痈肿扑损瘀血,女人失音血噤,赤白痢,并后分急痛(大明)。虚劳血癖气壅滞,产后恶露不安,心腹搅痛,及经络不通,男女中风,口噤不语。并宜细研乳头香末方寸匕,以酒煎苏方木,调服,立吐恶物瘥(《海药》)。霍乱呕逆,及人常呕吐,用水煎服(藏器)。破疮疡死血,产后败血(李杲)。

【发明】元素曰:苏木性凉,味微辛。发散表里风气,宜与防风同用。又能破死血,产后血肿胀满欲死者宜之。

时珍曰:苏方木乃三阴经血分药。少用则和血,多用则破血。

【附方】旧一,新五。产后血晕:苏方木三两,水五升,煎取二升,分再服。(《肘后方》)产后气喘,面黑欲死,乃血入肺也:用苏木二两,水两碗,煮一碗,入人参末一两服。随时加减,神效不可言。(胡氏方)破伤风病:苏方木(为散)三钱,酒服立效。名独圣散。(《普济方》)脚气肿痛:苏方木、鹭鸶藤等分,细剉,入淀粉少许,水二斗,煎一斗五升,先熏后洗。(《普济方》)偏坠肿痛:苏方木二两,好酒一壶煮熟,频饮立好。(《集简方》)金疮接指:凡指断及刀斧伤。用真苏木末敷之,外以蚕茧包缚完固,数日如故。(《摄生方》)

乌木(《纲目》)

【释名】乌樠木(樠,音漫)、乌文木。时珍曰:木名文木,南人呼文如樠,故也。

【集解】时珍曰:乌木出海南、云南、南番。叶似棕榈。其木漆黑,体重坚致,可为箸及器物。有间道者,嫩木也。南人多以系木染色伪之。《南方草物状》云:文木树高七、八丈,其色正黑,如水牛角,作马鞭,日南有之。《古今注》云:乌文木出波斯,舶上将来,乌文阔然。温、括、婺等州亦出之,皆此物也。

【气味】甘、咸,乎,无毒。

【主治】解毒,又主霍乱吐利,取屑研末,温酒服(时珍)。

桦木(宋《开宝》)

【释名】橯。

藏器曰:晋·中书令王珉《伤寒身验方》中作橯字。

时珍曰:画工以皮烧烟熏纸,作古画字,故名橯。俗省作桦字也。

【集解】藏器曰:桦木似山桃,皮堪为烛。

宗奭曰:皮上有紫黑花匀者,裹鞍、弓、镫。

时珍曰:桦木生辽东及临洮、河州、西北诸地。其木色黄,有小斑点红色,能收肥腻。

其皮厚而轻虚软柔，皮匠家用衬靴里，及为刀靶之类，谓之暖皮。胡人尤重之。以皮卷蜡，可作烛点。

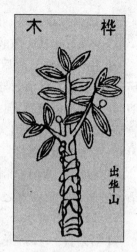

木桦

出华山

木皮

【气味】苦，平，无毒。

【主治】诸黄疸，浓煮汁饮之良（《开宝》）。煮汁冷饮，主伤寒时行热毒疮，特良。即今豌豆疮也（藏器）。烧灰合他药，治肺风毒（宗奭）。治乳痈（时珍）。

【附方】旧一，新四。乳痈初发：肿痛结硬欲破，一服即瘥。以北来真桦皮烧存性，研，无灰酒温服方寸匕，即卧，觉即瘥也。（沈存中《灵苑方》）乳痈腐烂：靴内年久桦皮，烧灰。酒服一钱，日一服。（唐瑶《经验》）肺风毒疮：遍身疮疥如疠，及瘾疹瘙痒，面上风刺，妇人粉刺，并用桦皮散主之。桦皮（烧灰）四两，枳壳（去穰，烧）四两，荆芥穗二两，炙甘草半两，各为末，杏仁（水煮过，去皮、尖）二两（研泥烂），研匀。每服二钱，食后温酒调下。疮疥甚者，日三服。（《和剂方》）小便热短：桦皮浓煮汁，饮。（《集简方》）染黑须发：椴皮一片，包侧柏一枝，烧烟熏香油碗内成烟，以手抹在须鬓上，即黑也。（《多能鄙事》）

脂

【主治】烧之，辟鬼邪（藏器）。

缏木（《拾遗》）

【释名】

【集解】藏器曰：生林泽山谷。木文侧戾，故曰缏木。

【气味】甘，温，无毒。

【主治】风血羸瘦，补腰脚，益阳道，宜浸酒饮（藏器）。

榈木（《拾遗》）

【集解】藏器曰：出安南及南海。用作床几，似紫檀而色赤，性坚好。

时珍曰：木性坚，紫红色。亦有花纹者，谓之花榈木，可作器皿、扇骨诸物。俗作花梨，误矣。

【气味】辛，温，无毒。

【主治】产后恶露冲心，癥瘕结气，赤白漏下，并剉煎服（李珣）。破血块，冷嗽，煮汁热服。为枕令人头痛，性热故也（藏器）。

棕榈（《宋嘉祐》）

【释名】栟榈。

时珍曰：皮中毛缕如马之鬃鬣，故名。骈，俗作棕。鬣，音闾，鬣也。栟，音并。

【集解】颂曰：棕榈出岭南、西川，今江南亦有之。木高一二丈，无枝条。叶大而圆，有如车轮，萃于树杪。其下有皮重叠裹之，每皮一匝，为一节。二旬一采，皮转复生上。六、七月生黄白花。八、九月结实，作房如鱼子，黑色。九月、十月采其皮用。《山海经》云：石翠之山，其木多棕是也。

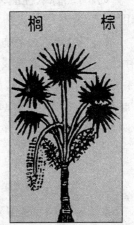

藏器曰：其皮作绳，入土千岁不烂。昔有人开冢得一索，已生根。岭南有桄榔、槟榔、椰子、冬叶、虎散、多罗等木，叶皆与栟榈相类。

时珍曰：棕榈，川、广甚多，今江南亦种之，最难长。初生叶如白芨叶；高二三尺则木端数叶大如扇，上耸，四散歧裂，其茎三棱，四时不凋。其干正直无枝，近叶处有皮裹之，每长一层即为一节。干身赤黑，皆筋络，宜为钟杵，亦可旋为器物。其皮有丝毛，错纵如织，剥取缕解，可织衣、帽、褥、椅之属，大为时利。每岁必两、三剥之，否则树死，或不长也。三月于木端茎中出数黄苞，苞中有细子成列，乃花之孕也，状如鱼腹孕子，谓之棕鱼，亦曰棕笋。渐长出苞，则成花穗，黄白色。结实累累，大如豆，生黄熟黑，甚坚实。或云：南方此木有两种：一种有皮丝，可作绳；一种小而无丝，惟叶可作帚。郑樵《通志》以为王彗者，非也。王彗乃落帚之名，即地肤子。别有蒲葵，叶与此相似而柔薄，可为扇、笠，许慎《说文》以为棕榈亦误矣。

笋及子花

【气味】苦，涩，平，无毒。

藏器曰：有小毒，戟人喉，未可轻服。

珣曰：温，有大毒，不堪食。

时珍曰：棕鱼，皆言有毒不可食，而广、蜀人蜜煮、醋浸，以供佛、寄远，苏东坡亦有食棕笋诗，乃制去其毒尔。

【主治】涩肠，止泻痢肠风，崩中带下，及养血（藏器）。

【附方】新一。大肠下血：棕笋煮熟，切片晒干为末，蜜汤或酒服一二钱。（《集简方》）

皮

【气味】同子。

【主治】止鼻衄吐血，破癥，治肠风赤白痢，崩中带下，烧存性用（大明）。主金疮疥癣，生肌止血（李珣）。

【发明】宗奭曰：棕皮烧黑，治妇人血露及吐血，须佐以他药。

时珍曰：棕灰性涩，若失血去多，瘀滞已尽者，用之切当，所谓涩可去脱也。与乱发同用更良。年久败棕入药尤妙。

【附方】新六。鼻血不止：棕榈灰，随左右吹之。（黎居士方）血崩不止：棕榈皮，（烧存性），空心淡酒服三钱。一方：加煅白矾等分。（《妇人良方》）血淋不止：棕榈皮（半烧半炒）为末，每服二钱，甚效。（《卫生家宝方》）下血不止：棕榈皮半斤，栝蒌一个，烧灰。每服二钱，米饮调下。（《百一选方》）水谷痢下：棕榈皮烧研，水服方寸匕。（《近效方》）小便不通：棕皮毛（烧存性，）以水酒服二钱即通利，累试甚验。（《摄生方》）

檰木（檰，良刃切。《拾遗》）

【释名】檉木（音潭）。

【集解】藏器曰：檰木生江南深山大树。树有数种，取叶厚大白花者入药，自余灰入染家用。

时珍曰：此木最硬，梓人谓之檰筋木是也。木入染绛用，叶亦可酿酒。

木灰

【气味】甘，温，小毒。

【主治】猝心腹癥瘕，坚满痃癖。淋汁八升，酿米一斗，待酒熟，每温饮半合，渐增至一二盏，即愈（藏器。出《肘后》）。

柯树（《拾遗》）

【释名】木奴。

【集解】珣曰：按《广志》云：生广南山谷。波斯家用木为船舫者也。

白皮

【气味】辛，平，有小毒。

【主治】大腹水病。采皮煮汁去滓，煎令可，丸如梧桐子大。平旦空心饮下三丸，须臾又一丸，气、水并从小便出也（藏器）。

乌桕木（《唐本草》）

【释名】鸦臼。

时珍曰：乌桕，乌喜食其子，因以名之。陆龟蒙诗云：行歇每依鸦舅影，挑频时见鼠姑心。是矣。鼠姑，牡丹也。或云：其木老则根下黑烂成臼，故得此名。郑樵《通志》言"乌桕即柜柳"者，非。

【集解】恭曰：生山南平泽。树高数仞，叶似梨、杏。五月开细花，黄白色。子黑色。

藏器曰：叶可染皂。子可压油，燃灯极明。

宗奭曰：叶如小杏叶，但微薄而绿色差淡。子八、九月熟，初青后黑，分为三瓣。

时珍曰：南方平泽甚多。今江西人种植，采子蒸煮，取脂浇烛货之。子上皮脂，胜于仁也。

根白皮

【气味】苦，微温，有毒。

大明曰：性凉，慢火炙干黄乃用。

【主治】暴水，症瘕结积聚（《唐本》）。疗头风。通大小便（大明）。解蛇毒（震亨）。

【发明】时珍曰：乌桕根性沉而降，阴中之阴，利水通肠，功胜大戟。一野人病肿满气壮，令掘此根捣烂，水煎服一碗，连行数行而病平。气虚人不可用之。此方出《太平圣惠方》，言其功神圣，但不可多服尔。诚然。

【附方】旧一，新九。小便不通：乌桕根皮煎汤，饮之。（《肘后方》）大便不通：乌桕木根方长一寸，劈破，水煎半盏，服之立通。不用多吃。其功神圣，兼能取水。（《斗门方》）二便关格，二三日则杀人：乌桕东南根白皮，干为末，热水服二钱。先以芒硝二两，煎汤服，取吐甚效。（《肘后方》）水气虚肿，小便涩：乌桕皮二两，槟榔、木通各一两，为末。每服二钱，米饮下。（《圣惠方》）脚气湿疮，极痒有虫：乌桕根，为末敷之，少时有涎出良。（《摘玄方》）尸注中恶，心腹痛刺，沉默错乱：用乌桕根皮煎浓汁一合，调朱砂末一钱，服之。《肘后方》无朱砂。（《永类方》）暗疔昏狂，疮头凸红：柏树根经行路者，取二尺许，去皮捣烂，井华水调一盏服。待泻过，以三角银杏仁浸油，捣盦患处。（《圣济总录》）婴儿胎毒满头：用水边乌桕树根晒研，入雄黄末少许，生油调搽。（《经验良方》）鼠莽砒毒：乌桕根半两，擂水服之。（《医方大成》）盐齁痰喘：柏树皮，去粗捣汁，和飞面作饼，烙熟。早晨与儿吃三四个，待吐下盐涎乃佳。如不行，热茶催之。（《摘玄方》）

叶

【气味】同根。

【主治】食牛马六畜肉，生疔肿欲死者。捣自然汁一二碗，顿服得大利，去毒即愈。未利再服。冬用根（时珍）。

柏油

【气味】甘,凉,无毒。

【主治】涂头,变白为黑。服一合,令人下利,去阴下水气。炒子作汤亦可(藏器)。涂一切肿毒疮疥(时珍)。

【附方】新二。脓疱疥疮:柏油二两,水银二钱,樟脑五钱,同研,频入唾津,不见星乃止。以温汤洗净疮,以药填入。(唐瑶《经验方》)小儿虫疮:用旧绢作衣,化柏油涂之,与儿穿着。次日虫皆出油上。取下燠之有声是也。别以油衣与穿,以虫尽为度。(《濒湖集简方》)

巴豆(《本经》下品)

【释名】巴菽(《本经》)、刚子(《炮炙》)、老阳子。

时珍曰:此物出巴蜀,而形如菽豆,故以名之。《宋本草》一名巴椒,乃菽字传讹也。雷敩《炮炙论》又分紧小色黄者为巴,有三棱色黑者为豆,小而两头尖者为刚子。云巴与豆可用,刚子不可用(杀人)。其说殊乖。盖紧小者是雌,有棱及两头尖者是雄。雄者峻利,雌者稍缓也。用之得宜,皆有功力;用之失宜,参、术亦能为害,况巴豆乎?

【气味】辛,温,有毒。

《别录》曰:生温、熟寒,有大毒。

普曰:神农、岐伯、桐君:辛,有毒;黄帝:甘,有毒。李当之:热。

元素曰:性热味苦,气薄味厚,体重而沉降,阴也。

杲曰:性热味辛,有大毒,浮也,阳中阳也。

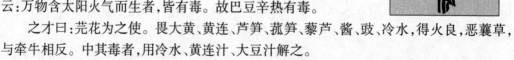

时珍曰:巴豆气热味辛,生猛熟缓,能吐能下,能止能行,是可升可降药也。《别录》言其熟则性寒,张氏言其降,李氏言其浮,皆泥于一偏矣。盖此物不去膜则伤胃,不去心则作呕,以沉香水浸则能升能降,与大黄同用泻人反缓,为其性相畏也。王充《论衡》云:万物含太阳火气而生者,皆有毒。故巴豆辛热有毒。

之才曰:芫花为之使。畏大黄、黄连、芦笋、菰笋、藜芦、酱、豉、冷水,得火良,恶蘘草,与牵牛相反。中其毒者,用冷水、黄连汁、大豆汁解之。

【主治】伤寒温疟寒热,破癥瘕结聚坚积留饮痰癖,大腹水胀,荡练五脏六腑,开通闭塞,利水谷道,去恶肉,除鬼毒蛊疰邪物,杀虫鱼(《本经》)。疗女子月闭烂胎,金疮脓血,不利丈夫阴。杀斑蝥蛇虺毒。可炼饵之,益血脉,令人色好,变化与鬼神通(《别录》)。治十种水肿,痿痹,落胎(《药性》)。通宣一切病,泄壅滞,除风补劳,健脾开胃,消痰破血。排脓消肿毒,杀腹脏虫,治恶疮息肉,及疥癞疔肿(《日华》)。导气消积,去脏腑停寒,治生冷硬物所伤(元素)。治泻痢惊痫,心腹痛疝气,风蜗,耳聋,喉痹牙痛,通利关窍(时珍)。

【附方】旧十三,新二十六。一切积滞:巴豆一两,蛤粉二两,黄柏三两,为末,水丸绿豆大。每水下五丸。(《医学切问》)寒澼宿食久饮不消,大便闭塞:巴豆仁一升,清酒五升,煮三日三夜,研熟,合酒微火煎令可,丸如豌豆大。每服一丸,水下。欲吐者,二丸。(《千金方》)水蛊大腹,动摇水声,皮肤色黑:巴豆九十枚(去心、皮,熬黄)。杏仁六十枚(去皮、尖,熬黄),捣丸小豆大。水下一丸,以利为度。勿饮酒。(张文仲《备急方》)飞尸鬼击中恶,心痛腹胀,大便不通:走马汤:用巴豆二枚(去皮、心,熬黄),杏仁二枚,以绵包椎碎,热汤一合,捻取白汁服之,当下而愈。量老小用之。(《外台》)食疟积疟:巴豆(去皮、心)二钱,皂荚(去皮、子)六钱,捣丸绿豆大。一服一丸,冷汤下。(《肘后方》)积滞泄痢,腹痛里急:杏仁(去皮、尖)、巴豆(去皮、心)各四十九个,同烧存性,研泥,熔蜡和,丸绿豆大。每服二三丸,煎大黄汤下,间日一服。一加百草霜三钱。(刘守真《宣明方》)气痢赤白:巴豆一两。去皮、心,熬研,以熟猪肝丸绿豆大。空心米饮下三四丸,量人用。此乃郑獬侍御所传方也。(《经验方》)泻血不止:巴豆一个。去皮,以鸡子开一孔纳入,纸封煨熟,去豆食之,其病即止。虚人分作二服,决效。(《普济方》)小儿下痢赤白:用巴豆(煨熟,去油)一钱,百草霜二钱。研末,飞罗面煮糊,丸黍米大,量人用之。赤用甘草汤,白用米汤,赤白用姜汤下。(《全幼心鉴》)夏月水泻不止:巴豆一粒,针头烧存性,化蜡和作一丸。倒流水下。(危氏《得效方》)小儿吐泻:巴豆一个(针穿灯上烧过),黄蜡一豆大(灯上烧,滴入水中)。同杵丸黍米大。每用五、七丸,莲子、灯心汤下。(同上)伏暑霍乱伤冷,吐利烦渴:水浸丹:用巴豆二十五个(去皮、心及油),黄丹(炒,研)一两二钱半,化黄蜡和,丸绿豆大。每服五七丸,水浸少顷,别以新汲水吞下。(《和剂方》)干霍乱病:心腹胀痛,不吐不利,欲死。巴豆一枚(去皮、心),热水研服,得吐、利即定也。二便不通:巴豆(连油)、黄连各半两,捣作饼子。先滴葱、盐汁在脐内,安饼于上,灸二七壮,取利为度。(《杨氏家藏》)寒痰气喘:青橘皮一片,展开入刚子一个,麻扎定,火上烧存性,研末。姜汁和酒一钟,呷服。天台李翰林用此治莫秀才,到口便止,神方也。(张杲《医说》)风湿痰病:人坐密室中,左用滚水一盆,右用炭火一盆,前置一桌,书一册。先将无油新巴豆四十九粒研如泥,纸压去油,分作三饼。如病在左,令病人将右手仰置书上,安药于掌心,以碗安药上,倾热水入碗内。水凉即换,良久汗出,立见神效。病在右安左掌心。一云随左右安之。(《保寿堂经验方》)阴毒伤寒:心结,按之极痛,大小便闭,但出气稍暖者:急取巴豆十粒研,入面一钱,捻作饼,安脐内,以小艾炷灸五壮,气达即通。此太师陈北山方也。(《仁斋直指方》)解中药毒:巴豆(去皮,不去油)、马牙硝等分,研丸。冷水服一弹丸。(《初虞世方》)喉痹垂死,只有余气者:巴豆去皮,线穿,内入喉中,牵出即苏。(《千金》)

油

【主治】中风痰厥气厥,中恶喉痹,一切急病,咽喉不通,牙关紧闭。以研烂巴豆绵纸包,压取油作捻点灯,吹灭熏鼻中,或用热烟刺入喉内,即时出涎或恶血便苏。又舌上无故出血，以熏舌之上下，自止(时珍)。

壳

【主治】消积滞，治泻痢(时珍)。

【附方】新二。一切泻痢：脉浮洪者，多日难已；脉微小者，服之立止。名胜金膏。巴豆皮、楮叶同烧存性研，化蜡丸绿豆大。每甘草汤下五丸。(刘河间《宣明方》)痢频脱肛.黑色坚硬：用巴豆壳烧灰，芭蕉自然汁煮，入朴硝少许，洗软，用真麻油点火滴于上，以枯矾、龙骨少许为末，掺肛头上，以芭蕉叶托入。(危氏《得效方》)。

树根

【主治】痈疽发背，脑疽鬓疽大患。掘取洗捣，敷患处，留头，妙不可言。收根阴干，临时水捣亦可(时珍。出杨诚《经验方》)。

大风子(《补遗》)

【释名】时珍曰：能治大风疾，故名。

【集解】时珍曰：大风子，今海南诸国皆有之。按周达观《真腊记》云：大风乃大树之子，状如椰子而圆。其中有核数十枚，大如雷丸子。中有仁白色，久则黄而油，不堪入药。

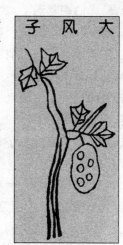

仁

【修治】时珍曰：取大风子油法：用子三斤(去壳及黄油者)，研极烂，瓷器盛之，封口入滚汤中，盖锅密封，勿令透气，文武火煎至黑色如膏，名大风油，可以和药。

【气味】辛，热，有毒。

【主治】风癣疥癞，杨梅诸疮，攻毒杀虫(时珍)。

【发明】震亨曰：粗工治大风病，佐以大风油。殊不知此物性热，有燥痰之功而伤血，至有病将愈而先失明者。

时珍曰：大风油治疮，有杀虫劫毒之功，盖不可多服。用之外涂，其功不可没也。

【附方】新五。大风诸癞：大风子油一两，苦参末三两，入少酒，糊丸梧桐子大。每服五十丸，空心温酒下。仍以苦参汤洗之。(《普济方》)大风疮裂：大风子(烧存性,)和麻油、轻粉研涂。仍以壳煎汤洗之。(《岭南卫生方》)杨梅恶疮：方同上。风刺赤鼻：大风子仁、木鳖子仁、轻粉、硫黄为末，夜夜唾调涂之。手背皲裂：大风子捣泥，涂之。(《寿域》)

海红豆(《海药》)

【释名】

【集解】珣曰:按徐表《南州记》云:生南海人家园圃中。大树而生,叶圆有荚。近时蜀中种之亦成。

时珍曰:树高二三丈,叶似梨叶而圆。按宋祁《益部方物图》云:红豆叶如冬青而圆泽,春开花白色,结荚枝间。其子累累如缀珠,若大红豆而扁,皮红肉白,以似得名,蜀人用为果饤。

豆

【气味】微寒,有小毒。

【主治】人黑皮皯黯花癣,头面游风。宜入面药及澡豆(李珣)。

相思子(《纲目》)

【释名】红豆。

时珍曰:按《古今诗话》云:相思子圆而红。故老言:昔有人殁于边,其妻思之,哭于树下而卒,因以名之。此与韩凭冢上相思树不同,彼乃连理梓木也。或云即海红豆之类,未审的否?

【集解】时珍曰:相思子生岭南。树高丈余,白色。其叶似槐,其花似皂荚,其荚似扁豆。其子大如小豆,半截红色,半截黑色,彼人以嵌首饰。段公路《北户录》言:有蔓生,用子收龙脑香相宜,令香不耗也。

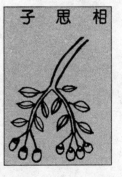

子思相

【气味】苦,平,有小毒,吐人。

【主治】通九窍,去心腹邪气,止热闷头痛,风痰瘴疟,杀腹脏及皮肤内一切虫,除蛊毒。取二七枚研服,即当吐出(时珍)。

【附方】新三。瘴疟寒热:相思子十四枚,水研服,取吐立瘥。(《千金》)猫鬼野道眼见猫鬼,及耳有所闻:用相思子、蓖麻子、巴豆各一枚,朱砂末、蜡各四铢,合捣,丸如麻子大,含之。即以灰围患人,面前着一斗灰火,吐药入火中,沸即画十字于火上,其猫鬼者死也。(《千金》方)解中蛊毒必效方:用未钻想思子十四枚,杵碎为末。温水半盏,和服。欲吐抑之勿吐,少顷当大吐。轻者但服七枚。非常神效。(《外台秘要》)

猪腰子(《纲目》)

【集解】时珍曰:猪腰子生柳州。蔓生结荚,内子大若猪之内肾,状酷似之,长三四寸,色紫而肉坚。彼人以充土宜,馈送中土。

【气味】甘、微辛,无毒:

【主治】一切疮毒及毒箭伤,研细,酒服一二钱,并涂之(时珍)。

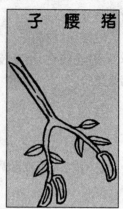

子 腰 猪

石瓜(《纲目》)

【集解】时珍曰:石瓜出四川峨眉山中及芒部地方。其树修干,树端挺叶,肥滑如冬青,状似桑。其花浅黄色。结实如缀,长而不圆,壳裂则子见,其形似瓜,其坚如石,煮液黄色。

【气味】苦,平,微毒。

【主治】心痛。煎汁,洗风痹(时珍)。